生物数学丛书　23

传染病动力学建模与分析

徐　瑞　田晓红　甘勤涛　著

科学出版社

北　京

内 容 简 介

本书系统介绍传染病动力学的数学建模思想、典型研究方法和主要研究成果。主要内容涉及具有时滞、接种免疫、疾病复发、类年龄结构、空间扩散和非线性发生率的传染病动力学模型以及具有胞内时滞、CTL 免疫反应、抗体免疫反应、游离病毒扩散、细胞感染年龄和非线性感染率的宿主体内 HIV(HBV) 感染动力学模型的建立和研究，也特别介绍有关艾滋病、乙肝和结核病等重要传染病在国内外的最新研究结果。本书重点介绍传染病动力学的数学建模方法、理论分析和数值模拟方法，内容丰富、方法实用，反映了当前传染病动力学在国内外的最新研究动态和作者的最新研究成果。通过阅读本书，既能使一般读者尽快地了解和掌握传染病动力学的建模思想和理论分析方法，又能将具有一定基础的读者尽快带到相关研究领域的前沿。

本书可供从事理论流行病学研究、传染病防控及应用数学工作者阅读，也可供有关方向的研究生和教师使用，还可供从事相关研究工作的科研人员学习、参考，其中部分内容亦可作为有关专业的高年级本科生的选修教材。

图书在版编目(CIP)数据

传染病动力学建模与分析/徐瑞，田晓红，甘勤涛著. —北京：科学出版社，2019.6

(生物数学丛书；23)

ISBN 978-7-03-061759-0

Ⅰ.①传… Ⅱ.①徐… ②田… ③甘… Ⅲ.①传染病-动力学-生物数学-数学模型 Ⅳ.①R51

中国版本图书馆 CIP 数据核字(2019) 第 123507 号

责任编辑：胡庆家／责任校对：邹慧卿
责任印制：赵 博／封面设计：陈 敬

科学出版社 出版

北京东黄城根北街 16 号
邮政编码：100717
http://www.sciencep.com

北京科印技术咨询服务有限公司数码印刷分部印刷
科学出版社发行 各地新华书店经销

*

2019 年 6 月第 一 版 开本：720 × 1000 B5
2024 年 3 月第六次印刷 印张：17 3/4 插页：4
字数：360 000

定价：128.00 元
(如有印装质量问题，我社负责调换)

《生物数学丛书》序

传统的概念: 数学、物理、化学、生物学, 人们都认定是独立的学科, 然而在 20 世纪后半叶开始, 这些学科间的相互渗透、许多边缘性学科的产生, 各学科之间的分界已渐渐变得模糊了, 学科的交叉更有利于各学科的发展, 正是在这个时候数学与计算机科学逐渐地形成生物现象建模, 模式识别, 特别是在分析人类基因组项目等这类拥有大量数据的研究中, 数学与计算机科学成为必不可少的工具. 到今天, 生命科学领域中的每一项重要进展, 几乎都离不开严密的数学方法和计算机的利用, 数学对生命科学的渗透使生物系统的刻画越来越精细, 生物系统的数学建模正在演变成生物实验中必不可少的组成部分.

生物数学是生命科学与数学之间的边缘学科, 早在 1974 年就被联合国教科文组织的学科分类目录中作为与 "生物化学" "生物物理" 等并列的一级学科. "生物数学" 是应用数学理论与计算机技术研究生命科学中数量性质、空间结构形式, 分析复杂的生物系统的内在特性, 揭示在大量生物实验数据中所隐含的生物信息. 在众多的生命科学领域, 从 "系统生态学" "种群生物学" "分子生物学" 到 "人类基因组与蛋白质组即系统生物学" 的研究中, 生物数学正在发挥巨大的作用, 2004 年 *Science* 杂志在线出了一期特辑, 刊登了题为 "科学下一个浪潮 —— 生物数学" 的特辑, 其中英国皇家学会院士 Lan Stewart 教授预测, 21 世纪最令人兴奋、最有进展的科学领域之一必将是 "生物数学".

回顾 "生物数学" 我们知道已有近百年的历史: 从 1798 年 Malthus 人口增长模型, 1908 年遗传学的 Hardy-Weinberg "平衡原理", 1925 年 Voltera 捕食模型, 1927 年 Kermack-Mckendrick 传染病模型到今天令人注目的 "生物信息论", "生物数学" 经历了百年迅速的发展, 特别是 20 世纪后半叶, 从那时期连续出版的杂志和书籍就足以反映出这个兴旺景象; 1973 年左右, 国际上许多著名的生物数学杂志相继创刊, 其中包括 Math Biosci, J. Math Biol 和 Bull Math Biol; 1974 年左右, 由 Springer-Verlag 出版社开始出版两套生物数学丛书: *Lecture Notes in Biomathermatics* (二十多年共出书 100 部) 和 *Biomathematics* (共出书 20 册); 新加坡世界科学出版社正在出版 *Book Series in Mathematical Biology and Medicine* 丛书.

"丛书" 的出版, 既反映了当时 "生物数学" 发展的兴旺, 又促进了 "生物数学" 的发展, 加强了同行间的交流, 加强了数学家与生物学家的交流, 加强了生物数学学科内部不同分支间的交流, 方便了对年轻工作者的培养.

　　从 20 世纪 80 年代初开始, 国内对 "生物数学" 发生兴趣的人越来越多, 他 (她) 们有来自数学、生物学、医学、农学等多方面的科研工作者和高校教师, 并且从这时开始, 关于 "生物数学" 的硕士生、博士生不断培养出来, 从事这方面研究、学习的人数之多已居世界之首. 为了加强交流, 为了提高我国生物数学的研究水平, 我们十分需要有计划、有目的地出版一套 "生物数学丛书", 其内容应该包括专著、教材、科普以及译丛, 例如: ① 生物数学、生物统计教材; ② 数学在生物学中的应用方法; ③ 生物建模; ④ 生物数学的研究生教材; ⑤ 生态学中数学模型的研究与使用等.

　　中国数学会生物数学学会与科学出版社经过很长时间的商讨, 促成了 "生物数学丛书" 的问世, 同时也希望得到各界的支持, 出好这套丛书, 为发展 "生物数学" 研究, 为培养人才作出贡献.

陈兰荪

2008 年 2 月

前　　言

近年来, 全球新传染病的不断出现、旧传染病的重新肆虐以及生物入侵人为造成的传染病发生和流行, 已成为人类必须面对的严峻现实, 特别是禽流感和甲型H1N1 流感等新出现的高致病性病毒感染对人类提出了新的挑战. 因此, 对传染病发病机理、流行规律和防治策略的研究, 其重要性日益突出, 已成为全球公共安全优先考虑的问题. 传染病动力学是对传染病的流行规律进行理论性定量研究的一种重要方法, 它是根据种群的生长特性、疾病发生和在种群内传播的规律以及与之有关的社会因素等, 建立能反映传染病动力学特性的数学模型, 通过对模型动力学性态的定性、定量分析和数值模拟, 来揭示疾病的发展进程和流行规律, 预测其发展趋势, 分析疾病流行的原因和关键因素, 评估传染病控制措施的有效性和潜在风险, 寻求对其预防与控制的最优策略, 为传染病防控的科学决策提供重要的理论基础和数量依据.

近二十年来, 国际上传染病动力学的研究进展迅速, 大量的数学模型被提出并用于分析各种传染病问题. 传染病动力学模型的全局性态研究一直是传染病动力学研究领域的热点问题之一, 而可行平衡点的全局稳定性研究则是该领域重要而困难的问题之一. 我们的研究团队在两项国家自然科学基金和两项河北省自然科学基金的资助下, 在传染病动力学领域进行了近十年的研究工作, 特别是一直致力于传染病模型的全局动力学性态研究, 取得了一系列创新性研究成果. 本书是作者及其研究团队在学习和研究工作中的结晶, 重点介绍传染病动力学的数学建模思想、理论分析和数值模拟方法, 内容丰富、方法实用, 反映了当前国内外关于传染病动力学的最新研究动态和作者的最新研究成果.

全书共 7 章, 第 1 章主要介绍传染病动力学建模的基本思想、基本概念、基本研究内容和研究方法. 第 2 章介绍具有时滞效应的传染病动力学建模和分析方法, 分别介绍具有暂时免疫、潜伏时滞、疾病复发和接种策略的传染病动力学模型以及具有时滞和 Logistic 增长的媒介传播传染病动力学模型, 重点介绍单调迭代技术、Lyapunov 泛函的构造和应用 LaSalle 不变性原理证明可行平衡点全局渐近稳定性的方法. 第 3 章介绍具有感染年龄和治疗不完全的结核病传播动力学模型、具有接种策略和非线性发生率的类年龄结构传染病动力学模型, 重点介绍由无穷维动力系统描述的传染病模型全局动力学性态的研究方法, 特别详细介绍有关连续解半流的渐近光滑性证明、Lyapunov 泛函的构造和 LaSalle 不变性原理证明稳态解的全局渐近稳定性的方法. 第 4 章介绍具有时滞的生态流行病动力学建模思想和全局动力学性态的研究方法. 第 5 章介绍具有时滞和空间扩散的 SIRS 传染病动力学模型、具有非局部滞后的反应扩散传染病动力学模型和具有暂时免疫的反应扩散传染病动力学模型行波解的存在性证明方法. 第 6 章介绍具有胞内时滞的 HIV-1 感染动力学模型和基于细胞对细胞 (cell-to-cell) 和病毒对细胞 (virus-to-cell) 两种传播机制的 HIV-1 感染模型全局动力学性态的研究方法, 也介绍一些敏感性分析等当前传染病模型数值模拟的重要方法. 第 7 章介绍具有细胞感染年龄的宿主体内 HIV-1 感染动力学模型全局动力学性态的研究方法. 其中第 1—4 章和第 7 章由徐瑞撰写, 第 5 章由甘勤涛撰写, 第 6 章由田晓红撰写.

通过阅读本书, 一般读者能尽快地了解和掌握传染病动力学的建模思想和理论分析方法, 具有一定基础的读者能被尽快带到相关研究领域的前沿. 本书可供从事理论流行病学研究、传染病防控及应用数学工作者阅读, 也可供有关方向的研究生和教师使用, 同时也可供从事相关研究工作的科研人员学习、参考, 其中部分内容也可作为有关专业的高年级本科生的选修教材.

本书的出版, 得到国家自然科学基金 (项目编号: 11371368, 11071254)、河北省自然科学基金 (项目编号: A2013506012, A2014506015) 和山西大学中央提升高层次人才事业启动经费 (项目编号: 232545029) 的资助, 也得到了国内外同行的帮助和鼓励. 作者的同事张世华和王志平参加了部分章节的编写工作, 作者的研究生蔺佳哲在文献的整理和书稿的录入方面做了大量的工作, 没有他 (她) 们的帮助, 书稿很难如期完成, 在此表示最诚挚的感谢.

作　者

2018 年 10 月于山西大学

目　　录

第1章 引 论

1.1 传染病动力学模型的研究意义

传染病 (infectious diseases) 是由病原性微生物或寄生虫 (病毒、细菌、真菌、立克次体、螺旋体、原虫等) 所引起的能在人与人、动物与动物或人与动物之间相互传播的疾病. 传染病学主要从群体水平研究传染病在人群中发生、发展和分布规律, 制定预防、控制和消灭传染病的对策和措施的科学[1]. 传染病的发生一般分为散发、暴发、流行及大流行. 散发 (sporadic) 是指疾病在某地区人群呈历年的一般发病率水平, 病例在人群中散在发生或零星出现, 病例之间无明显联系. 散发用于描述较大范围人群某种疾病的流行强度. 暴发 (outbreak) 是在某个局部社会群落中, 短时间内突然发生一种疾病的事件, 疾病在某一限定区域内从未发生过, 或者发生的次数超过预期, 社会群落从未经历过这种疾病. 流行 (epidemic) 是指发病率显著超过历年该病的散发水平, 如果某一地方的发病率长时间维持在一定稳定范围内, 称为地方病流行 (endemic). 流行的典型案例就是严重急性呼吸综合征 (SARS), 也即非典. 埃博拉疫情同样也如此. 大流行 (pandemic) 是指大范围的流行, 它可能始于暴发, 升级到流行的水平, 并最终可能越过国界和洲境传播到世界各地. 2009年的流感大流行就是一个典型的例子.

伴随着全球化进程的加速和科技的发展, 人口流动速度加快, 世界不同国家和地区更加相互依赖和相互关联, 为传染病的快速传播提供了可能. 事实上, 目前传染病跨地域的传播速度比历史上的任何时候都要快, 世界上任何一个地方发生传染病, 在仅仅几个小时内, 就可以传播到其他地区. 现在的传染病, 不仅传播速度快, 而且新病种出现的速度也超过以往任何时候. 自 20 世纪 70 年代以来, 新出现的传染病以每年一种或者几种的速度被发现. 例如, 2003 年暴发的 SARS、2005 年暴发的高致病性禽流感、2009 年暴发的甲型 H1N1 流感、2014 年暴发的西非埃博拉病毒疫情等. 据世界卫生组织 (WHO) 报告, 对人类危害最大的 48 种疾病中有 40 种属于传染病和寄生虫病 (83%), 传染病是引起人类死亡的主要原因之一. 全球新传染病的不断出现、旧传染病的重新肆虐以及生物入侵人为造成的传染病发生和流行, 已成为人类必须面对的严峻现实, 特别是某些新出现的高致病性病毒感染对人类提出了新的挑战. 因此, 对传染病发病机理、流行规律和防制策略的研究, 其重要性日益突出, 已成为全球公共安全优先考虑的问题.

目前, 有关传染病的研究方法主要有四种: 描述性研究、分析性研究、实验性研究和理论性研究. 描述性研究是按照时间、地点及人群的各种特征 (诸如年龄、性别、职业等) 进行观察, 进而确切和详细地记载疾病的分布特征. 分析性研究一般是选择一个特定人群, 对病因和流行因素进一步进行验证. 实验性研究是指研究者在一定程度上掌握实验条件, 主动给予研究对象某种干预措施的研究方法. 理论性研究是以前面的结论为基础进行理论研究. 传染病动力学是对传染病的流行规律进行理论性定量研究的一种重要方法, 它是根据种群的生长特性、疾病发生和在种群内传播的规律以及与之有关的社会因素等, 建立能反映传染病传播动力学特性的数学模型, 通过对模型动力学性态的定性、定量分析和数值模拟, 来显示疾病的发展进程, 揭示其流行规律, 预测其发展趋势, 分析疾病流行的原因和关键因素, 评估传染病控制措施的有效性和潜在风险, 寻求对其预防与控制的最优策略, 为传染病防控的科学决策提供重要的理论基础和数量依据.

1.2   传染病动力学的基本概念

1.2.1   有效接触率和疾病的发生率

有效接触率   一般来说, 传染病是通过接触传播的. 单位时间内一个患者与其他成员接触的次数称为接触率 (contact rate). 它通常依赖于环境中的总人口数 N, 记作 $U(N)$. 如果被接触者为易感者, 就有可能传染. 设每次通过接触传染的概率为 β_0, 称赋有传染概率 β_0 的接触率为**有效接触率**, 即 $\beta_0 U(N)$[2]. 它刻画一个染病者传染他人的能力, 反映染病者的活动能力、环境条件和病菌的毒力等因素.

疾病的发生率   一般来说, 当患者与非易感者接触时不会发生传染, 而易感者 S 在总人口 N 中所占的比例为 S/N. 因此, 每一个染病者对于易感者的平均有效接触率为 $\beta_0 U(N)S/N$, 也即每一个染病者平均对易感者的传播率, 简称**传染率**. 从而, t 时刻在单位时间内被所有染病者传染的新染病者的人数为

$$\beta_0 U(N)\frac{S(t)}{N(t)}I(t),$$

称其为**疾病的发生率**(incidence rate).

若假定接触率与总人口成正比, 即 $U(N) = kN$, 则在 t 时刻的有效接触率为 βN, 这里, $\beta = \beta_0 k$ 称为有效接触率系数或传染率系数. 从而在 t 时刻单位时间内所产生的新染病者数量, 即疾病的发生率为

$$\beta N(t)\frac{S(t)}{N(t)}I(t) = \beta S(t)I(t).$$

这种发生率称为**双线性发生率**(bilinear incidence rate), 也称为**简单质量作用发生率**(simple mass action law).

当人口的数量很大时, 由于单位时间内一个染病者接触其他成员的数量是有限的, 所以通常假定接触率为一常数 k. 此时, 疾病的发生率为 $\beta \frac{S(t)}{N(t)} I(t)$, 称为**标准发生率**(standard incidence rate).

文献[3]采用接触率 $U(N) = \dfrac{\beta N}{1 + \alpha N}$, 其中 α 和 β 为正常数. 显然, 当 N 较小时, $U(N) \approx \beta N$, 随着 N 的增大而逐渐达到饱和. 当 N 很大时, $U(N) \approx \beta/\alpha$. 由此可见, 双线性发生率和标准发生率可视为上述饱和发生率的两种极端情形, 具有饱和特性的发生率可能更符合实际. 此外, 在文献[4]中, Heesterbeek 等基于某些随机因素提出了一类更广泛的非线性接触率

$$U(N) = \frac{\beta N}{1 + \alpha N + \sqrt{1 + 2\alpha N}}.$$

它反映了易感者和染病者的随机混合, 即把易感者和染病者看作分子运动, 易感者和染病者接触是一个随机碰撞.

1.2.2 基本再生数

基本再生数 (basic reproduction number) 是刻画传染病发病初期的一个重要阈值, 是区分疾病是否消亡的重要指标. 它表示在一个全部是易感者的人群中, 进入一个染病者, 在其平均患病期内所能传染的人数, 通常用 $\mathscr{R}_0$ 表示. 关于基本再生数的计算, 我们这里介绍 van den Driessche 和 Watmough 在文献 [5] 中提出的所谓下一代矩阵 (next generation matrix) 的计算方法.

考虑一个异质种群, 其个体可根据年龄、行为、空间位置和 (或) 疾病的不同阶段来区分, 可以分成 n 个同质的仓室. 本小节中, 基于这样一类人群, 我们将研究一类具有一般性的传染病动力学模型. 令 $x = (x_1, \cdots, x_n)^{\mathrm{T}}$, 其中 $x_i \geqslant 0$ 表示第 i 个仓室中所有个体的人数. 为明确, 我们将这些仓室进行分类, 前 m 个仓室对应被感染个体所在的仓室. 感染和未感染仓室的区别需要根据数学模型的传染病学解释加以确定, 不能仅由模型的结构来推断, 而是取决于被感染和未感染仓室的定义. 对于某些模型来说, 可能不止一个解释.

下面, 定义 X_s 为所有无病状态的集合, 即

$$X_s = \{x \geqslant 0 | x_i = 0, i = 1, \cdots, m\}.$$

为了计算 $\mathscr{R}_0$, 对由人群的所有其他改变引起的新染病者的区分是至关重要的. 令 $\mathscr{F}_i(x)$ 表示第 i 个仓室中新染病者的输入率, $\mathscr{V}_i^+(x)$ 表示个体以其他方式进入第 i

个仓室的转移率, $\mathscr{V}_i^-(x)$ 表示第 i 个仓室中个体的输出率. 假定每个函数至少是二阶连续可微的. 具有非负初始条件的疾病传播动力学模型可表示为

$$\dot{x}_i = f_i(x) = \mathscr{F}_i(x) - \mathscr{V}_i(x), \quad i = 1, \cdots, n, \tag{1.2.1}$$

其中 $\mathscr{V}_i = \mathscr{V}_i^- - \mathscr{V}_i^+$, 由于每个函数表示个体的定向迁移, 因此它们都是非负的, 且这些函数满足以下假设:

(A1) 若 $x \geqslant 0$, 则 $\mathscr{F}_i, \mathscr{V}_i^+, \mathscr{V}_i^- \geqslant 0$, $i = 1, \cdots, n$.

如果一个仓室是空的, 则该仓室不可能通过死亡、感染或其他任何方式导致个体从仓室中移出, 因此有

(A2) 若 $x_i = 0$, 则 $\mathscr{V}_i^- = 0$. 特别地, 如果 $x \in X_s$, 则 $\mathscr{V}_i^- = 0, i = 1, \cdots, m$.

考虑由 (1.2.1) 所给出的疾病传播模型, 其中 $f_i(x)(i = 1, \cdots, n)$ 满足假设条件 (A1) 和 (A2). 若 $x_i = 0$, 则 $f_i(x) \geqslant 0$, 因此, 非负锥 $(x_i \geqslant 0, i = 1, \cdots, n)$ 是正向不变的. 由文献 [6] 中定理 1.1.8 和定理 1.1.9 可知, 系统 (1.2.1) 对于任一非负初始条件都存在唯一非负解.

由于未感染仓室疾病的发生率为 0, 所以

(A3) 若 $i > m$, 则 $\mathscr{F}_i = 0$.

为保证无病子空间是不变的, 假设若某个仓室是无病的, 则该仓室将一直处于无病状态, 即没有 (不依赖于密度) 染病者进入. 此条件可表述如下:

(A4) 若 $x \in X_s$, 则 $\mathscr{F}_i(x) = 0, \mathscr{V}_i^+(x) = 0$, $i = 1, \cdots, m$.

其余的条件将基于无病平衡点附近 f 的导数. 为此, 定义系统 (1.2.1) 的一个无病平衡点, 它是疾病消亡模型 (即 (1.2.1) 限制在 X_s 上) 的一个 (局部渐近) 稳定的平衡解. 这里, 我们不需要假设模型有唯一的无病平衡点. 考虑无病平衡点附近的人群. 如果人群保持在无病平衡点附近 (即, 如果少数染病个体的引入不会引起传染病流行), 那么, 种群将根据以下线性系统回到无病平衡点:

$$\dot{x} = Df(x_0)(x - x_0), \tag{1.2.2}$$

其中 $Df(x_0)$ 是 f 在无病平衡点 x_0 处的 Jacobian 矩阵. 由于 x_0 在域的边界上, 所以在此及后面的讨论中, 一些导数是单侧的. 我们将主要考虑系统在没有新的染病者时, 无病平衡点稳定的情形, 即

(A5) 若 $\mathscr{F}(x) = 0$, 则 $Df(x_0)$ 的所有特征值均具有负实部.

由上述条件可将矩阵 $Df(x_0)$ 分块.

引理 1.2.1　若 x_0 是系统 (1.2.1) 的一个无病平衡点, 且 $f_i(x)$ 满足 (A1)—(A5), 则 $D\mathscr{F}(x_0)$ 和 $D\mathscr{V}(x_0)$ 可分块为

$$D\mathscr{F}(x_0) = \begin{pmatrix} F & 0 \\ 0 & 0 \end{pmatrix}, \quad D\mathscr{V}(x_0) = \begin{pmatrix} V & 0 \\ J_3 & J_4 \end{pmatrix},$$

其中 F 和 V 是 $m \times m$ 矩阵:

$$F = \left[\frac{\partial \mathscr{F}_i}{\partial x_j}(x_0)\right], \quad V = \left[\frac{\partial \mathscr{V}_i}{\partial x_j}(x_0)\right], \quad 1 \leqslant i, j \leqslant m.$$

此外, F 是非负矩阵, V 是一个非奇异 M-矩阵, 且 J_4 的所有特征值均具有正实部.

引理 1.2.1 的证明详见文献 [5] 中的引理 1.

由前面的定义可知, 基本再生数表示在一个全部是易感者的人群中, 一个染病者在其平均患病期内所能传染的人数. 若 $\mathscr{R}_0 < 1$, 即一个患者在平均患病期内能传染的总人数小于 1, 疾病会自然消亡. 反之若 $\mathscr{R}_0 > 1$, 说明一个患者在平均染病周期内传染的人数大于 1, 疾病在一定程度上会暴发或流行. 对只有一个感染仓室的情形, $\mathscr{R}_0$ 可由感染率和平均染病周期的乘积确定. 然而, 对具有多个感染仓室的更复杂结构的模型来说, $\mathscr{R}_0$ 的上述简单定义是不充分的. 更一般的基本再生数可定义为在无病平衡点处人群中一个典型的染病者所产生的新染病者数量.

为确定将一个 "典型" 染病者引入一个人群的后果, 考虑没有再感染发生的线性系统 (1.2.2) 的动力学性态, 即考虑以下系统:

$$\dot{x} = -D\mathscr{V}(x_0)(x - x_0). \tag{1.2.3}$$

由 (A5) 可知, 系统 (1.2.3) 的无病平衡点是局部渐近稳定的. 因此, (1.2.3) 可确定少数染病者进入无病人群中的后果. 令 $\psi_i(0)$ 表示第 i 个仓室中已感染的个体数, $\psi(t) = (\psi_1(t), \cdots, \psi_m(t))^{\mathrm{T}}$ 表示经过 t 时间单位后, 最初感染的患者仍在感染仓室中的人数. 这里, 向量 ψ 是 x 的前 m 个分量. 由 $D\mathscr{V}(x_0)$ 的分块可知 $\psi(t)$ 满足 $\psi'(t) = -V\psi(t)$, 其有唯一解 $\psi(t) = e^{-Vt}\psi(0)$. 根据引理 1.2.1, V 是一个非奇异 M-矩阵, 因此, V 是可逆的, 其所有的特征值都具有正实部. 于是, 将 $F\psi(t)$ 从 0 到无穷积分, 则由初始染病的个体产生的新感染的期望数由向量 $FV^{-1}\psi(0)$ 给出. 由于 F 是非负矩阵, V 是非奇异 M-矩阵, 故 V^{-1} 和 FV^{-1} 也是非负矩阵[7].

为解释 FV^{-1} 的元素, 并对 $\mathscr{R}_0$ 给出有意义的定义, 下面考虑一个感染个体进入 k 个无病仓室的结果. 矩阵 V^{-1} 的 (j, k) 元素是最初进入疾病仓室 j 的个体在疾病仓室 i 所经历的期望时间, 此时假定人群保持在无病平衡点附近, 且没有继发性感染. 矩阵 F 的 (i, j) 元素是第 j 个感染仓室的个体在第 i 个仓室中产生的新感染的速率. 因此, FV^{-1} 的 (i, k) 元素是最初进入仓室 k 的染病个体在仓室 i 中产生的新感染的期望数. 根据文献 [8], 我们称矩阵 FV^{-1} 为系统在无病平衡点的下一代矩阵, 且有 $\mathscr{R}_0 = \rho(FV^{-1})$, 其中 $\rho(A)$ 表示矩阵 A 的谱半径.

第 2 章 具有时滞的传染病动力学模型

时滞效应在传染病的传播过程中扮演着重要角色. 我们可以用时滞模拟传染病的潜伏期、疾病的感染期和恢复者对疾病的暂时免疫期等[2]. 具有时滞效应的传染病动力学模型能更准确地描述传染病的传播机理 [9-20]. 因此, 在传染病动力学建模中考虑时滞效应对传染病传播的影响具有重要的现实意义.

2.1 具有暂时免疫的时滞传染病动力学模型

本节介绍一类具有暂时免疫的时滞和饱和发生率的传染病动力学模型. 通过分析相应特征方程根的分布, 我们研究模型的可行平衡点的局部渐近稳定性和 Hopf 分支的存在性, 并利用单调迭代技术给出地方病平衡点全局渐近稳定的充分条件.

2.1.1 问题的描述和模型的建立

文献 [19] 提出了以下具有时滞的 SIRS 传染病模型

$$
\begin{cases}
\dot{S}(t) = \Lambda - \mu_1 S(t) - \beta S(t)I(t) + \gamma e^{-\mu_3\tau} I(t-\tau), \\
\dot{I}(t) = \beta S(t)I(t) - (\mu_2 + \gamma)I(t), \\
\dot{R}(t) = \gamma I(t) - \mu_3 R(t) - \gamma e^{-\mu_3\tau} I(t-\tau),
\end{cases}
\tag{2.1.1}
$$

其中 $S(t)$ 表示易感者在时刻 t 的数量; $I(t)$ 为染病者在时刻 t 的数量; $R(t)$ 表示获得暂时免疫的恢复者在时刻 t 的数量. 在 (2.1.1) 中, 参数 $\mu_1,\mu_2,\mu_3,\beta,\gamma$ 和 Λ 均为正常数, 这里 μ_1,μ_2,μ_3 分别表示易感者、染病者和恢复者的死亡率. 基于生物学意义, 这里假定 $\mu_1 \leqslant \min\{\mu_2,\mu_3\}$; Λ 是易感人群人口的输入率, β 是接触率, γ 是染病者的恢复率. $\gamma e^{-\mu_3\tau} I(t-\tau)$ 表示恢复者丧失免疫力之后到再次成为易感者之前仍存活的成员数, 其中 $\tau \geqslant 0$ 表示恢复者对疾病的免疫期. 文献[19]通过构造 Lyapunov 泛函给出了地方病平衡点全局稳定的充分条件.

疾病的发生率在传染病动力学模型的研究中扮演着重要的角色. 一些学者认为非线性发生率可能更准确地描述某些疾病的传播过程. 采用某些非线性发生率可以刻画人类行为的改变并避免出现接触率无界的不合理情形[21-23]. 在许多传染病动力学模型中, 双线性发生率 βSI 和标准发生率 $\beta SI/N$ 被大量使用. 基于质量作用定律的双线性发生率更适用于诸如流感等传染性疾病, 而不适合刻画性传播疾病. 由于单位时间内一个患者所能接触他人的数目是有限的, 如果种群成员的数量足够大, 此时常会采用标准发生率. 在实际中, 每次接触感染的概率可能受到感染个体数量的影响, 当感染个体的数量比较大时, 感染的风险也会相应增加. 在 2003 年 SARS 暴发期间, 中国政府采取了许多保护措施和控制策略, 例如, 关闭学校和餐馆、推迟会议、隔离染病者等, 这些措施大大降低了单位时间内的接触次数. 1978 年, Capasso 和 Serio 在研究暴发于意大利城市 Bari 的霍乱时将饱和发生率 $g(I)S$ 引入传染病模型[21], 其中当 I 增大时, $g(I)$ 趋于饱和状态, 这里

$$g(I) = \frac{\beta I}{1 + \alpha I},$$

其中 βI 为疾病的传染力, 表示一个易感者接触到疾病的概率; $1/(1+\alpha I)$ 体现了由染病个体数量增加导致人的行为变化或染病个体的拥挤效应导致的抑制效果. 与双线性发生率 βIS 相比, 这种饱和发生率似乎更加合理.

受[19]和[21]工作的启发, 本节, 我们将综合考虑免疫期时滞和饱和发生率对传染病传播动力学的影响. 为此, 考虑以下时滞微分系统:

$$\begin{cases} \dot{S}(t) = \Lambda - \mu_1 S(t) - \dfrac{\beta S(t)I(t)}{1 + \alpha I(t)} + \gamma e^{-\mu_3 \tau} I(t - \tau), \\[2mm] \dot{I}(t) = \dfrac{\beta S(t)I(t)}{1 + \alpha I(t)} - (\mu_2 + \gamma)I(t), \\[2mm] \dot{R}(t) = \gamma I(t) - \mu_3 R(t) - \gamma e^{-\mu_3 \tau} I(t - \tau), \end{cases} \qquad (2.1.2)$$

其中参数 $\mu_1, \mu_2, \mu_3, \beta, \gamma, \Lambda$ 和 τ 的定义同模型 (2.1.1), 这里 α 是一个正常数.

系统 (2.1.2) 满足的初始条件为

$$\begin{cases} S(\theta) = \phi_1(\theta), \quad I(\theta) = \phi_2(\theta), \quad R(\theta) = \phi_3(\theta), \quad \theta \in [-\tau, 0], \\[2mm] \phi_1(0) > 0, \quad \phi_2(0) > 0, \quad \phi_3(0) > 0, \end{cases} \qquad (2.1.3)$$

其中 $\Phi = (\phi_1(\theta), \phi_2(\theta), \phi_3(\theta)) \in C([-\tau, 0], \mathbb{R}^3_{+0})$, 这里, $\mathbb{R}^3_{+0} = \{(x_1, x_2, x_3) : x_i \geqslant 0, i = 1, 2, 3\}$, $C([-\tau, 0], \mathbb{R}^3_{+0})$ 为 $[-\tau, 0]$ 映到 $\mathbb{R}^3_{+0}$ 上的所有连续函数构成的空间.

由泛函微分方程基本理论[24] 可知, 系统 (2.1.2) 具有满足初始条件 (2.1.3) 的唯一解 $(S(t), I(t), R(t))$. 易知系统 (2.1.2) 满足初始条件 (2.1.3) 的所有解在区间 $[0, +\infty)$ 上有定义, 且对所有 $t \geqslant 0$ 恒为正.

2.1.2 基本再生数和平衡点的局部稳定性与 Hopf 分支

本小节, 通过分析相应特征方程根的分布, 我们来讨论系统 (2.1.2) 的可行平衡点的局部渐近稳定性.

系统 (2.1.2) 总存在一个无病平衡点 $E_1(\Lambda/\mu_1, 0, 0)$. 利用文献 [5] 提出的下一代矩阵的计算方法可以得到系统 (2.1.2) 的疾病基本再生数为

$$\mathscr{R}_0 = \frac{\Lambda\beta}{\mu_1(\mu_2 + \gamma)}.$$

容易计算, 当 $\mathscr{R}_0 > 1$ 时, 除了上述无病平衡点 E_1 以外, 系统 (2.1.2) 存在唯一的地方病平衡点 $E^*(S^*, I^*, R^*)$, 其中

$$
\begin{cases}
S^* = \dfrac{(\mu_2 + \gamma)[\Lambda\alpha + \mu_2 + \gamma(1 - e^{-\mu_3\tau})]}{(\alpha\mu_1 + \beta)(\mu_2 + \gamma) - \beta\gamma e^{-\mu_3\tau}}, \\[3mm]
I^* = \dfrac{\mu_1(\mu_2 + \gamma)(\mathscr{R}_0 - 1)}{(\alpha\mu_1 + \beta)(\mu_2 + \gamma) - \beta\gamma e^{-\mu_3\tau}}, \\[3mm]
R^* = \dfrac{\mu_1\gamma(\mu_2 + \gamma)(1 - e^{-\mu_3\tau})(\mathscr{R}_0 - 1)}{\mu_3[(\alpha\mu_1 + \beta)(\mu_2 + \gamma) - \beta\gamma e^{-\mu_3\tau}]}.
\end{cases}
$$

系统 (2.1.2) 在无病平衡点 $E_1(\Lambda/\mu_1, 0, 0)$ 处的特征方程为

$$(\lambda + \mu_1)(\lambda + \mu_3)\left(\lambda - \frac{\beta\Lambda}{\mu_1} + \mu_2 + \gamma\right) = 0. \tag{2.1.4}$$

显然, 方程 (2.1.4) 总有三个实根 $\lambda_1 = -\mu_1, \lambda_2 = -\mu_3, \lambda_3 = \beta\Lambda/\mu_1 - \mu_2 - \gamma$. 因此, 当 $\mathscr{R}_0 < 1$ 时, 平衡点 E_1 是局部渐近稳定的; 当 $\mathscr{R}_0 > 1$ 时, E_1 不稳定.

系统 (2.1.2) 在正平衡点 E^* 处的特征方程为

$$(\lambda + \mu_3)[\lambda^2 + p_1(\tau)\lambda + p_0(\tau) + q_0(\tau)e^{-\lambda\tau}] = 0, \tag{2.1.5}$$

其中

$$
\begin{cases}
p_0(\tau) = (\mu_2 + \gamma)(\alpha\mu_1 + \beta)\dfrac{I^*}{1 + \alpha I^*}, \\[3mm]
p_1(\tau) = \mu_1 + \dfrac{\beta I^*}{1 + \alpha I^*} + (\mu_2 + \gamma)\dfrac{\alpha I^*}{1 + \alpha I^*}, \\[3mm]
q_0(\tau) = -\dfrac{\beta I^*}{1 + \alpha I^*}\gamma e^{-\mu_3\tau}.
\end{cases}
\tag{2.1.6}
$$

显然, 方程 (2.1.5) 总有一个负实根 $\lambda = -\mu_3$, 其余的根由方程

$$\lambda^2 + p_1(\tau)\lambda + p_0(\tau) + q_0(\tau)e^{-\lambda\tau} = 0 \tag{2.1.7}$$

所确定. 当 $\tau = 0$ 时, 方程 (2.1.7) 变为

$$\lambda^2 + p_1(0)\lambda + p_0(0) + q_0(0) = 0. \tag{2.1.8}$$

容易看出

$$p_0(0) + q_0(0) = [\alpha\mu_1(\mu_2 + \gamma) + \mu_2\beta] \frac{I^*}{1 + \alpha I^*}\bigg|_{\tau=0} > 0.$$

因此, 若 $\mathscr{R}_0 > 1$, 则当 $\tau = 0$ 时, 系统 (2.1.2) 的地方病平衡点 E^* 是局部渐近稳定的.

设 $i\omega(\omega > 0)$ 是方程 (2.1.7) 的解, 将其代入 (2.1.7) 并分离实部和虚部, 可得

$$\begin{cases} p_1(\tau)\omega = q_0(\tau)\sin\omega\tau, \\ \omega^2 - p_0(\tau) = q_0(\tau)\cos\omega\tau. \end{cases} \qquad (2.1.9)$$

将方程组 (2.1.9) 的两个方程分别平方再相加可得

$$\omega^4 + (p_1^2(\tau) - 2p_0(\tau))\omega^2 + p_0^2(\tau) - q_0^2(\tau) = 0. \qquad (2.1.10)$$

显然, $p_0(\tau) - q_0(\tau) > 0$. 直接计算可知

$$\begin{cases} p_0(\tau) + q_0(\tau) = [(\mu_2 + \gamma)(\alpha\mu_1 + \beta) - \beta\gamma e^{-\mu_3\tau}] \dfrac{I^*}{1 + \alpha I^*} > 0, \\ p_1^2(\tau) - 2p_0(\tau) = \dfrac{1}{(1 + \alpha I^*)^2} f(I^*), \end{cases}$$

其中

$$f(I) = [(\alpha\mu_1 + \beta)^2 + \alpha^2(\mu_2 + \gamma)^2]I^2 + 2[\mu_1(\alpha\mu_1 + \beta) - \beta(\mu_2 + \gamma)]I + \mu_1^2.$$

因此, 如果 $p_1^2 > 2p_0$ 成立, 则方程 (2.1.10) 无正实根. 从而, 对所有 $\tau \geqslant 0$, 地方病平衡点 E^* 是局部渐近稳定的.

记

$$\Delta = -(\mu_2 + \gamma)(\alpha\mu_1 + \beta)[(\alpha\mu_1 - \beta)(\mu_2 + \gamma) + 2\beta\mu_1].$$

显然, 若 $(\alpha\mu_1 - \beta)(\mu_2 + \gamma) + 2\beta\mu_1 > 0$, 则有 $f(I) > 0$, 即有 $p_1^2(\tau) - 2p_0(\tau) > 0$. 因此, 当 $(\alpha\mu_1 - \beta)(\mu_2 + \gamma) + 2\beta\mu_1 > 0$ 时, 对所有 $\tau \geqslant 0$, 系统 (2.1.1) 的地方病平衡点 E^* 是局部渐近稳定的.

当 $2p_0(\tau) - p_1^2(\tau) = 2\sqrt{p_0^2(\tau) - q_0^2(\tau)}$ 时, 方程 (2.1.10) 有唯一正实根 $\omega_+ = [p_0^2(\tau) - q_0^2(\tau)]^{1/4}$.

当 $2p_0(\tau) - p_1^2(\tau) > 2\sqrt{p_0^2(\tau) - q_0^2(\tau)}$ 时, 方程 (2.1.10) 有两个正实根 $\omega_+(\tau)$ 和 $\omega_-(\tau)$ 且满足

$$\omega_\pm^2(\tau) = \frac{1}{2}\left[2p_0(\tau) - p_1^2(\tau) \pm \sqrt{(2p_0(\tau) - p_1^2(\tau))^2 - 4(p_0^2(\tau) - q_0^2(\tau))}\right]. \qquad (2.1.11)$$

为了计算稳定性开关 τ 的值, 对方程 (2.1.10) 的每个正根 $\omega(\tau)$, 定义角 $\theta(\tau) \in (\pi, 2\pi)$ 使其满足

$$\begin{cases} \sin\theta(\tau) = \dfrac{p_1(\tau)\omega(\tau)}{q_0(\tau)}, \\[3mm] \cos\theta(\tau) = \dfrac{\omega^2(\tau) - p_0(\tau)}{q_0(\tau)}. \end{cases} \tag{2.1.12}$$

对满足 (2.1.10) 的每个 $\omega(\tau)$, 定义

$$S_n(\tau) = \tau - \frac{\theta(\tau) + 2n\pi}{\omega(\tau)}, \quad n = 0, \pm 1, \cdots. \tag{2.1.13}$$

由文献 [25] 定理 2.2, 可得以下结论.

定理 2.1.1　假设 $\mathscr{R}_0 > 1$. 对系统 (2.1.2), 有

(i) 当 $[(\alpha\mu_1 + \beta)^2 + \alpha^2(\mu_2 + \gamma)^2]I^{*2} + 2[\mu_1(\alpha\mu_1 + \beta) - \beta(\mu_2 + \gamma)]I^* + \mu_1^2 > 0$ 时, 对所有的 $\tau \geqslant 0$, 系统 (2.1.2) 的地方病平衡点 E^* 是局部渐近稳定的.

(ii) 假定对某个 $n \in N_0$, 存在一个 $\tau^* > 0$ 满足 $S_n(\tau^*) = 0$, 则方程 (2.1.7) 有一对简单共轭纯虚根 $\lambda = \pm i\omega(\tau^*)$, 这里 $\omega(\tau^*) > 0$.

当 $\omega(\tau^*) = \omega_+(\tau^*)$ 时, 如果 $\delta_+(\tau^*) > 0$, 则这对简单纯虚根将从复平面的左半平面穿过虚轴到达右半平面 (当 τ 增加时); 如果 $\delta_+(\tau^*) < 0$, 则从右半平面穿过虚轴到达左半平面, 其中

$$\delta_+(\tau^*) = \text{sign}\left\{ \frac{d(\text{Re}\lambda)}{d\tau}\bigg|_{\lambda = i\omega_+(\tau^*)} \right\} = \text{sign}\left\{ \frac{dS_n(\tau)}{d\tau}\bigg|_{\tau = \tau^*} \right\}. \tag{2.1.14}$$

当 $\omega(\tau^*) = \omega_-(\tau^*)$ 时, 如果 $\delta_-(\tau^*) > 0$, 则这对简单纯虚根将从左半平面穿过虚轴到达右半平面 (当 τ 增加时); 如果 $\delta_-(\tau^*) < 0$, 则从右半平面穿过虚轴到达左半平面, 其中

$$\delta_-(\tau^*) = \text{sign}\left\{ \frac{d(\text{Re}\lambda)}{d\tau}\bigg|_{\lambda = i\omega_-(\tau^*)} \right\} = -\text{sign}\left\{ \frac{dS_n(\tau)}{d\tau}\bigg|_{\tau = \tau^*} \right\}. \tag{2.1.15}$$

推论 2.1.2　若 $(\alpha\mu_1 - \beta)(\mu_2 + \gamma) + 2\beta\mu_1 > 0$, 则对所有 $\tau \geqslant 0$, 系统 (2.1.2) 的地方病平衡点 E^* 是局部渐近稳定的.

2.1.3　单调迭代方法和全局渐近稳定性

本小节, 我们将研究系统 (2.1.2) 的地方病平衡点 E^* 和无病平衡点 E_1 的全局渐近稳定性.

定理 2.1.3 假设 $\mathscr{R}_0 > 1$. 若下列条件成立

(H1) $(\alpha\mu_1 - \beta)(\mu_2 + \gamma) > \alpha\mu_1\gamma e^{-\mu_3\tau}$,

则系统 (2.1.2) 的地方病平衡点 $E^*(S^*, I^*, R^*)$ 是全局渐近稳定的.

证明 设 $(S(t), I(t), R(t))$ 是系统 (2.1.2) 满足初始条件 (2.1.3) 的任一正解. 记

$$\bar{S} = \limsup_{t \to +\infty} S(t), \quad \bar{I} = \limsup_{t \to +\infty} I(t),$$

$$\underline{S} = \liminf_{t \to +\infty} S(t), \quad \underline{I} = \liminf_{t \to +\infty} I(t).$$

我们只需证明 $\bar{S} = \underline{S} = S^*, \bar{I} = \underline{I} = I^*$.

令 $N(t) = S(t) + I(t) + R(t)$, 则由系统 (2.1.2) 可得

$$\frac{\mathrm{d}N(t)}{\mathrm{d}t} = \Lambda - \mu_1 S(t) - \mu_2 I(t) - \mu_3 R(t) \leqslant \Lambda - \mu_1 N(t),$$

由此, 有

$$\limsup_{t \to +\infty} N(t) \leqslant \frac{\Lambda}{\mu_1},$$

从而

$$\limsup_{t \to +\infty} S(t) \leqslant \frac{\Lambda}{\mu_1} := M_1^S. \tag{2.1.16}$$

因此, 对充分小的 $\varepsilon > 0$, 存在 $T_1 > 0$, 当 $t > T_1$ 时, 有 $S(t) < M_1^S + \varepsilon$.

由系统 (2.1.2) 的第二个方程可得, 当 $t > T_1$ 时,

$$\dot{I}(t) \leqslant \frac{\beta(M_1^S + \varepsilon)I(t)}{1 + \alpha I(t)} - (\mu_2 + \gamma)I(t)$$

$$= \frac{I(t)}{1 + \alpha I(t)}[\beta(M_1^S + \varepsilon) - (\mu_2 + \gamma) - \alpha(\mu_2 + \gamma)I(t)]. \tag{2.1.17}$$

注意到当 $\mathscr{R}_0 > 1$ 时, 对任意给定的 $\varepsilon > 0$, 有 $\beta(M_1^S + \varepsilon) - (\mu_2 + \gamma) > 0$. 从而由比较定理可得

$$\limsup_{t \to +\infty} I(t) \leqslant \frac{\beta(M_1^S + \varepsilon) - (\mu_2 + \gamma)}{\alpha(\mu_2 + \gamma)}.$$

由于上述不等式对任意充分小的 $\varepsilon > 0$ 都成立, 于是有 $\bar{I} \leqslant M_1^I$, 其中

$$M_1^I = \frac{\beta M_1^S - (\mu_2 + \gamma)}{\alpha(\mu_2 + \gamma)}. \tag{2.1.18}$$

由 $\mathscr{R}_0 > 1$ 可知 $M_1^I > 0$. 因此, 对充分小的 $\varepsilon > 0$, 存在 $T_2 > T_1$, 当 $t > T_2$ 时, 有 $I(t) \leqslant M_1^I + \varepsilon$.

由系统 (2.1.2) 的第一个方程可知, 当 $t > T_2 + \tau$ 时,

$$\dot{S}(t) \geqslant \Lambda - \mu_1 S(t) - \frac{\beta(M_1^I + \varepsilon)}{1 + \alpha(M_1^I + \varepsilon)}(M_1^S + \varepsilon).$$

由比较定理, 有

$$\liminf_{t \to +\infty} S(t) \geqslant \frac{1}{\mu_1}\left[\Lambda - \frac{\beta(M_1^I + \varepsilon)}{1 + \alpha(M_1^I + \varepsilon)}(M_1^S + \varepsilon)\right].$$

注意到上述不等式对任意充分小的 $\varepsilon > 0$ 都成立, 所以有 $\underline{S} \geqslant N_1^S$, 其中

$$N_1^S = \frac{1}{\mu_1}\left(\Lambda - \frac{\beta M_1^I M_1^S}{1 + \alpha M_1^I}\right). \tag{2.1.19}$$

容易验证当 (H1) 成立时, 有 $N_1^S > 0$. 因此, 对充分小的 $\varepsilon > 0$, 存在 $T_3 > T_2 + \tau$, 当 $t > T_3$ 时, 有 $S(t) \geqslant N_1^S - \varepsilon$.

考虑系统 (2.1.2) 的第二个方程, 当 $t > T_3$ 时,

$$\begin{aligned}
\dot{I}(t) &\geqslant \frac{\beta(N_1^S - \varepsilon)I(t)}{1 + \alpha I(t)} - (\mu_2 + \gamma)I(t) \\
&= \frac{I(t)}{1 + \alpha I(t)}[\beta(N_1^S - \varepsilon) - (\mu_2 + \gamma) - \alpha(\mu_2 + \gamma)I(t)].
\end{aligned} \tag{2.1.20}$$

由比较定理可知

$$\liminf_{t \to +\infty} I(t) \geqslant \frac{\beta(N_1^S - \varepsilon) - (\mu_2 + \gamma)}{\alpha(\mu_2 + \gamma)}.$$

由于上述不等式对任意充分小的 $\varepsilon > 0$ 都成立, 于是可得 $\underline{I} \geqslant N_1^I$, 其中

$$N_1^I = \frac{\beta N_1^S - (\mu_2 + \gamma)}{\alpha(\mu_2 + \gamma)}.$$

容易验证当 (H1) 成立时, 有 $N_1^I > 0$. 因此, 对充分小的 $\varepsilon > 0$, 存在 $T_4 > T_3$, 当 $t > T_4$ 时, 有 $I(t) \geqslant N_1^I - \varepsilon$.

再次根据系统 (2.1.2) 的第一个方程可得, 当 $t > T_4 + \tau$ 时

$$\dot{S}(t) \leqslant \Lambda - \mu_1 S(t) - \frac{\beta(N_1^I - \varepsilon)(N_1^S - \varepsilon)}{1 + \alpha(N_1^I - \varepsilon)} + \gamma e^{-\mu_3 \tau}(M_1^I + \varepsilon).$$

利用比较定理, 有

$$\limsup_{t \to +\infty} S(t) \leqslant \frac{1}{\mu_1}\left[\Lambda - \frac{\beta(N_1^I - \varepsilon)(N_1^S - \varepsilon)}{1 + \alpha(N_1^I - \varepsilon)} + \gamma e^{-\mu_3 \tau}(M_1^I + \varepsilon)\right].$$

由于上述不等式对任意充分小的 $\varepsilon > 0$ 都成立, 所以有 $\bar{S} \leqslant M_2^S$, 其中

$$M_2^S = \frac{1}{\mu_1}\left(\Lambda - \frac{\beta N_1^I N_1^S}{1 + \alpha N_1^I} + \gamma e^{-\mu_3 \tau} M_1^I\right).$$

因此, 对充分小的 $\varepsilon > 0$, 存在 $T_5 > T_4$, 当 $t > T_5$ 时, 有 $S(t) \leqslant M_2^S + \varepsilon$.

进一步由系统 (2.1.2) 的第二个方程, 当 $t > T_5$ 时, 有

$$\dot{I}(t) \leqslant \frac{\beta(M_2^S + \varepsilon)I(t)}{1 + \alpha I(t)} - (\mu_2 + \gamma)I(t)$$

$$= \frac{I(t)}{1 + \alpha I(t)}[\beta(M_2^S + \varepsilon) - (\mu_2 + \gamma) - \alpha(\mu_2 + \gamma)I(t)]. \tag{2.1.21}$$

注意到当 (H1) 成立时, 对任意的 $\varepsilon > 0$, 有 $\beta(M_2^S + \varepsilon) - (\mu_2 + \gamma) > 0$. 从而由比较定理可得

$$\limsup_{t \to +\infty} I(t) \leqslant \frac{\beta(M_2^S + \varepsilon) - (\mu_2 + \gamma)}{\alpha(\mu_2 + \gamma)}.$$

由于上述不等式对任意充分小的 $\varepsilon > 0$ 都成立, 因此有 $\bar{I} \leqslant M_2^I$, 其中

$$M_2^I = \frac{\beta M_2^S - (\mu_2 + \gamma)}{\alpha(\mu_2 + \gamma)}. \tag{2.1.22}$$

注意到当 $\mathscr{R}_0 > 1$ 时, $M_2^I > 0$. 因此, 对任意的 $\varepsilon > 0$, 存在 $T_6 > T_5$, 当 $t > T_6$ 时, 有 $I(t) \leqslant M_2^I + \varepsilon$.

由系统 (2.1.2) 的第一个方程, 当 $t > T_6 + \tau$ 时,

$$\dot{S}(t) \geqslant \Lambda - \mu_1 S(t) - \frac{\beta(M_2^I + \varepsilon)}{1 + \alpha(M_2^I + \varepsilon)}(M_2^S + \varepsilon) + \gamma e^{-\mu_3 \tau}(N_1^I - \varepsilon).$$

由比较定理可知

$$\liminf_{t \to +\infty} S(t) \geqslant \frac{1}{\mu_1}\left[\Lambda - \frac{\beta(M_2^I + \varepsilon)}{1 + \alpha(M_2^I + \varepsilon)}(M_2^S + \varepsilon) + \gamma e^{-\mu_3 \tau}(N_1^I - \varepsilon)\right].$$

由于上述不等式对任意充分小的 $\varepsilon > 0$ 都成立, 于是有 $\underline{S} \geqslant N_2^S$, 其中

$$N_2^S = \frac{1}{\mu_1}\left(\Lambda - \frac{\beta M_2^I M_2^S}{1 + \alpha M_2^I} + \gamma e^{-\mu_3 \tau} N_1^I\right).$$

当 (H1) 成立时, 易得 $N_2^S > 0$. 因此, 对任意的 $\varepsilon > 0$, 存在 $T_7 > T_6 + \tau$, 当 $t > T_7$ 时, 有 $S(t) \geqslant N_2^S - \varepsilon$.

考虑系统 (2.1.2) 的第二个方程, 当 $t > T_7$ 时,

$$
\begin{aligned}
\dot{I}(t) &\geqslant \frac{\beta(N_2^S - \varepsilon)I(t)}{1 + \alpha I(t)} - (\mu_2 + \gamma)I(t) \\
&= \frac{I(t)}{1 + \alpha I(t)}\left[\beta(N_2^S - \varepsilon) - (\mu_2 + \gamma) - \alpha(\mu_2 + \gamma)I(t)\right]. \quad (2.1.23)
\end{aligned}
$$

进一步由比较定理可得

$$
\liminf_{t \to +\infty} I(t) \geqslant \frac{\beta(N_2^S - \varepsilon) - (\mu_2 + \gamma)}{\alpha(\mu_2 + \gamma)}.
$$

由于上述不等式对任意充分小的 $\varepsilon > 0$ 都成立, 从而有 $\underline{I} \geqslant N_2^I$, 其中

$$
N_2^I = \frac{\beta N_2^S - (\mu_2 + \gamma)}{\alpha(\mu_2 + \gamma)}.
$$

易知当 (H1) 成立时, 有 $N_2^I > 0$. 因此, 对任意 $\varepsilon > 0$, 存在 $T_8 > T_7$, 当 $t > T_8$ 时, 有 $I(t) \geqslant N_2^I - \varepsilon$.

依次重复下去, 可以得到以下四个数列: $M_n^S, M_n^I, N_n^S, N_n^I(n = 1, 2, \cdots)$, 使得当 $n \geqslant 2$ 时, 下列等式成立:

$$
\begin{aligned}
M_n^S &= \frac{1}{\mu_1}\left(\Lambda - \frac{\beta N_{n-1}^I N_{n-1}^S}{1 + \alpha N_{n-1}^I} + \gamma e^{-\mu_3 \tau} M_{n-1}^I\right), \\
M_n^I &= \frac{\beta M_n^S - (\mu_2 + \gamma)}{\alpha(\mu_2 + \gamma)}, \\
N_n^S &= \frac{1}{\mu_1}\left(\Lambda - \frac{\beta M_n^I M_n^S}{1 + \alpha M_n^I} + \gamma e^{-\mu_3 \tau} N_{n-1}^I\right), \\
N_n^I &= \frac{\beta N_n^S - (\mu_2 + \gamma)}{\alpha(\mu_2 + \gamma)}.
\end{aligned}
\quad (2.1.24)
$$

显然, 有

$$
N_n^S \leqslant \underline{S} \leqslant \bar{S} \leqslant M_n^S, \quad N_n^I \leqslant \underline{I} \leqslant \bar{I} \leqslant M_n^I.
$$

直接计算可得

$$
M_2^S = \frac{1}{\mu_1}\left\{\Lambda - \frac{\beta\Lambda - \mu_1(\mu_2 + \gamma)}{\alpha^2 \mu_1^2(\mu_2 + \gamma)}[(\alpha\mu_1 - \beta)(\mu_2 + \gamma) - \alpha\mu_1\gamma e^{-\mu_3\tau}]\right\}.
$$

显然, 当 $\mathscr{R}_0 > 1$ 且 (H1) 成立时, 有 $M_2^S < M_1^S$, 相应可得 $M_2^I < M_1^I$.

进一步由 (2.1.18) 和 (2.1.19) 可知

$$
N_1^S = \frac{1}{\mu_1}[\Lambda - (\mu_2 + \gamma)M_1^I]. \quad (2.1.25)
$$

于是由 (2.1.24) 的第二和第三个方程可得

$$N_2^S = \frac{1}{\mu_1}[\Lambda - (\mu_2 + \gamma)M_2^I + \gamma e^{-\mu_3\tau}N_1^I]. \tag{2.1.26}$$

注意到当 $\mathscr{R}_0 > 1$ 且 (H1) 成立时, $M_2^I < M_1^I$ 且 $N_1^I = (\alpha\mu_1 - \beta)[\beta\Lambda - \mu_1(\mu_2 + \gamma)]/(\alpha\mu_1^2) > 0$, 故由 (2.1.25) 和 (2.1.26) 可知 $N_2^S > N_1^S$. 由归纳法可得 $M_{n+1}^S \leqslant M_n^S, N_{n+1}^S > N_n^S$. 因此, 数列 M_n^S 单调减少, 而数列 N_n^S 单调增加, 从而数列 M_n^S 和 N_n^S 的极限都存在.

由 (2.1.24) 可得

$$\begin{cases} M_{n+1}^S = \dfrac{1}{\mu_1}\left[\Lambda - (\mu_2 + \gamma)\dfrac{\beta N_n^S - (\mu_2 + \gamma)}{\alpha(\mu_2 + \gamma)} + \gamma e^{-\mu_3\tau}\dfrac{\beta M_n^S - (\mu_2 + \gamma)}{\alpha(\mu_2 + \gamma)}\right], \\[3mm] N_n^S = \dfrac{1}{\mu_1}\left[\Lambda - (\mu_2 + \gamma)\dfrac{\beta M_n^S - (\mu_2 + \gamma)}{\alpha(\mu_2 + \gamma)} + \gamma e^{-\mu_3\tau}\dfrac{\beta N_{n-1}^S - (\mu_2 + \gamma)}{\alpha(\mu_2 + \gamma)}\right]. \end{cases} \tag{2.1.27}$$

记

$$\bar{S} = \lim_{t \to +\infty} M_n^S, \quad \underline{S} = \lim_{t \to +\infty} N_n^S. \tag{2.1.28}$$

从而由 (2.1.27) 可得

$$\bar{S} = \frac{1}{\mu_1}\left[\Lambda - (\mu_2 + \gamma)\frac{\beta\underline{S} - (\mu_2 + \gamma)}{\alpha(\mu_2 + \gamma)} + \gamma e^{-\mu_3\tau}\frac{\beta\bar{S} - (\mu_2 + \gamma)}{\alpha(\mu_2 + \gamma)}\right] \tag{2.1.29}$$

和

$$\underline{S} = \frac{1}{\mu_1}\left[\Lambda - (\mu_2 + \gamma)\frac{\beta\bar{S} - (\mu_2 + \gamma)}{\alpha(\mu_2 + \gamma)} + \gamma e^{-\mu_3\tau}\frac{\beta\underline{S} - (\mu_2 + \gamma)}{\alpha(\mu_2 + \gamma)}\right]. \tag{2.1.30}$$

由 (2.1.29) 减去 (2.1.30) 可得

$$[(\alpha\mu_1 - \beta)(\mu_2 + \gamma) - \beta\gamma e^{-\mu_3\tau}](\bar{S} - \underline{S}) = 0. \tag{2.1.31}$$

由于 $\mathscr{R}_0 > 1$ 且 (H1) 成立, 于是有

$$(\alpha\mu_1 - \beta)(\mu_2 + \gamma) > \beta\gamma e^{-\mu_3\tau}.$$

进一步结合 (2.1.31) 可知 $\bar{S} = \underline{S}$. 由 (2.1.29) 和 (2.1.30) 可得

$$\bar{S} = \underline{S} = \frac{(\mu_2 + \gamma)[\Lambda\alpha + \mu_2 + \gamma(1 - e^{-\mu_3\tau})]}{(\alpha\mu_1 + \beta)(\mu_2 + \gamma) - \beta\gamma e^{-\mu_3\tau}} = S^*. \tag{2.1.32}$$

由 (2.1.24) 和 (2.1.32) 可知 $\bar{I} = \underline{I} = I^*$. 因此, 有

$$\lim_{t\to+\infty} S(t) = S^*, \quad \lim_{t\to+\infty} I(t) = I^*. \tag{2.1.33}$$

由系统 (2.1.2) 的第三个方程, 当 $t > \tau$ 时, 有

$$R(t) = \int_{t-\tau}^{t} \gamma I(u) e^{-\mu_3(t-u)} \mathrm{d}u. \tag{2.1.34}$$

由洛必达法则, 并结合 (2.1.33) 和 (2.1.34) 可得 $\lim_{t\to+\infty} R(t) = R^*$. 因此, 系统 (2.1.2) 的地方病平衡点 E^* 是全局吸引的. 由推论 2.1.2 可知, 若 (H1) 成立, 则 E^* 是局部渐近稳定的, 从而 E^* 是全局渐近稳定的. □

定理 2.1.4　若 $\mathscr{R}_0 < 1$, 则系统 (2.1.2) 的无病平衡点 $E_1(\Lambda/\mu_1, 0, 0)$ 是全局渐近稳定的.

证明　设 $(S(t), I(t), R(t))$ 是系统 (2.1.2) 满足初始条件 (2.1.3) 的任一正解.

由于 $\mathscr{R}_0 < 1$, 可选取 $\varepsilon > 0$ 充分小, 满足

$$\beta(\Lambda/\mu_1 + \varepsilon) < (\mu_2 + \gamma). \tag{2.1.35}$$

由 (2.1.16) 可知, 对满足 (2.1.35) 的充分小的 $\varepsilon > 0$, 存在 $T_1 > 0$, 当 $t > T_1$ 时, 有 $S(t) < \Lambda/\mu_1 + \varepsilon$.

对满足 (2.1.35) 的充分小的 $\varepsilon > 0$, 由 (2.1.2) 的第二个方程可知, 当 $t > T_1$ 时,

$$\begin{aligned}
\dot{I}(t) &\leqslant \frac{\beta(\Lambda/\mu_1 + \varepsilon)I(t)}{1 + \alpha I(t)} - (\mu_2 + \gamma)I(t) \\
&= \frac{I(t)}{1 + \alpha I(t)}[\beta(\Lambda/\mu_1 + \varepsilon) - (\mu_2 + \gamma) - \alpha(\mu_2 + \gamma)I(t)].
\end{aligned} \tag{2.1.36}$$

考虑比较方程

$$\dot{u}(t) = \frac{u(t)}{1 + \alpha u(t)}[\beta(\Lambda/\mu_1 + \varepsilon) - (\mu_2 + \gamma) - \alpha(\mu_2 + \gamma)u(t)].$$

注意到 (2.1.35) 成立, 由 (2.1.3) 可得 $\lim_{t\to+\infty} u(t) = 0$. 因此, 由比较定理可知

$$\limsup_{t\to+\infty} I(t) = 0. \tag{2.1.37}$$

从而, 对满足 (2.1.35) 的充分小的 $\varepsilon > 0$, 存在 $T_2 > T_1$, 当 $t > T_2$ 时, 有 $I(t) < \varepsilon$.

由系统 (2.1.2) 的第一个方程可知, 当 $t > T_2 + \tau$ 时,

$$\dot{S}(t) \geqslant \Lambda - \mu_1 S(t) - \frac{\beta\varepsilon}{1 + \alpha\varepsilon} S(t).$$

由比较定理可知

$$\liminf_{t \to +\infty} S(t) \geqslant \frac{\Lambda(1 + \alpha\varepsilon)}{\mu_1 + (\beta + \alpha\mu_1)\varepsilon}.$$

令 $\varepsilon \to 0$, 则有

$$\liminf_{t \to +\infty} S(t) \geqslant \frac{\Lambda}{\mu_1}. \tag{2.1.38}$$

综合 (2.1.16) 和 (2.1.38) 可得 $\lim_{t \to +\infty} S(t) = \Lambda/\mu_1$. 利用洛必达法则, 并由 (2.1.37) 和 (2.1.34) 可知 $\lim_{t \to +\infty} R(t) = 0$. 因此, E_1 是全局吸引的. 注意到当 $\mathscr{R}_0 < 1$ 时, E_1 是局部渐近稳定的, 从而它是全局渐近稳定的. □

2.1.4 数值模拟

本小节, 我们将给出一些例子以说明上述理论结果.

例 2.1.1 在系统 (2.1.2) 中, 选取 $\Lambda = 0.8, \alpha = 5, \beta = 0.2, \gamma = 0.3, \mu_1 = 0.1, \mu_2 = 0.2, \mu_3 = 0.1, \tau = 5$. 计算可得基本再生数 $\mathscr{R}_0 = 3.2$, 系统 (2.1.2) 存在唯一的地方病平衡点 $E^*(6.8845, 0.3508, 0.414)$. 直接计算可得 $(\alpha\mu_1 - \beta)(\mu_2 + \gamma) - \beta\gamma e^{-\mu_3\tau} = 0.15 - 0.06e^{-0.05} \approx 0.0929 > 0$. 因此, 由定理 2.1.3 可知, 系统 (2.1.2) 的地方病平衡点 E^* 是全局渐近稳定的, 见图 2.1.1.

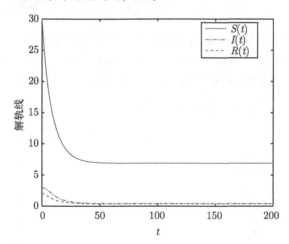

图 2.1.1 参数取值 $\Lambda = 0.8, \alpha = 5, \beta = 0.2, \gamma = 0.3, \mu_1 = 0.1, \mu_2 = 0.2, \mu_3 = 0.1, \tau = 5$ 时, 系统 (2.1.2) 的时间序列图, 这里 $(\phi_1, \phi_2, \phi_3) \equiv (30, 2, 3)$

例 2.1.2 在系统 (2.1.2) 中, 选取 $\Lambda = 0.3, \mu_1 = 0.1, \mu_2 = 0.2, \mu_3 = 0.1, \alpha = 2, \beta = 0.1, \gamma = 0.3, \tau = 15$. 计算可得 $\mathscr{R}_0 = 0.6 < 1$. 由定理 2.1.4 可知, 系统 (2.1.2) 的无病平衡点 $E_1(3, 0, 0)$ 是全局渐近稳定的, 见图 2.1.2.

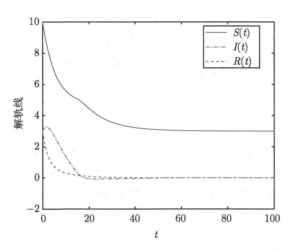

图 2.1.2　参数取值 $\Lambda = 0.3, \mu_1 = 0.1, \beta = 0.1, \alpha = 2, \mu_2 = 0.2, \gamma = 0.3, \mu_3 = 0.1, \tau = 15$ 时,
系统 (2.1.2) 的时间序列图, 这里 $(\phi_1, \phi_2, \phi_3) \equiv (10, 3, 3)$

例 2.1.3　在系统 (2.1.2) 中, 选取 $\Lambda = 0.2, \alpha = 1, \beta = 4, \gamma = 5, \mu_1 = 0.1, \mu_2 = 0.2, \mu_3 = 0.1$. 计算可得 $\mathscr{R}_0 = 40/13 > 1$, 系统 (2.1.2) 存在一个地方病平衡点 $E^* \left(\dfrac{26(27 - 25e^{-0.1\tau})}{533 - 500e^{-0.1\tau}}, \dfrac{7}{533 - 500e^{-0.1\tau}}, \dfrac{350(1 - e^{-0.1\tau})}{533 - 500e^{-0.1\tau}} \right)$. 如果选取 $\tau = 6.5$, 并固定其他参数的取值, 数值模拟表明, 系统 (2.1.2) 在地方病平衡点 E^* 附近存在一个周期解, 见图 2.1.3. 当免疫期 τ 增加时, 相应的振荡幅度也会增加. 此外, 如果取 $\tau = 9.5$, 此时周期解消失, 而地方病平衡点 E^* 变为稳定状态, 见图 2.1.4.

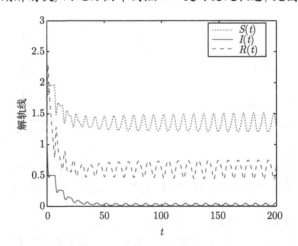

图 2.1.3　参数取值 $\Lambda = 0.2, \alpha = 1, \beta = 4, \gamma = 5, \mu_1 = 0.1, \mu_2 = 0.2, \mu_3 = 0.1, \tau = 6.5$ 时,
系统 (2.1.2) 的时间序列图, 这里 $(\phi_1, \phi_2, \phi_3) \equiv (3, 1, 1)$

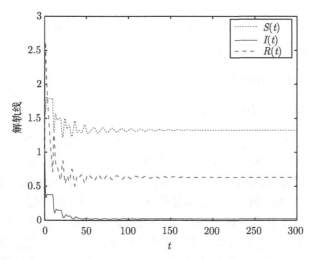

图 2.1.4 参数取值 $\Lambda = 0.2, \alpha = 1, \beta = 4, \gamma = 5, \mu_1 = 0.1, \mu_2 = 0.2, \mu_3 = 0.1, \tau = 9.5$ 时, 系统 (2.1.2) 的时间序列图, 这里 $(\phi_1, \phi_2, \phi_3) \equiv (3, 1, 1)$

2.2 具有潜伏期时滞和接种策略的传染病动力学模型

2.2.1 问题的描述和模型的建立

近年来, 有关传染病的防控, 特别是乙肝病毒、肺结核和艾滋病的公共卫生策略的分析与预测已引起人们的广泛关注. 疫苗接种是一种控制疾病的常用方法. 具有疫苗接种的数学模型有助于确定疫苗的接种策略以及控制措施可能导致的定性行为的变化. 有关疫苗接种、治疗和与疾病传播相关的行为变化的研究一直是理论分析的主题. 文献中已有不少工作研究了疫苗接种策略的可能影响[26-43].

考虑疫苗接种策略的数学模型通常假设疫苗接种对于预防疾病传播是完全有效的, 即接种者不会再被感染[39, 41]. 事实上, 由于疾病所使用的疫苗类型不同, 且疫苗可能不总是完全有效的, 所以一些接种疫苗的个体仍有可能被感染, 只是其易感性可能弱于未接种疫苗的易感个体. 文献 [40] 在经典的 SIR 模型中考虑了疫苗接种, 并假设被接种者有别于易感者和恢复者个体, 不会立即获得免疫力, 而是需要一定的时间, 然后进入康复者类. 在文献 [38] 中, 作者考虑了具有接种策略的传染病动力学模型, 并假设按照一定比例对新生儿和易感者接种疫苗, 以及通过接种疫苗而获得的免疫力是暂时的, 并非永久有效. 文献 [38] 研究了以下 SIR-SVS 传染病模型:

$$
\begin{cases}
\dot{S}(t) = \mu(1-q)A - \mu S(t) - \beta S(t)I(t) - pS(t) + \eta V(t), \\[2mm]
\dot{V}(t) = \mu q A + pS(t) - \sigma\beta V(t)I(t) - (\mu+\eta)V(t), \\[2mm]
\dot{I}(t) = \beta I(t)(S(t) + \sigma V(t)) - (\mu+\gamma+\alpha)I(t), \\[2mm]
\dot{R}(t) = \gamma I(t) - \mu R(t),
\end{cases}
\tag{2.2.1}
$$

其中 $S(t), V(t), I(t)$ 和 $R(t)$ 分别表示 t 时刻易感者类、接种者类、染病者类和恢复者类的个体数; 参数 $\alpha, \beta, \gamma, \mu, \eta, p$ 和 A 均为正常数. μ 是自然死亡率, μA 是新生儿的出生率, β 是疾病的传染系数, γ 是染病者的恢复率, α 是因病死亡率, $q(0 < q < 1)$ 表示新生儿被接种的比例, $1-q$ 表示新生儿的未接种率. 由于假设疫苗是不完全有效的 (即疫苗的有效率达不到 100%), 从而接种的个体也会通过与有症状的个体接触而被感染. 注意到, 在这种情况下, 有效接触率是 β 与一个比例因子 σ 的乘积, 其中 $0 \leqslant \sigma \leqslant 1$ 反映了疫苗接种的有效性, 即 $\sigma = 0$ 表明疫苗接种对于预防疾病感染是完全有效的, $0 < \sigma < 1$ 说明疫苗接种是不完全有效的, 而 $\sigma = 1$ 意味着疫苗接种完全无效. p 为易感人群的接种率, η 为被接种者的免疫衰减率.

在实际中, 许多疾病都有一定的潜伏期. 例如, 结核病包括牛结核病 (一种主要通过直接接触从动物传播到动物的疾病) 可能需要数月才能发展到染病阶段. 对于这些疾病, 自然会考虑在模型中加入一个潜伏者类, 由那些已被感染但尚未具有感染力的个体组成. 用 E 表示潜伏者类个体的人数, 在此假设下所建立的模型称为 SEIR (易感者、潜伏者、染病者和恢复者) 模型[13, 33, 44, 45]. 文献 [13] 考虑了以下具有时滞的 SEIR 传染病动力学模型:

$$
\begin{cases}
\dot{S}(t) = \mu(1 - S(t)) - \beta S(t)I(t), \\[2mm]
E(t) = \beta \displaystyle\int_{t-\tau}^{t} S(u)I(u)e^{-\mu(t-u)}\mathrm{d}u, \\[2mm]
\dot{I}(t) = \beta e^{-\mu\tau}S(t-\tau)I(t-\tau) - (\mu+\gamma)I(t), \\[2mm]
\dot{R}(t) = \gamma I(t) - \mu R(t),
\end{cases}
\tag{2.2.2}
$$

其中 $S(t)$ 表示 t 时刻尚未染病但有可能被该类疾病感染的易感者类的个体数; $I(t)$ 表示 t 时刻已感染且通过与易感者接触而具有感染力的染病者类的个体数; $E(t)$ 表示 t 时刻已经被感染但尚不具传染力的潜伏者类的个体数; $R(t)$ 表示 t 时刻从染病者类暂时康复的移除者类的个体数. 在模型 (2.2.2) 中, 参数 β, γ 和 μ 均为正常数, 其中 β 是接触率, μ 是出生率和自然死亡率, γ 是康复率. 时滞 $\tau \geqslant 0$ 表示疾病的潜伏期, $\beta e^{-\mu\tau}S(t-\tau)I(t-\tau)$ 表示在潜伏期 τ 内存活且在 t 时刻成为染病者的个体数量.

受文献 [13] 和 [38] 工作的启发, 本节, 我们将考虑潜伏期时滞、不完全接种和疫苗接种免疫衰减对传染病传播动力学的影响. 为此, 我们研究以下时滞微分方程模型:

$$
\begin{cases}
\dot{S}(t) = \Lambda - \mu S(t) - \beta S(t)I(t) - pS(t) + \eta V(t), \\
\dot{V}(t) = pS(t) - \sigma\beta V(t)I(t) - (\mu + \eta)V(t), \\
E(t) = \beta \int_{t-\tau}^{t} I(u)(S(u) + \sigma V(u))e^{-\mu(t-u)}\mathrm{d}u, \\
\dot{I}(t) = \beta e^{-\mu\tau}(S(t-\tau) + \sigma V(t-\tau))I(t-\tau) - (\mu + \alpha + \gamma)I(t), \\
\dot{R}(t) = \gamma I(t) - \mu R(t),
\end{cases}
\tag{2.2.3}
$$

其中参数 $p, \alpha, \beta, \gamma, \mu, \eta, \sigma, \tau$ 和 Λ 均为正常数, 这里 Λ 是人口的常数输入率, 时滞 τ 表示疾病的潜伏期, 参数 $p, \alpha, \beta, \gamma, \mu, \eta$ 和 σ 的意义如系统 (2.2.1) 中所述. 在本节中, 总假定 $0 < \sigma < 1$, 表示疫苗接种是不完全有效的.

系统 (2.2.3) 的初始条件为

$$
\begin{cases}
S(\theta) = \phi_1(\theta), \quad V(\theta) = \phi_2(\theta), \quad E(\theta) = \phi_3(\theta), \\
I(\theta) = \phi_4(\theta), \quad R(\theta) = \phi_5(\theta), \quad \theta \in [-\tau, 0],
\end{cases}
\tag{2.2.4}
$$

其中 $(\phi_1(\theta), \phi_2(\theta), \phi_3(\theta), \phi_4(\theta), \phi_5(\theta)) \in C([-\tau, 0], \mathbb{R}_{+0}^5)$, $\phi_i(0) > 0 (i = 1, 2, 3, 4, 5)$, $C([-\tau, 0], \mathbb{R}_{+0}^5)$ 为从区间 $[-\tau, 0]$ 映到 $\mathbb{R}_{+0}^5$ 上的所有连续函数所构成的空间, 这里, $\mathbb{R}_{+0}^5 = \{(x_1, x_2, x_3, x_4, x_5) : x_i \geqslant 0, i = 1, 2, 3, 4, 5\}$.

由泛函微分方程基本理论[46] 可知, 系统 (2.2.3) 具有满足初始条件 (2.2.4) 的唯一解 $(S(t), V(t), E(t), I(t), R(t))$. 容易验证, 系统 (2.2.3) 满足初始条件 (2.2.4) 的所有解在区间 $[0, +\infty)$ 上有定义, 且对所有 $t \geqslant 0$ 恒为正.

2.2.2 基本再生数和可行平衡点

本小节, 我们将研究系统 (2.2.3) 的疾病基本再生数和可行平衡点的存在性.

系统 (2.2.3) 总存在一个无病平衡点 $E_1(S_0, V_0, 0, 0, 0)$, 其中

$$
S_0 = \frac{\Lambda(\mu + \eta)}{\mu(\mu + p + \eta)}, \quad V_0 = \frac{p\Lambda}{\mu(\mu + p + \eta)}.
\tag{2.2.5}
$$

利用文献 [5] 中介绍的下一代矩阵方法, 可得系统 (2.2.3) 的基本再生数为

$$
\mathscr{R}_0 = \frac{\beta e^{-\mu\tau}(S_0 + \sigma V_0)}{\mu + \alpha + \gamma} = \frac{\Lambda\beta e^{-\mu\tau}(\mu + \eta + \sigma p)}{\mu(\mu + \alpha + \gamma)(\mu + p + \eta)}.
\tag{2.2.6}
$$

$\mathscr{R}_0$ 表示在一个全部是易感者的人群中, 进入一个染病者, 在其平均患病期内所能传染的人数. 容易验证, 当 $\mathscr{R}_0 > 1$ 时, 除无病平衡点 E_1 外, 系统 (2.2.3) 存在唯一

地方病平衡点 $E_2(S^*, V^*, E^*, I^*, R^*)$, 其中

$$
\begin{cases}
S^* = \dfrac{1}{\mu\beta(1-\sigma)}[\mu(\mu+\alpha+\gamma)e^{\mu\tau} - \sigma\Lambda\beta + \sigma\beta(\mu+\alpha+\gamma)e^{\mu\tau}I^*], \\[2mm]
V^* = \dfrac{1}{\mu\beta(1-\sigma)}[\Lambda\beta - \mu(\mu+\alpha+\gamma)e^{\mu\tau} - \beta(\mu+\alpha+\gamma)e^{\mu\tau}I^*], \\[2mm]
E^* = \dfrac{\beta(1-e^{-\mu\tau})I^*(S^*+\sigma V^*)}{\mu}, \\[2mm]
I^* = \dfrac{b+\sqrt{b^2+4ac}}{2a}, \\[2mm]
R^* = \dfrac{\gamma}{\mu}I^*,
\end{cases}
\tag{2.2.7}
$$

这里

$$
\begin{cases}
a = \sigma\beta^2(\mu+\alpha+\gamma)e^{\mu\tau}, \\[2mm]
b = \beta[\sigma\Lambda\beta - (\mu+\alpha+\gamma)(\sigma(\mu+p)+\mu+\eta)e^{\mu\tau}], \\[2mm]
c = \mu e^{\mu\tau}(\mu+p+\eta)(\mu+\alpha+\gamma)(\mathscr{R}_0-1).
\end{cases}
\tag{2.2.8}
$$

2.2.3　全局稳定性

本小节, 通过构造适当的 Lyapunov 泛函并应用 LaSalle 不变性原理, 我们研究系统 (2.2.3) 的可行平衡点的全局稳定性.

注意到变量 $E(t)$ 和 $R(t)$ 不在系统 (2.2.3) 的第一、第二和第四个方程中出现, 因此, 我们首先考虑系统 (2.2.3) 的以下子系统:

$$
\begin{cases}
\dot{S}(t) = \Lambda - \mu S(t) - \beta S(t)I(t) - pS(t) + \eta V(t), \\[2mm]
\dot{V}(t) = pS(t) - \sigma\beta V(t)I(t) - (\mu+\eta)V(t), \\[2mm]
\dot{I}(t) = \beta e^{-\mu\tau}(S(t-\tau)+\sigma V(t-\tau))I(t-\tau) - (\mu+\alpha+\gamma)I(t).
\end{cases}
\tag{2.2.9}
$$

显然, 系统 (2.2.9) 总存在一个半平凡平衡点 $E_1^0(S_0, V_0, 0)$. 此外, 当 $\mathscr{R}_0 > 1$ 时, 系统 (2.2.9) 存在唯一正平衡点 $E_2^0(S^*, V^*, I^*)$, 其中 S^*, V^* 和 I^* 由 (2.2.7) 所定义.

下面, 我们给出系统 (2.2.9) 的平衡点 E_1^0 的全局稳定性结果.

定理 2.2.1　当 $\mathscr{R}_0 \leqslant 1$ 时, 系统 (2.2.9) 的平衡点 $E_1^0(S_0, V_0, 0)$ 是全局渐近稳定的.

证明　设 $(S(t), V(t), I(t))$ 是系统 (2.2.9) 满足初始条件 (2.2.4) 的任一正解.
定义

$$
V_{11}(t) = S(t) - S_0 - S_0\ln\frac{S(t)}{S_0} + V(t) - V_0 - V_0\ln\frac{V(t)}{V_0} + e^{\mu\tau}I(t).
$$

沿系统 (2.2.9) 的解计算 $V_{11}(t)$ 的全导数, 可得

$$\frac{\mathrm{d}}{\mathrm{d}t}V_{11}(t) = \left(1 - \frac{S_0}{S(t)}\right)[\Lambda - \mu S(t) - \beta S(t)I(t) - pS(t) + \eta V(t)]$$

$$+ \left(1 - \frac{V_0}{V(t)}\right)[pS(t) - \sigma\beta V(t)I(t) - (\mu + \eta)V(t)]$$

$$+ e^{\mu\tau}[\beta e^{-\mu\tau}(S(t-\tau) + \sigma V(t-\tau))I(t-\tau) - (\mu + \alpha + \gamma)I(t)]. \quad (2.2.10)$$

将 $\Lambda = \mu S_0 + pS_0 - \eta V_0$ 和 $pS_0 = (\mu + \eta)V_0$ 代入 (2.2.10) 中, 则有

$$\frac{\mathrm{d}}{\mathrm{d}t}V_{11}(t) = \left(1 - \frac{S_0}{S(t)}\right)[-\mu(S(t) - S_0) + pS_0 - \eta V_0]$$

$$-\beta S(t)I(t) + \beta S_0 I(t) - pS(t) + pS_0 + \eta V(t) - \eta S_0\frac{V(t)}{S(t)}$$

$$+pS(t) - \sigma\beta V(t)I(t) - (\mu + \eta)V(t)$$

$$-pS(t)\frac{V_0}{V(t)} + \sigma\beta V_0 I(t) + (\mu + \eta)V_0$$

$$+\beta(S(t-\tau) + \sigma V(t-\tau))I(t-\tau) - e^{\mu\tau}(\mu + \alpha + \gamma)I(t)$$

$$= \left(1 - \frac{S_0}{S(t)}\right)[-\mu(S(t) - S_0) + pS_0 - \eta V_0]$$

$$-\beta S(t)I(t) + pS_0 - \eta V_0\frac{S_0}{V_0}\frac{V(t)}{S(t)}$$

$$-\sigma\beta V(t)I(t) - \mu V_0\frac{V(t)}{V_0} - pS_0\frac{S(t)}{S_0}\frac{V_0}{V(t)} + (\mu + \eta)V_0$$

$$+\beta S(t-\tau)I(t-\tau) + \sigma\beta V(t-\tau)I(t-\tau)$$

$$+e^{\mu\tau}(\mu + \alpha + \gamma)(\mathscr{R}_0 - 1)I(t). \quad (2.2.11)$$

定义

$$V_1(t) = V_{11}(t) + \beta\int_{t-\tau}^{t} I(u)(S(u) + \sigma V(u))\mathrm{d}u. \quad (2.2.12)$$

从而由 (2.2.11) 和 (2.2.12) 可得

$$\frac{\mathrm{d}}{\mathrm{d}t}V_1(t) = \left(1 - \frac{S_0}{S(t)}\right)[-\mu(S(t) - S_0) + pS_0 - \eta V_0]$$

$$+pS_0 - \eta V_0\frac{S_0}{V_0}\frac{V(t)}{S(t)} - \mu V_0\frac{V(t)}{V_0} - pS_0\frac{S(t)}{S_0}\frac{V_0}{V(t)}$$

$$+(\mu + \eta)V_0 + e^{\mu\tau}(\mu + \alpha + \gamma)(\mathscr{R}_0 - 1)I(t). \quad (2.2.13)$$

注意到 $pS_0 = (\mu + \eta)V_0$, 结合 (2.2.13), 有

$$
\begin{aligned}
\frac{\mathrm{d}}{\mathrm{d}t}V_1(t) =\ & \mu\left(2 - \frac{S_0}{S(t)} - \frac{S(t)}{S_0}\right) \\
& + \eta V_0\left(2 - \frac{S_0}{V_0}\frac{V(t)}{S(t)} - \frac{S(t)}{S_0}\frac{V_0}{V(t)}\right) \\
& + \mu V_0\left(3 - \frac{S_0}{S(t)} - \frac{S(t)}{S_0}\frac{V_0}{V(t)} - \frac{V(t)}{V_0}\right) \\
& + e^{\mu\tau}(\mu + \alpha + \gamma)(\mathscr{R}_0 - 1)I(t).
\end{aligned}
\tag{2.2.14}
$$

因此, 若 $\mathscr{R}_0 \leqslant 1$, 则由 (2.2.14) 式可知 $V_1'(t) \leqslant 0$. 令 $\mathcal{M}$ 是集合 $\Sigma = \{(S(t), V(t), I(t))|V_1'(t) = 0\}$ 的最大不变子集. 我们现在来证明 $\mathcal{M} = \{E_1^0\}$. 事实上, 当 $\mathscr{R}_0 < 1$ 时, 由 (2.2.14) 可得 $\Sigma = \{(S(\theta), V(\theta), I(\theta))|S(\theta) = S_0, V(\theta) = V_0, I(\theta) = 0\}$, 从而 有 $\mathcal{M} = \{E_1^0\}$. 当 $\mathscr{R}_0 = 1$ 时, 由 (2.2.9) 的第一个方程, 我们有 $\Sigma = \{(S(\theta), V(\theta), I(\theta))|S(\theta) = S_0, V(\theta) = V_0\}$ 和 $I(\theta) = 0$, 类似可得 $\mathcal{M} = \{E_1^0\}$. 因此, 由 LaSalle 不 变性原理[47] 可知, 系统 (2.2.9) 的平衡点 E_1^0 是全局渐近稳定的. $\qquad\square$

推论 2.2.2　若 $\mathscr{R}_0 \leqslant 1$, 则系统 (2.2.3) 的无病平衡点 $E_1(S_0, V_0, 0, 0, 0)$ 在 $\mathbb{R}_+^5$ 内是全局渐近稳定的, 即疾病会逐渐消亡.

证明　设 $(S(t), V(t), E(t), I(t), R(t))$ 是系统 (2.2.3) 满足初始条件 (2.2.4) 的 任一正解.

由定理 2.2.1 可知, 若 $\mathscr{R}_0 \leqslant 1$, 则有

$$
\lim_{t \to +\infty} S(t) = S_0, \quad \lim_{t \to +\infty} V(t) = V_0, \quad \lim_{t \to +\infty} I(t) = 0.
\tag{2.2.15}
$$

利用洛必达法则, 由 (2.2.15) 和系统 (2.2.3) 的第三个方程可得

$$
\begin{aligned}
\lim_{t \to +\infty} E(t) =\ & \beta \lim_{t \to +\infty} \int_{t-\tau}^{t} I(u)(S(u) + \sigma V(u))e^{-\mu(t-u)}\mathrm{d}u \\
=\ & \beta \lim_{t \to +\infty}\left[I(t)(S(t) + \sigma V(t)) - I(t-\tau)(S(t-\tau) + \sigma V(t-\tau))e^{-\mu\tau}\right] \\
=\ & 0.
\end{aligned}
\tag{2.2.16}
$$

由 (2.2.15) 和系统 (2.2.3) 的第五个方程可得 $\lim_{t \to +\infty} R(t) = 0$.

因此, 如果 $\mathscr{R}_0 \leqslant 1$ 成立, 则系统 (2.2.3) 的无病平衡点 $E_1(S_0, V_0, 0, 0, 0)$ 是全 局渐近稳定的. $\qquad\square$

现在我们来研究系统 (2.2.3) 的地方病平衡点 E_2 的全局稳定性. 为此, 先考虑 系统 (2.2.9) 的正平衡点 $E_2^0(S^*, V^*, I^*)$ 的全局稳定性.

定理 2.2.3　当 $\mathscr{R}_0 > 1$ 时, 系统 (2.2.9) 的正平衡点 $E_2^0(S^*, V^*, I^*)$ 是全局渐 近稳定的.

证明 设 $(S(t), V(t), I(t))$ 是系统 (2.2.9) 满足初始条件 (2.2.4) 的任一正解. 定义

$$V_{21}(t) = S(t) - S^* - S^* \ln \frac{S(t)}{S^*} + V(t) - V^* - V^* \ln \frac{V(t)}{V^*}$$
$$+ e^{\mu\tau} \left(I(t) - I^* - I^* \ln \frac{I(t)}{I^*} \right).$$

沿系统 (2.2.9) 的解计算 $V_{21}(t)$ 的全导数, 可得

$$\frac{\mathrm{d}}{\mathrm{d}t} V_{21}(t) = \left(1 - \frac{S^*}{S(t)} \right) [\Lambda - \mu S(t) - \beta S(t) I(t) - p S(t) + \eta V(t)]$$
$$+ \left(1 - \frac{V^*}{V(t)} \right) [p S(t) - \sigma \beta V(t) I(t) - (\mu + \eta) V(t)]$$
$$+ e^{\mu\tau} \left(1 - \frac{I^*}{I(t)} \right) [\beta e^{-\mu\tau} (S(t-\tau) + \sigma V(t-\tau)) I(t-\tau)$$
$$- (\mu + \alpha + \gamma) I(t)]. \tag{2.2.17}$$

将

$$\Lambda = \mu S^* + \beta S^* I^* + p S^* - \eta V^*$$

和

$$\beta S^* + \sigma \beta V^* = e^{\mu\tau} (\mu + \alpha + \gamma)$$

代入 (2.2.17), 有

$$\frac{\mathrm{d}}{\mathrm{d}t} V_{21}(t) = \left(1 - \frac{S^*}{S(t)} \right) [-\mu(S(t) - S^*) + \beta S^* I^* + p S^* - \eta V^*]$$
$$- \beta S(t) I(t) + p S^* - \eta V^* \frac{V(t)}{V^*} \frac{S^*}{S(t)}$$
$$- \sigma \beta V(t) I(t) - \mu V^* \frac{V(t)}{V^*} - p S^* \frac{S(t)}{S^*} \frac{V^*}{V(t)} + (\mu + \eta) V^*$$
$$+ \beta S(t-\tau) I(t-\tau) + \sigma \beta V(t-\tau) I(t-\tau)$$
$$- \beta S^* I^* \frac{S(t-\tau) I(t-\tau)}{S^* I(t)} - \sigma \beta V^* I^* \frac{V(t-\tau) I(t-\tau)}{V^* I(t)}$$
$$+ \beta S^* I^* + \sigma \beta V^* I^*. \tag{2.2.18}$$

定义

$$V_2(t) = V_{21}(t) + V_{22}(t), \tag{2.2.19}$$

其中

$$V_{22}(t) = \beta \int_{t-\tau}^{t} \left(S(u) I(u) - S^* I^* - S^* I^* \ln \frac{S(u) I(u)}{S^* I^*} \right) \mathrm{d}u$$
$$+ \sigma \beta \int_{t-\tau}^{t} \left(V(u) I(u) - V^* I^* - V^* I^* \ln \frac{V(u) I(u)}{V^* I^*} \right) \mathrm{d}u. \tag{2.2.20}$$

直接计算可得

$$
\frac{\mathrm{d}}{\mathrm{d}t} V_{22}(t) = \beta \left(S(t)I(t) - S(t-\tau)I(t-\tau) + S^*I^* \ln \frac{S(t-\tau)I(t-\tau)}{S(t)I(t)} \right)
$$
$$
+ \sigma\beta \left(V(t)I(t) - V(t-\tau)I(t-\tau) + V^*I^* \ln \frac{V(t-\tau)I(t-\tau)}{V(t)I(t)} \right).
$$
$$(2.2.21)$$

因此, 由 (2.2.19)—(2.2.21) 可得

$$
\frac{\mathrm{d}}{\mathrm{d}t} V_2(t) = \left(1 - \frac{S^*}{S(t)} \right) [-\mu(S(t) - S^*) + \beta S^*I^* + pS^* - \eta V^*]
$$
$$
+ pS^* - \eta V^* \frac{V(t)}{V^*} \frac{S^*}{S(t)} - \mu V^* \frac{V(t)}{V^*} - pS^* \frac{S(t)}{S^*} \frac{V^*}{V(t)} + (\mu + \eta)V^*
$$
$$
- \beta S^*I^* \frac{S(t-\tau)I(t-\tau)}{S^*I(t)} - \sigma\beta V^*I^* \frac{V(t-\tau)I(t-\tau)}{V^*I(t)}
$$
$$
+ \beta S^*I^* + \sigma\beta V^*I^* + \beta S^*I^* \ln \frac{S(t-\tau)I(t-\tau)}{S(t)I(t)}
$$
$$
+ \sigma\beta V^*I^* \ln \frac{V(t-\tau)I(t-\tau)}{V(t)I(t)}.
$$
$$(2.2.22)$$

注意到

$$
\begin{cases}
\ln \dfrac{S(t-\tau)I(t-\tau)}{S(t)I(t)} = \ln \dfrac{S(t-\tau)I(t-\tau)}{S^*I(t)} + \ln \dfrac{S^*}{S(t)}, \\[2mm]
\ln \dfrac{V(t-\tau)I(t-\tau)}{V(t)I(t)} = \ln \dfrac{V(t-\tau)I(t-\tau)}{V^*I(t)} + \ln \dfrac{S^*}{S(t)} + \ln \dfrac{V^*}{V(t)} \dfrac{S(t)}{S^*}.
\end{cases}
$$
$$(2.2.23)$$

进一步由 (2.2.22) 和 (2.2.23) 可得

$$
\frac{\mathrm{d}}{\mathrm{d}t} V_2(t) = \left(1 - \frac{S^*}{S(t)} \right) [-\mu(S(t) - S^*) + pS^* - \eta V^*]
$$
$$
- \beta S^*I^* \left(\frac{S(t-\tau)I(t-\tau)}{S^*I(t)} - 1 - \ln \frac{S(t-\tau)I(t-\tau)}{S^*I(t)} \right)
$$
$$
- \sigma\beta V^*I^* \left(\frac{V(t-\tau)I(t-\tau)}{V^*I(t)} - 1 - \ln \frac{V(t-\tau)I(t-\tau)}{V^*I(t)} \right)
$$
$$
- \beta S^*I^* \left(\frac{S^*}{S(t)} - 1 - \ln \frac{S^*}{S(t)} \right)
$$
$$
+ pS^* - \eta V^* \frac{V(t)}{V^*} \frac{S^*}{S(t)} - \mu V^* \frac{V(t)}{V^*}
$$
$$
- pS^* \frac{S(t)}{S^*} \frac{V^*}{V(t)} + (\mu + \eta)V^*
$$
$$
+ \sigma\beta V^*I^* \ln \frac{S^*}{S(t)} + \sigma\beta V^*I^* \ln \frac{V^*}{V(t)} \frac{S(t)}{S^*}.
$$
$$(2.2.24)$$

将 $pS^* = \sigma\beta V^*I^* + (\mu+\eta)V^*$ 代入 (2.2.24), 可得

$$
\begin{aligned}
\frac{\mathrm{d}}{\mathrm{d}t}V_2(t) =\ & \mu\left(2 - \frac{S^*}{S(t)} - \frac{S(t)}{S^*}\right) \\
& -\beta S^*I^*\left(\frac{S(t-\tau)I(t-\tau)}{S^*I(t)} - 1 - \ln\frac{S(t-\tau)I(t-\tau)}{S^*I(t)}\right) \\
& -\sigma\beta V^*I^*\left(\frac{V(t-\tau)I(t-\tau)}{V^*I(t)} - 1 - \ln\frac{V(t-\tau)I(t-\tau)}{V^*I(t)}\right) \\
& -(\beta S^*I^* + \sigma\beta V^*I^*)\left(\frac{S^*}{S(t)} - 1 - \ln\frac{S^*}{S(t)}\right) \\
& -\sigma\beta V^*I^*\left(\frac{V^*}{V(t)}\frac{S(t)}{S^*} - 1 - \ln\frac{V^*}{V(t)}\frac{S(t)}{S^*}\right) \\
& +\eta V^*\left(2 - \frac{V(t)}{V^*}\frac{S^*}{S(t)} - \frac{S(t)}{S^*}\frac{V^*}{V(t)}\right) \\
& +\mu V^*\left(3 - \frac{S^*}{S(t)} - \frac{V(t)}{V^*} - \frac{S(t)}{S^*}\frac{V^*}{V(t)}\right).
\end{aligned}
\tag{2.2.25}
$$

注意到, 对任意 $x > 0$, 函数 $g(x) = x - 1 - \ln x \geqslant 0$, 当且仅当 $x = 1$ 时 $g(x) = 0$. 因此, 如果 $\mathscr{R}_0 > 1$, 则有 $V_2'(t) \leqslant 0$. 由文献 [46] 中定理 5.3.1 可知, 轨线的极限集 $\mathcal{M}$ 是 $\{V_2'(t) = 0\}$ 的最大不变子集. 由 (2.2.25) 易知, 当且仅当 $S(t) = S^*, V(t) = V^*, \dfrac{S(t-\tau)I(t-\tau)}{S^*I(t)} = \dfrac{V(t-\tau)I(t-\tau)}{V^*I(t)} = 1$ 时有 $V_2'(t) = 0$. 由于在 $\mathcal{M}$ 中有 $S(t) = S^*, V(t) = V^*$ 和 $I(t-\tau) = I(t)$ 成立, 由系统 (2.2.9) 的第三个方程可知, 对 $\mathcal{M}$ 中的每一个点, 有

$$
\begin{aligned}
\dot{I}(t) &= \beta e^{-\mu\tau}(S(t-\tau) + \sigma V(t-\tau))I(t-\tau) - (\mu+\alpha+\gamma)I(t) \\
&= \beta e^{-\mu\tau}(S^* + \sigma V^*)I(t) - (\mu+\alpha+\gamma)I(t) \\
&= 0.
\end{aligned}
$$

此表明 $I(t)$ 在 $\mathcal{M}$ 中是一个常数. 由 (2.2.9) 的第一个方程并注意到在 $\mathcal{M}$ 中 $\dot{S}(t)=0$, 于是对所有的 t, 有 $I(t) = I^*$ 成立, 从而有 $\mathcal{M} = (S^*, V^*, I^*)$. 应用 LaSalle 不变性原理可知 E_2^0 是全局稳定的. $\qquad\square$

综上所述, 可得以下结论.

推论 2.2.4 当 $\mathscr{R}_0 > 1$ 时, 系统 (2.2.3) 的地方病平衡点 $E_2(S^*, V^*, E^*, I^*, R^*)$ 在 $\mathbb{R}_+^5$ 内是全局稳定的, 疾病最终成为地方病.

2.3　具有潜伏期时滞和疾病复发的传染病动力学模型

2.3.1　问题的描述和模型的建立

在文献 [45] 中, van den Driessche 等指出, 对于某些疾病, 恢复的个体中可能由于激活潜伏感染而引起复发, 复归到染病阶段. 疾病复发是一些动物和人类疾病的一个重要特征, 例如, 人类和牛的结核病[48, 49]和疱疹[48, 50]. 对于人类的结核病, 不完全治疗可导致复发, 但接受治疗并被治愈的患者也可能复发. 在美国, 多数成年人的结核病 (由结核分枝杆菌引起) 都是由潜伏感染的重新激活引起的[48].

令 $P(t)$ 表示易感者进入潜伏者类经历了 t 时间单位后仍在潜伏者类的概率 (不考虑死亡), 并假定 $P(t)$ 满足下列性质:

(A) $P : [0,\infty) \to [0,1]$ 是非增和分段连续的, 可能含有有限个跳跃, 使得 $P(0+) = 1, \lim_{t\to+\infty} P(t) = 0$ 并满足 $0 < \int_0^\infty P(u)\mathrm{d}u < +\infty$.

文献 [45] 中, van den Driessche 等考虑了以下具有疾病复发的传染病动力学模型:

$$
\begin{cases}
\dot{S}(t) = \mu - \mu S(t) - \beta S(t)I(t), \\
\dot{E}(t) = \beta S(t)I(t) - \mu E(t) + \beta \int_0^t S(\xi)I(\xi)e^{-\mu(t-\xi)}d_t P(t-\xi)\mathrm{d}\xi, \\
\dot{I}(t) = -\int_0^t \beta S(\xi)I(\xi)e^{-\mu(t-\xi)}d_t P(t-\xi)\mathrm{d}\xi + \delta R(t) - (\mu+\gamma)I(t), \\
\dot{R}(t) = \gamma I(t) - \mu R(t) - \delta R(t),
\end{cases}
\tag{2.3.1}
$$

其中 $S(t)$ 表示 t 时刻未染病但有可能被该类疾病传染的人数; $E(t)$ 表示 t 时刻暴露 (潜伏期) 的个体数; $I(t)$ 表示已被感染成患者并能通过与易感个体接触而传播疾病的人数; $R(t)$ 是 t 时刻获得暂时免疫的康复者的人数. 康复可能是自然原因也可能是对感染者的治疗而康复. 在系统 (2.3.1) 中, 积分是 Riemann-Stieltjes 积分.

对系统 (2.3.1), 文献 [45] 做出以下假设:

(A1) 为简便起见, 假定输入 (或出生) 率和移出 (或死亡) 率是相同的, 记为 μ, 且很少有人会因疾病死亡.

(A2) 参数 $\beta > 0$ 是传染率系数, 即单位时间内感染个体的平均有效接触次数.

(A3) 参数 $\gamma > 0$ 是染病个体的恢复率. 这里, 停留在染病类和恢复类中个体的概率呈指数分布.

(A4) 参数 $\delta \geqslant 0$ 表示恢复的个体又回归到染病类的常数复发率, $\delta > 0$ 意味着康复的个体将会失去免疫力, $\delta = 0$ 则表明感染者恢复后会具有终身免疫力.

假设对某个有限的 τ, $P(t)$ 是阶跃函数:

$$P(t) = \begin{cases} 1, & t \in [0, \tau], \\ 0, & t > \tau, \end{cases}$$

即所有易感者在潜伏者类停留的时间是常数 τ. 当 $t > \tau$ 时, 系统 (2.3.1) 成为以下时滞微分系统:

$$\begin{cases} \dot{S}(t) = \mu - \mu S(t) - \beta S(t) I(t), \\ \dot{E}(t) = \beta S(t) I(t) - \mu E(t) - \beta e^{-\mu \tau} S(t-\tau) I(t-\tau), \\ \dot{I}(t) = \beta e^{-\mu \tau} S(t-\tau) I(t-\tau) + \delta R(t) - (\mu + \gamma) I(t), \\ \dot{R}(t) = \gamma I(t) - (\mu + \delta) R(t). \end{cases} \quad (2.3.2)$$

对系统 (2.3.2), 文献 [45] 确定了基本再生数, 并讨论了其阈值性质. 研究表明, 当基本再生数大于 1 时, 地方病平衡点是局部渐近稳定的, 且随着染病人群的规模接近地方病水平或在其附近波动, 疾病是一致持久的. 文献 [51] 研究了一类具有一般复发率分布的疱疹模型的阈值性质, 但忽略了潜伏期的影响.

文献 [52] 和 [53] 指出, 文献 [21] 所采用的饱和发生率 $g(I) = \dfrac{\beta I}{1+kI}$ 仅是染病个体的函数. 然而, 在疾病传播过程中, 发生率不仅与染病个体有关, 也应与易感个体有关. 通过假设感染力是染病者与易感者人数之比的函数, 提出了以下依赖于比率的传染力函数:

$$g(I/S) S = \frac{\beta S(I/S)}{1 + k(I/S)} = \frac{\beta S I}{S + kI}.$$

我们注意到, 在文献 [54] 中, Hethcote 等也提出了一种形如 $\beta SI/(S+I)$ 的发生率. 显然, 这种发生率是上述发生率的特殊情形.

基于文献 [45], [52] 和 [53] 的工作, 本节, 我们将综合考虑疾病复发、比率依赖发生率和潜伏期时滞对传染病传播动力学的影响. 为此, 我们考虑以下微分-积分方程组:

$$\begin{cases} \dot{S}(t) = A - \mu S(t) - \dfrac{\beta S(t) I(t)}{S(t) + I(t)}, \\ E(t) = \beta \displaystyle\int_{t-\tau}^{t} \dfrac{S(u) I(u)}{S(u) + I(u)} e^{-\mu(t-u)} \mathrm{d}u, \\ \dot{I}(t) = \dfrac{\beta e^{-\mu \tau} S(t-\tau) I(t-\tau)}{S(t-\tau) + I(t-\tau)} + \delta R(t) - (\mu + \gamma + \alpha) I(t), \\ \dot{R}(t) = \gamma I(t) - (\mu + \delta) R(t), \end{cases} \quad (2.3.3)$$

其中参数 β, γ, δ 和 μ 均为正常数, 由 (A1)—(A4) 所定义. 除假设 (A1)—(A4) 成立外, 对系统 (2.3.3), 进一步假定:

(A5) $\tau \geqslant 0$ 为刻画疾病潜伏期的时滞, $\beta e^{-\mu\tau} S(t-\tau) I(t-\tau) / (S(t-\tau) + I(t-\tau))$ 表示在潜伏期 τ 存活的个体在 t 时刻成为染病者.

(A6) 参数 $A > 0$ 是人口的常数输入率; $\alpha > 0$ 是因病死亡率.

系统 (2.3.3) 满足的初始条件为

$$S(\theta) = \phi_1(\theta), \quad E(\theta) = \phi_2(\theta), \quad I(\theta) = \phi_3(\theta), \quad R(\theta) = \phi_4(\theta), \tag{2.3.4}$$

其中 $(\phi_1(\theta), \phi_2(\theta), \phi_3(\theta), \phi_4(\theta)) \in C([-\tau, 0], \mathbb{R}^4_{+0})$, $\phi_i(0) > 0 (i = 1, 2, 3, 4)$, $C([-\tau, 0], \mathbb{R}^4_{+0})$ 表示从区间 $[-\tau, 0]$ 映到 $\mathbb{R}^4_{+0}$ 的所有连续函数所构成的空间, 这里

$$\mathbb{R}^4_{+0} = \{(x_1, x_2, x_3, x_4) : x_i \geqslant 0, i = 1, 2, 3, 4\}.$$

由泛函微分方程基本理论[46] 可知, 系统 (2.3.3) 存在满足初始条件 (2.3.4) 的唯一解 $(S(t), V(t), E(t), I(t), R(t))$. 容易验证系统 (2.3.3) 满足初始条件 (2.3.4) 的所有解在区间 $[0, +\infty)$ 上有定义, 且对所有 $t \geqslant 0$ 恒为正.

2.3.2　基本再生数、平衡点及其局部稳定性

本小节, 通过分析相应特征方程根的分布, 我们讨论系统 (2.3.3) 的各可行平衡点的局部渐近稳定性.

系统 (2.3.3) 总存在一个无病平衡点 $E_1(A/\mu, 0, 0, 0)$. 利用文献 [5] 中介绍的下一代矩阵方法, 可得系统 (2.3.3) 的基本再生数为

$$\mathscr{R}_0 = \frac{\beta e^{-\mu\tau}(\mu + \delta)}{(\mu + \delta)(\mu + \gamma + \alpha) - \gamma\delta}, \tag{2.3.5}$$

这里, $\mathscr{R}_0$ 表示在一个全部是易感者的人群中, 进入一个染病者, 在其平均患病期内所能传染的人数. 容易验证, 当 $\mathscr{R}_0 > 1$ 时, 除无病平衡点 E_1 外, 系统 (2.3.3) 存在唯一地方病平衡点 $E_2(S^*, E^*, I^*, R^*)$, 其中

$$\begin{cases} S^* = \dfrac{1}{\mathscr{R}_0 - 1} I^*, \\ E^* = \dfrac{\beta(1 - e^{-\mu\tau}) S^* I^*}{\mu(S^* + I^*)}, \\ R^* = \dfrac{\gamma}{\mu + \delta} I^*, \\ I^* = \dfrac{A(\mu + \delta)(\mathscr{R}_0 - 1)}{\mu(\mu + \delta) + e^{\mu\tau}[(\mu + \delta)(\mu + \gamma + \alpha) - \gamma\delta](\mathscr{R}_0 - 1)}. \end{cases} \tag{2.3.6}$$

系统 (2.3.3) 在无病平衡点 $E_1(A/\mu, 0, 0, 0)$ 处的特征方程为

$$(\lambda + \mu)^2 \left[\lambda^2 + p_1 \lambda + p_0 + (q_1(\tau)\lambda + q_0(\tau))e^{-\lambda\tau} \right] = 0, \tag{2.3.7}$$

其中

$$\begin{cases} p_0 = (\mu + \gamma + \alpha)(\mu + \delta) - \gamma\delta, \\ p_1 = \mu + \gamma + \alpha + \mu + \delta, \\ q_0(\tau) = -\beta e^{-\mu\tau}(\mu + \delta), \\ q_1(\tau) = -\beta e^{-\mu\tau}. \end{cases} \tag{2.3.8}$$

方程 (2.3.7) 总有一个负实根 $\lambda_1 = -\mu$, 其余的根由以下方程

$$\lambda^2 + p_1\lambda + p_0 + (q_1(\tau)\lambda + q_0(\tau))e^{-\lambda\tau} = 0 \tag{2.3.9}$$

所确定. 直接计算表明, 当 $\mathscr{R}_0 < 1$ 时,

$$\begin{cases} p_0 + q_0(0) = [(\mu + \gamma + \alpha)(\mu + \delta) - \gamma\delta](1 - \mathscr{R}_0) > 0, \\ p_1 + q_1(0) = \left(\mu + \gamma + \alpha - \dfrac{\gamma\delta}{\mu + \delta}\right)(1 - \mathscr{R}_0) + \mu + \delta + \dfrac{\gamma\delta}{\mu + \delta} > 0. \end{cases}$$

因此, 若 $\mathscr{R}_0 < 1$, 则当 $\tau = 0$ 时, 平衡点 E_1 是局部渐近稳定的.

设 $i\omega(\omega > 0)$ 是方程 (2.3.9) 的解, 将其代入 (2.3.9) 并分离其实部和虚部, 可得

$$\begin{cases} \omega^2 - p_0 = q_0\cos\omega\tau + q_1\omega\sin\omega\tau, \\ p_1\omega = q_0\sin\omega\tau - q_1\omega\cos\omega\tau. \end{cases} \tag{2.3.10}$$

将 (2.3.10) 的两个方程平方后相加, 有

$$\omega^4 + (p_1^2 - 2p_0 - q_1^2)\omega^2 + p_0^2 - q_0^2 = 0. \tag{2.3.11}$$

计算可知, 当 $\mathscr{R}_0 < 1$ 时,

$$\begin{cases} p_1^2 - 2p_0 - q_1^2 = (\mu + \gamma + \alpha)^2 - (\beta e^{-\mu\tau})^2 + (\mu + \delta)^2 + 2\gamma\delta > 0, \\ p_0 - q_0 = (\mu + \gamma + \alpha)(\mu + \delta) - \gamma\delta + \beta e^{-\mu\tau}(\mu + \delta) > 0. \end{cases} \tag{2.3.12}$$

因此, 若 $\mathscr{R}_0 < 1$, 则方程 (2.3.11) 无正实根. 注意到当 $\tau = 0$ 时, 平衡点 E_1 是局部渐近稳定的. 因此, 由文献 [55] 中定理 3.4.1 可知, 若 $\mathscr{R}_0 < 1$, 则对所有的 $\tau \geqslant 0$, 平衡点 E^* 是局部渐近稳定的.

以下证明, 当 $\mathscr{R}_0 > 1$ 时, 平衡点 E_1 是不稳定的. 记

$$f_1(\lambda) = \lambda^2 + p_1\lambda + p_0 + (q_1(\tau)\lambda + q_0(\tau))e^{-\lambda\tau}.$$

当 $\mathscr{R}_0 > 1$ 时, 对任意的实数 λ, 易知

$$f_1(0) = [(\mu + \gamma + \alpha)(\mu + \delta) - \gamma\delta](1 - \mathscr{R}_0) < 0, \quad \lim_{\lambda \to +\infty} f_1(\lambda) = +\infty.$$

因此, 当 $\mathscr{R}_0 > 1$ 时, 方程 (2.3.9) 有一个正实根, 从而平衡点 E_1 不稳定.

系统 (2.3.3) 在地方病平衡点 $E_2(S^*, E^*, I^*, R^*)$ 处的特征方程为

$$(\lambda + \mu)\left[P(\lambda, \tau) + Q(\lambda, \tau)e^{-\lambda\tau}\right] = 0, \tag{2.3.13}$$

其中

$$\begin{cases} P(\lambda, \tau) = \lambda^3 + P_2(\tau)\lambda^2 + P_1(\tau)\lambda + P_0(\tau), \\ Q(\lambda, \tau) = Q_2(\tau)\lambda^2 + Q_1(\tau)\lambda + Q_0(\tau), \end{cases} \tag{2.3.14}$$

这里

$$\begin{cases} P_0(\tau) = \left(\mu + \dfrac{\beta I^{*2}}{(S^* + I^*)^2}\right)[(\mu + \delta)(\mu + \gamma + \alpha) - \gamma\delta], \\ P_1(\tau) = \left(\mu + \dfrac{\beta I^{*2}}{(S^* + I^*)^2}\right)(\mu + \gamma + \alpha + \mu + \delta) \\ \qquad\quad + (\mu + \delta)(\mu + \gamma + \alpha) - \gamma\delta, \\ P_2(\tau) = \mu + \dfrac{\beta I^{*2}}{(S^* + I^*)^2} + \mu + \gamma + \alpha + \mu + \delta, \\ Q_0(\tau) = -\mu(\mu + \delta)\dfrac{\beta e^{-\mu\tau}S^{*2}}{(S^* + I^*)^2}, \\ Q_1(\tau) = -(\mu + \mu + \delta)\dfrac{\beta e^{-\mu\tau}S^{*2}}{(S^* + I^*)^2}, \\ Q_2(\tau) = -\dfrac{\beta e^{-\mu\tau}S^{*2}}{(S^* + I^*)^2}. \end{cases} \tag{2.3.15}$$

显然, 方程 (2.3.13) 总有一个负实根 $\lambda = -\mu$, 其余的根由方程

$$\lambda^3 + P_2(\tau)\lambda^2 + P_1(\tau)\lambda + P_0(\tau) + (Q_2(\tau)\lambda^2 + Q_1(\tau)\lambda + Q_0(\tau))e^{-\lambda\tau} = 0 \tag{2.3.16}$$

所确定. 当 $\tau = 0$ 时, 方程 (2.3.16) 变为

$$\lambda^3 + (P_2(0) + Q_2(0))\lambda^2 + (P_1(0) + Q_1(0))\lambda + P_0(0) + Q_0(0) = 0. \tag{2.3.17}$$

注意到

$$\frac{\beta e^{-\mu\tau}S^*}{S^* + I^*} = \mu + \gamma + \alpha - \frac{\gamma\delta}{\mu + \delta}, \tag{2.3.18}$$

当 $\mathscr{R}_0 > 1$ 时, 由 (2.3.15) 和 (2.3.18) 不难验证

$$\begin{cases} P_0(\tau) + Q_0(\tau) > 0, \\ P_2(\tau) + Q_2(\tau) > 0, \\ (P_2(\tau) + Q_2(\tau))(P_1(\tau) + Q_1(\tau)) - (P_0(\tau) + Q_0(\tau)) > 0. \end{cases}$$

因此, 若 $\mathscr{R}_0 > 1$, 则当 $\tau = 0$ 时, 平衡点 E_2 是局部渐近稳定的.

设 $i\omega(\omega > 0)$ 是方程 (2.3.16) 的根, 将其代入 (2.3.16) 并分离实部和虚部, 可得

$$\begin{cases} P_1(\tau)\omega - \omega^3 = (Q_0(\tau) - Q_2(\tau)\omega^2)\sin\omega\tau - Q_1(\tau)\omega\cos\omega\tau, \\ P_2(\tau)\omega^2 - P_0(\tau) = (Q_0(\tau) - Q_2(\tau)\omega^2)\cos\omega\tau + Q_1(\tau)\omega\sin\omega\tau. \end{cases} \tag{2.3.19}$$

将 (2.3.19) 的两个方程两边分别平方后再相加, 可得

$$\omega^6 + (P_2^2(\tau) - 2P_1(\tau) - Q_2^2(\tau))\omega^4 + (P_1^2(\tau) - 2P_0(\tau)P_2(\tau)$$
$$+ 2Q_0(\tau)Q_2(\tau) - Q_1^2(\tau))\omega^2 + P_0^2(\tau) - Q_0^2(\tau) = 0. \tag{2.3.20}$$

显然, $P_0(\tau) > Q_0(\tau)$. 结合 (2.3.18), 直接计算可得

$$\begin{cases} P_2^2(\tau) - 2P_1(\tau) - Q_2^2(\tau) > 0, \\ P_1^2(\tau) - 2P_0(\tau)P_2(\tau) + 2Q_0(\tau)Q_2(\tau) - Q_1^2(\tau) > 0. \end{cases}$$

因此, 若 $\mathscr{R}_0 > 1$, 则方程 (2.3.20) 无正实根. 注意到当 $\tau = 0$ 时, 平衡点 E_2 是局部渐近稳定的, 由特征方程的一般理论[55] 可知, 若 $\mathscr{R}_0 > 1$, 则对所有的 $\tau \geqslant 0$, 系统 (2.3.3) 的地方病平衡点 E_2 是局部渐近稳定的.

综上所述, 我们可得以下结论.

定理 2.3.1 对系统 (2.3.3), 有

(i) 当 $\mathscr{R}_0 < 1$ 时, 对所有 $\tau \geqslant 0$, 无病平衡点 $E_1(A/\mu, 0, 0, 0)$ 是局部渐近稳定的; 当 $\mathscr{R}_0 > 1$ 时, E_1 不稳定.

(ii) 当 $\mathscr{R}_0 > 1$ 时, 除无病平衡点 E_1 外, 系统 (2.3.3) 存在唯一地方病平衡点 E_2, 且对所有 $\tau \geqslant 0$, E_2 局部渐近稳定.

2.3.3 全局渐近稳定性

本小节, 通过构造 Lyapunov 泛函并应用 LaSalle 不变性原理, 我们分别研究系统 (2.3.3) 的地方病平衡点 $E_2(S^*, E^*, I^*, R^*)$ 和无病平衡点 $E_1(A/\mu, 0, 0, 0)$ 的全局渐近稳定性.

注意到变量 $E(t)$ 不在系统 (2.3.3) 的第一、第三和第四个方程中出现, 我们考虑系统 (2.3.3) 的以下子系统:

$$\begin{cases} \dot{S}(t) = A - \mu S(t) - \dfrac{\beta S(t)I(t)}{S(t) + I(t)}, \\ \dot{I}(t) = \dfrac{\beta e^{-\mu\tau}S(t-\tau)I(t-\tau)}{S(t-\tau) + I(t-\tau)} + \delta R(t) - (\mu + \gamma + \alpha)I(t), \\ \dot{R}(t) = \gamma I(t) - (\mu + \delta)R(t), \end{cases} \tag{2.3.21}$$

满足初始条件

$$S(\theta) = \phi_1(\theta), \quad I(\theta) = \phi_3(\theta), \quad R(\theta) = \phi_4(\theta), \tag{2.3.22}$$

其中 $(\phi_1(\theta), \phi_3(\theta), \phi_4(\theta)) \in C([-\tau, 0], \mathbb{R}_{+0}^3)$, $\phi_i(0) > 0 (i = 1, 3, 4)$.

显然, 系统 (2.3.21) 总存在一个半平凡平衡点 $E_1^0(A/\mu, 0, 0)$. 当 $\mathscr{R}_0 > 1$ 时, 除 E_1^0 外, 系统 (2.2.9) 存在唯一正平衡点 $E_2^0(S^*, I^*, R^*)$, 其中 S^*, I^* 和 R^* 由 (2.3.6) 确定.

我们首先研究系统 (2.3.3) 的地方病平衡点 $E_2(S^*, E^*, I^*, R^*)$ 的全局渐近稳定性. 为此, 先考虑系统 (2.3.21) 的正平衡点 $E_2^0(S^*, I^*, R^*)$ 的全局稳定性.

定理 2.3.2　当 $\mathscr{R}_0 > 1$ 时, 系统 (2.3.21) 的正平衡点 $E_2^0(S^*, I^*, R^*)$ 是全局渐近稳定的.

证明　设 $(S(t), I(t), R(t))$ 是系统 (2.3.21) 满足初始条件 (2.3.22) 的任一正解. 定义

$$V_{11}(t) = S(t) - S^* - \int_{S^*}^{S(t)} \frac{S^*(u + I^*)}{(S^* + I^*)u} \mathrm{d}u + e^{\mu\tau} \left(I(t) - I^* - I^* \ln \frac{I(t)}{I^*} \right)$$

$$+ k \left(R(t) - R^* - R^* \ln \frac{R(t)}{R^*} \right),$$

其中 k 为待定常数.

沿系统 (2.3.21) 的解计算 $V_{11}(t)$ 的全导数, 可得

$$\frac{\mathrm{d}}{\mathrm{d}t} V_{11}(t) = \left(1 - \frac{S^*(S(t) + I^*)}{(S^* + I^*)S(t)} \right) \left[A - \mu S(t) - \frac{\beta S(t)I(t)}{S(t) + I(t)} \right]$$

$$+ e^{\mu\tau} \left(1 - \frac{I^*}{I(t)} \right) \left[\frac{\beta e^{-\mu\tau} S(t-\tau)I(t-\tau)}{S(t-\tau) + I(t-\tau)} + \delta R(t) \right.$$

$$\left. - (\mu + \gamma + \alpha)I(t) \right] + k \left(1 - \frac{R^*}{R(t)} \right) \left[\gamma I(t) - (\mu + \delta)R(t) \right]. \tag{2.3.23}$$

将 $A = \mu S^* + \beta S^* I^*/(S^* + I^*)$ 代入 (2.3.23), 有

$$\frac{\mathrm{d}}{\mathrm{d}t} V_{11}(t) = \left(1 - \frac{S^*(S(t) + I^*)}{(S^* + I^*)S(t)} \right) \left[-\mu(S(t) - S^*) + \frac{\beta S^* I^*}{S^* + I^*} \right]$$

$$- \frac{\beta S(t)I(t)}{S(t) + I(t)} + \frac{S^*(S(t) + I^*)}{(S^* + I^*)S(t)} \frac{\beta S(t)I(t)}{S(t) + I(t)}$$

$$+ \frac{\beta S(t-\tau)I(t-\tau)}{S(t-\tau) + I(t-\tau)} + \delta e^{\mu\tau} R(t) - e^{\mu\tau}(\mu + \gamma + \alpha)I(t)$$

$$-\frac{I^*}{I(t)}\frac{\beta S(t-\tau)I(t-\tau)}{S(t-\tau)+I(t-\tau)} - \delta e^{\mu\tau}\frac{I^*}{I(t)}R(t) + e^{\mu\tau}(\mu+\gamma+\alpha)I^*$$

$$+ k\left[\gamma I(t) - (\mu+\delta)R(t) - \gamma I(t)\frac{R^*}{R(t)} + (\mu+\delta)R^*\right]. \tag{2.3.24}$$

定义

$$V_1(t) = V_{11}(t) + V_{12}(t), \tag{2.3.25}$$

其中

$$V_{12}(t) = \beta\int_{t-\tau}^{t}\left[\frac{S(u)I(u)}{S(u)+I(u)} - \frac{S^*I^*}{S^*+I^*} - \frac{S^*I^*}{S^*+I^*}\ln\frac{(S^*+I^*)S(u)I(u)}{S^*I^*(S(u)+I(u))}\right]du. \tag{2.3.26}$$

直接计算, 可得

$$\frac{\mathrm{d}}{\mathrm{d}t}V_{12}(t) = \frac{\beta S(t)I(t)}{S(t)+I(t)} - \frac{\beta S(t-\tau)I(t-\tau)}{S(t-\tau)+I(t-\tau)}$$

$$+ \frac{\beta S^*I^*}{S^*+I^*}\ln\frac{S(t-\tau)I(t-\tau)(S(t)+I(t))}{S(t)I(t)(S(t-\tau)+I(t-\tau))}. \tag{2.3.27}$$

选取 $k = \delta e^{\mu\tau}/(\mu+\delta)$, 则由 (2.3.24)—(2.3.27) 可得

$$\frac{\mathrm{d}}{\mathrm{d}t}V_1(t) = \left(1 - \frac{S^*(S(t)+I^*)}{(S^*+I^*)S(t)}\right)\left[-\mu(S(t)-S^*) + \frac{\beta S^*I^*}{S^*+I^*}\right]$$

$$+ \frac{\beta S^*I^*}{S^*+I^*}\frac{I(t)(S(t)+I^*)}{I^*(S(t)+I(t))} - e^{\mu\tau}(\mu+\gamma+\alpha)I^*\frac{I(t)}{I^*}$$

$$- \frac{\beta S^*I^*}{S^*+I^*}\frac{(S^*+I^*)S(t-\tau)I(t-\tau)}{S^*I(t)(S(t-\tau)+I(t-\tau))}$$

$$- \delta e^{\mu\tau}R^*\frac{I^*}{I(t)}\frac{R(t)}{R^*} + e^{\mu\tau}(\mu+\gamma+\alpha)I^*$$

$$+ k\left[\gamma I^*\frac{I(t)}{I^*} - \gamma I^*\frac{I(t)}{I^*}\frac{R^*}{R(t)} + (\mu+\delta)R^*\right]$$

$$+ \frac{\beta S^*I^*}{S^*+I^*}\ln\frac{S(t-\tau)I(t-\tau)(S(t)+I(t))}{S(t)I(t)(S(t-\tau)+I(t-\tau))}. \tag{2.3.28}$$

注意到

$$e^{\mu\tau}(\mu+\gamma+\alpha)I^* - k\gamma I^* = \frac{\beta S^*I^*}{S^*+I^*}, \quad \delta e^{\mu\tau}R^* = k\gamma I^*$$

和

$$k(\mu+\delta)R^* = k\gamma I^*,$$

进一步由 (2.3.28) 可得

$$
\begin{aligned}
\frac{\mathrm{d}}{\mathrm{d}t} V_1(t) =& \left(1 - \frac{S^*(S(t)+I^*)}{(S^*+I^*)S(t)}\right)\left[-\mu(S(t)-S^*) + \frac{\beta S^*I^*}{S^*+I^*}\right] \\
&+ \frac{\beta S^*I^*}{S^*+I^*}\frac{I(t)(S(t)+I^*)}{I^*(S(t)+I(t))} - \frac{\beta S^*I^*}{S^*+I^*}\frac{I(t)}{I^*} \\
&- \frac{\beta S^*I^*}{S^*+I^*}\frac{(S^*+I^*)S(t-\tau)I(t-\tau)}{S^*I(t)(S(t-\tau)+I(t-\tau))} + \frac{\beta S^*I^*}{S^*+I^*} \\
&+ k\left(-\gamma I^*\frac{I^*}{I(t)}\frac{R(t)}{R^*} - \gamma I^*\frac{I(t)}{I^*}\frac{R^*}{R(t)} + 2\gamma I^*\right) \\
&+ \frac{\beta S^*I^*}{S^*+I^*}\ln\frac{S(t-\tau)I(t-\tau)(S(t)+I(t))}{S(t)I(t)(S(t-\tau)+I(t-\tau))}.
\end{aligned}
\tag{2.3.29}
$$

注意到

$$
\begin{aligned}
\ln\frac{S(t-\tau)I(t-\tau)(S(t)+I(t))}{S(t)I(t)(S(t-\tau)+I(t-\tau))} =& \ln\frac{(S^*+I^*)S(t-\tau)I(t-\tau)}{S^*I(t)(S(t-\tau)+I(t-\tau))} \\
&+ \ln\frac{S^*(S(t)+I^*)}{(S^*+I^*)S(t)} + \ln\frac{S(t)+I(t)}{S(t)+I^*},
\end{aligned}
\tag{2.3.30}
$$

从而由 (2.3.29) 和 (2.3.30), 可得

$$
\begin{aligned}
\frac{\mathrm{d}}{\mathrm{d}t} V_1(t) =& -\frac{\mu I^*(S(t)-S^*)^2}{(S^*+I^*)S(t)} - \frac{\beta S^*I^*}{S^*+I^*}G\left(\frac{S^*(S(t)+I^*)}{(S^*+I^*)S(t)}\right) \\
&- \frac{\beta S^*I^*}{S^*+I^*}G\left(\frac{(S^*+I^*)S(t-\tau)I(t-\tau)}{S^*I(t)(S(t-\tau)+I(t-\tau))}\right) \\
&- \frac{\beta S^*I^*}{S^*+I^*}G\left(\frac{S(t)+I(t)}{S(t)+I^*}\right) \\
&+ k\gamma I^*\left(2 - \frac{I^*}{I(t)}\frac{R(t)}{R^*} - \frac{I(t)}{I^*}\frac{R^*}{R(t)}\right) \\
&- \frac{\beta S^*S(t)(I(t)-I^*)^2}{(S^*+I^*)(S(t)+I^*)(S(t)+I(t))},
\end{aligned}
\tag{2.3.31}
$$

这里, $G(x) = x - 1 - \ln x$. 注意到对任意 $x > 0$, 函数 $G(x) \geqslant 0$, 当且仅当 $x = 1$ 时 $G(x) = 0$. 因此, 若 $\mathscr{R}_0 > 1$, 则有 $V_1'(t) \leqslant 0$. 由定理 2.3.1 可知, 当 $\mathscr{R}_0 > 1$ 时, 平衡点 E_2^0 是局部渐近稳定的. 从而, 由 LaSalle 不变性原理[47] 可知, 系统 (2.2.9) 的正平衡点 $E_2^0(S^*, I^*, R^*)$ 是全局渐近稳定的. □

推论 2.3.3　当 $\mathscr{R}_0 > 1$ 时, 系统 (2.3.3) 的地方病平衡点 $E_2(S^*, E^*, I^*, R^*)$ 在 $\mathbb{R}_+^4$ 内是全局渐近稳定的, 从而疾病会成为地方病.

证明 设 $(S(t), E(t), I(t), R(t))$ 是系统 (2.3.3) 满足初始条件 (2.3.4) 的任一正解.

由定理 2.3.2 可知, 当 $\mathscr{R}_0 > 1$ 时,

$$\lim_{t\to+\infty} S(t) = S^*, \quad \lim_{t\to+\infty} I(t) = I^*, \quad \lim_{t\to+\infty} R(t) = R^*. \tag{2.3.32}$$

利用洛必达法则, 由 (2.3.32) 和系统 (2.3.3) 的第二个方程可得

$$
\begin{aligned}
\lim_{t\to+\infty} E(t) &= \beta \lim_{t\to+\infty} \int_{t-\tau}^{t} \frac{S(u)I(u)}{S(u)+I(u)} e^{-\mu(t-u)} \mathrm{d}u \\
&= \frac{\beta}{\mu} \lim_{t\to+\infty} \left[\frac{S(t)I(t)}{S(t)+I(t)} - \frac{S(t-\tau)I(t-\tau)}{S(t-\tau)+I(t-\tau)} e^{-\mu\tau} \right] \\
&= E^*.
\end{aligned}
\tag{2.3.33}
$$

由定理 2.3.1 可知, 当 $\mathscr{R}_0 > 1$ 时, 平衡点 E_2 是局部渐近稳定的. 从而当 $\mathscr{R}_0 > 1$ 时, E_2 是全局渐近稳定的. □

下面, 通过构造适当的 Lyapunov 泛函和应用 LaSalle 不变性原理, 我们来研究系统 (2.3.3) 的无病平衡点 $E_1(A/\mu, 0, 0, 0)$ 的全局渐近稳定性.

定理 2.3.4 当 $\mathscr{R}_0 \leqslant 1$ 时, 系统 (2.3.3) 的无病平衡点 $E_1(A/\mu, 0, 0, 0)$ 是全局渐近稳定的, 此时疾病会逐渐消亡.

证明 设 $(S(t), E(t), I(t), R(t))$ 是系统 (2.3.3) 满足初始条件 (2.3.4) 的任一正解.

选取 Lyapunov 泛函

$$V_2(t) = I(t) + \frac{\delta}{\mu+\delta} R(t) + \int_{t-\tau}^{t} \frac{\beta e^{-\mu\tau} S(u)I(u)}{S(u)+I(u)} \mathrm{d}u. \tag{2.3.34}$$

沿系统 (2.3.3) 的解计算 $V_2(t)$ 的全导数, 可得

$$
\begin{aligned}
\frac{\mathrm{d}}{\mathrm{d}t} V_2(t) &= \frac{\beta e^{-\mu\tau} S(t)I(t)}{S(t)+I(t)} - \left(\mu+\gamma+\alpha - \frac{\gamma\delta}{\mu+\delta} \right) I(t) \\
&= -\frac{\beta e^{-\mu\tau} I^2(t)}{S(t)+I(t)} + \left(\mu+\gamma+\alpha - \frac{\gamma\delta}{\mu+\delta} \right) (\mathscr{R}_0 - 1) I(t).
\end{aligned}
\tag{2.3.35}
$$

显然, 若 $\mathscr{R}_0 \leqslant 1$, 则由 (2.3.35) 可知 $V_2'(t) \leqslant 0$. 由文献 [46] 的定理 5.3.1 可知, 解轨线的极限集 $\mathcal{M}$ 是 $\{V_2'(t) = 0\}$ 的最大不变集. 由 (2.3.35) 易知, 当且仅当 $I = 0$ 时, 有 $V_2'(t) = 0$. 注意到 $\mathcal{M}$ 是不变的, 对 $\mathcal{M}$ 中的每一个元素, 我们有 $I = 0, I'(t) = 0$. 进一步由系统 (2.3.3) 的第三个方程可得 $0 = I'(t) = \delta R(t)$, 从而有 $R = 0$. 由 (2.3.3) 的第一个方程并结合 $V_2'(t) = 0$, 有 $\dot{S}(t) = A - \mu S(t)$, 从而有 $\lim_{t\to+\infty} S(t) = A/\mu$. 由系统 (2.3.3) 的第二个方程和 $V_2'(t) = 0$ 可推出 $E = 0$. 因

此, 当且仅当 $(S, E, I, R) = (A/\mu, 0, 0, 0)$ 时, 有 $V_2'(t) = 0$. 注意到当 $\mathscr{R}_0 \leqslant 1$ 时, 平衡点 E_1 是局部渐近稳定的. 由 LaSalle 不变性原理[47] 可知, $E_1(A/\mu, 0, 0, 0)$ 是全局渐近稳定性的. □

2.3.4　讨论

我们将基本再生数改写为 $\mathscr{R}_0 = \dfrac{\beta e^{-\mu\tau}}{\mu + \alpha + \dfrac{\mu\gamma}{\mu + \delta}}$. 从 $\mathscr{R}_0$ 的表达式可以看出, 平均有效接触率 β、自然死亡率 μ、疾病的复发率 δ、因病死亡率 α、染病者的恢复率 γ 和疾病的潜伏期 τ 都会影响基本再生数的值. 与具有双线性发生率和饱和发生率的模型不同的是, 基本再生数的值与出生率 A 无关. 理论上说, 通过一定的防控策略使得基本再生数小于 1 即可控制传染病的流行. 显然, 如果参数 μ, α, γ 和 τ 增加或 δ 减少, 则基本再生数将会随之减少. 另一方面, 单位时间内染病个体的平均有效接触率 β 对控制基本再生数的值是重要的. 降低接触率 β 的值对于将基本再生数 $\mathscr{R}_0$ 的值控制在 1 以下是有益的.

2.4　具有时滞和 Logistic 增长的媒介传播传染病动力学模型

2.4.1　问题的描述和模型的建立

假定 $S(t)$ 表示易感者的人数, 即在 t 时刻尚未感染的个体数; $I(t)$ 表示已被感染且通过与易感者接触能够传播疾病的个体数; $R(t)$ 表示在 t 时刻获得暂时免疫的康复者的人数. 1979 年, Cooke 提出了一个通过媒介传播传染病的数学模型[12], 文中假定 t 时刻疾病的发生率为 $\beta S(t)I(t - \tau)$, 其中 β 是平均有效接触率, $\tau > 0$ 是疾病在媒介中的潜伏期, 即经过这段时间后, 已感染的媒介才可以将病毒传播给易感者. Cooke 考虑了以下模型[12]:

$$\begin{cases} \dot{S}(t) = A - \mu_1 S(t) - \beta S(t)I(t - \tau), \\ \dot{I}(t) = \beta S(t)I(t - \tau) - (\mu_2 + \gamma)I(t), \\ \dot{R}(t) = \gamma I(t) - \mu_3 R(t), \end{cases} \tag{2.4.1}$$

其中参数 μ_1, μ_2 和 μ_3 均为正常数, 分别表示易感者类、染病者类和恢复者类的死亡率. 有关系统 (2.4.1) 的全局动力学性态的研究已引起广泛关注[9-11,15,17,18]. 文献 [9] 研究了系统 (2.4.1) 的无病平衡点和地方病平衡点的全局稳定性. 研究表明, 当基本再生数小于 1 时, 对任意的 τ, 无病平衡点是全局渐近稳定的, 此时不存在地方病平衡点. 当地方病平衡点存在时, 通过构造适当的 Lyapunov 泛函, 得到了当时滞充分小时, 地方病平衡点全局稳定的充分条件. 文献 [15] 给出了估计染病个体最终规模的下界的计算公式, 并由此估计了保证地方病平衡点全局渐近稳定的时滞长度. 文献 [56] 进一步讨论了系统 (2.4.1), 通过构造适当的 Lyapunov 泛函, 完整地证明了当基本再生数大于 1 时, 地方病平衡点是全局渐近稳定的.

疾病的发生率在传染病动力学模型的研究中具有重要作用, 不少作者认为疾病的传播过程可能具有非线性发生率. 在文献 [57] 中, Anderson 和 May 提出了一种饱和发生率 $\beta IS/(1+\alpha S)$, 其中 $\alpha > 0$ 刻画了抑制效果. 这种发生率已被许多学者在文献中采用[13,58-60]. 在 Anderson 和 May[57] 以及 Cooke[12] 工作的基础上, 假设易感类人口按 Logistic 增长, 文献 [61] 考虑了以下具有时滞和非线性发生率的 SIR 传染病动力学模型:

$$
\begin{cases}
\dot{S}(t) = rS(t)\left(1 - \dfrac{S(t)}{K}\right) - \dfrac{\beta S(t)I(t-\tau)}{1+\alpha S(t)}, \\
\dot{I}(t) = \dfrac{\beta S(t)I(t-\tau)}{1+\alpha S(t)} - (\mu_1+\gamma)I(t), \\
\dot{R}(t) = \gamma I(t) - \mu_2 R(t),
\end{cases}
\tag{2.4.2}
$$

其中参数 $r, \alpha, \beta, \gamma, \mu_1, \mu_2$ 和 K 均为正常数, 这里 α 体现了抑制效果, γ 是染病个体的自然恢复率, μ_1 和 μ_2 分别表示染病者和恢复者的死亡率. 文献 [61] 给出了确定疾病是否会消亡的基本再生数. 当基本再生数小于 1 时, 无病平衡点是全局渐近稳定的, 此时疾病会逐渐消亡. 而当基本再生数大于 1 时, 疾病将会成为地方病. 选取时滞作为分支参数, 研究了地方病平衡点的局部稳定性, 并得到了系统绝对稳定和条件稳定的条件. 数值模拟表明具有时滞的系统会出现更加复杂丰富的动力学行为, 如拟周期解和混沌现象.

受文献 [21] 和 [61] 工作的启发, 本节中, 我们将综合考虑非线性发生率和时滞 (刻画了疾病在媒介中潜伏的时间, 且经过这段时间后, 已感染的媒介才可以将病毒传给易感者) 对媒介传播动力学的影响. 为此, 我们研究以下具有时滞的微分方程模型:

$$
\begin{cases}
\dot{S}(t) = rS(t)\left(1 - \dfrac{S(t)}{K}\right) - \dfrac{\beta S(t)I(t-\tau)}{1+\alpha I(t-\tau)}, \\
\dot{I}(t) = \dfrac{\beta S(t)I(t-\tau)}{1+\alpha I(t-\tau)} - (\mu_1+\gamma)I(t), \\
\dot{R}(t) = \gamma I(t) - \mu_2 R(t),
\end{cases}
\tag{2.4.3}
$$

其中参数 $r, \alpha, \beta, \gamma, \mu_1, \mu_2$ 和 K 的定义见 (2.4.2). 对系统 (2.4.3), 我们做以下假设:

(a) 感染者通过媒介 (如蚊子) 把病毒传播给易感者, 即感染者先把病毒传给媒介, 而带病的媒介在与易感者接触时又把疾病传给易感者.

(b) 易感人群中的人口数按 Logistic 增长.

(c) 易感媒介被人感染后, 病毒将在媒介中潜伏一段时间 τ, 然后媒介才有传染力可以感染易感者.

(d) 令 $z(t)$ 表示 t 时刻环境中染病者媒介的个数, 这里单位时间内的新感染数为 $S(t)z(t)/(1+\alpha z(t))$ (α 体现了抑制效果). 假设媒介的总数很大且 $z(t)$ 与 $I(t-\tau)$ 成正比.

(e) 染病者的恢复率为 γ.

(f) 媒介和人群是充分混合的.

系统 (2.4.3) 满足的初始条件为

$$S(\theta) = \phi_1(\theta), \quad I(\theta) = \phi_2(\theta), \quad R(\theta) = \phi_3(\theta), \tag{2.4.4}$$

其中 $(\phi_1(\theta), \phi_2(\theta), \phi_3(\theta)) \in C([-\tau, 0], \mathbb{R}^3_{+0}), \phi_i(0) > 0 (i = 1, 2, 3), \mathbb{R}^3_{+0} = \{(x_1, x_2, x_3) : x_i \geqslant 0, i = 1, 2, 3\}$.

由泛函微分方程基本理论[24] 可知, 系统 (2.4.3) 存在满足初始条件 (2.4.4) 的唯一解 $(S(t), I(t), R(t))$. 容易验证, 系统 (2.4.3) 满足初始条件 (2.4.4) 的所有解在区间 $[0, +\infty)$ 上有定义, 且对所有 $t \geqslant 0$ 恒为正.

2.4.2   可行平衡点的存在性、稳定性与 Hopf 分支

本小节, 通过分析相应特征方程根的分布, 我们讨论系统 (2.4.3) 的可行平衡点的局部渐近稳定性.

系统 (2.4.3) 总有一个平凡平衡点 $E_0(0,0,0)$ 和一个无病平衡点 $E_1(K,0,0)$. 利用文献 [5] 中介绍的下一代矩阵方法, 可得系统 (2.4.3) 的基本再生数为

$$\mathscr{R}_0 = \frac{\beta K}{\mu_1 + \gamma}. \tag{2.4.5}$$

这里, $\mathscr{R}_0$ 表示在一个全部是易感者的人群中, 进入一个染病者, 在其平均患病期内所能传染的人数. 容易验证, 当 $\mathscr{R}_0 > 1$ 时, 系统 (2.4.3) 存在唯一地方病平衡点 $E^*(S^*, I^*, R^*)$, 其中

$$\begin{cases} S^* = \dfrac{K(\alpha r - \beta) + \sqrt{K^2(\alpha r - \beta)^2 + 4\alpha r K(\mu_1 + \gamma)}}{2\alpha r}, \\ I^* = \dfrac{1}{\alpha}\left(\dfrac{\beta S^*}{\mu_1 + \gamma} - 1\right), \quad R^* = \dfrac{\gamma}{\alpha\mu_2}\left(\dfrac{\beta S^*}{\mu_1 + \gamma} - 1\right). \end{cases} \tag{2.4.6}$$

系统 (2.4.3) 在平凡平衡点 $E_0(0,0,0)$ 处的特征方程为

$$(\lambda - r)(\lambda + \mu_1 + \gamma)(\lambda + \mu_2) = 0. \tag{2.4.7}$$

显然, 方程 (2.4.7) 总有一个正实根 $\lambda = r$. 因此, 平衡点 $E_0(0,0,0)$ 总是不稳定的.

系统 (2.4.3) 在无病平衡点 $E_1(K,0,0)$ 处的特征方程为

$$(\lambda + r)(\lambda + \mu_2)(\lambda + \mu_1 + \gamma - \beta K e^{-\lambda\tau}) = 0. \tag{2.4.8}$$

显然, 方程 (2.4.8) 总有两个负实根 $\lambda_1 = -r, \lambda_2 = -\mu_2$, 其余根由方程

$$\lambda + \mu_1 + \gamma - \beta K e^{-\lambda\tau} = 0 \tag{2.4.9}$$

所确定. 记

$$f(\lambda) = \lambda + \mu_1 + \gamma - \beta K e^{-\lambda\tau}.$$

当 $\mathscr{R}_0 > 1$ 时, 容易验证, 对实数 λ,

$$\begin{cases} f(0) = -\beta K + \mu_1 + \gamma < 0, & \lim_{\lambda \to +\infty} f(\lambda) = +\infty. \end{cases}$$

因此, $f(\lambda) = 0$ 至少有一个正实根. 从而当 $\mathscr{R}_0 > 1$ 时, 平衡点 $E_1(K, 0, 0)$ 是不稳定的.

当 $\mathscr{R}_0 < 1$ 时, 我们证明无病平衡点 $E_1(K, 0, 0)$ 是局部渐近稳定的. 若否, 则至少存在一个特征根 λ 满足 $\text{Re}\lambda \geqslant 0$. 注意到

$$\text{Re}\lambda = \beta K e^{-\text{Re}\lambda\tau} \cos(\text{Im}\lambda\tau) - (\mu_1 + \gamma) \leqslant \beta K - (\mu_1 + \gamma) < 0,$$

这与假设矛盾. 因此, 当 $\mathscr{R}_0 < 1$ 时, 无病平衡点 $E_1(K, 0, 0)$ 是局部渐近稳定的.

系统 (2.4.3) 在地方病平衡点 E^* 处的特征方程为

$$(\lambda + \mu_2)[\lambda^2 + p_1\lambda + p_0 + (q_1\lambda + q_0)e^{-\lambda\tau}] = 0, \tag{2.4.10}$$

其中

$$\begin{cases} p_0 = \dfrac{r(\mu_1 + \gamma)}{K} S^*, \\ p_1 = \mu_1 + \gamma + \dfrac{r}{K} S^*, \\ q_0 = \dfrac{\mu_1 + \gamma}{1 + \alpha I^*}\left(\dfrac{\beta I^*}{1 + \alpha I^*} - \dfrac{r}{K} S^*\right), \\ q_1 = -\dfrac{\mu_1 + \gamma}{1 + \alpha I^*}. \end{cases} \tag{2.4.11}$$

显然, 方程 (2.4.10) 总有一个负实根 $\lambda = -\mu_2$, 其余根由方程

$$\lambda^2 + p_1\lambda + p_0 + (q_1\lambda + q_0)e^{-\lambda\tau} = 0 \tag{2.4.12}$$

所确定. 当 $\tau = 0$ 时, 方程 (2.4.12) 变为

$$\lambda^2 + (p_1 + q_1)\lambda + p_0 + q_0 = 0. \tag{2.4.13}$$

容易验证

$$\begin{cases} p_0 + q_0 = \dfrac{(\mu_1 + \gamma)I^*}{1 + \alpha I^*}\left(\dfrac{\beta}{1 + \alpha I^*} + \dfrac{\alpha r}{K} S^*\right) > 0, \\ p_1 + q_1 = (\mu_1 + \gamma)\dfrac{\alpha I^*}{1 + \alpha I^*} + \dfrac{r}{K} S^* > 0. \end{cases}$$

因此, 当 $\tau = 0$ 时, 平衡点 E^* 是局部渐近稳定的.

设 $i\omega(\omega > 0)$ 是方程 (2.4.12) 的解, 分离实部和虚部可得

$$
\begin{cases}
p_1\omega = q_0 \sin\omega\tau - q_1\omega\cos\omega\tau, \\
\omega^2 - p_0 = q_0\cos\omega\tau + q_1\omega\sin\omega\tau.
\end{cases}
\tag{2.4.14}
$$

将 (2.4.14) 的两个方程两边分别平方后再相加, 则有

$$
\omega^4 + (p_1^2 - 2p_0 - q_1^2)\omega^2 + p_0^2 - q_0^2 = 0.
\tag{2.4.15}
$$

直接计算可得

$$
\begin{cases}
p_1^2 - 2p_0 - q_1^2 = (\mu_1 + \gamma)^2 - \left(\dfrac{\mu_1 + \gamma}{1 + \alpha I^*}\right)^2 + \left(\dfrac{r}{K}S^*\right)^2 > 0, \\[3mm]
p_0 - q_0 = \dfrac{(\mu_1 + \gamma)^2}{\beta K S^*}[2rS^* + K(\alpha r - \beta)I^*].
\end{cases}
\tag{2.4.16}
$$

因此, 如果 $p_0 > q_0$ 成立, 则方程 (2.4.15) 无正实根. 从而, 当 $\mathscr{R}_0 > 1$ 时, 若 $p_0 > q_0$, 则对所有 $\tau \geqslant 0$, 平衡点 E^* 是局部渐近稳定的.

若 $p_0 < q_0$, 则方程 (2.4.15) 存在唯一正实根 ω_0, 满足

$$
\omega_0^2 = \frac{1}{2}\left[-(p_1^2 - 2p_0 - q_1^2) + \sqrt{(p_1^2 - 2p_0 - q_1^2)^2 - 4(p_0^2 - q_0^2)}\right],
\tag{2.4.17}
$$

即方程 (2.4.12) 存在一对共轭纯虚根 $\pm i\omega_0$. 记

$$
\tau_{0n} = \frac{1}{\omega_0}\arccos\frac{q_0(\omega_0^2 - p_0) - p_1 q_1\omega_0^2}{q_0^2 + q_1^2\omega_0^2} + \frac{2n\pi}{\omega_0}, \quad n = 0, 1, \cdots.
$$

注意到当 $\tau = 0$ 时, E^* 是局部稳定的, 因此, 由特征方程的一般理论[55] 可知, 当 $\tau < \tau_0$ 时, E^* 是局部渐近稳定的, 其中 $\tau_0 = \tau_{00}$.

以下证明

$$
\frac{\mathrm{d}(\mathrm{Re}\lambda)}{\mathrm{d}\tau}\bigg|_{\tau=\tau_0} > 0,
$$

此说明, 当 $\tau > \tau_0$ 时, 方程 (2.4.12) 至少存在一个具有正实部的特征值. 因此, Hopf 分支的横截性条件[62] 成立, 从而分支出周期解. 为此, 对方程 (2.4.12) 两端关于 τ 求导, 可得

$$
(2\lambda + p_1)\frac{\mathrm{d}\lambda}{\mathrm{d}\tau} + q_1 e^{-\lambda\tau}\frac{\mathrm{d}\lambda}{\mathrm{d}\tau} - \tau(q_1\lambda + q_0)e^{-\lambda\tau}\frac{\mathrm{d}\lambda}{\mathrm{d}\tau} = \lambda(q_1\lambda + q_0)e^{-\lambda\tau}.
\tag{2.4.18}
$$

由 (2.4.18) 可得

$$
\left(\frac{\mathrm{d}\lambda}{\mathrm{d}\tau}\right)^{-1} = \frac{2\lambda + p_1}{-\lambda(\lambda^2 + p_1\lambda + p_0)} + \frac{q_1}{\lambda(q_1\lambda + q_0)} - \frac{\tau}{\lambda}.
$$

进一步整理可得

$$
\begin{aligned}
\operatorname{sign}\left\{\frac{\mathrm{d}(\operatorname{Re}\lambda)}{\mathrm{d}\tau}\right\}_{\lambda=i\omega_0} &= \operatorname{sign}\left\{\operatorname{Re}\left(\frac{\mathrm{d}\lambda}{\mathrm{d}\tau}\right)^{-1}\right\}_{\lambda=i\omega_0} \\
&= \operatorname{sign}\left\{\operatorname{Re}\left[\frac{2\lambda+p_1}{-\lambda(\lambda^2+p_1\lambda+p_0)}\right]_{\lambda=i\omega_0}\right. \\
&\quad \left.+\operatorname{Re}\left[\frac{q_1}{\lambda(q_1\lambda+q_0)}\right]_{\lambda=i\omega_0}\right\} \\
&= \operatorname{sign}\left\{\frac{2\omega_0^2+p_1^2-2p_0}{p_1^2\omega_0^2+(p_0-\omega_0^2)^2}-\frac{q_1^2}{q_0^2+q_1^2\omega_0^2}\right\}. \quad (2.4.19)
\end{aligned}
$$

由 (2.4.14) 可知

$$
p_1^2\omega_0^2+(p_0-\omega_0^2)^2 = q_0^2+q_1^2\omega_0^2.
$$

从而, 由 (2.4.16), (2.4.17) 和 (2.4.19) 可得

$$
\operatorname{sign}\left\{\frac{\mathrm{d}(\operatorname{Re}\lambda)}{\mathrm{d}\tau}\right\}_{\lambda=i\omega_0} = \operatorname{sign}\left\{\frac{2\omega_0^2+p_1^2-2p_0-q_1^2}{p_1^2\omega_0^2+(p_0-\omega_0^2)^2}\right\} > 0.
$$

因此, 横截性条件成立, 当 $\omega=\omega_0, \tau=\tau_0$ 时, 系统 (2.4.3) 存在 Hopf 分支.

综上分析, 可得以下结论.

定理 2.4.1 对系统 (2.4.3), 有

(i) 当 $\mathscr{R}_0 < 1$ 时, 无病平衡点 $E_1(K,0,0)$ 是局部渐近稳定的; 当 $\mathscr{R}_0 > 1$ 时, E_1 不稳定.

(ii) 假定 $\mathscr{R}_0 > 1$. 若 $p_0 > q_0$, 则对所有 $\tau \geqslant 0$, 地方病平衡点 $E^*(S^*,I^*,R^*)$ 是局部渐近稳定的; 若 $p_0 < q_0$, 则存在 $\tau_0 > 0$, 使得当 $0 < \tau < \tau_0$ 时, 地方病平衡点 E^* 是局部渐近稳定的, 当 $\tau > \tau_0$ 时, E^* 不稳定. 此外, 当 $\tau = \tau_0$ 时, 系统 (2.4.3) 在 E^* 处出现 Hopf 分支.

推论 2.4.2 假定 $\mathscr{R}_0 > 1$. 若 $\alpha r > \beta$, 则对所有 $\tau \geqslant 0$, 系统 (2.4.3) 的地方病平衡点 E^* 是局部渐近稳定的.

2.4.3 一致持续生存

本小节, 我们将研究系统 (2.4.3) 的持久性.

定义 2.4.1 称系统 (2.4.3) 为持久的, 是指存在一个紧集 $\Omega_0 \subset \operatorname{int} \mathbb{R}_+^3$, 使得对于系统 (2.4.3) 满足初始条件 (2.4.4) 的每一个解 $(S(t),I(t),R(t))$, 最终进入并保持在 Ω_0 中.

为研究系统 (2.4.3) 的持久性, 先来介绍 Hale 和 Waltman 提出的有关无穷维动力系统一致持续生存理论[62].

设 X 是以 d 为距离的完备度量空间. T 是定义在 X 上的连续半流, 即连续映射 $T:[0,\infty)\times X\to X$ 且具有以下性质:

$$T_t\circ T_s=T_{t+s},\quad t,s\geqslant 0,\quad T_0(x)=x,\quad x\in X,$$

其中 $T_t:X\to X, T_t(x)=T(t,x)$. 点 $x\in X$ 到 X 子空间 Y 的距离 $d(x,Y)$ 定义为

$$d(x,Y)=\inf_{y\in Y}\mathrm{d}(x,y).$$

定义 $\gamma^+(x)$ 过点 x 的正轨线: $\gamma^+(x)=\bigcup_{t\geqslant 0}\{T(t)x\}$, 它的 ω- 极限集为

$$\omega(x)=\bigcap_{s\geqslant 0}\overline{\bigcup_{t\geqslant s}\{T(t)x\}}.$$

另定义 $W^s(A)$ 为紧不变集 A 的强稳定集:

$$W^s(A)=\{x:x\in X,\omega(x)\neq\varnothing,\omega(x)\subset A\}.$$

(H1) 假定 $X^0\subset X, X_0\subset X, X^0\cap X_0=\varnothing, X^0$ 是 X 中的稠密开集. 此外, X 中的 C^0 半群 $T(t)$ 满足

$$T(t):X^0\to X^0,\quad T(t):X_0\to X_0.$$

令 $T_b(t)=T(t)|_{X_0}$ 和 A_b 是 $T_b(t)$ 的全局吸引子.

引理 2.4.3[62, 63]　假设 $T(t)$ 满足 (H1) 和下列条件:

(i) 存在 $t_0\geqslant 0$, 使得当 $t>t_0$ 时, $T(t)$ 是紧的;

(ii) $T(t)$ 在 X 上是点耗散的;

(iii) $\tilde{A}_b=\cup_{x\in A_b}\omega(x)$ 是孤立的且有一个非循环覆盖 M, 其中

$$M=\{M_1,M_2,\cdots,M_n\};$$

(iv) 对 $i=1,2,\cdots,n$, 有 $W^s(M_i)\cap X^0=\varnothing$,

则 X_0 关于 X^0 是一致排斥的, 即存在 $\varepsilon>0$, 使得对任意的 $x\in X^0$, 有 $\liminf_{t\to+\infty}\mathrm{d}(T(t)x,X_0)\geqslant\varepsilon$.

考虑时滞方程

$$\dot{u}(t)=\frac{au(t-\tau)}{1+\alpha u(t-\tau)}-\mu u(t),\quad u(\theta)=\phi(\theta)\geqslant 0,\quad \theta\in[-\tau,0),\quad \phi(0)>0,$$

$$(2.4.20)$$

其中 a,α,μ 均为正常数, $\tau\geqslant 0$.

引理 2.4.4 若 $a > \mu$, 则方程 (2.4.20) 存在唯一正平衡点 $u^* = (a - \mu)/(\alpha\mu)$ 且是全局渐近稳定的; 若 $a < \mu$, 则平衡点 $u_0 = 0$ 是全局渐近稳定的.

证明 记 $f(u) = au/(1 + \alpha u), g(u) = \mu u$. 显然, $f(u)$ 和 $g(u)$ 都是严格增加的. 由文献 [55] 中定理 4.9.1 可知, 当 $a > \mu$ 时, 方程 (2.4.20) 的正平衡点 u^* 是全局渐近稳定的.

由 (2.4.20) 可得 $\dot{u}(t) \leqslant au(t - \tau) - \mu u(t)$.

考虑比较方程

$$\dot{v}(t) = av(t - \tau) - \mu v(t). \tag{2.4.21}$$

定义

$$V(t) = \frac{1}{2}v^2(t) + \frac{1}{2}a\int_{t-\tau}^{t} v^2(s)\mathrm{d}s.$$

沿方程 (2.4.21) 的解计算 $V(t)$ 的全导数, 可得

$$\begin{aligned}
\frac{\mathrm{d}}{\mathrm{d}t}V(t) &= av(t)v(t - \tau) - \mu v^2(t) + \frac{1}{2}av^2(t) - \frac{1}{2}av^2(t - \tau) \\
&\leqslant \frac{1}{2}a(v^2(t) + v^2(t - \tau)) - \mu v^2(t) + \frac{1}{2}av^2(t) - \frac{1}{2}av^2(t - \tau) \\
&= (a - \mu)v^2(t).
\end{aligned}$$

因此, 若 $a < \mu$, 则 $\lim_{t\to+\infty} v(t) = 0$. 由比较定理知, 若 $a < \mu$, 则 $\lim_{t\to+\infty} u(t) = 0$. □

定理 2.4.5 当 $\mathscr{R}_0 > 1$ 时, 系统 (2.4.3) 是持久的.

证明 首先考虑系统 (2.4.3) 的子系统:

$$\begin{cases}
\dot{S}(t) = rS(t)\left(1 - \dfrac{S(t)}{K}\right) - \dfrac{\beta S(t)I(t - \tau)}{1 + \alpha I(t - \tau)}, \\
\dot{I}(t) = \dfrac{\beta S(t)I(t - \tau)}{1 + \alpha I(t - \tau)} - (\mu_1 + \gamma)I(t),
\end{cases} \tag{2.4.22}$$

其中 $S(\theta) \geqslant 0, I(\theta) \geqslant 0$ 在 $-\tau \leqslant \theta \leqslant 0$ 上是连续的, 且 $S(0) > 0, I(0) > 0$.

我们证明 $\mathbb{R}^2_+ = \{(x, y) : x \geqslant 0, y \geqslant 0\}$ 的边界 S-轴和 I-轴对系统 (2.4.22) 的正解是一致排斥的.

令 $C^+([-\tau, 0], \mathbb{R}^2_+)$ 表示从 $[-\tau, 0]$ 映到 $\mathbb{R}^2_+$ 上的所有连续函数构成的 Banach 空间. 记

$$X = C^+([-\tau, 0], \mathbb{R}^2_+), \quad X^0 = \mathrm{int}C^+([-\tau, 0], \mathbb{R}^2_+), \quad X_0 = C_1 \cup C_2,$$

其中

$$C_1 = \{(\phi_1, \phi_2) \in C^+([-\tau, 0], \mathbb{R}^2_+) : \phi_1(\theta) \equiv 0, \theta \in [-\tau, 0]\},$$
$$C_2 = \{(\phi_1, \phi_2) \in C^+([-\tau, 0], \mathbb{R}^2_+) : \phi_1(\theta) > 0, \phi_2(\theta) \equiv 0, \theta \in [-\tau, 0]\}.$$

下面, 我们验证引理 2.4.3 的条件成立. 由 X^0 和 X_0 的定义, 容易验证 X^0 和 X_0 是正向不变集, 于是引理 2.4.3 的条件 (ii) 成立. 注意到系统 (2.4.22) 右端的函数在 C^1 中有定义, 且系统 (2.4.22) 满足初始条件 (2.4.4) 的解是一致有界的, 应用文献 [55] 中定理 2.2.8 可知, 引理 2.4.3 的条件 (i) 成立.

易知系统 (2.4.22) 在 X_0 中存在两个常数解 $\tilde{E}_0 \in C_1, \tilde{E}_1 \in C_2$ 满足

$$\tilde{E}_0 = \{(\phi_1, \phi_2) \in C^+([-\tau, 0], \mathbb{R}_+^2) : \phi_1(\theta) \equiv 0, \phi_2(\theta) \equiv 0, \theta \in [-\tau, 0]\},$$

$$\tilde{E}_1 = \{(\phi_1, \phi_2) \in C^+([-\tau, 0], \mathbb{R}_+^2) : \phi_1(\theta) \equiv K, \phi_2(\theta) \equiv 0, \theta \in [-\tau, 0]\}.$$

以下证明引理 2.4.3 中的条件 (iii) 也成立. 显然, $\dot{S}(t)|_{(\phi_1, \phi_2) \in C_1} \equiv 0$. 因此, 对所有 $t \geqslant 0$, 有 $S(t)|_{(\phi_1, \phi_2) \in C_1} \equiv 0$. 从而, 由系统 (2.4.22) 的第二个方程可得

$$\dot{I}(t)|_{(\phi_1, \phi_2) \in C_1} = -(\mu_1 + \gamma)I(t) \leqslant 0.$$

这表明 C_1 中的所有点都趋近于 $\tilde{E}_0$. 类似地, 我们可证明 C_2 中的所有点都趋近于 $\tilde{E}_1$. 注意到 $C_1 \cap C_2 = \varnothing$, 故而不变集 $\tilde{E}_0$ 和 $\tilde{E}_1$ 是孤立的. 因此, $\{\tilde{E}_0, \tilde{E}_1\}$ 是孤立的非循环覆盖, 满足引理 2.4.3 的条件 (iii).

以下证明 $W^s(\tilde{E}_i) \cap X^0 = \varnothing$ $(i = 0, 1)$. 假设 $W^s(\tilde{E}_0) \cap X^0 \neq \varnothing$, 则存在一个正解 $(S(t), I(t))$ 满足 $\lim_{t \to +\infty}(S(t), I(t)) = (0, 0)$. 由系统 (2.4.22) 的第一个方程, 对充分大的 t, 有

$$\frac{\mathrm{d}\ln S(t)}{\mathrm{d}t} = r\left(1 - \frac{S(t)}{K}\right) - \frac{\beta I(t - \tau)}{1 + \alpha I(t - \tau)} > \frac{r}{2}.$$

从而有 $\lim_{t \to +\infty} S(t) = \infty$, 这与假设相矛盾. 因此, $W^s(\tilde{E}_0) \cap X^0 = \varnothing$.

以下证明 $W^s(\tilde{E}_1) \cap X^0 = \varnothing$. 若否, 存在系统 (2.4.22) 的正解 $S(t), I(t)$, 使得 $\lim_{t \to +\infty}(S(t), I(t)) = (K, 0)$. 因此, 对满足不等式

$$\varepsilon < \frac{\beta K - \mu_1 - \gamma}{\beta + \alpha(\mu_1 + \gamma)} \tag{2.4.23}$$

的充分小的 $\varepsilon > 0$, 存在 $T > 0$, 使得

$$S(t) > K - \varepsilon, \quad I(t) < \varepsilon$$

对所有 $t \geqslant T$ 成立. 进一步由系统 (2.4.22) 的第二个方程, 当 $t > T + \tau$ 时,

$$\dot{I}(t) \geqslant \frac{\beta(K - \varepsilon)I(t - \tau)}{1 + \alpha I(t - \tau)} - (\mu_1 + \gamma)I(t). \tag{2.4.24}$$

对满足 (2.4.23) 的充分小的 $\varepsilon > 0$, 考虑下面的比较方程

$$\begin{cases} \dot{u}(t) = \dfrac{\beta(K - \varepsilon)u(t - \tau)}{1 + \alpha u(t - \tau)} - (\mu_1 + \gamma)u(t), & t > T + \tau, \\ u(t) = I(t), & t \in [T, T + \tau]. \end{cases} \tag{2.4.25}$$

注意到 (2.4.23) 式成立, 由引理 2.4.4 可得

$$\lim_{t \to +\infty} u(t) = \frac{\beta(K - \varepsilon) - (\mu_1 + \gamma)}{\alpha(\mu_1 + \gamma)}. \tag{2.4.26}$$

由比较定理并结合 (2.4.23) 和 (2.4.26), 有

$$\liminf_{t \to +\infty} I(t) \geqslant \frac{\beta(K - \varepsilon) - (\mu_1 + \gamma)}{\alpha(\mu_1 + \gamma)} > \varepsilon,$$

与假设相矛盾. 因此, 我们有 $W^s(\tilde{E}_1) \cap X^0 = \varnothing$. 由引理 2.4.3 可知, X_0 关于 X^0 是一致排斥的. 于是, $\mathbb{R}_+^2 = \{(x, y) : x \geqslant 0, y \geqslant 0\}$ 的边界 S- 轴和 I- 轴对系统 (2.4.22) 的正解是一致排斥的. 因此, 系统 (2.4.3) 是持久的. $\qquad\square$

2.4.4 全局渐近稳定性

本小节, 通过利用单调迭代技巧和比较定理, 我们分别研究系统 (2.4.3) 的地方病平衡点 E^* 和无病平衡点 E_1 的全局渐近稳定性.

定理 2.4.6 当 $\mathscr{R}_0 > 1, \alpha r > \beta$ 时, 系统 (2.4.3) 的地方病平衡点 $E^*(S^*, I^*, R^*)$ 是全局渐近稳定的.

证明 设 $(S(t), I(t), R(t))$ 是系统 (2.4.3) 满足初始条件 (2.4.4) 的任一正解. 记

$$\bar{S} = \limsup_{t \to +\infty} S(t), \quad \bar{I} = \limsup_{t \to +\infty} I(t),$$

$$\underline{S} = \liminf_{t \to +\infty} S(t), \quad \underline{I} = \liminf_{t \to +\infty} I(t).$$

以下, 我们首先证明 $\bar{S} = \underline{S} = S^*, \bar{I} = \underline{I} = I^*$.

由系统 (2.4.3) 的第一个方程, 有

$$\dot{S}(t) \leqslant rS(t)\left(1 - \frac{S(t)}{K}\right).$$

由比较定理可知

$$\limsup_{t \to +\infty} S(t) \leqslant K := M_1^S.$$

因此, 对充分小的 $\varepsilon > 0$, 存在 $T_1 > 0$, 使得当 $t > T_1$ 时, $S(t) \leqslant M_1^S + \varepsilon$.

由系统 (2.4.3) 的第二个方程, 当 $t > T_1 + \tau$ 时,

$$\dot{I}(t) \leqslant \frac{\beta(M_1^S + \varepsilon)I(t - \tau)}{1 + \alpha I(t - \tau)} - (\mu_1 + \gamma)I(t).$$

考虑辅助方程

$$\dot{u}(t) = \frac{\beta(M_1^S + \varepsilon)u(t - \tau)}{1 + \alpha u(t - \tau)} - (\mu_1 + \gamma)u(t).$$

注意到 $\mathscr{R}_0 > 1$, 由引理 2.4.4 可得

$$\lim_{t \to +\infty} u(t) = \frac{\beta(M_1^S + \varepsilon) - (\mu_1 + \gamma)}{\alpha(\mu_1 + \gamma)}.$$

根据比较定理可知

$$\limsup_{t \to +\infty} I(t) \leqslant \frac{\beta(M_1^S + \varepsilon) - (\mu_1 + \gamma)}{\alpha(\mu_1 + \gamma)}.$$

注意到上述不等式对任意充分小的 $\varepsilon > 0$ 都成立, 于是有 $\bar{I} \leqslant M_1^I$, 其中

$$M_1^I = \frac{\beta M_1^S - (\mu_1 + \gamma)}{\alpha(\mu_1 + \gamma)}.$$

因此, 对充分小的 $\varepsilon > 0$, 存在 $T_2 > T_1 + \tau$, 使得当 $t > T_2$ 时, $I(t) \leqslant M_1^I + \varepsilon$.

由系统 (2.4.3) 的第一个方程, 当 $t > T_2 + \tau$ 时,

$$\begin{aligned}
\dot{S}(t) &\geqslant rS(t)\left(1 - \frac{S(t)}{K}\right) - \frac{\beta S(t)(M_1^I + \varepsilon)}{1 + \alpha(M_1^I + \varepsilon)} \\
&= S(t)\left[r - \frac{\beta(M_1^I + \varepsilon)}{1 + \alpha(M_1^I + \varepsilon)} - \frac{rS(t)}{K}\right].
\end{aligned}$$

由比较定理可得

$$\liminf_{t \to +\infty} S(t) \geqslant \frac{K}{r}\left[r - \frac{\beta(M_1^I + \varepsilon)}{1 + \alpha(M_1^I + \varepsilon)}\right].$$

我们注意到上述不等式对任意充分小的 $\varepsilon > 0$ 都成立, 所以有 $\underline{S} \geqslant N_1^S$, 其中

$$N_1^S = \frac{K}{r}\left[r - \frac{\beta M_1^I}{1 + \alpha M_1^I}\right].$$

因此, 对充分小的 $\varepsilon > 0$, 存在 $T_3 > T_2 + \tau$, 使得当 $t > T_3$ 时, $S(t) \geqslant N_1^S - \varepsilon$.

进一步, 由系统 (2.4.3) 的第二个方程, 当 $t > T_3 + \tau$ 时,

$$\dot{I}(t) \geqslant \frac{\beta(N_1^S - \varepsilon)I(t - \tau)}{1 + \alpha I(t - \tau)} - (\mu_1 + \gamma)I(t).$$

由引理 2.4.4 和比较定理, 有

$$\liminf_{t \to +\infty} I(t) \geqslant \frac{\beta(N_1^S - \varepsilon) - (\mu_1 + \gamma)}{\alpha(\mu_1 + \gamma)}.$$

由于上述不等式对任意充分小的 $\varepsilon > 0$ 成立, 于是有 $\underline{I} \geqslant N_1^I$, 其中

$$N_1^I = \frac{\beta N_1^S - (\mu_1 + \gamma)}{\alpha(\mu_1 + \gamma)}.$$

因此, 对充分小的 $\varepsilon > 0$, 存在 $T_4 > T_3 + \tau$, 使得当 $t > T_4$ 时, $I(t) \geqslant N_1^I - \varepsilon$.

由系统 (2.4.3) 的第一个方程, 当 $t > T_4 + \tau$ 时, 可得

$$\dot{S}(t) \leqslant S(t)\left[r - \frac{\beta(N_1^I - \varepsilon)}{1 + \alpha(N_1^I - \varepsilon)} - \frac{rS(t)}{K}\right].$$

利用比较定理, 有

$$\limsup_{t \to +\infty} S(t) \leqslant \frac{K}{r}\left[r - \frac{\beta(N_1^I - \varepsilon)}{1 + \alpha(N_1^I - \varepsilon)}\right].$$

由于上述不等式对任意充分小的 $\varepsilon > 0$ 成立, 因此有 $\bar{S} \leqslant M_2^S$, 其中

$$M_2^S = \frac{K}{r}\left[r - \frac{\beta N_1^I}{1 + \alpha N_1^I}\right].$$

于是, 对充分小的 $\varepsilon > 0$, 存在 $T_5 > T_4 + \tau$, 使得当 $t > T_5$ 时, $S(t) \leqslant M_2^S + \varepsilon$.

接下来, 根据系统 (2.4.3) 的第二个方程, 当 $t > T_5 + \tau$ 时,

$$\dot{I}(t) \leqslant \frac{\beta(M_2^S + \varepsilon)I(t - \tau)}{1 + \alpha I(t - \tau)} - (\mu_1 + \gamma)I(t).$$

由比较定理可知

$$\limsup_{t \to +\infty} I(t) \leqslant \frac{\beta(M_2^S + \varepsilon) - (\mu_1 + \gamma)}{\alpha(\mu_1 + \gamma)}.$$

由于上述不等式对任意充分小的 $\varepsilon > 0$ 成立, 所以有 $\bar{I} \leqslant M_2^I$, 其中

$$M_2^I = \frac{\beta M_2^S - (\mu_1 + \gamma)}{\alpha(\mu_1 + \gamma)}.$$

因此, 对充分小的 $\varepsilon > 0$, 存在 $T_6 > T_5 + \tau$, 使得当 $t > T_6$ 时, $I(t) \leqslant M_2^I + \varepsilon$.

由系统 (2.4.3) 的第一个方程, 当 $t > T_6 + \tau$ 时,

$$\dot{S}(t) \geqslant S(t)\left[r - \frac{\beta(M_2^I + \varepsilon)}{1 + \alpha(M_2^I + \varepsilon)} - \frac{rS(t)}{K}\right].$$

由比较定理可知

$$\liminf_{t \to +\infty} S(t) \geqslant \frac{K}{r}\left[r - \frac{\beta(M_2^I + \varepsilon)}{1 + \alpha(M_2^I + \varepsilon)}\right].$$

注意到上述不等式对任意充分小的 $\varepsilon > 0$ 成立, 因此有 $\underline{S} \geqslant N_2^S$, 其中

$$N_2^S = \frac{K}{r}\left[r - \frac{\beta M_2^I}{1 + \alpha M_2^I}\right].$$

于是, 对充分小的 $\varepsilon > 0$, 存在 $T_7 > T_6 + \tau$, 使得当 $t > T_7$ 时, $S(t) \geqslant N_2^S - \varepsilon$.

进一步由系统 (2.4.3) 的第二个方程可知, 当 $t > T_7$ 时,

$$\dot{I}(t) \geqslant \frac{\beta(N_2^S - \varepsilon)I(t-\tau)}{1 + \alpha I(t-\tau)} - (\mu_1 + \gamma)I(t).$$

利用引理 2.4.4 和比较定理, 有

$$\liminf_{t \to +\infty} I(t) \geqslant \frac{\beta(N_2^S - \varepsilon) - (\mu_1 + \gamma)}{\alpha(\mu_1 + \gamma)}.$$

注意到上述不等式对任意充分小的 $\varepsilon > 0$ 成立, 所以有 $\underline{I} \geqslant N_2^I$, 其中

$$N_2^I = \frac{\beta N_2^S - (\mu_1 + \gamma)}{\alpha(\mu_1 + \gamma)}.$$

依次重复下去, 我们将得到四个数列 $M_n^S, M_n^I, N_n^S, N_n^I (n = 1, 2, \cdots)$ 使得当 $n \geqslant 2$ 时, 下列等式成立:

$$\begin{cases} M_n^S = \dfrac{K}{r}\left[r - \dfrac{\beta N_{n-1}^I}{1 + \alpha N_{n-1}^I}\right], \\[2mm] M_n^I = \dfrac{\beta M_n^S - (\mu_1 + \gamma)}{\alpha(\mu_1 + \gamma)}, \\[2mm] N_n^S = \dfrac{K}{r}\left[r - \dfrac{\beta M_n^I}{1 + \alpha M_n^I}\right], \\[2mm] N_n^I = \dfrac{\beta N_n^S - (\mu_1 + \gamma)}{\alpha(\mu_1 + \gamma)}. \end{cases} \tag{2.4.27}$$

由 (2.4.27) 可得

$$M_{n+1}^S = \frac{K(\alpha r - \beta)[(\alpha r - \beta)M_n^S + \mu_1 + \gamma] + \alpha r(\mu_1 + \gamma)M_n^S}{\alpha r[(\alpha r - \beta)M_n^S + \mu_1 + \gamma]}. \tag{2.4.28}$$

由 (2.4.3) 的第一个方程可知 $S^* < K = M_1^S$. 故当 $\alpha r > \beta$ 时, 容易验证函数

$$\frac{K(\alpha r - \beta)[(\alpha r - \beta)S + \mu_1 + \gamma] + \alpha r(\mu_1 + \gamma)S}{\alpha r[(\alpha r - \beta)S + \mu_1 + \gamma]}$$

关于 S 是单调增加的. 因此, 如果 $\alpha r > \beta$, 则由 (2.4.28) 可得

$$\begin{aligned} M_2^S - S^* &> \frac{K(\alpha r - \beta)[(\alpha r - \beta)S^* + \mu_1 + \gamma] + \alpha r(\mu_1 + \gamma)S^*}{\alpha r[(\alpha r - \beta)S^* + \mu_1 + \gamma]} - S^* \\[2mm] &= \frac{(\alpha r - \beta)[-\alpha r S^{*2} + K(\alpha r - \beta)S^* + K(\mu_1 + \gamma)]}{\alpha r[(\alpha r - \beta)S^* + \mu_1 + \gamma]} \\[2mm] &= 0, \end{aligned}$$

由此可推出 $M_2^S > S^*$. 利用数学归纳法, 结合 (2.4.28), 有

$$M_n^S > S^*, \quad n = 1, 2, \cdots. \tag{2.4.29}$$

注意到 S^* 满足 $-\alpha r S^2 + K(\alpha r - \beta)S + K(\mu_1 + \gamma) = 0$, 则当 $S > S^*$ 时, 二项式 $-\alpha r S^2 + K(\alpha r - \beta)S + K(\mu_1 + \gamma)$ 是单调减少的. 进一步由 (2.4.28) 和 (2.4.29) 可得, 当 $\alpha r > \beta$ 时,

$$
\begin{aligned}
M_{n+1}^S - M_n^S &= \frac{(\alpha r - \beta)[-\alpha r (M_n^S)^2 + K(\alpha r - \beta)M_n^S + K(\mu_1 + \gamma)]}{\alpha r[(\alpha r - \beta)M_n^S + \mu_1 + \gamma]} \\
&< \frac{(\alpha r - \beta)[-\alpha r S^{*2} + K(\alpha r - \beta)S^* + K(\mu_1 + \gamma)]}{\alpha r[(\alpha r - \beta)M_n^S + \mu_1 + \gamma]} \\
&= 0.
\end{aligned}
$$

因此, 数列 M_n^S 单调不增, 故 $\lim_{n \to +\infty} M_n^S$ 存在. 令 $n \to +\infty$, 根据 (2.4.28), 则有

$$\lim_{n \to +\infty} M_n^S = \frac{K(\alpha r - \beta) + \sqrt{K^2(\alpha r - \beta)^2 + 4\alpha r K(\mu_1 + \gamma)}}{2\alpha r} = S^*. \tag{2.4.30}$$

由 (2.4.27) 和 (2.4.30), 进一步可得

$$\lim_{n \to +\infty} M_n^I = I^*, \quad \lim_{n \to +\infty} N_n^S = S^*, \quad \lim_{n \to +\infty} N_n^I = I^*. \tag{2.4.31}$$

易知

$$N_n^S \leqslant \underline{S} \leqslant \bar{S} \leqslant M_n^S, \quad N_n^I \leqslant \underline{I} \leqslant \bar{I} \leqslant M_n^I. \tag{2.4.32}$$

于是, 由 (2.4.30)—(2.4.32) 可得

$$\bar{S} = \underline{S} = S^*, \quad \bar{I} = \underline{I} = I^*.$$

因此, 有

$$\lim_{t \to +\infty} S(t) = S^*, \quad \lim_{t \to +\infty} I(t) = I^*. \tag{2.4.33}$$

由 (2.4.33) 和系统 (2.4.3) 的第三个方程进一步可得

$$\lim_{t \to +\infty} R(t) = R^*.$$

因此, 地方病平衡点 E^* 是全局吸引的. 由推论 2.4.2 知, 当 $\alpha r > \beta$ 时 E^* 是局部渐近稳定的. 从而, 当 $\mathscr{R}_0 > 1$ 和 $\alpha r > \beta$ 时, E^* 是全局渐近稳定的. $\qquad \square$

定理 2.4.7 当 $\mathscr{R}_0 < 1$ 时, 系统 (2.4.3) 的无病平衡点 $E_1(K, 0, 0)$ 是全局渐近稳定的.

证明　设 $(S(t), I(t), R(t))$ 是系统 (2.4.3) 满足初始条件 (2.4.4) 的任一正解. 注意到 $\mathscr{R}_0 < 1$, 选择充分小的 $\varepsilon > 0$ 满足

$$\beta(K + \varepsilon) < \mu_1 + \gamma. \tag{2.4.34}$$

由系统 (2.4.3) 的第一个方程可得

$$\limsup_{t \to +\infty} S(t) \leqslant K. \tag{2.4.35}$$

因此, 对满足 (2.4.34) 的充分小的 $\varepsilon > 0$, 存在 $T_1 > 0$, 使得当 $t > T_1$ 时, $S(t) \leqslant K + \varepsilon$.

进一步, 由系统 (2.4.3) 的第二个方程可知, 当 $t > T_1 + \tau$ 时,

$$\dot{I}(t) \leqslant \frac{\beta(K + \varepsilon)I(t - \tau)}{1 + \alpha I(t - \tau)} - (\mu_1 + \gamma)I(t).$$

对满足 (2.4.34) 的充分小的 $\varepsilon > 0$, 考虑下面的比较方程

$$\dot{u}(t) = \frac{\beta(K + \varepsilon)u(t - \tau)}{1 + \alpha u(t - \tau)} - (\mu_1 + \gamma)u(t).$$

注意到 (2.4.34) 成立, 由引理 2.4.4 可知 $\lim_{t \to +\infty} u(t) = 0$. 由比较定理可得

$$\lim_{t \to +\infty} I(t) = 0. \tag{2.4.36}$$

因此, 对充分小的 $\varepsilon > 0$, 存在 $T_2 > T_1 + \tau$, 使得当 $t > T_2$ 时, $I(t) < \varepsilon$.

由系统 (2.4.3) 的第一个方程, 当 $t > T_2 + \tau$ 时,

$$\dot{S}(t) \geqslant S(t)\left(r - \frac{\beta\varepsilon}{1 + \alpha\varepsilon} - \frac{rS(t)}{K}\right).$$

由比较定理, 有

$$\liminf_{t \to +\infty} S(t) \geqslant \frac{K}{r}\left(r - \frac{\beta\varepsilon}{1 + \alpha\varepsilon}\right).$$

令 $\varepsilon \to 0$, 则有 $\liminf_{t \to +\infty} S(t) \geqslant K$. 结合 (2.4.35) 可知 $\lim_{t \to +\infty} S(t) = K$.

由 (2.4.36) 和系统 (2.4.3) 的第三个方程进一步可得 $\lim_{t \to +\infty} R(t) = 0$.

注意到当 $\mathscr{R}_0 < 1$ 时, 系统 (2.4.3) 的无病平衡点 $E_1(K, 0, 0)$ 是局部渐近稳定的, 从而当 $\mathscr{R}_0 < 1$ 时, E_1 是全局渐近稳定的.　　　　　　　　□

2.4.5　数值模拟

下面, 我们将给出一个例子以说明 2.4.2 小节中所得理论结果.

例 2.4.1 在系统 (2.4.3) 中, 选取参数 $r = 0.1, K = 80, \alpha = 0.2, \beta = 0.1, \gamma = 0.5, \mu_1 = 0.3, \mu_2 = 0.2$. 这些参数的取值满足定理 2.4.1 的条件. 容易计算 $\mathscr{R}_0 = 10 > 1$, 系统 (2.4.3) 存在唯一地方病平衡点 $E^*(2\sqrt{6410} - 160, 5(\sqrt{6410}/4 - 20), 15(\sqrt{6410}/4 - 20)/3)$. 计算可得 $\tau_0 \approx 5.7671$. 由定理 2.4.1 可知, 当 $\tau < \tau_0$ 时, 系统 (2.4.3) 的地方病平衡点 E^* 是局部稳定的, 当 $\tau > \tau_0$ 时, E^* 不稳定. 当 $\tau = \tau_0$ 时, 系统 (2.4.3) 在 E^* 处出现 Hopf 分支 (图 2.4.1 和图 2.4.2).

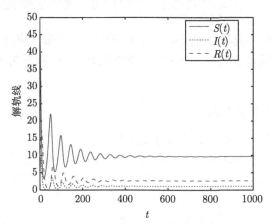

图 2.4.1　参数取值 $r = 0.1, K = 80, \alpha = 0.2, \beta = 0.1, \gamma = 0.5, \mu_1 = 0.3, \mu_2 = 0.2, \tau = 3$ 时, 系统 (2.3.3) 的时间序列图, 这里 $(\phi_1, \phi_2, \phi_3) \equiv (50, 2, 10)$

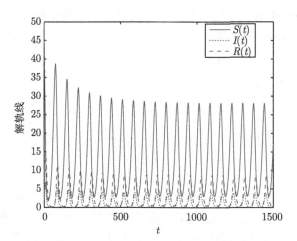

图 2.4.2　参数取值 $r = 0.1, K = 80, \alpha = 0.2, \beta = 0.1, \gamma = 0.5, \mu_1 = 0.3, \mu_2 = 0.2, \tau = 7$ 时, 系统 (2.3.3) 的时间序列图, 这里 $(\phi_1, \phi_2, \phi_3) \equiv (50, 2, 10)$

第 3 章 具有类年龄结构的传染病动力学模型

3.1 具有感染年龄和不完全治疗的结核病传播动力学模型

本节, 我们研究一类具有感染年龄和不完全治疗的结核病传播动力学模型. 通过构造 Lyapunov 泛函并利用 LaSalle 不变性原理, 讨论模型的各可行稳态解的全局渐近稳定性问题.

3.1.1 研究背景和模型的建立

结核病 (TB) 是由结核分枝杆菌引起的慢性传染病, 主要通过结核病患者咳嗽或大声说话排出的飞沫颗粒在空气中传播[64]. 据世界卫生组织报道, 全世界有近三分之一人口是结核病患者或潜在结核病患者. 结核病仍是引起人类死亡的主要传染性疾病[65].

众所周知, 对于结核病恢复的个体, 可能由于激活潜伏感染的个体而引起复发, 复归到感染阶段. 易复发是结核病的一个重要特征, 包括人的结核分枝杆菌和牛疱疹病毒引起的结核病 [48-50]. 对于人类的结核病, 不完全治疗可导致复发, 但接受治疗并被宣布治愈的患者也可能复发[45]. 描述结核病的数学模型在更好地理解结核病的流行规律和控制策略方面发挥了重要的作用 [66-82]. 文献 [82] 考虑了以下结核病动力学模型:

$$\begin{cases} \dot{S}(t) = \lambda - \mu S(t) - \beta S(t)I(t), \\ \dot{L}(t) = \beta S(t)I(t) - (\mu + \nu)L(t) + (1-k)\delta T(t), \\ \dot{I}(t) = \nu L(t) + k\delta T(t) - (\mu + \gamma + \mu_T)I(t), \\ \dot{T}(t) = \gamma I(t) - (\mu + \delta)T(t). \end{cases} \tag{3.1.1}$$

在系统 (3.1.1) 中, $S(t)$ 表示 t 时刻未被结核分枝杆菌感染的易感个体数, $L(t)$ 表示 t 时刻已被感染结核分枝杆菌但尚未出现临床症状也不具有传染性的潜伏者类的个体数, $I(t)$ 表示 t 时刻感染结核病但尚未接受治疗的活动性患者的个体数, $T(t)$ 表示 t 时刻接受治疗的个体数.

模型 (3.1.1) 基于以下假设[82]:

(A1) λ 是易感人口的常数补充率, β 是每个感染者对易感者的感染率, $\beta I(t)$ 是 t 时刻易感类感染结核分枝杆菌的概率.

(A2) 潜伏者类转移到感染者类的比率为 ν.

(A3) 感染结核病的活动性患者的因病死亡率为 μ_T, 自然死亡率为 μ, γ 是感染者类的治愈率.

(A4) δ 是接受治疗的个体离开治疗仓室的转移率系数. $k(0 \leqslant k \leqslant 1)$ 是接受治疗个体的耐药部分比例, 在临床上, k 反映了结核病的治疗失败比例. $k = 0$ 表明接受治疗的所有个体都将成为潜伏者, 而 $k = 1$ 则意味着治疗完全失败, 即所有的接受治疗个体仍具有传染性.

我们注意到, 系统 (3.1.1) 利用具有不同变量的常微分方程来描述诸如易感者类、潜伏者类、感染者类和治疗者类的人口变化率, 且假定每一仓室中的成员没有行为的差异. 例如, 假定染病者在其感染周期内具有相同的传染性, 且在每个仓室的停留时间服从指数分布[83]. 然而, 实验研究表明, 不同年龄的个体对同一种疾病的感染力不同[84]. 对结核病感染来说, 结核杆菌主要通过呼吸道传播, 其传播速度取决于肺部的病变程度和宿主自身免疫系统的抵抗能力. 例如, 结核杆菌携带者在最初感染的 2—5 年内, 发展成为活动性结核病的可能性较大, 而多数结核杆菌的潜伏期都比较长, 直到宿主年老或与其他疾病如 HIV 共同感染而引起免疫能力下降才可能发病 [85-87].

在文献 [83] 中, 通过将个体在潜伏者类仓室和感染者类仓室中度过的时间作为变量, McCluskey 考虑了以下潜伏者类和感染者类具有连续年龄结构的传染病模型:

$$
\begin{cases}
\dot{S}(t) = \Lambda - \mu_S S(t) - S(t) \int_0^\infty \beta(a)i(a,t)\mathrm{d}a, \\
\dfrac{\partial e(a,t)}{\partial t} + \dfrac{\partial e(a,t)}{\partial a} = -(\mu(a) + \gamma(a))e(a,t), \\
\dfrac{\partial i(a,t)}{\partial t} + \dfrac{\partial i(a,t)}{\partial a} = -\nu(a)i(a,t),
\end{cases}
\tag{3.1.2}
$$

其边界条件为

$$
\begin{cases}
e(0,t) = S(t) \int_0^\infty \beta(a)i(a,t)\mathrm{d}a, \\
i(0,t) = \int_0^\infty \gamma(a)e(a,t)\mathrm{d}a.
\end{cases}
\tag{3.1.3}
$$

在系统 (3.1.2) 中, $e(a,t)$ 和 $i(a,t)$ 分别表示 t 时刻潜伏者类和感染者类的个数, 其中 a 表示个体在潜伏者类和感染者类仓室中度过的时间. 在潜伏者类仓室度过时间 a 的个体以比率 $\gamma(a)$ 进入感染者类仓室, 并以比率 $\mu(a)$ 被移出. 已在感染者类仓室度过时间 a 的个体以比率 $\nu(a)$ 移出并以传染率 $\beta(a)$ 感染易感者个体. 近年来, 对具有类年龄结构的传染病动力学模型的研究已引起了国内外学者的广泛关注 [77,88-94].

　　受文献 [82] 和 [83] 工作的启发, 本节中, 我们研究潜伏者类和感染者类个体中的不完全治疗和类年龄结构等因素对结核病传播动力学的影响. 为此, 我们考虑以下微分方程系统:

$$
\begin{cases}
\dot{S}(t) = A - \mu S(t) - S(t) \int_0^\infty \beta(a) i(a,t)\mathrm{d}a, \\[2mm]
\dfrac{\partial e(\theta,t)}{\partial t} + \dfrac{\partial e(\theta,t)}{\partial \theta} = -(\mu + \nu(\theta)) e(\theta,t), \qquad \theta > 0, \\[2mm]
\dfrac{\partial i(a,t)}{\partial t} + \dfrac{\partial i(a,t)}{\partial a} = -(\mu_1(a) + \gamma(a)) i(a,t), \quad a > 0, \\[2mm]
\dot{T}(t) = \int_0^\infty \gamma(a) i(a,t)\mathrm{d}a - (\mu_2 + \delta) T(t),
\end{cases}
\tag{3.1.4}
$$

满足边界条件

$$
\begin{cases}
e(0,t) = S(t) \int_0^\infty \beta(a) i(a,t)\mathrm{d}a + (1-p)\delta T(t), \\[2mm]
i(0,t) = \int_0^\infty \nu(\theta) e(\theta,t)\mathrm{d}\theta + p\delta T(t)
\end{cases}
\tag{3.1.5}
$$

和初始条件

$$
X_0 := (S(0), e(\cdot,0), i(\cdot,0), T(0)) = (S^0, e_0(\cdot), i_0(\cdot), T^0) \in \mathscr{X},
\tag{3.1.6}
$$

其中 $\mathscr{X} = \mathbb{R}^+ \times L_+^1(0,\infty) \times L_+^1(0,\infty) \times \mathbb{R}^+$, $L_+^1(0,\infty)$ 是从 $(0,\infty)$ 映到 $\mathbb{R}^+ = [0,\infty)$ 上的可积函数的全体. 在系统 (3.1.4) 中, $S(t)$ 表示 t 时刻未染病但有可能感染结核病的个体数; $e(\theta,t)$ 表示 t 时刻潜伏类的密度 (已被感染但尚未具有感染力的个体); $i(a,t)$ 表示 t 时刻感染结核病时间为 a 的染病者的密度; $T(t)$ 表示 t 时刻正在接受治疗的个体数. 系统 (3.1.4) 中所有参数和变量的定义如表 3.1.1 所示.

表 3.1.1　系统(3.1.4)中参数的定义

参数	定义
A	由于环境中人口的出生或移民产生的易感人群的自然补充率
μ	人口的平均自然死亡率
θ	潜伏周期, 即从个体进入潜伏类开始在该类中所度过的时间
a	感染年龄, 即从个体感染疾病时刻起到当前所度过的时间
$\mu_1(a)$	感染类仓室个体的移出率
$\beta(a)$	感染年龄为 a 的染病者的传染率
$\gamma(a)$	感染年龄为 a 的染病者个体的恢复率
$\nu(\theta)$	在潜伏类仓室度过时间 θ 的个体转化为染病类的比率
δ	接受治疗的个体离开仓室的转移率
p	重新感染并直接发展为结核患者的比例
$1-p$	重新感染的人口进入潜伏类的比例
μ_2	接受治疗的个体的死亡率

对系统 (3.1.4), 作进一步假设:

(H1) β 和 ν 在 $\mathbb{R}^+$ 上是 Lipschitz 连续的, Lipschitz 系数分别为 L_β 和 L_ν.

(H2) $\beta, \gamma, \nu \in L_+^\infty(0, \infty)$, $\bar{\beta}, \bar{\gamma}$ 和 $\bar{\nu}$ 分别是 β, γ 和 ν 的上确界. 存在正常数 ν_0 和 γ_0 分别使 $\nu_0 = \min_{\theta \geqslant 0} \nu(\theta)$ 和 $\gamma_0 = \min_{a \geqslant 0} \gamma(a)$ 成立.

(H3) 存在正常数 μ_0 满足 $\mu_0 = \min\{\mu, \mu_2\}$, $\mu_1(a)$ 是 $\mathbb{R}^+$ 上的有界函数, 且对所有 $a \geqslant 0$, 满足 $\mu_1(a) \geqslant \mu_0$.

由具有年龄结构的动力系统基本理论[95, 96] 可知, 系统 (3.1.4) 存在唯一满足边界条件 (3.1.5) 和初始条件 (3.1.6) 的解 $(S(t), e(\cdot, t), i(\cdot, t), T(t))$. 容易验证, 系统 (3.1.4) 满足边界条件 (3.1.5) 和初始条件 (3.1.6) 的所有解在区间 $[0, +\infty)$ 上有定义, 且对所有 $t \geqslant 0$ 恒为正. 此外, $\mathscr{X}$ 是正的不变集, 由系统 (3.1.4) 确定一个连续半流 $\Phi: \mathbb{R}^+ \times \mathscr{X} \to \mathscr{X}$, 即

$$\Phi_t(X_0) = \Phi(t, X_0) := (S(t), e(\cdot, t), i(\cdot, t), T(t)), \quad t \geqslant 0, \quad X_0 \in \mathscr{X}. \tag{3.1.7}$$

给定点 $(x, \varphi_1, \varphi_2, z) \in \mathscr{X}$, 定义范数

$$\|(x, \varphi_1, \varphi_2, z)\|_{\mathscr{X}} := x + \int_0^\infty \varphi_1(a) \mathrm{d}a + \int_0^\infty \varphi_2(a) \mathrm{d}a + z.$$

3.1.2 解的有界性

本小节, 我们将证明半流 $\{\Phi(t)\}_{t \geqslant 0}$ 的有界性.

命题 3.1.1 对于由 (3.1.7) 定义的连续半流 Φ_t, 以下结论成立:

(i) 对所有 $t \geqslant 0$, 有 $\dfrac{\mathrm{d}}{\mathrm{d}t}\|\Phi_t(X_0)\|_{\mathscr{X}} \leqslant A - \mu_0\|\Phi_t(X_0)\|_{\mathscr{X}}$;

(ii) 对所有 $t \geqslant 0$, 有 $\|\Phi_t(X_0)\|_{\mathscr{X}} \leqslant \max\{A/\mu_0, \|X_0\|_{\mathscr{X}}\}$;

(iii) $\limsup_{t \to +\infty} \|\Phi_t(X_0)\|_{\mathscr{X}} \leqslant A/\mu_0$;

(iv) Φ_t 是点耗散的, 即存在一个有界集吸引 $\mathscr{X}$ 中的所有点.

证明 设 $\Phi_t(X_0) = \Phi(t, X_0) := (S(t), e(\cdot, t), i(\cdot, t), T(t))$ 是系统 (3.1.4) 满足边界条件 (3.1.5) 和初始条件 (3.1.6) 的任一正解. 记

$$\|X_0\|_{\mathscr{X}} = S^0 + \int_0^\infty e_0(\theta) \mathrm{d}\theta + \int_0^\infty i_0(a) \mathrm{d}a + T^0.$$

令

$$\|\Phi(t, X_0)\|_{\mathscr{X}} = S(t) + \int_0^\infty e(\theta, t) \mathrm{d}\theta + \int_0^\infty i(a, t) \mathrm{d}a + T(t). \tag{3.1.8}$$

由系统 (3.1.4) 计算可得

$$\frac{\mathrm{d}}{\mathrm{d}t}\|\Phi(t,X_0)\|_{\mathscr{X}} = A - \mu S(t) - S(t)\int_0^\infty \beta(a)i(a,t)\mathrm{d}a$$
$$+ \int_0^\infty \frac{\partial e(\theta,t)}{\partial t}\mathrm{d}\theta + \int_0^\infty \frac{\partial i(a,t)}{\partial t}\mathrm{d}a$$
$$+ \int_0^\infty \gamma(a)i(a,t)\mathrm{d}a - (\mu_2 + \delta)T(t). \tag{3.1.9}$$

将

$$\frac{\partial e(\theta,t)}{\partial t} + \frac{\partial e(\theta,t)}{\partial \theta} = -(\mu + \nu(\theta))e(\theta,t)$$

和

$$\frac{\partial i(a,t)}{\partial t} + \frac{\partial i(a,t)}{\partial a} = -(\mu_1(a) + \gamma(a))i(a,t)$$

代入 (3.1.9), 则有

$$\frac{\mathrm{d}}{\mathrm{d}t}\|\Phi(t,X_0)\|_{\mathscr{X}} = A - \mu S(t) - S(t)\int_0^\infty \beta(a)i(a,t)\mathrm{d}a$$
$$- \int_0^\infty \frac{\partial e(\theta,t)}{\partial \theta}\mathrm{d}\theta - \int_0^\infty (\mu + \nu(\theta))e(\theta,t)\mathrm{d}\theta$$
$$- \int_0^\infty \frac{\partial i(a,t)}{\partial a}\mathrm{d}a - \int_0^\infty (\mu_1(a) + \gamma(a))i(a,t)\mathrm{d}a$$
$$+ \int_0^\infty \gamma(a)i(a,t)\mathrm{d}a - (\mu_2 + \delta)T(t)$$
$$= A - \mu S(t) - S(t)\int_0^\infty \beta(a)i(a,t)\mathrm{d}a$$
$$- e(\theta,t)\big|_0^\infty - \int_0^\infty (\mu + \nu(\theta))e(\theta,t)\mathrm{d}\theta$$
$$- i(a,t)\big|_0^\infty - \int_0^\infty (\mu_1(a) + \gamma(a))i(a,t)\mathrm{d}a$$
$$+ \int_0^\infty \gamma(a)i(a,t)\mathrm{d}a - (\mu_2 + \delta)T(t). \tag{3.1.10}$$

由 (3.1.5) 和 (3.1.10), 有

$$\frac{\mathrm{d}}{\mathrm{d}t}\|\Phi(t,X_0)\|_{\mathscr{X}} \leqslant A - \mu S(t) - \mu\int_0^\infty e(\theta,t)\mathrm{d}\theta$$
$$- \int_0^\infty \mu_1(a)i(a,t)\mathrm{d}a - \mu_2 T(t)$$
$$\leqslant A - \mu_0\|\Phi(t,X_0)\|_{\mathscr{X}}, \tag{3.1.11}$$

由此可得

$$\|\Phi(t,X_0)\|_{\mathscr{X}} \leqslant \frac{A}{\mu_0} - e^{-\mu_0 t}\left\{\frac{A}{\mu_0} - \|X_0\|_{\mathscr{X}}\right\}. \tag{3.1.12}$$

从而, 对所有 $t \geqslant 0$, 有

$$\|\Phi(t, X_0)\|_{\mathscr{X}} \leqslant \max\left\{\frac{A}{\mu_0}, \|X_0\|_{\mathscr{X}}\right\}. \tag{3.1.13}$$

$\square$

由命题 3.1.1 可得以下结论.

命题 3.1.2 对于 $K \geqslant A/\mu_0$, 如果 $X_0 \in \mathscr{X}$ 和 $\|X_0\|_{\mathscr{X}} \leqslant K$ 成立, 则对所有 $t \geqslant 0$, 有

$$S(t) \leqslant K, \quad \int_0^\infty e(\theta, t)\mathrm{d}\theta \leqslant K, \quad \int_0^\infty i(a, t)\mathrm{d}a \leqslant K, \quad T(t) \leqslant K. \tag{3.1.14}$$

命题 3.1.3 假定 $C \in \mathscr{X}$ 有界, 则

(1) $\Phi_t(C)$ 有界;

(2) Φ_t 在 C 上最终有界.

3.1.3 渐近光滑性

为了研究系统 (3.1.4) 满足边界条件 (3.1.5) 和初始条件 (3.1.6) 解的全局动力学性态, 本小节, 我们将讨论由系统 (3.1.4) 确定的连续半流 $\{\Phi(t)\}_{t \geqslant 0}$ 的渐近光滑性.

设 $(S(t), e(\cdot, t), i(\cdot, t), T(t))$ 为系统 (3.1.4) 满足边界条件 (3.1.5) 和初始条件 (3.1.6) 的任一正解. 沿特征线 $t - a = \mathrm{const}$ 分别对系统 (3.1.4) 的第二和第三个方程积分, 可得

$$e(\theta, t) = \begin{cases} L_1(t - \theta)\phi_1(\theta), & 0 \leqslant \theta < t, \\ e_0(\theta - t)\dfrac{\phi_1(\theta)}{\phi_1(\theta - t)}, & 0 \leqslant t \leqslant \theta \end{cases} \tag{3.1.15}$$

和

$$i(a, t) = \begin{cases} L_2(t - a)\phi_2(a), & 0 \leqslant a < t, \\ i_0(a - t)\dfrac{\phi_2(a)}{\phi_2(a - t)}, & 0 \leqslant t \leqslant a, \end{cases} \tag{3.1.16}$$

其中

$$\phi_1(\theta) = e^{-\int_0^\theta (\mu + \nu(s))\mathrm{d}s}, \quad \phi_2(a) = e^{-\int_0^a (\mu_1(s) + \gamma(s))\mathrm{d}s}, \tag{3.1.17}$$

$$L_1(t) = S(t)A_1(t) + (1 - p)\delta T(t), \quad L_2(t) = A_2(t) + p\delta T(t), \tag{3.1.18}$$

这里

$$A_1(t) = \int_0^\infty \beta(a)i(a, t)\mathrm{d}a, \quad A_2(t) = \int_0^\infty \nu(\theta)e(\theta, t)\mathrm{d}\theta. \tag{3.1.19}$$

命题 3.1.4　函数 $A_1(t)$ 和 $A_2(t)$ 在 $\mathbb{R}^+$ 上是 Lipschitz 连续的.

证明　假定 $K \geqslant \max\{A/\mu_0, \|X_0\|_{\mathscr{X}}\}$. 由命题 3.1.1, 对所有 $t \geqslant 0$, $\|\Phi_t\|_{\mathscr{X}} \leqslant K$. 对于 $t \geqslant 0$ 和 $h > 0$, 有

$$
\begin{aligned}
A_1(t+h) - A_1(t) &= \int_0^\infty \beta(a)i(a,t+h)\mathrm{d}a - \int_0^\infty \beta(a)i(a,t)\mathrm{d}a \\
&= \int_0^h \beta(a)i(a,t+h)\mathrm{d}a + \int_h^\infty \beta(a)i(a,t+h)\mathrm{d}a \\
&\quad - \int_0^\infty \beta(a)i(a,t)\mathrm{d}a.
\end{aligned}
\tag{3.1.20}
$$

将 (3.1.16) 代入 (3.1.20), 可得

$$
\begin{aligned}
A_1(t+h) - A_1(t) &= \int_0^h \beta(a)L_2(t+h-a)\phi_2(a)\mathrm{d}a \\
&\quad + \int_h^\infty \beta(a)i(a,t+h)\mathrm{d}a - \int_0^\infty \beta(a)i(a,t)\mathrm{d}a.
\end{aligned}
\tag{3.1.21}
$$

由命题 3.1.2 可知 $L_2(t) \leqslant (\bar{\nu} + p\delta)K$. 注意到 $\phi_2(a) \leqslant 1$, 于是由 (3.1.21) 可知

$$
\begin{aligned}
|A_1(t+h) - A_1(t)| &\leqslant \bar{\beta}(\bar{\nu} + p\delta)Kh \\
&\quad + \left| \int_h^\infty \beta(a)i(a,t+h)\mathrm{d}a - \int_0^\infty \beta(a)i(a,t)\mathrm{d}a \right| \\
&= \left| \int_0^\infty \beta(\sigma+h)i(\sigma+h,t+h)\mathrm{d}\sigma - \int_0^\infty \beta(a)i(a,t)\mathrm{d}a \right| \\
&\quad + \bar{\beta}(\bar{\nu} + p\delta)Kh.
\end{aligned}
\tag{3.1.22}
$$

进一步由 (3.1.16), 对所有的 $a \geqslant 0, t \geqslant 0, h \geqslant 0$, 可得

$$
i(a+h, t+h) = i(a,t)\frac{\phi_2(a+h)}{\phi_2(a)} = i(a,t)e^{-\int_a^{a+h}(\mu_1(s)+\gamma(s))\mathrm{d}s}.
\tag{3.1.23}
$$

因此, (3.1.22) 可改写为

$$
\begin{aligned}
&|A_1(t+h) - A_1(t)| \\
&\leqslant \bar{\beta}(\bar{\nu} + p\delta)Kh \\
&\quad + \left| \int_0^\infty \beta(a+h)i(a,t)e^{-\int_a^{a+h}(\mu_1(s)+\gamma(s))\mathrm{d}s}\mathrm{d}a - \int_0^\infty \beta(a)i(a,t)\mathrm{d}a \right| \\
&\leqslant \bar{\beta}(\bar{\nu} + p\delta)Kh + \int_0^\infty \beta(a+h)\left(1 - e^{-\int_a^{a+h}(\mu_1(s)+\gamma(s))\mathrm{d}s}\right)i(a,t)\mathrm{d}a \\
&\quad + \int_0^\infty |\beta(a+h) - \beta(a)|\,i(a,t)\mathrm{d}a.
\end{aligned}
\tag{3.1.24}
$$

注意到当 $x \geqslant 0$ 时, 有 $1 - e^{-x} \leqslant x$ 成立, 从而由 (3.1.24) 可得

$$|A_1(t+h) - A_1(t)| \leqslant K \left[\bar{\beta}(\bar{\nu} + p\delta + \bar{\mu}_1 + \bar{\gamma}) + L_\beta \right] h, \tag{3.1.25}$$

即 $A_1(t)$ 在 $\mathbb{R}^+$ 上是 Lipschitz 连续的.

类似地, 有

$$|A_2(t+h) - A_2(t)| \leqslant K[\bar{\nu}(\bar{\beta}K + (1-p)\delta + \mu + \bar{\nu}) + L_\nu]h. \tag{3.1.26}$$

从而, $A_2(t)$ 在 $\mathbb{R}^+$ 上是 Lipschitz 连续的. □

命题 3.1.5　函数 $L_1(t)$ 和 $L_2(t)$ 在 $\mathbb{R}^+$ 上是 Lipschitz 连续的.

证明　假定 $K \geqslant \max\{A/\mu_0, \|X_0\|_{\mathscr{X}}\}$. 由命题 3.1.1, 对所有 $t \geqslant 0$, 有 $\|\Phi_t\|_{\mathscr{X}} \leqslant K$. 对于 $t \geqslant 0$ 和 $h > 0$, 有

$$\begin{aligned}
|L_1(t+h) - L_1(t)| &\leqslant |S(t+h)A_1(t+h) - S(t)A_1(t)| \\
&\quad + (1-p)\delta|T(t+h) - T(t)| \\
&\leqslant A_1(t+h)\,|S(t+h) - S(t)| + S(t)\,|A_1(t+h) - A_1(t)| \\
&\quad + (1-p)\delta|T(t+h) - T(t)| \\
&\leqslant \bar{\beta}K\left(A + \mu K + \bar{\beta}K^2\right)h \\
&\quad + K^2\left[\bar{\beta}(\bar{\nu} + p\delta + \bar{\mu}_1 + \bar{\gamma}) + L_\beta\right]h \\
&\quad + \delta K(1-p)(\bar{\gamma} + \mu_2 + \delta)h \\
&:= M_{L_1}h. \tag{3.1.27}
\end{aligned}$$

类似可得

$$|L_2(t+h) - L_2(t)| \leqslant M_{L_2}h, \tag{3.1.28}$$

其中

$$M_{L_2} = K[\bar{\nu}(\bar{\beta}K + (1-p)\delta + \mu + \bar{\nu}) + L_\nu] + p\delta K(\bar{\gamma} + \mu_2 + \delta). \qquad \square$$

下面, 我们先介绍两个定理 (文献 [97] 定理 2.46 和定理 B.2), 在证明半流 Φ 的渐近光滑性时将会用到.

定理 3.1.6　*如果存在映射 $\Theta, \Psi : \mathbb{R}^+ \times \mathscr{X}_+ \to \mathscr{X}_+$, 使得 $\Phi(t,x) = \Theta(t,x) + \Psi(t,x)$, 且对于 Φ 的任意正向不变有界闭子集 $C \subset \mathscr{X}_+$, 下列条件成立:*

(1) $\lim_{t \to +\infty} \mathrm{diam}\Theta(t,C) = 0$;

(2) 存在 $t_C \geqslant 0$, 使得对每一个 $t \geqslant t_C$, $\Psi(t,C)$ 有紧闭包,

则半流 $\Phi : \mathbb{R}^+ \times \mathscr{X}_+ \to \mathscr{X}_+$ 是渐近光滑的.

定理 3.1.7　假定 C 是 $L^1(\mathbb{R}^+)$ 的子集, 则 C 有紧闭包当且仅当以下条件成立:

(i) $\sup_{f \in C} \int_0^\infty |f(a)|\mathrm{d}a < \infty$;

(ii) 当 $f \in C$ 时, 一致地有 $\lim_{r \to \infty} \int_r^\infty |f(a)|\mathrm{d}a = 0$;

(iii) 当 $f \in C$ 时, 一致地有 $\lim_{h \to 0^+} \int_0^\infty |f(a+h) - f(a)|\mathrm{d}a = 0$;

(iv) 当 $f \in C$ 时, 一致地有 $\lim_{h \to 0^+} \int_0^h |f(a)|\mathrm{d}a = 0$.

定理 3.1.8　由系统 (3.1.4) 确定的连续半流 Φ 是渐近光滑的.

证明　为验证定理 3.1.6 中的条件 (1) 和 (2) 成立, 我们将半流 Φ 分解成两部分: 当 $t \geqslant 0$ 时, 令

$$\Psi(t, X_0) := \left(S(t), \tilde{e}(\cdot, t), \tilde{i}(\cdot, t), T(t)\right), \quad \Theta(t, X_0) := \left(0, \tilde{\phi}_e(\cdot, t), \tilde{\phi}_i(\cdot, t), 0\right),$$

其中

$$\tilde{e}(\theta, t) = \begin{cases} L_1(t - \theta)\phi_1(\theta), & 0 \leqslant \theta \leqslant t, \\ 0, & 0 \leqslant t < \theta, \end{cases}$$
$$\tilde{\phi}_e(\theta, t) = \begin{cases} 0, & 0 \leqslant \theta \leqslant t, \\ e_0(\theta - t)\dfrac{\phi_1(\theta)}{\phi_1(\theta - t)}, & 0 \leqslant t < \theta, \end{cases} \tag{3.1.29}$$

$$\tilde{i}(a, t) = \begin{cases} L_2(t - a)\phi_2(a), & 0 \leqslant a \leqslant t, \\ 0, & 0 \leqslant t < a, \end{cases}$$
$$\tilde{\phi}_i(a, t) = \begin{cases} 0, & 0 \leqslant a \leqslant t, \\ i_0(a - t)\dfrac{\phi_2(a)}{\phi_2(a - t)}, & 0 \leqslant t < a. \end{cases} \tag{3.1.30}$$

显然, 当 $t \geqslant 0$ 时, 我们有 $\Phi = \Theta + \Psi$.

假定 C 是 $\mathscr{X}$ 的有界子集且 $K > A/\mu_0$ 为 C 的界, 记 $\Phi(t, X_0) = (S(t), e(\cdot, t), i(\cdot, t), T(t))$, 其中 $X_0 = (S^0, e_0(\cdot), i_0(\cdot), T^0) \in C$, 则有

$$\begin{aligned} \|\tilde{\phi}_e(\cdot, t)\|_{L^1} &= \int_0^\infty |\tilde{\phi}_e(\theta, t)|\mathrm{d}\theta \\ &= \int_t^\infty e_0(\theta - t)\frac{\phi_1(\theta)}{\phi_1(\theta - t)}\mathrm{d}\theta. \end{aligned} \tag{3.1.31}$$

令 $\theta - t = \sigma$, 则由 (3.1.31) 可得

$$
\begin{aligned}
\|\tilde{\phi}_e(\cdot, t)\|_{L^1} &= \int_0^\infty e_0(\sigma) \frac{\phi_1(\sigma + t)}{\phi_1(\sigma)} \mathrm{d}\sigma \\
&= \int_0^\infty e_0(\sigma) e^{-\int_\sigma^{\sigma+t} (\mu + \nu(s)) \mathrm{d}s} \mathrm{d}\sigma \\
&\leqslant e^{-(\mu + \nu_0)t} \int_0^\infty e_0(\sigma) \mathrm{d}\sigma \\
&\leqslant K e^{-(\mu + \nu_0)t},
\end{aligned}
\tag{3.1.32}
$$

从而有 $\lim_{t \to +\infty} \|\tilde{\phi}_e(\cdot, t)\|_{L^1} = 0$. 类似可证 $\|\tilde{\phi}_i(\cdot, t)\|_{L^1} \leqslant K e^{-(\mu_0 + \gamma_0)t}$, 从而有

$$
\lim_{t \to +\infty} \|\tilde{\phi}_i(\cdot, t)\|_{L^1} = 0.
\tag{3.1.33}
$$

因此, $\Theta(t, X_0)$ 以指数速率递减趋近于 $0 \in \mathscr{X}$, 即有 $\lim_{t \to +\infty} \operatorname{diam} \Theta(t, \mathcal{C}) = 0$, 从而定理 3.1.6 的条件 (1) 成立.

下面, 我们验证定理 3.1.7 的条件 (i)—(iv) 来证明对每个 $t \geqslant t_{\mathcal{C}}$, $\Psi(t, \mathcal{C})$ 有紧闭包.

由命题 3.1.2 可知 $S(t)$ 和 $T(t)$ 保持在有界集 $[0, K]$ 中. 下面, 将证明 $\tilde{e}(\theta, t)$ 和 $\tilde{i}(a, t)$ 保持在 L_+^1 的预紧子集里, 与 X_0 无关. 易知

$$
\tilde{e}(\theta, t) \leqslant \bar{L}_1 e^{-(\mu + \nu_0)\theta}, \quad \tilde{i}(a, t) \leqslant \bar{L}_2 e^{-(\mu_0 + \gamma_0)a},
\tag{3.1.34}
$$

其中

$$
\bar{L}_1 = \bar{\beta} K^2 + (1 - p)\delta K, \quad \bar{L}_2 = \bar{\nu} K + p \delta K.
\tag{3.1.35}
$$

因此, 定理 (3.1.7) 的条件 (i),(ii) 和 (iv) 可直接得出. 下面只需证明定理 (3.1.7) 的条件 (iii) 成立. 由于我们只关注 $h \to 0$ 时的极限, 故可假设 $h \in (0, t)$. 此时, 有

$$
\begin{aligned}
\int_0^\infty |\tilde{e}(\theta + h, t) - \tilde{e}(\theta, t)| \mathrm{d}\theta &= \int_0^{t-h} |L_1(t - \theta - h)\phi_1(\theta + h) - L_1(t - \theta)\phi_1(\theta)| \, \mathrm{d}\theta \\
&\quad + \int_{t-h}^t L_1(t - \theta)\phi_1(\theta) \mathrm{d}\theta \\
&\leqslant \int_0^{t-h} L_1(t - \theta - h) |\phi_1(\theta + h) - \phi_1(\theta)| \, \mathrm{d}\theta \\
&\quad + \int_0^{t-h} |L_1(\theta - t - h) - L_1(\theta - t)| \phi_1(\theta) \mathrm{d}\theta \\
&\quad + \int_{t-h}^t L_1(t - \theta)\phi_1(\theta) \mathrm{d}\theta.
\end{aligned}
\tag{3.1.36}
$$

进一步, 由 (3.1.35) 和 (3.1.36) 可得

$$\int_0^\infty |\tilde{e}(\theta+h,t)-\tilde{e}(\theta,t)|\mathrm{d}\theta \leqslant \bar{L}_1 \int_0^{t-h} \phi_1(\theta)\left(1-e^{-\int_\theta^{\theta+h}(\mu+\nu(s))\mathrm{d}s}\right)\mathrm{d}\theta$$

$$+M_{L_1}h\int_0^{t-h}\phi_1(\theta)\mathrm{d}\theta+\bar{L}_1\int_{t-h}^t\phi_1(\theta)\mathrm{d}\theta$$

$$\leqslant \bar{L}_1\int_0^{t-h}\phi_1(\theta)\int_\theta^{\theta+h}(\mu+\nu(s))\mathrm{d}s\mathrm{d}\theta+M_{L_1}h+\bar{L}_1h$$

$$\leqslant \left[(\mu+\bar{\nu})\bar{L}_1+M_{L_1}+\bar{L}_1\right]h. \tag{3.1.37}$$

类似地, 有

$$\int_0^\infty |\tilde{i}(a+h,t)-\tilde{i}(a,t)|\mathrm{d}a \leqslant \left[(\bar{\mu}_1+\bar{\gamma})\bar{L}_2+M_{L_2}+\bar{L}_2\right]h. \tag{3.1.38}$$

因此, 定理 3.1.7 的条件 (iii) 成立. 由定理 3.1.6 可知, 由系统 (3.1.4) 确定的半流 Φ 是渐近光滑的. □

由文献 [97] 中定理 2.33 和定理 3.1.8 可得以下结论.

定理 3.1.9　*存在一个包含于 $\mathscr{X}$ 的全局吸引子 A, 且 A 吸引 $\mathscr{X}$ 中的所有有界集.*

3.1.4　基本再生数和可行稳态解

本小节, 我们将讨论系统 (3.1.4) 的可行稳态解的存在性.

显然, 系统 (3.1.4) 总存在一个无病稳态解 $E_1(A/\mu,0,0,0)$. 若系统 (3.1.4) 存在一个地方病稳态解 $(S^*,e^*(\theta),i^*(a),T^*)$, 则它必满足下列方程组:

$$\begin{cases} A-\mu S^*-S^*\int_0^\infty \beta(a)i^*(a)\mathrm{d}a=0, \\[2mm] \dfrac{\mathrm{d}e^*(\theta)}{\mathrm{d}\theta}=-(\mu+\nu(\theta))e^*(\theta), \\[2mm] \dfrac{\mathrm{d}i^*(a)}{\mathrm{d}a}=-(\mu_1(a)+\gamma(a))i^*(a), \\[2mm] \int_0^\infty \gamma(a)i^*(a)\mathrm{d}a=(\mu_2+\delta)T^*, \\[2mm] e^*(0)=S^*\int_0^\infty \beta(a)i^*(a)\mathrm{d}a+(1-p)\delta T^*, \\[2mm] i^*(0)=\int_0^\infty \nu(\theta)e^*(\theta)\mathrm{d}\theta+p\delta T^*. \end{cases} \tag{3.1.39}$$

由 (3.1.39) 的第二和第三个方程可得

$$e^*(\theta)=e^*(0)\phi_1(\theta),\quad i^*(a)=i^*(0)\phi_2(a). \tag{3.1.40}$$

进一步, 由 (3.1.39) 的第四个方程有

$$T^* = \frac{\int_0^\infty \gamma(a)i^*(a)\mathrm{d}a}{\mu_2 + \delta}. \tag{3.1.41}$$

由 (3.1.41) 和 (3.1.39) 的第五个方程可得

$$e^*(0) = S^* i^*(0) \int_0^\infty \beta(a)\phi_2(a)\mathrm{d}a + \frac{(1-p)\delta}{\mu_2 + \delta} i^*(0) \int_0^\infty \gamma(a)\phi_2(a)\mathrm{d}a. \tag{3.1.42}$$

由 (3.1.41) 和 (3.1.39) 的第六个方程有

$$i^*(0) = e^*(0) \int_0^\infty \nu(\theta)\phi_1(\theta)\mathrm{d}\theta + \frac{p\delta}{\mu_2 + \delta} i^*(0) \int_0^\infty \gamma(a)\phi_2(a)\mathrm{d}a. \tag{3.1.43}$$

将 (3.1.42) 代入 (3.1.43) 中, 可得

$$1 = \int_0^\infty \nu(\theta)\phi_1(\theta)\mathrm{d}\theta \left[S^* \int_0^\infty \beta(a)\phi_2(a)\mathrm{d}a + \frac{(1-p)\delta}{\mu_2 + \delta} \int_0^\infty \gamma(a)\phi_2(a)\mathrm{d}a \right]$$
$$+ \frac{p\delta}{\mu_2 + \delta} \int_0^\infty \gamma(a)\phi_2(a)\mathrm{d}a. \tag{3.1.44}$$

由此得到

$$S^* = \frac{\mu_2 + \delta - \delta \left[(1-p) \int_0^\infty \nu(\theta)\phi_1(\theta)\mathrm{d}\theta + p \right] \int_0^\infty \gamma(a)\phi_2(a)\mathrm{d}a}{(\mu_2 + \delta) \int_0^\infty \nu(\theta)\phi_1(\theta)\mathrm{d}\theta \int_0^\infty \beta(a)\phi_2(a)\mathrm{d}a}. \tag{3.1.45}$$

注意到

$$\int_0^\infty \nu(\theta)\phi_1(\theta)\mathrm{d}\theta \leqslant \int_0^\infty \nu(\theta)e^{-\int_0^\theta \nu(s)\mathrm{d}s}\mathrm{d}\theta = 1 - e^{-\int_0^\infty \nu(s)\mathrm{d}s} < 1$$

和

$$\int_0^\infty \gamma(a)\phi_2(a)\mathrm{d}a \leqslant \int_0^\infty \gamma(a)e^{-\int_0^a \gamma(s)\mathrm{d}s}\mathrm{d}a = 1 - e^{-\int_0^\infty \gamma(s)\mathrm{d}s} < 1,$$

从而有 $S^* > 0$.

将 (3.1.45) 代入 (3.1.39) 的第一个方程中, 可得

$$i^*(0) = \frac{\mu}{S^* \int_0^\infty \nu(\theta)\phi_1(\theta)\mathrm{d}\theta \left(\int_0^\infty \beta(a)\phi_2(a)\mathrm{d}a \right)^2} (\mathscr{R}_0 - 1), \tag{3.1.46}$$

其中

$$\mathscr{R}_0 = \frac{A}{\mu} \int_0^\infty \nu(\theta)\phi_1(\theta)\mathrm{d}\theta \int_0^\infty \beta(a)\phi_2(a)\mathrm{d}a$$
$$+ \frac{\delta}{\mu_2 + \delta} \left[(1-p) \int_0^\infty \nu(\theta)\phi_1(\theta)\mathrm{d}\theta + p \right] \int_0^\infty \gamma(a)\phi_2(a)\mathrm{d}a. \tag{3.1.47}$$

$\mathscr{R}_0$ 称为基本再生数, 表示一个染病者在一个染病周期内平均感染的人数[5].

综上所述, 当 $\mathscr{R}_0 > 1$ 时, 除无病稳态解 E_1 外, 系统 (3.1.4) 存在唯一的地方病稳态解 $E^*(S^*, e^*(\theta), i^*(a), T^*)$, 其中

$$
\left\{
\begin{aligned}
S^* &= \frac{\mu_2 + \delta - \left[(1-p)\delta\int_0^\infty \nu(\theta)\phi_1(\theta)\mathrm{d}\theta + p\delta\right]\int_0^\infty \gamma(a)\phi_2(a)\mathrm{d}a}{(\mu_2+\delta)\int_0^\infty \nu(\theta)\phi_1(\theta)\mathrm{d}\theta\int_0^\infty \beta(a)\phi_2(a)\mathrm{d}a}, \\
e^*(\theta) &= \frac{\mu\left[(\mu_2+\delta)S^*\int_0^\infty \beta(a)\phi_2(a)\mathrm{d}a + \delta(1-p)\right]\phi_1(\theta)}{(\mu_2+\delta)S^*\int_0^\infty \nu(\theta)\phi_1(\theta)\mathrm{d}\theta\left(\int_0^\infty \beta(a)\phi_2(a)\mathrm{d}a\right)^2}(\mathscr{R}_0 - 1), \\
i^*(a) &= \frac{\mu\phi_2(a)}{S^*\int_0^\infty \nu(\theta)\phi_1(\theta)\mathrm{d}\theta\left(\int_0^\infty \beta(a)\phi_2(a)\mathrm{d}a\right)^2}(\mathscr{R}_0 - 1), \\
T^* &= \frac{\mu\int_0^\infty \gamma(a)\phi_2(a)\mathrm{d}a}{(\mu_2+\delta)S^*\int_0^\infty \nu(\theta)\phi_1(\theta)\mathrm{d}\theta\left(\int_0^\infty \beta(a)\phi_2(a)\mathrm{d}a\right)^2}(\mathscr{R}_0 - 1).
\end{aligned}
\right.
\tag{3.1.48}
$$

3.1.5　局部稳定性

本小节, 我们将讨论系统 (3.1.4) 的可行稳态解的局部渐近稳定性.

首先讨论无病稳态解 $E_1(A/\mu, 0, 0, 0)$ 的局部渐近稳定性.

令 $S(t) = x_1(t) + A/\mu, e(\theta, t) = y_1(\theta, t), i(a, t) = z_1(a, t), T(t) = w_1(t)$. 将系统 (3.1.4) 在稳态解 E_1 处线性化, 可得

$$
\left\{
\begin{aligned}
&\dot{x}_1(t) = -\mu x_1(t) - \frac{A}{\mu}\int_0^\infty \beta(a)z_1(a, t)\mathrm{d}a, \\
&\frac{\partial y_1(\theta, t)}{\partial t} + \frac{\partial y_1(\theta, t)}{\partial \theta} = -(\mu + \nu(\theta))y_1(\theta, t), \\
&\frac{\partial z_1(a, t)}{\partial t} + \frac{\partial z_1(a, t)}{\partial a} = -(\mu_1(a) + \gamma(a))z_1(a, t), \\
&\dot{w}_1(t) = \int_0^\infty \gamma(a)z_1(a, t)\mathrm{d}a - (\mu_2 + \delta)w_1(t), \\
&y_1(0, t) = \frac{A}{\mu}\int_0^\infty \beta(a)z_1(a, t)\mathrm{d}a + (1-p)\delta w_1(t), \\
&z_1(0, t) = \int_0^\infty \nu(\theta)y_1(\theta, t)\mathrm{d}\theta + p\delta w_1(t).
\end{aligned}
\right.
\tag{3.1.49}
$$

求系统 (3.1.49) 形如 $x_1(t) = x_{11}e^{\lambda t}, y_1(\theta, t) = y_{11}(\theta)e^{\lambda t}, z_1(a, t) = z_{11}(a)e^{\lambda t}, w_1(t) = w_{11}e^{\lambda t}$ 的解, 其中 $x_{11}, y_{11}(\theta), z_{11}(a)$ 和 w_{11} 待定, 可得以下线性特征值

问题:

$$\begin{cases} (\lambda+\mu)x_{11} = -\dfrac{A}{\mu}\displaystyle\int_0^\infty \beta(a)z_{11}(a)\mathrm{d}a, \\[2mm] y'_{11}(\theta) = -(\lambda+\mu+\nu(\theta))y_{11}(\theta), \\[2mm] z'_{11}(a) = -(\lambda+\mu_1(a)+\gamma(a))z_{11}(a), \\[2mm] (\lambda+\mu_2+\delta)w_{11} = \displaystyle\int_0^\infty \gamma(a)z_{11}(a)\mathrm{d}a, \\[2mm] y_{11}(0) = \dfrac{A}{\mu}\displaystyle\int_0^\infty \beta(a)z_{11}(a)\mathrm{d}a + (1-p)\delta w_{11}, \\[2mm] z_{11}(0) = \displaystyle\int_0^\infty \nu(\theta)y_{11}(\theta)\mathrm{d}\theta + p\delta w_{11}. \end{cases} \tag{3.1.50}$$

求解系统 (3.1.50) 的第二和第三个方程, 可得

$$y_{11}(\theta) = y_{11}(0)e^{-\int_0^\theta (\lambda+\mu+\nu(s))\mathrm{d}s} \tag{3.1.51}$$

和

$$z_{11}(a) = z_{11}(0)e^{-\int_0^a (\lambda+\mu_1(s)+\gamma(s))\mathrm{d}s}. \tag{3.1.52}$$

由系统 (3.1.50) 的第四个方程可得

$$w_{11} = \frac{\displaystyle\int_0^\infty \gamma(a)z_{11}(a)\mathrm{d}a}{\lambda+\mu_2+\delta}. \tag{3.1.53}$$

将 (3.1.53) 分别代入系统 (3.1.50) 的第五和六个方程中, 则有

$$y_{11}(0) = \frac{A}{\mu}\int_0^\infty \beta(a)z_{11}(a)\mathrm{d}a + \frac{(1-p)\delta}{\lambda+\mu_2+\delta}\int_0^\infty \gamma(a)z_{11}(a)\mathrm{d}a \tag{3.1.54}$$

和

$$z_{11}(0) = y_{11}(0)\int_0^\infty \nu(\theta)\phi_1(\theta)\mathrm{d}\theta + \frac{p\delta}{\lambda+\mu_2+\delta}\int_0^\infty \gamma(a)z_{11}(a)\mathrm{d}a. \tag{3.1.55}$$

由 (3.1.54) 和 (3.1.55) 可得

$$\begin{aligned} z_{11}(0) = \int_0^\infty \nu(\theta)\phi_1(\theta)\mathrm{d}\theta &\left[\frac{A}{\mu}\int_0^\infty \beta(a)z_{11}(a)\mathrm{d}a\right. \\ &\left. + \frac{(1-p)\delta}{\lambda+\mu_2+\delta}\int_0^\infty \gamma(a)z_{11}(a)\mathrm{d}a\right] + \frac{p\delta}{\lambda+\mu_2+\delta}\int_0^\infty \gamma(a)z_{11}(a)\mathrm{d}a. \end{aligned} \tag{3.1.56}$$

将 (3.1.52) 代入 (3.1.56) 中, 可得系统 (3.1.4) 在无病稳态解 E_1 处的特征方程为

$$f(\lambda) = 1, \tag{3.1.57}$$

其中

$$f(\lambda) = \frac{A}{\mu} \int_0^\infty \nu(\theta)\phi_1(\theta)\mathrm{d}\theta \int_0^\infty \beta(a)e^{-\int_0^a(\lambda+\mu_1(s)+\gamma(s))\mathrm{d}s}\mathrm{d}a$$
$$+ \frac{\delta}{\lambda+\mu_2+\delta}\left[(1-p)\int_0^\infty \nu(\theta)\phi_1(\theta)\mathrm{d}\theta + p\right]$$
$$\times \int_0^\infty \gamma(a)e^{-\int_0^a(\lambda+\mu_1(s)+\gamma(s))\mathrm{d}s}\mathrm{d}a. \tag{3.1.58}$$

显然, $f(0) = \mathscr{R}_0$. 容易验证 $f'(\lambda) < 0$ 和 $\lim_{\lambda\to+\infty} f(\lambda) = 0$ 成立. 因此, 函数 $f(\lambda)$ 单调递减. 因此, 当 $\mathscr{R}_0 > 1$ 时, $f(\lambda) = 1$ 有唯一正实根. 从而当 $\mathscr{R}_0 > 1$ 时, 稳态解 E_1 不稳定.

以下证明, 当 $\mathscr{R}_0 < 1$ 时, 稳态解 E_1 是局部渐近稳定的. 若否, 则方程 (3.1.57) 至少存在一个根 $\lambda_1 = a_1 + \mathrm{i}b_1$ 满足 $a_1 \geqslant 0$. 计算可得

$$|f(\lambda_1)| \leqslant \frac{A}{\mu} \int_0^\infty \nu(\theta)\phi_1(\theta)\mathrm{d}\theta \int_0^\infty \beta(a)e^{-\int_0^a(\mu_1(s)+\gamma(s))\mathrm{d}s}\mathrm{d}a$$
$$+ \frac{\delta}{\mu_2+\delta}\left[(1-p)\int_0^\infty \nu(\theta)\phi_1(\theta)\mathrm{d}\theta + p\right]\int_0^\infty \gamma(a)e^{-\int_0^a(\mu_1(s)+\gamma(s))\mathrm{d}s}\mathrm{d}a$$
$$= \mathscr{R}_0 < 1,$$

与假设相矛盾. 因此, 当 $\mathscr{R}_0 < 1$ 时, 方程 (3.1.57) 的所有根均具有负实部, 从而, 当 $\mathscr{R}_0 < 1$ 时, 稳态解 E_1 局部渐近稳定.

其次, 研究系统 (3.1.4) 的地方病稳态解 $E^*(S^*, e^*(\theta), i^*(a), T^*)$ 的局部渐近稳定性.

令 $S(t) = x(t) + S^*, e(\theta, t) = y(\theta, t) + e^*(\theta), i(a, t) = z(a, t) + i^*(a), T(t) = w(t) + T^*$, 将系统 (3.1.4) 在稳态解 E^* 处线性化, 可得

$$\begin{cases} \dot{x}(t) = -\left(\mu + \int_0^\infty \beta(a)i^*(a)\mathrm{d}a\right)x(t) - S^*\int_0^\infty \beta(a)z(a,t)\mathrm{d}a, \\ \dfrac{\partial y(\theta,t)}{\partial t} + \dfrac{\partial y(\theta,t)}{\partial \theta} = -(\mu + \nu(\theta))y(\theta,t), \\ \dfrac{\partial z(a,t)}{\partial t} + \dfrac{\partial z(a,t)}{\partial a} = -(\mu_1(a) + \gamma(a))z(a,t), \\ \dot{w}(t) = \int_0^\infty \gamma(a)z(a,t)\mathrm{d}a - (\mu_2 + \delta)w(t), \\ y(0,t) = x(t)\int_0^\infty \beta(a)i^*(a)\mathrm{d}a + S^*\int_0^\infty \beta(a)z(a,t)\mathrm{d}a \\ \qquad + (1-p)\delta w(t), z(0,t) = \int_0^\infty \nu(\theta)y(\theta,t)\mathrm{d}\theta + p\delta w(t). \end{cases} \tag{3.1.59}$$

求系统 (3.1.59) 形如 $x(t) = x_1 e^{\lambda t}, y(\theta, t) = y_1(\theta) e^{\lambda t}, z(a, t) = z_1(a) e^{\lambda t}, w(t) = w_1 e^{\lambda t}$ 的解, 其中 $x_1, y_1(\theta), z_1(a)$ 和 w_1 待定, 可得到以下线性特征值问题:

$$\begin{cases} \left(\lambda + \mu + \displaystyle\int_0^\infty \beta(a) i^*(a) \mathrm{d}a\right) x_1 = -S^* \displaystyle\int_0^\infty \beta(a) z_1(a) \mathrm{d}a, \\ y_1'(\theta) = -(\lambda + \mu + \nu(\theta)) y_1(\theta), \\ z_1'(a) = -(\lambda + \mu_1(a) + \gamma(a)) z_1(a), \\ (\lambda + \mu_2 + \delta) w_1 = \displaystyle\int_0^\infty \gamma(a) z_1(a) \mathrm{d}a, \\ y_1(0) = x_1 \displaystyle\int_0^\infty \beta(a) i^*(a) \mathrm{d}a + S^* \displaystyle\int_0^\infty \beta(a) z_1(a) \mathrm{d}a + (1-p)\delta w_1, \\ z_1(0) = \displaystyle\int_0^\infty \nu(\theta) y_1(\theta) \mathrm{d}\theta + p\delta w_1. \end{cases} \tag{3.1.60}$$

由系统 (3.1.60) 的第二和第三个方程有

$$y_1(\theta) = y_1(0) e^{-\int_0^\theta (\lambda + \mu + \nu(s)) \mathrm{d}s} \tag{3.1.61}$$

和

$$z_1(a) = z_1(0) e^{-\int_0^a (\lambda + \mu_1(s) + \gamma(s)) \mathrm{d}s}. \tag{3.1.62}$$

进一步, 由系统 (3.1.60) 的第一个方程可得

$$x_1 = -\frac{S^* \displaystyle\int_0^\infty \beta(a) z_1(a) \mathrm{d}a}{\lambda + \mu + \displaystyle\int_0^\infty \beta(a) i^*(a) \mathrm{d}a}. \tag{3.1.63}$$

由系统 (3.1.60) 的第四个方程, 有

$$w_1 = \frac{\displaystyle\int_0^\infty \gamma(a) z_1(a) \mathrm{d}a}{\lambda + \mu_2 + \delta}. \tag{3.1.64}$$

由 (3.1.63) 和 (3.1.64) 以及系统 (3.1.60) 的第五个方程可得

$$y_1(0) = \frac{S^*(\lambda + \mu) \displaystyle\int_0^\infty \beta(a) z_1(a) \mathrm{d}a}{\lambda + \mu + \displaystyle\int_0^\infty \beta(a) i^*(a) \mathrm{d}a} + \frac{(1-p)\delta}{\lambda + \mu_2 + \delta} \displaystyle\int_0^\infty \gamma(a) z_1(a) \mathrm{d}a. \tag{3.1.65}$$

将 (3.1.64) 代入系统 (3.1.60) 的第六个方程, 则有

$$z_1(0) = y_1(0) \displaystyle\int_0^\infty \nu(\theta) \phi_1(\theta) \mathrm{d}\theta + \frac{p\delta}{\lambda + \mu_2 + \delta} \displaystyle\int_0^\infty \gamma(a) z_1(a) \mathrm{d}a. \tag{3.1.66}$$

进一步, 由 (3.1.65) 和 (3.1.66) 可知

$$z_1(0) = \frac{S^*(\lambda + \mu)}{\lambda + \mu + \displaystyle\int_0^\infty \beta(a)i^*(a)\mathrm{d}a} \int_0^\infty \nu(\theta)\phi_1(\theta)\mathrm{d}\theta \int_0^\infty \beta(a)z_1(a)\mathrm{d}a$$
$$+ \frac{\delta}{\lambda + \mu_2 + \delta}\left[(1-p)\int_0^\infty \nu(\theta)\phi_1(\theta)\mathrm{d}\theta + p\right]\int_0^\infty \gamma(a)z_1(a)\mathrm{d}a. \quad (3.1.67)$$

将 (3.1.62) 代入 (3.1.67), 可得系统 (3.1.4) 在稳态解 E^* 处的特征方程为

$$f_1(\lambda) = 1, \quad (3.1.68)$$

其中

$$f_1(\lambda) = \frac{S^*(\lambda + \mu)}{\lambda + \mu + \displaystyle\int_0^\infty \beta(a)i^*(a)\mathrm{d}a} \int_0^\infty \nu(\theta)\phi_1(\theta)\mathrm{d}\theta \int_0^\infty \beta(a)e^{-\int_0^a (\lambda + \mu_1(s) + \gamma(s))\mathrm{d}s}\mathrm{d}a$$
$$+ \frac{\delta}{\lambda + \mu_2 + \delta}\left[(1-p)\int_0^\infty \nu(\theta)\phi_1(\theta)\mathrm{d}\theta + p\right]$$
$$\times \int_0^\infty \gamma(a)e^{-\int_0^a (\lambda + \mu_1(s) + \gamma(s))\mathrm{d}s}\mathrm{d}a. \quad (3.1.69)$$

以下证明, 当 $\mathscr{R}_0 > 1$ 时, 方程 (3.1.68) 的所有根均具有负实部. 若否, 则方程 (3.1.68) 至少存在一个根 $\lambda_2 = a_2 + \mathrm{i}b_2$ 满足 $a_2 \geqslant 0$. 此时, 有

$$|f_1(\lambda_2)| \leqslant \frac{S^*|\lambda_2 + \mu|}{\left|\lambda_2 + \mu + \displaystyle\int_0^\infty \beta(a)i^*(a)\mathrm{d}a\right|} \int_0^\infty \nu(\theta)\phi_1(\theta)\mathrm{d}\theta$$
$$\times \left|\int_0^\infty \beta(a)e^{-\int_0^a (\lambda_2 + \mu_1(s) + \gamma(s))\mathrm{d}s}\mathrm{d}a\right|$$
$$+ \frac{\delta}{|\lambda_2 + \mu_2 + \delta|}\left[(1-p)\int_0^\infty \nu(\theta)\phi_1(\theta)\mathrm{d}\theta + p\right]$$
$$\times \left|\int_0^\infty \gamma(a)e^{-\int_0^a (\lambda_2 + \mu_1(s) + \gamma(s))\mathrm{d}s}\mathrm{d}a\right|$$
$$< S^* \int_0^\infty \nu(\theta)\phi_1(\theta)\mathrm{d}\theta \int_0^\infty \beta(a)\phi_2(a)\mathrm{d}a$$
$$+ \frac{\delta}{\mu_2 + \delta}\left[(1-p)\int_0^\infty \nu(\theta)\phi_1(\theta)\mathrm{d}\theta + p\right]\int_0^\infty \gamma(a)\phi_2(a)\mathrm{d}a$$
$$= 1, \quad (3.1.70)$$

与假设矛盾. 因此, 若 $\mathscr{R}_0 > 1$, 则地方病稳态解 E^* 是局部渐近稳定的.

综上分析, 我们可得以下结论.

定理 3.1.10 当 $\mathscr{R}_0 < 1$ 时, 系统 (3.1.4) 的无病稳态解 $E_1(A/\mu, 0, 0, 0)$ 是局部渐近稳定的; 当 $\mathscr{R}_0 > 1$ 时, E_1 不稳定, 此时系统 (3.1.4) 存在一个地方病稳态解 $E^*\,(S^*, e^*(\theta), i^*(a), T^*)$ 且是局部渐近稳定的.

3.1.6 一致持续生存

本小节, 我们证明, 当基本再生数大于 1 时, 系统 (3.1.4) 是一致持续生存的. 记

$$\bar{a}_1 = \inf\left\{a : \int_a^\infty \beta(u)\mathrm{d}u = 0\right\},$$

$$\bar{a}_2 = \inf\left\{a : \int_a^\infty \gamma(u)\mathrm{d}u = 0\right\},$$

$$\bar{\theta} = \inf\left\{\theta : \int_\theta^\infty \nu(u)\mathrm{d}u = 0\right\}.$$

注意到 $\beta(\cdot), \gamma(\cdot), \nu(\cdot) \in L_+^\infty(0, \infty)$, 因此有 $\bar{a}_1 > 0, \bar{a}_2 > 0, \bar{\theta} > 0$.

进一步记

$$\mathcal{X} = L_+^1(0, +\infty) \times L_+^1(0, +\infty) \times \mathbb{R}^+, \quad \bar{a} = \max\{\bar{a}_1, \bar{a}_2\},$$

$$\tilde{\mathcal{Y}} = \left\{(e(\cdot, t), i(\cdot, t), T(t))^{\mathrm{T}} \in \mathcal{X} : \int_0^{\bar{\theta}} e(\theta, t)\mathrm{d}\theta + \int_0^{\bar{a}} i(a, t)\mathrm{d}a + T(t) > 0\right\}$$

和

$$\mathcal{Y} = \mathbb{R}^+ \times \tilde{\mathcal{Y}}, \quad \partial\mathcal{Y} = \mathcal{X} \setminus \mathcal{Y}, \quad \partial\tilde{\mathcal{Y}} = \mathcal{X} \setminus \tilde{\mathcal{Y}}.$$

定理 3.1.11 子集 $\mathcal{Y}$ 和 $\partial\mathcal{Y}$ 关于半流 $\{\Phi(t)\}_{t \geqslant 0}$ 是正向不变的, 即当 $t \geqslant 0$ 时, 有 $\Phi(t, \mathcal{Y}) \subset \mathcal{Y}$ 和 $\Phi(t, \partial\mathcal{Y}) \subset \partial\mathcal{Y}$. 当半流 $\{\Phi(t)\}_{t \geqslant 0}$ 限制在 $\partial\mathcal{Y}$ 上时, 无病稳态解 $E_1\,(A/\mu, 0, 0, 0)$ 是全局渐近稳定的.

证明 设 $(S^0, e_0(\cdot), i_0(\cdot), T^0) \in \mathcal{Y}$, 则有 $(e_0(\cdot), i_0(\cdot), T^0) \in \tilde{\mathcal{Y}}$. 记

$$L(t) = \int_0^\infty e(\theta, t)\mathrm{d}\theta + \int_0^\infty i(a, t)\mathrm{d}a + T(t).$$

从而由 (3.1.4), (3.1.5), (3.1.15) 和 (3.1.16) 可得

$$\frac{\mathrm{d}}{\mathrm{d}t}L(t) = S(t)\int_0^\infty \beta(a)i(a, t)\mathrm{d}a - \mu\int_0^\infty e(\theta, t)\mathrm{d}\theta$$

$$- \int_0^\infty \mu_1(a)i(a, t)\mathrm{d}a - \mu_2 T(t)$$

$$\geqslant -\mu\int_0^\infty e(\theta, t)\mathrm{d}\theta - \int_0^\infty \mu_1(a)i(a, t)\mathrm{d}a - \mu_2 T(t)$$

$$\geqslant -\max\{\mu, \mu_2, \mu_{1\max}\}L(t),$$

其中 $\mu_{1\max} = \operatorname{ess\,sup}_{a\in[0,\infty)} \mu_1(a)$. 由此可推出

$$L(t) \geqslant e^{-\max\{\mu,\mu_2,\mu_{1\max}\}} L(0).$$

因此, 有 $\Phi(t,\mathcal{Y}) \subset \mathcal{Y}$.

利用与文献 [98] 中引理 3.2 类似的分析方法, 可知 $\partial \mathcal{Y}$ 关于半流 $\{\Phi(t)\}$ 是正向不变的.

设 $(S^0, e_0(\cdot), i_0(\cdot), T^0) \in \partial \mathcal{Y}$, 则有 $(e_0(\cdot), i_0(\cdot), T^0) \in \partial \tilde{\mathcal{Y}}$. 考虑以下系统:

$$\begin{cases} \dfrac{\partial e(\theta,t)}{\partial t} + \dfrac{\partial e(\theta,t)}{\partial \theta} = -(\mu + \nu(\theta))e(\theta,t), \\[2mm] \dfrac{\partial i(a,t)}{\partial t} + \dfrac{\partial i(a,t)}{\partial a} = -(\mu_1(a) + \gamma(a))i(a,t), \\[2mm] \dot{T}(t) = \displaystyle\int_0^\infty \gamma(a)i(a,t)\mathrm{d}a - (\mu_2 + \delta)T(t), \\[2mm] e(0,t) = S(t)\displaystyle\int_0^\infty \beta(a)i(a,t)\mathrm{d}a + (1-p)\delta T(t), \\[2mm] i(0,t) = \displaystyle\int_0^\infty \nu(\theta)e(\theta,t)\mathrm{d}\theta + p\delta T(t), \\[2mm] e(\theta,0) = e_0(\theta), \quad i(a,0) = i_0(a), \quad T(0) = 0. \end{cases} \tag{3.1.71}$$

注意到 $\limsup_{t\to+\infty} S(t) \leqslant A/\mu$, 由比较原理可知

$$e(a,t) \leqslant \hat{e}(a,t), \quad i(a,t) \leqslant \hat{i}(a,t), \quad T(t) \leqslant \hat{T}(t), \tag{3.1.72}$$

其中 $\hat{e}(a,t), \hat{i}(a,t)$ 和 $\hat{T}(t)$ 满足

$$\begin{cases} \dfrac{\partial \hat{e}(\theta,t)}{\partial t} + \dfrac{\partial \hat{e}(\theta,t)}{\partial \theta} = -(\mu + \nu(\theta))\hat{e}(\theta,t), \\[2mm] \dfrac{\partial \hat{i}(a,t)}{\partial t} + \dfrac{\partial \hat{i}(a,t)}{\partial a} = -(\mu_1(a) + \gamma(a))\hat{i}(a,t), \\[2mm] \dfrac{\mathrm{d}\hat{T}(t)}{\mathrm{d}t} = \displaystyle\int_0^\infty \gamma(a)\hat{i}(a,t)\mathrm{d}a - (\mu_2 + \delta)\hat{T}(t), \\[2mm] \hat{e}(0,t) = \dfrac{A}{\mu}\displaystyle\int_0^\infty \beta(a)\hat{i}(a,t)\mathrm{d}a + (1-p)\delta\hat{T}(t), \\[2mm] \hat{i}(0,t) = \displaystyle\int_0^\infty \nu(\theta)\hat{e}(\theta,t)\mathrm{d}\theta + p\delta\hat{T}(t), \\[2mm] \hat{e}(\theta,0) = e_0(\theta), \quad \hat{i}(a,0) = i_0(a), \quad \hat{T}(0) = 0. \end{cases} \tag{3.1.73}$$

解系统 (3.1.73) 的第一和第二个方程, 可得

$$\hat{e}(\theta,t) = \begin{cases} \hat{L}_1(t-\theta)\phi_1(\theta), & 0 \leqslant \theta < t, \\[2mm] e_0(\theta-t)\dfrac{\phi_1(\theta)}{\phi_1(\theta-t)}, & 0 \leqslant t \leqslant \theta \end{cases} \tag{3.1.74}$$

和

$$\hat{i}(a,t) = \begin{cases} \hat{L}_2(t-a)\phi_2(a), & 0 \leqslant a < t, \\ i_0(a-t)\dfrac{\phi_2(a)}{\phi_2(a-t)}, & 0 \leqslant t \leqslant a, \end{cases} \tag{3.1.75}$$

其中

$$\hat{L}_1(t) := \hat{e}(0,t) = \frac{A}{\mu} \int_0^\infty \beta(a)\hat{i}(a,t)\mathrm{d}a + (1-p)\delta\hat{T}(t) \tag{3.1.76}$$

和

$$\hat{L}_2(t) := \hat{i}(0,t) = \int_0^\infty \nu(\theta)\hat{e}(\theta,t)\mathrm{d}\theta + p\delta\hat{T}(t). \tag{3.1.77}$$

将 (3.1.74) 和 (3.1.75) 代入 (3.1.73) 的第三, 第四和第五个方程可得

$$\begin{cases} \dfrac{\mathrm{d}\hat{T}(t)}{\mathrm{d}t} = \displaystyle\int_0^t \gamma(a)\hat{L}_2(t-a)\phi_2(a)\mathrm{d}a - (\mu_2+\delta)\hat{T}(t) + G_1(t), \\ \hat{L}_1(t) = \dfrac{A}{\mu}\displaystyle\int_0^t \beta(a)\hat{L}_2(t-a)\phi_2(a)\mathrm{d}a + (1-p)\delta\hat{T}(t) + G_2(t), \\ \hat{L}_2(t) = \displaystyle\int_0^t \nu(\theta)\hat{L}_1(t-\theta)\phi_1(\theta)\mathrm{d}\theta + p\delta\hat{T}(t) + G_3(t), \\ G_1(t) = \displaystyle\int_t^\infty \gamma(a)i_0(a-t)\dfrac{\phi_2(a)}{\phi_2(a-t)}\mathrm{d}a, \\ G_2(t) = \dfrac{A}{\mu}\displaystyle\int_t^\infty \beta(a)i_0(a-t)\dfrac{\phi_2(a)}{\phi_2(a-t)}\mathrm{d}a, \\ G_3(t) = \displaystyle\int_t^\infty \nu(\theta)e_0(\theta-t)\dfrac{\phi_1(\theta)}{\phi_1(\theta-t)}\mathrm{d}\theta. \end{cases} \tag{3.1.78}$$

由于 $(e_0(\cdot), i_0(\cdot), T^0) \in \partial\tilde{\mathscr{Y}}$, 所以对所有 $t \geqslant 0$, 有 $G_i(t) \equiv 0(i=1,2,3)$. 由 (3.1.78) 进一步可得

$$\begin{cases} \dfrac{\mathrm{d}\hat{T}(t)}{\mathrm{d}t} = \displaystyle\int_0^t \gamma(a)\hat{L}_2(t-a)\phi_2(a)\mathrm{d}a - (\mu_2+\delta)\hat{T}(t), \\ \hat{L}_1(t) = \dfrac{A}{\mu}\displaystyle\int_0^t \beta(a)\hat{L}_2(t-a)\phi_2(a)\mathrm{d}a + (1-p)\delta\hat{T}(t), \\ \hat{L}_2(t) = \displaystyle\int_0^t \nu(\theta)\hat{L}_1(t-\theta)\phi_1(\theta)\mathrm{d}\theta + p\delta\hat{T}(t), \\ \hat{T}(0) = 0. \end{cases} \tag{3.1.79}$$

容易验证, 系统 (3.1.79) 存在唯一解 $\hat{L}_1(t) = 0, \hat{L}_2(t) = 0, \hat{T}(t) = 0$.

由 (3.1.74) 可得 $\hat{e}(\theta,t) = 0$, 这里 $0 \leqslant \theta < t$. 当 $\theta \geqslant t$ 时, 有

$$\|\hat{e}(\theta,t)\|_{L^1} = \left\| e_0(\theta-t)\frac{\phi_1(\theta)}{\phi_1(\theta-t)} \right\|_{L^1} \leqslant e^{-\mu_0 t}\|e_0\|_{L^1},$$

由此可得 $\lim_{t\to+\infty}\hat{e}(\theta,t)=0$. 类似地可知 $\lim_{t\to+\infty}\hat{i}(a,t)=0$. 由比较原理可得 $\lim_{t\to+\infty}e(\theta,t)=0,\lim_{t\to+\infty}i(a,t)=0$ 和 $T(t)=0$ $(t\to+\infty)$. 进一步由系统 (3.1.4) 的第一个方程可得 $\lim_{t\to+\infty}S(t)=A/\mu$. □

定理 3.1.12　当 $\mathscr{R}_0>1$ 时, 由系统 (3.1.4) 确定的半流 $\{\Phi(t)\}_{t\geqslant0}$ 关于 $(\mathcal{Y},\partial\mathcal{Y})$ 是一致持久的, 即存在 $\varepsilon>0$, 使得当 $x\in\mathcal{Y}$ 时, $\lim_{t\to+\infty}\|\Phi(t,x)\|_{\mathscr{X}}\geqslant\varepsilon$. 此外, 存在一个紧子集 $A_0\subset\mathcal{Y}$ 是半流 $\{\Phi(t)\}_{t\geqslant0}$ 的一个包含于 $\mathcal{Y}$ 的全局吸引子.

证明　注意到无病稳态解 $E_1(A/\mu,0,0,0)$ 在 $\partial\mathcal{Y}$ 中是全局渐近稳定的, 利用文献 [24] 中定理 4.2, 只需证明

$$W^s(E_1)\cap\mathcal{Y}=\varnothing,$$

其中

$$W^s(E_1)=\left\{x\in\mathcal{Y}:\lim_{t\to+\infty}\Phi(t,x)=E_1\right\}.$$

若否, 则至少存在一个解 $y\in\mathcal{Y}$ 使得当 $t\to\infty$ 时, 有 $\Phi(t,y)\to E_1$. 此时, 存在序列 $\{y_n\}\subset\mathcal{Y}$ 使得

$$\|\Phi(t,y_n)-\bar{y}\|_{\mathscr{X}}<\frac{1}{n},\quad t\geqslant0,$$

其中 $\bar{y}=(A/\mu,0,0,0)$.

记 $\Phi(t,y_n)=(S_n(t),e_n(\cdot,t),i_n(\cdot,t),T_n(t))$ 和 $y_n=(S_n(0),e_n(\cdot,0),i_n(\cdot,0),T_n(0))$. 当 $\mathscr{R}_0>1$ 时, 可取 n 充分大使得 $S_0>\frac{1}{n}$ 和

$$\left(S_0-\frac{1}{n}\right)\int_0^\infty\beta(a)\phi_2(a)\mathrm{d}a\int_0^\infty\nu(\theta)\phi_1(\theta)\mathrm{d}\theta$$
$$+\frac{\delta}{\mu_2+\delta}\left[p+(1-p)\int_0^\infty\nu(\theta)\phi_1(\theta)\mathrm{d}\theta\right]\int_0^\infty\gamma(a)\phi_2(a)\mathrm{d}a>1\qquad(3.1.80)$$

成立, 其中 $S_0=A/\mu$. 对上述 $n>0$, 存在 $T_1>0$, 使得当 $t>T_1$ 时, 有

$$S_0-\frac{1}{n}<S_n(t)<S_0+\frac{1}{n}.\qquad(3.1.81)$$

考虑比较系统

$$\begin{cases}\dfrac{\partial\tilde{e}(\theta,t)}{\partial t}+\dfrac{\partial\tilde{e}(\theta,t)}{\partial\theta}=-(\mu+\nu(\theta))\tilde{e}(\theta,t),\\[2mm]\dfrac{\partial\tilde{i}(a,t)}{\partial t}+\dfrac{\partial\tilde{i}(a,t)}{\partial a}=-(\mu_1(a)+\gamma(a))\tilde{i}(a,t),\\[2mm]\dfrac{\mathrm{d}\tilde{T}(t)}{\mathrm{d}t}=\int_0^\infty\gamma(a)\tilde{i}(a,t)\mathrm{d}a-(\mu_2+\delta)\tilde{T}(t),\\[2mm]\tilde{e}(0,t)=\left(S_0-\dfrac{1}{n}\right)\int_0^\infty\beta(a)\tilde{i}(a,t)\mathrm{d}a+(1-p)\delta\tilde{T}(t),\\[2mm]\tilde{i}(0,t)=\int_0^\infty\nu(\theta)\tilde{e}(\theta,t)\mathrm{d}\theta+p\delta\tilde{T}(t).\end{cases}\qquad(3.1.82)$$

容易验证, 当 $\mathscr{R}_0 > 1$ 时, 系统 (3.1.82) 存在唯一稳态解 $E_0(0,0,0)$.

求系统 (3.1.82) 形如

$$\tilde{e}(\theta,t) = \tilde{e}_1(\theta)e^{\lambda t}, \quad \tilde{i}(a,t) = \tilde{i}_1(a)e^{\lambda t}, \quad \tilde{T}(t) = \tilde{T}_1 e^{\lambda t} \tag{3.1.83}$$

的解, 其中函数 $\tilde{e}_1(\theta), \tilde{i}_1(a)$ 和常数 $\tilde{T}_1$ 待定. 将 (3.1.83) 代入 (3.1.82), 可得以下线性特征值问题:

$$\begin{cases} \tilde{e}_1'(\theta) = -(\lambda + \mu + \nu(\theta))\tilde{e}_1(\theta), \\[2mm] \tilde{i}_1'(a) = -(\lambda + \mu_1(a) + \gamma(a))\tilde{i}_1(a), \\[2mm] \displaystyle\int_0^\infty \gamma(a)\tilde{i}_1(a)\mathrm{d}a = (\lambda + \mu_2 + \delta)\tilde{T}_1, \\[3mm] \tilde{e}_1(0) = \left(S_0 - \dfrac{1}{n}\right)\displaystyle\int_0^\infty \beta(a)\tilde{i}_1(a)\mathrm{d}a + (1-p)\delta\tilde{T}_1, \\[3mm] \tilde{i}_1(0) = \displaystyle\int_0^\infty \nu(\theta)\tilde{e}_1(\theta)\mathrm{d}\theta + p\delta\tilde{T}_1. \end{cases} \tag{3.1.84}$$

由系统 (3.1.84) 的前三个方程可得

$$\tilde{e}_1(\theta) = \tilde{e}_1(0)e^{-\int_0^\theta (\lambda+\mu+\nu(s))\mathrm{d}s}, \tag{3.1.85}$$

$$\tilde{i}_1(a) = \tilde{i}_1(0)e^{-\int_0^a (\lambda+\mu_1(s)+\gamma(s))\mathrm{d}s} \tag{3.1.86}$$

和

$$\tilde{T}_1 = \frac{\displaystyle\int_0^\infty \gamma(a)\tilde{i}_1(a)\mathrm{d}a}{\lambda + \mu_2 + \delta}. \tag{3.1.87}$$

将 (3.1.85)—(3.1.87) 代入 (3.1.84) 的第四和第五个方程, 可得系统 (3.1.84) 在稳态解 E_0 处的特征方程为

$$f_2(\lambda) = 1, \tag{3.1.88}$$

其中

$$\begin{aligned} f_2(\lambda) = {}& \left(S_0 - \frac{1}{n}\right)\int_0^\infty \beta(a)e^{-\int_0^a (\lambda+\mu_1(s)+\gamma(s))\mathrm{d}s}\mathrm{d}a \int_0^\infty \nu(\theta)e^{-\int_0^\theta (\lambda+\mu+\nu(s))\mathrm{d}s}\mathrm{d}\theta \\ & + \frac{\delta}{\lambda+\mu_2+\delta}\int_0^\infty \gamma(a)e^{-\int_0^a (\lambda+\mu_1(s)+\gamma(s))\mathrm{d}s}\mathrm{d}a \\ & \times \left[p + (1-p)\int_0^\infty \nu(\theta)e^{-\int_0^\theta (\lambda+\mu+\nu(s))\mathrm{d}s}\mathrm{d}\theta\right]. \end{aligned} \tag{3.1.89}$$

容易验证

$$f_2(0) = \left(S_0 - \frac{1}{n}\right)\int_0^\infty \beta(a)\phi_2(a)\mathrm{d}a \int_0^\infty \nu(\theta)\phi_1(\theta)\mathrm{d}\theta$$
$$+ \frac{\delta}{\mu_2 + \delta}\left[p + (1-p)\int_0^\infty \nu(\theta)\phi_1(\theta)\mathrm{d}\theta\right]\int_0^\infty \gamma(a)\phi_2(a)\mathrm{d}a > 1$$

和

$$\lim_{\lambda \to +\infty} f_2(\lambda) = 0.$$

因此, 当 $\mathscr{R}_0 > 1$ 时, 方程 (3.1.88) 至少存在一个正实根 λ_0. 此表明, 系统 (3.1.82) 的解 $(\tilde{e}(\cdot, t), \tilde{i}(\cdot, t), \tilde{T}(t))$ 无界. 由比较原理知, 系统 (3.1.4) 的解 $\Phi(t, y_n)$ 也无界, 这与命题 3.1.2 矛盾. 因此, 由系统 (3.1.4) 确定的半流 $\{\Phi(t)\}_{t\geqslant 0}$ 是一致持续生存的. 此外, 存在一个紧子集 $\mathcal{A}_0 \subset \mathcal{Y}$, 它是半流 $\{\Phi(t)\}_{t\geqslant 0}$ 的一个包含于 $\mathcal{Y}$ 的全局吸引子.

$\square$

3.1.7　全局渐近稳定性

本小节, 通过构造 Lyapunov 泛函并应用 LaSalle 不变性原理, 我们研究系统 (3.1.4) 各可行稳态解的全局渐近稳定性.

我们首先讨论系统 (3.1.4) 的无病稳态解 $E_1(A/\mu, 0, 0, 0)$ 的全局渐近稳定性.

定理 3.1.13　当 $\mathscr{R}_0 < 1$ 时, 系统 (3.1.4) 的无病稳态解 $E_1(A/\mu, 0, 0, 0)$ 是全局渐近稳定的.

证明　设 $(S(t), e(\theta, t), i(a, t), T(t))$ 是系统 (3.1.4) 满足边界条件 (3.1.5) 的任一正解. 记 $S_0 = A/\mu$. 定义

$$V_1(t) = S(t) - S_0 - S_0\ln\frac{S(t)}{S_0} + \int_0^\infty F_1(\theta)e(\theta, t)\mathrm{d}\theta$$
$$+ \int_0^\infty F_2(a)i(a, t)\mathrm{d}a + kT(t), \tag{3.1.90}$$

其中正常数 k、非负核函数 $F_1(\theta)$ 和 $F_2(a)$ 待定.

沿系统 (3.1.4) 的解计算 $V_1(t)$ 的全导数, 可得

$$\frac{\mathrm{d}}{\mathrm{d}t}V_1(t) = \left(1 - \frac{S_0}{S(t)}\right)\left[A - \mu S(t) - S(t)\int_0^\infty \beta(a)i(a, t)\mathrm{d}a\right]$$
$$+ \int_0^\infty F_1(\theta)\frac{\partial e(\theta, t)}{\partial t}\mathrm{d}\theta + \int_0^\infty F_2(a)\frac{\partial i(a, t)}{\partial t}\mathrm{d}a$$
$$+ k\left[\int_0^\infty \gamma(a)i(a, t)\mathrm{d}a - (\mu_2 + \delta)T(t)\right]. \tag{3.1.91}$$

将 $A = \mu S_0$ 和

$$\frac{\partial e(\theta, t)}{\partial t} = -(\mu + \nu(\theta))e(\theta, t) - \frac{\partial e(\theta, t)}{\partial \theta},$$

以及

$$\frac{\partial i(a, t)}{\partial t} = -(\mu_1(a) + \gamma(a))i(a, t) - \frac{\partial i(a, t)}{\partial a}$$

代入方程 (3.1.91), 则有

$$\begin{aligned}
\frac{\mathrm{d}}{\mathrm{d}t}V_1(t) =\ & \left(1 - \frac{S_0}{S(t)}\right)[-\mu(S(t) - S_0)] \\
& -S(t)\int_0^\infty \beta(a)i(a, t)\mathrm{d}a + S_0\int_0^\infty \beta(a)i(a, t)\mathrm{d}a \\
& -\int_0^\infty F_1(\theta)\left[(\mu + \nu(\theta))e(\theta, t) + \frac{\partial e(\theta, t)}{\partial \theta}\right]\mathrm{d}\theta \\
& -\int_0^\infty F_2(a)\left[(\mu_1(a) + \gamma(a))i(a, t) + \frac{\partial i(a, t)}{\partial a}\right]\mathrm{d}a \\
& +k\left[\int_0^\infty \gamma(a)i(a, t)\mathrm{d}a - (\mu_2 + \delta)T(t)\right].
\end{aligned} \tag{3.1.92}$$

利用分部积分法, 可得

$$\begin{aligned}
\frac{\mathrm{d}}{\mathrm{d}t}V_1(t) =\ & \left(1 - \frac{S_0}{S(t)}\right)[-\mu(S(t) - S_0)] \\
& -S(t)\int_0^\infty \beta(a)i(a, t)\mathrm{d}a + S_0\int_0^\infty \beta(a)i(a, t)\mathrm{d}a \\
& -F_1(\theta)e(\theta, t)\Big|_0^\infty + \int_0^\infty \left[F_1'(\theta) - (\mu + \nu(\theta))F_1(\theta)\right]e(\theta, t)\mathrm{d}\theta \\
& -F_2(a)i(a, t)\Big|_0^\infty + \int_0^\infty \left[F_2'(a) - (\mu_1(a) + \gamma(a))F_2(a)\right]i(a, t)\mathrm{d}a \\
& +k\int_0^\infty \gamma(a)i(a, t)\mathrm{d}a - k(\mu_2 + \delta)T(t).
\end{aligned} \tag{3.1.93}$$

选取

$$\begin{cases}
F_1(\theta) = A_1\displaystyle\int_\theta^\infty \nu(u)e^{-\int_\theta^u (\mu + \nu(s))\mathrm{d}s}\mathrm{d}u, \\
F_2(a) = \displaystyle\int_a^\infty (S_0\beta(u) + k\gamma(u))e^{-\int_a^u (\mu + \gamma(s) + \alpha(s))\mathrm{d}s}\mathrm{d}u,
\end{cases} \tag{3.1.94}$$

其中

$$A_1 = \frac{1}{\displaystyle\int_0^\infty \nu(\theta)\phi_1(\theta)\mathrm{d}\theta}. \tag{3.1.95}$$

直接计算可得

$$
\begin{aligned}
&F_1(0) = 1, \quad \lim_{\theta\to\infty} F_1(\theta) = 0, \\
&F_1'(\theta) = (\mu + \nu(\theta))F_1(\theta) - A_1\nu(\theta)
\end{aligned} \tag{3.1.96}
$$

和

$$
\begin{cases}
F_2(0) = S_0 \displaystyle\int_0^\infty \beta(a)\phi_2(a)\mathrm{d}a + k \int_0^\infty \gamma(a)\phi_2(a)\mathrm{d}a, \\[2mm]
F_2'(a) = (\mu_1(a) + \gamma(a))F_2(a) - (S_0\beta(a) + k\gamma(a)), \\[2mm]
\lim_{a\to\infty} F_2(a) = 0.
\end{cases} \tag{3.1.97}
$$

进一步, 由 (3.1.93)—(3.1.97) 可得

$$
\begin{aligned}
\frac{\mathrm{d}}{\mathrm{d}t}V_1(t) = & \left(1 - \frac{S_0}{S(t)}\right)\left[-\mu(S(t) - S_0)\right] \\
& -S(t)\int_0^\infty \beta(a)i(a,t)\mathrm{d}a + S_0\int_0^\infty \beta(a)i(a,t)\mathrm{d}a \\
& +F_1(0)e(0,t) - A_1\int_0^\infty \nu(\theta)e(\theta,t)\mathrm{d}\theta \\
& +F_2(0)i(0,t) - k_1\int_0^\infty (S_0\beta(a) + k\gamma(a))i(a,t)\mathrm{d}a \\
& +k\int_0^\infty \gamma(a)i(a,t)\mathrm{d}a - k(\mu_2 + \delta)T(t) \\
= & -\mu\frac{(S(t) - S_0)^2}{S(t)} \\
& +(1-p)\delta T(t) - k(\mu_2 + \delta)T(t) - A_1\int_0^\infty \nu(\theta)e(\theta,t)\mathrm{d}\theta \\
& +\left(S_0\int_0^\infty \beta(a)\phi_2(a)\mathrm{d}a + k\int_0^\infty \gamma(a)\phi_2(a)\mathrm{d}a\right) \\
& \times\left(\int_0^\infty \nu(\theta)e(\theta,t)\mathrm{d}\theta + p\delta T(t)\right).
\end{aligned} \tag{3.1.98}
$$

选取 k 使得 $k(\mu_2 + \delta) = (1-p)\delta + A_1 p\delta$, 从而由 (3.1.98) 可得

$$
\begin{aligned}
\frac{\mathrm{d}}{\mathrm{d}t} V_1(t) &= \left(1 - \frac{S_0}{S(t)}\right) [-\mu(S(t) - S_0)] \\
&\quad + \left(S_0 \int_0^\infty \beta(a)\phi_2(a)\mathrm{d}a + k \int_0^\infty \gamma(a)\phi_2(a)\mathrm{d}a - A_1\right) \\
&\quad \times \left(\int_0^\infty \nu(\theta)e(\theta,t)\mathrm{d}\theta + p\delta T(t)\right) \\
&= -\mu \frac{(S(t) - S_0)^2}{S(t)} + A_1 (\mathscr{R}_0 - 1)\left(\int_0^\infty \nu(\theta)e(\theta,t)\mathrm{d}\theta + p\delta T(t)\right).
\end{aligned} \tag{3.1.99}
$$

显然, 当 $\mathscr{R}_0 < 1$ 时, 有 $V_1'(t) \leqslant 0$ 成立, 且 $V_1'(t) = 0$ 当且仅当 $S(t) = S_0, e(\theta,t) = 0, T(t) = 0$. 因此, $\{V_1'(t) = 0\}$ 的最大不变子集为单点集 $\{E_1(S_0,0,0,0)\}$. 由定理 3.1.10 可知, 当 $\mathscr{R}_0 < 1$ 时, 稳态解 E_1 是局部渐近稳定的. 因此, 由 LaSalle 不变性原理可知, E_1 是全局渐近稳定的. $\qquad\square$

其次, 讨论系统 (3.1.4) 的地方病稳态解 $E^*(S^*, e^*(\theta), i^*(a), T^*)$ 的全局渐近稳定性.

定理 3.1.14 当 $\mathscr{R}_0 > 1$ 时, 系统 (3.1.4) 的地方病稳态解 $E^* (S^*, e^*(\theta), i^*(a), T^*)$ 是全局渐近稳定性的.

证明 设 $(S(t), e(a,t), i(a,t), T(t))$ 是系统 (3.1.4) 满足边界条件 (3.1.5) 的任一正解. 定义

$$
\begin{aligned}
V_2(t) &= S^* G\left(\frac{S(t)}{S^*}\right) + \int_0^\infty f_1(\theta)e^*(\theta)G\left(\frac{e(\theta,t)}{e^*(\theta)}\right)\mathrm{d}\theta \\
&\quad + \int_0^\infty f_2(a)i^*(a)G\left(\frac{i(a,t)}{i^*(a)}\right)\mathrm{d}a + k_1 T^* G\left(\frac{T(t)}{T^*}\right),
\end{aligned} \tag{3.1.100}
$$

其中函数 $G(x) = x - 1 - \ln x, x > 0$, 常数 $k_1 > 0$ 和非负核函数 $f_1(\theta)$ 和 $f_2(a)$ 待定.

沿系统 (3.1.4) 的解计算 $V_2(t)$ 的全导数, 可得

$$
\begin{aligned}
\frac{\mathrm{d}}{\mathrm{d}t} V_2(t) &= \left(1 - \frac{S^*}{S(t)}\right)\left[A - \mu S(t) - S(t)\int_0^\infty \beta(a)i(a,t)\mathrm{d}a\right] \\
&\quad + \int_0^\infty f_1(\theta)\left(1 - \frac{e^*(\theta)}{e(\theta,t)}\right)\frac{\partial e(\theta,t)}{\partial t}\mathrm{d}\theta \\
&\quad + \int_0^\infty f_2(a)\left(1 - \frac{i^*(a)}{i(a,t)}\right)\frac{\partial i(a,t)}{\partial t}\mathrm{d}a \\
&\quad + k_1\left(1 - \frac{T^*}{T(t)}\right)\left[\int_0^\infty \gamma(a)i(a,t)\mathrm{d}a - (\mu_2 + \delta)T(t)\right].
\end{aligned} \tag{3.1.101}
$$

将 $A = \mu S^* + S^* \int_0^\infty \beta(a) i^*(a) \mathrm{d}a$ 和 $\dfrac{\partial e(\theta, t)}{\partial t} = -\dfrac{\partial e(\theta, t)}{\partial \theta} - (\mu + \nu(\theta)) e(\theta, t)$, 以及

$$\frac{\partial i(a, t)}{\partial t} = -\frac{\partial i(a, t)}{\partial a} - (\mu_1(a) + \gamma(a)) i(a, t)$$

代入方程 (3.1.101) 中, 则有

$$
\begin{aligned}
\frac{\mathrm{d}}{\mathrm{d}t} V_2(t) =& -\frac{\mu(S(t) - S^*)^2}{S(t)} + S^* \int_0^\infty \beta(a) i^*(a) \mathrm{d}a \left(1 - \frac{S^*}{S(t)}\right) \\
& -S(t) \int_0^\infty \beta(a) i(a, t) \mathrm{d}a + S^* \int_0^\infty \beta(a) i(a, t) \mathrm{d}a \\
& -\int_0^\infty f_1(\theta) \left(1 - \frac{e^*(\theta)}{e(\theta, t)}\right) \left(\frac{\partial e(\theta, t)}{\partial \theta} + (\mu + \nu(\theta)) e(\theta, t)\right) \mathrm{d}\theta \\
& -\int_0^\infty f_2(a) \left(1 - \frac{i^*(a)}{i(a, t)}\right) \left(\frac{\partial i(a, t)}{\partial a} + (\mu_1(a) + \gamma(a)) i(a, t)\right) \mathrm{d}a \\
& +k_1 \int_0^\infty \gamma(a) i(a, t) \mathrm{d}a - k_1(\mu_2 + \delta) T(t) \\
& -k_1 \frac{T^*}{T(t)} \int_0^\infty \gamma(a) i(a, t) \mathrm{d}a + k_1(\mu_2 + \delta) T^*.
\end{aligned}
\tag{3.1.102}
$$

注意到

$$\frac{\mathrm{d}}{\mathrm{d}\theta} e^*(\theta) = -(\mu + \nu(\theta)) e^*(\theta), \quad \frac{\mathrm{d}}{\mathrm{d}a} i^*(a) = -(\mu_1(a) + \gamma(a)) i^*(a),$$

有

$$\frac{\partial}{\partial \theta} G\left(\frac{e(\theta, t)}{e^*(\theta)}\right) = \frac{1}{e^*(\theta)} \left(1 - \frac{e^*(\theta)}{e(\theta, t)}\right) \left[\frac{\partial e(\theta, t)}{\partial \theta} + (\mu + \nu(\theta)) e(\theta, t)\right] \tag{3.1.103}$$

和

$$\frac{\partial}{\partial a} G\left(\frac{i(a, t)}{i^*(a)}\right) = \frac{1}{i^*(a)} \left(1 - \frac{i^*(a)}{i(a, t)}\right) \left[\frac{\partial i(a, t)}{\partial a} + (\mu_1(a) + \gamma(a)) i(a, t)\right]. \tag{3.1.104}$$

由 (3.1.102)—(3.1.104) 可得

$$\frac{\mathrm{d}}{\mathrm{d}t}V_2(t) = -\frac{\mu(S(t)-S^*)^2}{S(t)} + S^* \int_0^\infty \beta(a)i^*(a)\mathrm{d}a\left(1-\frac{S^*}{S(t)}\right)$$

$$-S(t)\int_0^\infty \beta(a)i(a,t)\mathrm{d}a + S^* \int_0^\infty \beta(a)i(a,t)\mathrm{d}a$$

$$-\int_0^\infty f_1(\theta)e^*(a)\frac{\partial}{\partial\theta}G\left(\frac{e(\theta,t)}{e^*(\theta)}\right)\mathrm{d}\theta$$

$$-\int_0^\infty f_2(a)i^*(a)\frac{\partial}{\partial a}G\left(\frac{i(a,t)}{i^*(a)}\right)\mathrm{d}a$$

$$+k_1\int_0^\infty \gamma(a)i(a,t)\mathrm{d}a - k_1(\mu_2+\delta)T(t)$$

$$-k_1\frac{T^*}{T(t)}\int_0^\infty \gamma(a)i(a,t)\mathrm{d}a + k_1(\mu_2+\delta)T^*. \tag{3.1.105}$$

利用分部积分法, 有

$$\frac{\mathrm{d}}{\mathrm{d}t}V_2(t) = -\frac{\mu(S(t)-S^*)^2}{S(t)} + S^* \int_0^\infty \beta(a)i^*(a)\mathrm{d}a\left(1-\frac{S^*}{S(t)}\right)$$

$$-S(t)\int_0^\infty \beta(a)i(a,t)\mathrm{d}a + S^* \int_0^\infty \beta(a)i(a,t)\mathrm{d}a$$

$$-f_1(\theta)e^*(\theta)G\left(\frac{e(\theta,t)}{e^*(\theta)}\right)\Big|_0^\infty$$

$$+\int_0^\infty G\left(\frac{e(\theta,t)}{e^*(\theta)}\right)\left[f_1'(\theta)e^*(\theta) + f_1(\theta)e^{*\prime}(\theta)\right]\mathrm{d}\theta$$

$$-f_2(a)i^*(a)G\left(\frac{i(a,t)}{i^*(a)}\right)\Big|_0^\infty$$

$$+\int_0^\infty G\left(\frac{i(a,t)}{i^*(a)}\right)\left[f_2'(a)i^*(a) + f_2(a)i^{*\prime}(a)\right]\mathrm{d}a$$

$$+k_1\int_0^\infty \gamma(a)i(a,t)\mathrm{d}a - k_1(\mu_2+\delta)T(t)$$

$$-k_1\frac{T^*}{T(t)}\int_0^\infty \gamma(a)i(a,t)\mathrm{d}a + k_1(\mu_2+\delta)T^*. \tag{3.1.106}$$

将 (3.1.103) 和 (3.1.104) 代入 (3.1.106), 可得

$$\frac{\mathrm{d}}{\mathrm{d}t}V_2(t) = -\frac{\mu(S(t)-S^*)^2}{S(t)} + S^* \int_0^\infty \beta(a)i^*(a)\mathrm{d}a \left(1 - \frac{S^*}{S(t)}\right)$$

$$-S(t)\int_0^\infty \beta(a)i(a,t)\mathrm{d}a + S^* \int_0^\infty \beta(a)i(a,t)\mathrm{d}a$$

$$-f_1(\theta)e^*(\theta)G\left(\frac{e(\theta,t)}{e^*(\theta)}\right)\bigg|_0^\infty$$

$$+\int_0^\infty G\left(\frac{e(\theta,t)}{e^*(\theta)}\right)[f_1'(\theta) - (\mu+\nu(\theta))f_1(\theta)]e^*(\theta)\mathrm{d}\theta$$

$$-f_2(a)i^*(a)G\left(\frac{i(a,t)}{i^*(a)}\right)\bigg|_0^\infty$$

$$+\int_0^\infty G\left(\frac{i(a,t)}{i^*(a)}\right)[f_2'(a) - (\mu_1(a)+\gamma(a))f_2(a)]i^*(a)\mathrm{d}a$$

$$+k_1 \int_0^\infty \gamma(a)i(a,t)\mathrm{d}a - k_1(\mu_2+\delta)T(t)$$

$$-k_1\frac{T^*}{T(t)}\int_0^\infty \gamma(a)i(a,t)\mathrm{d}a + k_1(\mu_2+\delta)T^*. \tag{3.1.107}$$

选取

$$\begin{cases} f_1(\theta) = A_1 \int_\theta^\infty \nu(u)e^{-\int_\theta^u (\mu+\nu(s))\mathrm{d}s}\mathrm{d}u, \\[3mm] f_2(a) = \int_a^\infty (S^*\beta(u)+k_1\gamma(u))\,e^{-\int_a^u (\mu_1(s)+\gamma(s))\mathrm{d}s}\mathrm{d}u, \end{cases} \tag{3.1.108}$$

其中 A_1 由 (3.1.95) 所确定. 直接计算可得

$$\begin{cases} f_1(0) = 1, \quad \lim_{\theta\to\infty} f_1(\theta) = 0, \\[3mm] f_1'(\theta) = (\mu+\nu(\theta))f_1(\theta) - A_1\nu(\theta) \end{cases} \tag{3.1.109}$$

和

$$\begin{cases} f_2(0) = S^* \int_0^\infty \beta(a)\phi_2(a)\mathrm{d}a + k_1 \int_0^\infty \gamma(a)\phi_2(a)\mathrm{d}a, \\[3mm] f_2'(a) = (\mu_1(a)+\gamma(a))f_2(a) - (S^*\beta(a)+k_1\gamma(a)), \\[3mm] \lim_{a\to\infty} f_2(a) = 0. \end{cases} \tag{3.1.110}$$

将 (3.1.109) 和 (3.1.110) 代入 (3.1.107), 有

$$
\begin{aligned}
\frac{\mathrm{d}}{\mathrm{d}t} V_2(t) = & -\frac{\mu(S(t) - S^*)^2}{S(t)} + S^* \int_0^\infty \beta(a) i^*(a) \mathrm{d}a \left(1 - \frac{S^*}{S(t)}\right) \\
& - S(t) \int_0^\infty \beta(a) i(a,t) \mathrm{d}a + S^* \int_0^\infty \beta(a) i(a,t) \mathrm{d}a \\
& + e(0,t) - e^*(0) - e^*(0) \ln \frac{e(0,t)}{e^*(0)} \\
& - A_1 \int_0^\infty \nu(\theta) \left(e(\theta,t) - e^*(\theta) - e^*(\theta) \ln \frac{e(\theta,t)}{e^*(\theta)}\right) \mathrm{d}\theta \\
& + \left(S^* \int_0^\infty \beta(a) \phi_2(a) \mathrm{d}a + k_1 \int_0^\infty \gamma(a) \phi_2(a) \mathrm{d}a\right) \\
& \times \left(i(0,t) - i^*(0) - i^*(0) \ln \frac{i(0,t)}{i^*(0)}\right) \\
& - \int_0^\infty (S^* \beta(a) + k_1 \gamma(a)) \left(i(a,t) - i^*(a) - i^*(a) \ln \frac{i(a,t)}{i^*(a)}\right) \mathrm{d}a \\
& + k_1 \int_0^\infty \gamma(a) i(a,t) \mathrm{d}a - k_1 (\mu_2 + \delta) T(t) \\
& - k_1 \frac{T^*}{T(t)} \int_0^\infty \gamma(a) i(a,t) \mathrm{d}a + k_1 (\mu_2 + \delta) T^*. \qquad (3.1.111)
\end{aligned}
$$

选取 $k_1 > 0$ 使得

$$
k_1 (\mu_2 + \delta) = p\delta \left(S^* \int_0^\infty \beta(a) \phi_2(a) \mathrm{d}a + k_1 \int_0^\infty \gamma(a) \phi_2(a) \mathrm{d}a\right) + (1-p)\delta. \quad (3.1.112)
$$

从而由 (3.1.5), (3.1.111) 和 (3.1.112) 可得

$$
\begin{aligned}
\frac{\mathrm{d}}{\mathrm{d}t} V_2(t) = & -\frac{\mu(S(t) - S^*)^2}{S(t)} + S^* \int_0^\infty \beta(a) i^*(a) \mathrm{d}a \left(1 - \frac{S^*}{S(t)}\right) \\
& - e^*(0) \ln \frac{e(0,t)}{e^*(0)} + A_1 \int_0^\infty \nu(\theta) e^*(\theta) \ln \frac{e(\theta,t)}{e^*(\theta)} \mathrm{d}\theta \\
& - \left(S^* \int_0^\infty \beta(a) i^*(a) \mathrm{d}a + k_1 \int_0^\infty \gamma(a) i^*(a) \mathrm{d}a\right) \ln \frac{i(0,t)}{i^*(0)} \\
& + \int_0^\infty (S^* \beta(a) + k_1 \gamma(a)) i^*(a) \ln \frac{i(a,t)}{i^*(a)} \mathrm{d}a \\
& - k_1 \int_0^\infty \gamma(a) i^*(a) \frac{i(a,t) T^*}{i^*(a) T(t)} \mathrm{d}a + k_1 (\mu_2 + \delta) T^*. \qquad (3.1.113)
\end{aligned}
$$

由 (3.1.113) 和 (3.1.39) 的第四个方程, 可得

$$
\begin{aligned}
\frac{\mathrm{d}}{\mathrm{d}t}V_2(t) = &-\frac{\mu(S(t)-S^*)^2}{S(t)} \\
&-S^* \int_0^\infty \beta(a)i^*(a)\mathrm{d}a\left(\frac{S^*}{S(t)}-1-\ln\frac{S^*}{S(t)}\right) \\
&-k_1 \int_0^\infty \gamma(a)i^*(a)\left(\frac{i(a,t)T^*}{i^*(a)T(t)}-1-\ln\frac{i(a,t)T^*}{i^*(a)T(t)}\right)\mathrm{d}a \\
&+A_1 \int_0^\infty \nu(\theta)e^*(\theta)\ln\frac{e(\theta,t)}{e^*(\theta)}\frac{e^*(0)}{e(0,t)}\mathrm{d}\theta \\
&+S^* \int_0^\infty \beta(a)i^*(a)\ln\frac{i(a,t)}{i^*(a)}\frac{S(t)}{S^*}\frac{i^*(0)}{i(0,t)}\mathrm{d}a \\
&+k_1 \int_0^\infty \gamma(a)i^*(a)\mathrm{d}a\ln\frac{i^*(0)}{i(0,t)}\frac{T(t)}{T^*}.
\end{aligned}
\tag{3.1.114}
$$

将 (3.1.42) 代入 (3.1.114), 有

$$
\begin{aligned}
\frac{\mathrm{d}}{\mathrm{d}t}V_2(t) = &-\frac{\mu(S(t)-S^*)^2}{S(t)} - S^* \int_0^\infty \beta(a)i^*(a)\mathrm{d}aG\left(\frac{S^*}{S(t)}\right) \\
&-k_1 \int_0^\infty \gamma(a)i^*(a)G\left(\frac{i(a,t)T^*}{i^*(a)T(t)}\right)\mathrm{d}a \\
&-A_1 S^* \int_0^\infty \nu(\theta)\phi_1(\theta)\mathrm{d}\theta \int_0^\infty \beta(a)i^*(a)G\left(\frac{S(t)}{S^*}\frac{i(a,t)}{i^*(a)}\frac{e^*(0)}{e(0,t)}\right)\mathrm{d}a \\
&-A_1 S^* \int_0^\infty \beta(a)i^*(a)\mathrm{d}a \int_0^\infty \nu(\theta)\phi_1(\theta)G\left(\frac{e(\theta,t)}{e^*(\theta)}\frac{i^*(0)}{i(0,t)}\right)\mathrm{d}\theta \\
&-A_1 \frac{(1-p)\delta}{\mu_2+\delta} \int_0^\infty \gamma(a)i^*(a)\mathrm{d}a \int_0^\infty \nu(\theta)\phi_1(\theta)\mathrm{d}\theta G\left(\frac{T(t)}{T^*}\frac{e^*(0)}{e(0,t)}\right) \\
&-A_1 \frac{(1-p)\delta}{\mu_2+\delta} \int_0^\infty \gamma(a)i^*(a)\mathrm{d}a \int_0^\infty \nu(\theta)\phi_1(\theta)G\left(\frac{e(\theta,t)}{e^*(\theta)}\frac{i^*(0)}{i(0,t)}\right)\mathrm{d}\theta \\
&-A_1 \frac{p\delta}{\mu_2+\delta}S^* \int_0^\infty \beta(a)\phi_2(a)\mathrm{d}a \int_0^\infty \nu(\theta)\phi_1(\theta)\mathrm{d}\theta \\
&\quad\times \int_0^\infty \gamma(a)i^*(a)\mathrm{d}aG\left(\frac{i^*(0)}{i(0,t)}\frac{T(t)}{T^*}\right) \\
&-A_1 \frac{p\delta}{\mu_2+\delta}k_1 \int_0^\infty \gamma(a)\phi_2(a)\mathrm{d}a \int_0^\infty \nu(\theta)\phi_1(\theta)\mathrm{d}\theta \\
&\quad\times \int_0^\infty \gamma(a)i^*(a)\mathrm{d}aG\left(\frac{i^*(0)}{i(0,t)}\frac{T(t)}{T^*}\right).
\end{aligned}
\tag{3.1.115}
$$

由于对所有 $x>0$, 函数 $G(x)=x-1-\ln x \geqslant 0$, 当且仅当 $x=1$ 时, 有

$G(x) = 0$ 成立, 因此, 当 $\mathscr{R}_0 > 1$ 时, 有 $V_2'(t) \leqslant 0$. 由 (3.1.115) 易知, 当且仅当

$$
\begin{cases}
S(t) = S^*, & \dfrac{i(a,t)T^*}{i^*(a)T(t)} = 1, & \dfrac{S(t)}{S^*}\dfrac{i(a,t)}{i^*(a)}\dfrac{e^*(0)}{e(0,t)} = 1, \\[3mm]
\dfrac{T(t)}{T^*}\dfrac{e^*(0)}{e(0,t)} = 1, & \dfrac{e(\theta,t)}{e^*(\theta)}\dfrac{i^*(0)}{i(0,t)} = 1, & \dfrac{i^*(0)}{i(0,t)}\dfrac{T(t)}{T^*} = 1
\end{cases}
\tag{3.1.116}
$$

成立时, 对所有的 $\theta \geqslant 0, a \geqslant 0$, 有 $V_2'(t) = 0$. 易证 $\{V_2'(t) = 0\}$ 的最大不变子集是点集 $\{E^*\}$. 由定理 3.1.10 可知, 当 $\mathscr{R}_0 > 1$ 时, E^* 是局部渐近稳定的. 因此, 应用 LaSalle 不变性原理可知, 当 $\mathscr{R}_0 > 1$ 时, E^* 是全局渐近稳定的. $\qquad\square$

3.2 具有接种策略和非线性发生率的类年龄结构传染病动力学模型

3.2.1 研究背景和模型的建立

疫苗接种是控制麻疹、脊髓灰质炎、白喉、破伤风、百日咳和肺结核等疾病的一种常用方法[40]. 文献 [40] 考虑了以下具有疫苗接种的传染病动力学模型:

$$
\begin{cases}
\dfrac{\mathrm{d}S(t)}{\mathrm{d}t} = A - \mu_1 S(t) - pS(t) - \beta_1 S(t)I(t), \\[3mm]
\dfrac{\mathrm{d}V(t)}{\mathrm{d}t} = pS(t) - \beta_2 V(t)I(t) - \gamma V(t) - \mu_1 V(t), \\[3mm]
\dfrac{\mathrm{d}I(t)}{\mathrm{d}t} = \beta_1 S(t)I(t) + \beta_2 V(t)I(t) - \gamma_1 I(t) - \mu_1 I(t), \\[3mm]
\dfrac{\mathrm{d}R(t)}{\mathrm{d}t} = \gamma V(t) + \gamma_1 I(t) - \mu_1 R(t),
\end{cases}
\tag{3.2.1}
$$

其中 $S(t), V(t), I(t)$ 和 $R(t)$ 分别表示时刻 t 易感者、接种者、染病者和康复者群体的密度; 参数 $A, \mu_1, p, \beta_1, \beta_2, \gamma$ 和 γ_1 均为正的常数, A 是常数补充率, μ_1 表示自然死亡率, p 表示易感者的接种率, β_1 和 β_2 分别表示易感者和接种者与染病者接触时疾病的感染率, $1/\gamma$ 表示接种个体获得免疫力的平均时间, γ_1 表示染病者的治愈率. 这里, 作者假设接种不完全有效, 即接种者仍有可能被感染. 利用 Lyapunov 方法, 文献 [40] 研究了系统 (3.2.1) 的全局动力学性态.

模型 (3.2.1) 的一个基本假设是染病者在染病期间的传染力是一样的. 此假设对于流感等疾病可能是合理的, 但对于某些其他类型的疾病, 如 AIDS[99, 100] 和 Chagas [101] 等是不合理的. 因此相对于常微分方程模型 (ODE), 考虑依赖于年龄结

构的传染病模型更符合实际[96, 102, 103]. 自 Hoppensteadt[104] 于 1974 年建立了一个
具有年龄结构的传染病模型之后, 已陆续有一些类似模型被提出[92,93,99,105-114]. 文
献 [99] 发现染病年龄可对解的性态产生本质影响. McCluskey[115] 和 Wang 等[108]
研究了某些考虑染病年龄的模型的全局稳定性. 相对于 ODE 系统, 具有年龄结构
的传染病模型通常为偏微分系统 (PDE). 虽然 PDE 系统比 ODE 系统更精确, 但
系统的动力学性态, 特别是有关全局稳定性的分析更难困难.

　　模型 (3.2.1) 中考虑的发生率是双线性的, 这在疾病的初始阶段是合理的. 然
而现实中易感者、接种者和染病者之间的关系是非线性的. 比如, 如果染病者比例
很高且接触病原体几乎是肯定的, 那么随着染病者数量的增长, 疾病的传播速度会
越来越慢. 这种效应在实验室和临床中均有发现[21, 116]. 因此, 有不少学者认为采
用非线性发生率更能精确地刻画传染病的传播规律[21,23,109,117-119].

　　受文献 [21], [40] 和 [108] 工作的启发, 本节, 我们结合感染年龄和非线性发生
率等因素, 将模型 (3.2.1) 推广到更一般的情形. 为此, 研究以下模型:

$$\begin{cases} \dfrac{\mathrm{d}S(t)}{\mathrm{d}t} = A - \mu_1 S(t) - pS(t) - S(t)\displaystyle\int_0^\infty \beta_1(a)f(i(a,t))\mathrm{d}a, \\[2mm] \dfrac{\mathrm{d}V(t)}{\mathrm{d}t} = pS(t) - V(t)\displaystyle\int_0^\infty \beta_2(a)f(i(a,t))\mathrm{d}a - (\mu_1 + \gamma)V(t), \\[2mm] \dfrac{\partial i(a,t)}{\partial a} + \dfrac{\partial i(a,t)}{\partial t} = -\gamma_1(a)i(a,t) - \mu_0(a)i(a,t), \\[2mm] \dfrac{\mathrm{d}R(t)}{\mathrm{d}t} = \gamma V(t) + \displaystyle\int_0^\infty \gamma_1(a)i(a,t)\mathrm{d}a - \mu_1 R(t), \end{cases} \quad (3.2.2)$$

满足边界条件

$$i(0,t) = S(t)\int_0^\infty \beta_1(a)f(i(a,t))\mathrm{d}a + V(t)\int_0^\infty \beta_2(a)f(i(a,t))\mathrm{d}a \qquad (3.2.3)$$

和初始条件

$$S(0) = S_0 \geqslant 0, \quad V(0) = V_0 \geqslant 0, \quad R(0) \geqslant 0, \quad i(a,0) = i_0(a) \in L_+^1(0,\infty) \quad (3.2.4)$$

的解的渐近性态, 其中 $i(a,t)$ 表示感染年龄为 a 的染病者在时刻 t 的密度; 函数
$\beta_1(a)$ 和 $\beta_2(a)$ 分别表示易感者和接种者与感染年龄为 a 的染病者接触时疾病的感
染率; $S(t)f(i(a,t))$ 和 $V(t)f(i(a,t))$ 分别表示时刻 t 易感者和接种者与感染年龄为
a 的染病者接触时疾病的发生率; $\gamma_1(a)$ 和 $\mu_0(a)$ 分别表示感染年龄为 a 的染病者
的治愈率和死亡率; 其他参数的实际意义参见模型 (3.2.1).

由于系统 (3.2.2) 的前三个方程不依赖于 $R(t)$, 因此只需考虑以下子系统:

$$\begin{cases} \dfrac{\mathrm{d}S(t)}{\mathrm{d}t} = A - \mu_1 S(t) - pS(t) - S(t)\displaystyle\int_0^\infty \beta_1(a)f(i(a,t))\mathrm{d}a, \\[2mm] \dfrac{\mathrm{d}V(t)}{\mathrm{d}t} = pS(t) - V(t)\displaystyle\int_0^\infty \beta_2(a)f(i(a,t))\mathrm{d}a - \mu_2 V(t), \\[2mm] \dfrac{\partial i(a,t)}{\partial a} + \dfrac{\partial i(a,t)}{\partial t} = -\mu(a)i(a,t), \end{cases} \qquad (3.2.5)$$

满足边界条件 (3.2.3) 和初始条件

$$S(0) = S_0 \geqslant 0, \quad V(0) = V_0 \geqslant 0, \quad i(a,0) = i_0(a) \in L^1_+(0,\infty), \qquad (3.2.6)$$

其中 $\mu_2 = \mu_1 + \gamma$, $\mu(a) = \gamma_1(a) + \mu_0(a)$. 函数 $\beta_1(a), \beta_2(a), \mu(a)$ 和 $f(x)$ 满足以下条件:

(A1) $\beta_1(a), \beta_2(a) \in L^\infty_+(0, +\infty)$, 且上确界分别为 $\bar{\beta}_1, \bar{\beta}_2$, $\mu(a)$ 为定义在 $\mathbb{R}_+$ 上的函数, $\mu_1 \leqslant \mu(a) \leqslant \bar{\mu}$, $\beta_1(a), \beta_2(a)$ 和 $\mu(a)$ 在 $\mathbb{R}_+$ 上 Lipschitz 连续, 且 Lipschitz 系数分别为 M_{β_1}, M_{β_2} 和 M_μ.

(A2) $f(x)$ 为 $\mathbb{R}_+$ 到 $\mathbb{R}_+$ 上的二阶连续可导函数. $f(x) \geqslant 0$, 当且仅当 $x = 0$ 时有 $f(x) = 0$, 且 $f'(x) \geqslant 0$, $f''(x) \leqslant 0$.

我们注意到, (A2) 包含了双线性发生率 $f(x) = x$, 饱和发生率 $f(x) = x/(1 + \alpha x)$, $\alpha > 0$[21], 以及非线性发生率 $f(x) = x/(1 + \alpha x^q)$ $(0 < q < 1, \alpha > 0$ 为常数)[23] 等情形. 另外, 由条件 (A2) 可得

$$f'(x)x \leqslant f(x) \leqslant kx, \quad x \in \mathbb{R}_+, \qquad (3.2.7)$$

其中 $k := f'(0)$, 这些不等式将在后面用到.

系统 (3.2.5) 的相空间为 $\Gamma := \mathbb{R}_+ \times \mathbb{R}_+ \times L^1_+((0, +\infty), \mathbb{R})$, 其范数定义为

$$\|(x, y, \varphi)\|_\Gamma = |x| + |y| + \int_0^\infty |\varphi(a)|\mathrm{d}a.$$

记系统 (3.2.5) 的解为 $X(t) := (S(t), V(t), i(\cdot, t))$, 初始条件记为 $X_0 := (S_0, V_0, i_0(\cdot))$. 系统 (3.2.5) 确定的连续半流 $\Phi : \mathbb{R}_+ \times \Gamma \to \Gamma$ 记为 $\Phi(t, X_0) := X(t)$, $t \geqslant 0$. 由于

$$\frac{\mathrm{d}}{\mathrm{d}t}\left(S(t) + V(t) + \int_0^\infty i(a,t)\mathrm{d}a\right) \leqslant A - \mu_1\left(S(t) + V(t) + \int_0^\infty i(a,t)\mathrm{d}a\right),$$

故集合

$$\Omega = \left\{ (S, V, i) \in \mathbb{R}_+ \times \mathbb{R}_+ \times L^1_+((0, +\infty), \mathbb{R}) : S + V + \int_0^\infty i(a,t)\mathrm{d}a \leqslant \frac{A}{\mu_1} \right\}$$

为系统 (3.2.5) 的最大正不变集. 以下我们仅在 Ω 中考虑系统 (3.2.5) 的解.

3.2.2　有界性和渐近光滑性

本小节, 我们将证明系统 (3.2.5) 确定的连续半流 Φ 是渐近光滑的.

将系统 (3.2.5) 的第三个方程沿特征线 $t - a = $ 常数积分可得

$$i(a,t) = \begin{cases} \hat{i}(t-a)\sigma(a), & 0 \leqslant a < t, \\ i_0(a-t)\dfrac{\sigma(a)}{\sigma(a-t)}, & 0 \leqslant t \leqslant a, \end{cases} \tag{3.2.8}$$

这里 $\hat{i}(t) = S(t)P(t) + V(t)Q(t)$, 其中

$$P(t) = \int_0^\infty \beta_1(a)f(i(a,t))\mathrm{d}a, \quad Q(t) = \int_0^\infty \beta_2(a)f(i(a,t))\mathrm{d}a. \tag{3.2.9}$$

引理 3.2.1　(3.2.9) 中定义的函数 $P(t)$ 和 $Q(t)$ 在 $\mathbb{R}_+$ 上 Lipschitz 连续.

证明　由于 $X(t)$ 有界, 故存在 $K \geqslant \max\{A/\mu_0, \|X_0\|\}$, 使得 $\|X(t)\| \leqslant K$ 对所有 $t \geqslant 0$ 成立. 任给 $h > 0$, 则有

$$\begin{aligned}
\left| P(t+h) - P(t) \right| &\leqslant \int_0^h \beta_1(a)f(i(a,t+h))\mathrm{d}a \\
&\quad + \left| \int_h^\infty \beta_1(a)f(i(a,t+h))\mathrm{d}a - \int_0^\infty \beta_1(a)f(i(a,t))\mathrm{d}a \right| \\
&= \int_0^h \beta_1(a)f(i(0,t+h-a)\sigma(a))\mathrm{d}a \\
&\quad + \left| \int_h^\infty \beta_1(a)f(i(a,t+h))\mathrm{d}a - \int_0^\infty \beta_1(a)f(i(a,t))\mathrm{d}a \right|.
\end{aligned}$$

考虑到 $\beta_1(a) \leqslant \overline{\beta}_1, \beta_2(a) \leqslant \overline{\beta}_2, f(x) \leqslant kx, \sigma(a) \leqslant 1$ 并令 $\delta = a - h$, 则

$$|P(t+h) - P(t)| \leqslant A_1 h + \left| \int_0^\infty \beta_1(\delta+h)f(i(\delta+h,t+h))\mathrm{d}\delta - \int_0^\infty \beta_1(a)f(i(a,t))\mathrm{d}a \right|,$$

其中 $\beta = \overline{\beta}_1 + \overline{\beta}_2$, $A_1 = k^2\beta^2 K^2$. 由

$$i(\delta+h,t+h) = i(\delta,t)\frac{\sigma(\delta+h)}{\sigma(\delta)} = i(\delta,t)e^{-\int_\delta^{\delta+h}\mu(\tau)\mathrm{d}\tau},$$

可得

$$\begin{aligned}
&|P(t+h) - P(t)| \\
&\leqslant A_1 h + \left| \int_0^\infty \beta_1(a+h)f\left(i(a,t)e^{-\int_a^{a+h}\mu(\tau)d\tau}\right)\mathrm{d}a - \int_0^\infty \beta_1(a)f(i(a,t))\mathrm{d}a \right| \\
&= A_1 h + \left| \int_0^\infty \beta_1(a+h)\left[f\left(i(a,t)e^{-\int_a^{a+h}\mu(\tau)d\tau}\right) - f(i(a,t))\right]\mathrm{d}a \right| \\
&\quad + \left| \int_0^\infty [\beta_1(a+h) - \beta_1(a)]f(i(a,t))\mathrm{d}a \right|.
\end{aligned}$$

由 $\beta_1(a) \leqslant \overline{\beta}_1, \mu(a) \leqslant \overline{\mu}, f''(x) \leqslant 0$ 可知

$$\left| \int_0^\infty \beta_1(a+h) \left[f\left(i(a,t)e^{-\int_a^{a+h} \mu(\tau)d\tau} \right) - f(i(a,t)) \right] da \right| \leqslant \overline{\beta}_1 \overline{\mu} k K h.$$

由假设 (A1), 有

$$\left| \int_0^\infty [\beta_1(a+h) - \beta_1(a)] f(i(a,t)) da \right| \leqslant kKM_{\beta_1} h.$$

因此

$$|P(t+h) - P(t)| \leqslant A_1 h + \overline{\beta}_1 \overline{\mu} k K h + kKM_{\beta_1} h.$$

故知函数 $P(t)$ 是 Lipschitz 连续的. 同理可证 $Q(t)$ 也是 Lipschitz 连续的. □

下面, 我们应用定理 3.1.6 和定理 3.1.7 讨论半流 Φ 的渐近光滑性.

定理 3.2.2 系统 (3.2.5) 确定的连续半流 Φ 是渐近光滑的.

证明 令 $\Theta(t, X_0) = (0, 0, i_1(\cdot, t)), \Psi(t, X_0) = (S(t), V(t), i_2(\cdot, t))$, 其中

$$i_1(a,t) = \begin{cases} 0, & 0 \leqslant a \leqslant t, \\ i_0(a-t)\dfrac{\sigma(a)}{\sigma(a-t)}, & t < a, \end{cases}$$

$$i_2(a,t) = \begin{cases} \hat{i}(t-a)\sigma(a), & 0 \leqslant a \leqslant t, \\ 0, & t < a. \end{cases}$$

显然, $\Phi(t, X_0) = \Theta(t, X_0) + \Psi(t, X_0)$. 由于

$$\begin{aligned} \|i_1(\cdot, t)\|_1 &= \int_t^\infty i_0(a-t)\frac{\sigma(a)}{\sigma(a-t)}da \\ &= \int_0^\infty i_0(\delta)e^{-\int_\delta^{\delta+t} \mu(\tau)d\tau}d\delta \\ &\leqslant Ke^{-\mu_1 t}, \end{aligned}$$

故定理 3.1.6 中的条件 (1) 成立.

下面证明定理 3.1.6 中的条件 (2) 成立. 由 $\beta_1(a) \leqslant \overline{\beta}_1, \beta_2(a) \leqslant \overline{\beta}_2, f(x) \leqslant kx$, $\sigma(a) \leqslant e^{-\mu_1 a}$ 可得 $\hat{i}(t) \leqslant \beta kK^2$, 因此 $i_2(a,t) \leqslant \beta kK^2 e^{-\mu_1 a}$, 从而定理 3.1.7 的条件 (i), (ii) 和 (iv) 成立. 故下面只需证明 $i_2(a,t)$ 满足定理 3.1.7 的条件 (iii).

对于 $h \in (0, t)$, 有

$$\int_0^\infty |i_2(a+h, t) - i_2(a, t)| \mathrm{d}a \leqslant \beta k K^2 h + \int_0^{t-h} |\hat{i}(t-a-h) - \hat{i}(t-a)| \sigma(a) \mathrm{d}a$$
$$+ \int_0^{t-h} \hat{i}(t-a-h) |\sigma(a+h) - \sigma(a)| \mathrm{d}a$$
$$\leqslant \int_0^{t-h} |\hat{i}(t-a-h) - \hat{i}(t-a)| \sigma(a) \mathrm{d}a$$
$$+ \beta k K^2 \int_0^{t-h} |\sigma(a+h) - \sigma(a)| \mathrm{d}a + \beta k K^2 h.$$

由 (A1) 和引理 3.2.1 可知 $S(t), P(t), Q(t)$ 和 $V(t)$ 均在 $[0, \infty]$ 上 Lipschitz 连续. 因此, 存在 $m > 0$ 使得 $|\hat{i}(t-a-h) - \hat{i}(t-a)| \leqslant mh$, 从而

$$\int_0^{t-h} |\hat{i}(t-a-h) - \hat{i}(t-a)| \sigma(a) \mathrm{d}a \leqslant mh \int_0^{t-h} e^{-\mu_1 a} \mathrm{d}a \leqslant \frac{mh}{\mu_1}.$$

由

$$\int_0^{t-h} |\sigma(a+h) - \sigma(a)| \mathrm{d}a \leqslant \int_0^{t-h} \sigma(a) \mathrm{d}a - \int_h^{t-h} \sigma(a) \mathrm{d}a = \int_0^h \sigma(a) \mathrm{d}a \leqslant h,$$

可得

$$\int_0^\infty |i_2(a+h, t) - i_2(a, t)| \mathrm{d}a \leqslant \left(2\beta k K^2 + \frac{m}{\mu_1} \right) h,$$

这表明 $i_2(a, t)$ 满足定理 3.1.7 中的条件 (iii). □

由定理 3.2.2 和半流 Φ 的最终有界性, 并利用文献 [97] 中定理 2.33 可得以下结论.

定理 3.2.3　Γ 中存在有界紧吸引集.

3.2.3　基本再生数、稳态解和局部稳定性

本小节, 我们研究系统 (3.2.5) 的各可行稳态解的存在性和局部渐近稳定性.

显然, 系统 (3.2.5) 总有无病稳态解 $E_1(S_1, V_1, 0)$, 其中

$$S_1 = \frac{A}{\mu_1 + p}, \quad V_1 = \frac{pA}{\mu_2(\mu_1 + p)}.$$

记

$$\mathscr{R}_0 = k S_1 \int_0^\infty \beta_1(a) \sigma(a) \mathrm{d}a + k V_1 \int_0^\infty \beta_2(a) \sigma(a) \mathrm{d}a.$$

这里, $\sigma(a) = e^{-\int_0^a \mu(s) \mathrm{d}s}$ 表示一个被感染的个体存活至年龄 a 的概率. $\mathscr{R}_0$ 称为系统 (3.2.5) 的基本再生数, 表示一个被感染的个体在其整个感染期内所感染的新个体的平均数[8].

若系统 (3.2.5) 存在地方病稳态解 $E^*(S^*, V^*, i^*(a))$, 则它必满足

$$
\begin{cases}
A = \mu_1 S^* + pS^* + S^* \displaystyle\int_0^\infty \beta_1(a)f(i^*(a))\mathrm{d}a, \\
pS^* = V^* \displaystyle\int_0^\infty \beta_2(a)f(i^*(a))\mathrm{d}a + \mu_2 V^*, \\
\dfrac{\mathrm{d}i^*(a)}{\mathrm{d}a} = -\mu(a)i^*(a), \\
i^*(0) = S^* \displaystyle\int_0^\infty \beta_1(a)f(i^*(a))\mathrm{d}a + V^* \displaystyle\int_0^\infty \beta_2(a)f(i^*(a))\mathrm{d}a,
\end{cases}
\tag{3.2.10}
$$

由 (3.2.10) 的第三个方程可得

$$
i^*(a) = i^*(0)\sigma(a), \tag{3.2.11}
$$

再结合 (3.2.10) 的其他方程可知

$$
i^*(0) = \frac{AM_1(i^*(0))}{\mu_1 + p + M_1(i^*(0))} + \frac{pAM_2(i^*(0))}{(\mu_1 + p + M_1(i^*(0)))(\mu_2 + M_2(i^*(0)))}, \tag{3.2.12}
$$

其中 $M_i(x) = \displaystyle\int_0^\infty \beta_i(a)f(\sigma(a)x)\mathrm{d}a, i = 1, 2.$

记

$$
H(x) = \mu_1 + p + M_1(x) - A\frac{M_1(x)}{x} - pA\frac{M_2(x)}{x(\mu_2 + M_2(x))},
$$

则有 $H(+\infty) > 0, H(0^+) = (\mu_1 + p)(1 - \mathscr{R}_0)$ 且

$$
\begin{aligned}
H'(x) = {}& M_1'(x) - A\left(\frac{M_1(x)}{x}\right)' \\
& + \frac{pA}{(\mu_2 + M_2(x))^2}\left(M_2'(x)\frac{M_2(x)}{x} - \left(\frac{M_2(x)}{x}\right)'(\mu_2 + M_2(x))\right).
\end{aligned}
$$

由 (3.2.7) 易知 $(M_1(x)/x)' \leqslant 0, (M_2(x)/x)' \leqslant 0$, 从而 $H'(x) > 0$. 因此, 当 $\mathscr{R}_0 > 1$ 时, $H(x) = 0$ 有唯一正根, 从而系统 (3.2.5) 有唯一地方病稳态解 $E^*(S^*, V^*, i^*(a))$.

定理 3.2.4 对于系统 (3.2.5), 若 $\mathscr{R}_0 < 1$, 则无病稳态解 E_1 局部渐近稳定; 若 $\mathscr{R}_0 > 1$, 则 E_1 不稳定, 而地方病稳态解 E^* 存在且是局部渐近稳定的.

证明　系统 (3.2.5) 在 E_1 处的线性系统为

$$
\begin{cases}
\dfrac{\mathrm{d}S(t)}{\mathrm{d}t} = -(\mu_1 + p)S(t) - kS_1 \displaystyle\int_0^\infty \beta_1(a)i(a,t)\mathrm{d}a, \\[2mm]
\dfrac{\mathrm{d}V(t)}{\mathrm{d}t} = pS(t) - \mu_2 V(t) - kV_1 \displaystyle\int_0^\infty \beta_2(a)i(a,t)\mathrm{d}a, \\[2mm]
\dfrac{\partial i(a,t)}{\partial a} + \dfrac{\partial i(a,t)}{\partial t} = -\mu(a)i(a,t), \\[2mm]
i(0,t) = kS_1 \displaystyle\int_0^\infty \beta_1(a)i(a,t)\mathrm{d}a + kV_1 \int_0^\infty \beta_2(a)i(a,t)\mathrm{d}a.
\end{cases}
\tag{3.2.13}
$$

通过计算, 可得系统 (3.2.5) 在 E_1 处的特征方程为

$$
(\lambda + \mu_2)(\lambda + \mu_1 + p)g(\lambda) = 0,
\tag{3.2.14}
$$

其中

$$
g(\lambda) \triangleq kS_1 \int_0^\infty \beta_1(a)\sigma(a)e^{-\lambda a}\mathrm{d}a + kV_1 \int_0^\infty \beta_2(a)\sigma(a)e^{-\lambda a}\mathrm{d}a - 1.
\tag{3.2.15}
$$

显然方程 (3.2.14) 总有两个负实根 $-\mu_2$ 和 $-(\mu_1 + p)$, 其他根满足 $g(\lambda) = 0$.

若 $\mathscr{R}_0 > 1$, 则 $g(0) = \mathscr{R}_0 - 1 > 0$, 从而 $g'(\lambda) < 0$, 又因 $g(+\infty) = -1$, 故 $g(\lambda) = 0$ 有唯一正实根, 因此 E_1 不稳定.

若 $\mathscr{R}_0 < 1$, 假设存在 λ_1 使得 $g(\lambda_1) = 0$ 且 $\mathrm{Re}\lambda_1 \geqslant 0$, 则有 $\mathrm{Re}g(\lambda_1) \leqslant \mathscr{R}_0 - 1 < 0$, 矛盾. 因此, 若 $\mathscr{R}_0 < 1$, 则 E_1 局部渐近稳定.

系统 (3.2.5) 在 E^* 处的线性系统为

$$
\begin{cases}
\begin{aligned}
\dfrac{\mathrm{d}S(t)}{\mathrm{d}t} ={}& -(\mu_1 + p)S(t) - S(t)\int_0^\infty \beta_1(a)f(i^*(a))\mathrm{d}a \\
& - S^* \int_0^\infty \beta_1(a)f'(i^*(a))i(a,t)\mathrm{d}a,
\end{aligned} \\[2mm]
\begin{aligned}
\dfrac{\mathrm{d}V(t)}{\mathrm{d}t} ={}& pS(t) - \mu_2 V(t) - V(t)\int_0^\infty \beta_2(a)f(i^*(a))\mathrm{d}a \\
& - V^* \int_0^\infty \beta_2(a)f'(i^*(a))i(a,t)\mathrm{d}a,
\end{aligned} \\[2mm]
\dfrac{\partial i(a,t)}{\partial a} + \dfrac{\partial i(a,t)}{\partial t} = -\mu(a)i(a,t), \\[2mm]
\begin{aligned}
i(0,t) ={}& S(t)\int_0^\infty \beta_1(a)f(i^*(a))\mathrm{d}a + S^* \int_0^\infty \beta_1(a)f'(i^*(a))i(a,t)\mathrm{d}a \\
& + V(t)\int_0^\infty \beta_2(a)f(i^*(a))\mathrm{d}a \\
& + V^* \int_0^\infty \beta_2(a)f'(i^*(a))i(a,t)\mathrm{d}a.
\end{aligned}
\end{cases}
\tag{3.2.16}
$$

由此可得系统 (3.2.5) 在 E^* 处的特征方程为

$$
\begin{aligned}
&(\lambda + \mu_1 + p + m_1)(\lambda + \mu_2 + m_2) \\
&= [(\lambda + \mu_1 + p)(\lambda + \mu_2 + m_2) - pm_2]K_1(\lambda) \\
&\quad + (\lambda + \mu_1 + p + m_1)(\lambda + \mu_2)K_2(\lambda),
\end{aligned} \tag{3.2.17}
$$

其中

$$
m_i = \int_0^\infty \beta_i(a)f(i^*(a))\mathrm{d}a, \quad i = 1, 2,
$$

$$
K_1(\lambda) = S^* \int_0^\infty \beta_1(a)f'(i^*(a))\sigma(a)e^{-\lambda a}\mathrm{d}a,
$$

$$
K_2(\lambda) = V^* \int_0^\infty \beta_2(a)f'(i^*(a))\sigma(a)e^{-\lambda a}\mathrm{d}a.
$$

若 $\mathrm{Re}\lambda \geqslant 0$, 则

$$
|(\lambda + \mu_1 + p)(\lambda + \mu_2 + m_2) - pm_2| < |(\lambda + \mu_1 + p + m_1)(\lambda + \mu_2 + m_2)|,
$$

$$
|(\lambda + \mu_1 + p + m_1)(\lambda + \mu_2)| < |(\lambda + \mu_1 + p + m_1)(\lambda + \mu_2 + m_2)|,
$$

$$
\begin{aligned}
|K_1(\lambda)| + |K_2(\lambda)| &< \frac{1}{i^*(0)}S^* \int_0^\infty \beta_1(a)f(i^*(a))\mathrm{d}a \\
&\quad + \frac{1}{i^*(0)}V^* \int_0^\infty \beta_2(a)f(i^*(a))\mathrm{d}a = 1,
\end{aligned}
$$

这与 (3.2.17) 矛盾. 因此若 E^* 存在则必局部渐近稳定.   □

3.2.4 一致持续生存

本小节, 我们研究系统 (3.2.5) 的一致持久性.

记

$$
\widetilde{W} = \left\{ i(\cdot, t) \in L_+^1(0, +\infty) : \int_0^\infty i(a, t)\mathrm{d}a > 0 \right\}.
$$

定义

$$
W = \mathbb{R}_+ \times \mathbb{R}_+ \times \widetilde{W}, \quad \partial W = \Gamma \backslash W, \quad \partial \widetilde{W} = L_+^1(0, +\infty) \backslash \widetilde{W}.
$$

则有以下结论.

引理 3.2.5[120] W 和 ∂W 均为系统 (3.2.5) 的正不变集.

引理 3.2.6 无病稳态解 E_1 在 ∂W 中是全局渐近稳定的.

证明 令 $(S_0, V_0, i_0(\cdot)) \in \partial W$, 则 $i_0(\cdot) \in \partial \widetilde{W}$ 且有

$$
\begin{cases}
\dfrac{\partial i(a, t)}{\partial a} + \dfrac{\partial i(a, t)}{\partial t} = -\mu(a)i(a, t), \\
i(0, t) = 0, \quad i(a, 0) = i_0(a).
\end{cases} \tag{3.2.18}
$$

故由 (3.2.8) 可知 $i(a,t) = 0$（$0 \leqslant a \leqslant t$），且对 $t \leqslant a$，有

$$\| i(a,t) \|_{L^1} = \left\| i_0(a-t) \frac{\sigma(a)}{\sigma(a-t)} \right\| \leqslant e^{-\mu_1 t} \| i_0 \|_{L^1},$$

因此，当 $t \to \infty$ 时 $i(a,t) \to 0$.

考虑系统

$$\begin{cases} \dfrac{\mathrm{d}S(t)}{\mathrm{d}t} = A - \mu_1 S(t) - pS(t), \\ \dfrac{\mathrm{d}V(t)}{\mathrm{d}t} = pS(t) - \mu_2 V(t), \\ S(0) = S_0, \quad V(0) = V_0. \end{cases} \tag{3.2.19}$$

显然系统 (3.2.19) 有唯一平衡点 (S_1, V_1) 且全局渐近稳定. 因此 $E_1(S_1, V_1, 0)$ 在 ∂W 中全局渐近稳定. □

引理 3.2.7　当 $\mathscr{R}_0 > 1$ 时，对于 $(W, \partial W)$，系统 (3.2.5) 一致持续生存，即存在常数 $\varepsilon > 0$ 使得 $\liminf_{t\to\infty} \| \Phi(t,x) \|_\Gamma \geqslant \varepsilon$（$x \in W$），且半流 Φ 在 W 中有紧的全局吸引子.

证明　由于 E_1 在 ∂W 中全局渐近稳定，利用文献 [62] 中定理 4.2，只需证明

$$W^S(E_1) \cap W = \varnothing,$$

其中

$$W^S(E_1) = \left\{ x \in W : \lim_{t\to\infty} \Phi(t,x) = E_1 \right\}.$$

假设存在 $x \in W$ 使得当 $t \to \infty$ 时 $\Phi(t,x) \to E_1$，则存在 $T > 0$ 和序列 $\{(S_n(t), V_n(t), i_n(\cdot,t))\} \subset W$ 使得 $t \geqslant T$ 时

$$0 < S_1 - \frac{1}{n} < S_n(t) < S_1 + \frac{1}{n}, \quad 0 < V_1 - \frac{1}{n} < V_n(t) < V_1 + \frac{1}{n}, \quad 0 < i_n(\cdot,t) < \frac{1}{n}.$$

将 (3.2.8) 代入边界条件 (3.2.3)，可得

$$\hat{i}_n(t) \geqslant S_n(t) \int_0^t \beta_1(a) f(\hat{i}_n(t-a)\sigma(a)) \mathrm{d}a + V_n(t) \int_0^t \beta_2(a) f(\hat{i}_n(t-a)\sigma(a)) \mathrm{d}a$$

$$\geqslant \left(S_1 - \frac{1}{n} \right) \int_0^t \beta_1(a) f(\hat{i}_n(t-a)\sigma(a)) \mathrm{d}a$$

$$\quad + \left(V_1 - \frac{1}{n} \right) \int_0^t \beta_2(a) f(\hat{i}_n(t-a)\sigma(a)) \mathrm{d}a$$

$$\geqslant \left(S_1 - \frac{1}{n} \right) \int_0^t \beta_1(a) f'\left(\frac{1}{n}\sigma(a) \right) \sigma(a) \mathrm{d}a \hat{i}_n(t)$$

$$\quad + \left(V_1 - \frac{1}{n} \right) \int_0^t \beta_2(a) f'\left(\frac{1}{n}\sigma(a) \right) \sigma(a) \mathrm{d}a \hat{i}_n(t), \tag{3.2.20}$$

这里用到了不等式

$$f(\hat{i}_n(t-a)\sigma(a)) \geqslant f'(\hat{i}_n(t-a)\sigma(a))\hat{i}_n(t-a)\sigma(a) \geqslant f'\left(\frac{1}{n}\sigma(a)\right)\hat{i}_n(t-a)\sigma(a).$$

由 $\mathscr{R}_0 > 1$ 可知

$$\left(S_1 - \frac{1}{n}\right)\int_0^t \beta_1(a)\sigma(a)f'\left(\frac{1}{n}\sigma(a)\right)da + \left(V_1 - \frac{1}{n}\right)\int_0^t \beta_2(a)\sigma(a)f'\left(\frac{1}{n}\sigma(a)\right)da > 1$$

对于充分大的 $n > 0$ 和 $t > T$ 成立, 这与 (3.2.20) 矛盾. 从而 $W^S(E_1) \cap \mathcal{W} = \varnothing$. □

3.2.5 全局渐近稳定性

本小节, 通过构造 Lyapunov 泛函并应用 LaSalle 不变性原理, 我们研究系统 (3.2.5) 的各可行稳态解的全局渐近稳定性.

定理 3.2.8 对于系统 (3.2.5), 若 $\mathscr{R}_0 < 1$, 则 E_1 是全局渐近稳定的.

证明 定义

$$\eta(a) = k\int_a^\infty (S_1\beta_1(\tau) + V_1\beta_2(\tau))e^{-\int_a^\tau \mu(s)ds}d\tau. \tag{3.2.21}$$

易知 $\eta(a)$ 在 $[0, +\infty)$ 上有界且满足: $\eta(0) = \mathscr{R}_0$, $\eta(\infty) = 0$, $\eta(a) > 0$ $(a > 0)$, $\eta'(a) = \mu(a)\eta(a) - k(S_1\beta_1(a) + V_1\beta_2(a))$.

定义

$$V_1(t) = S_1 h\left(\frac{S(t)}{S_1}\right) + V_1 h\left(\frac{V(t)}{V_1}\right) + \int_0^\infty \eta(a)i(a,t)da,$$

其中 $h(x) = x - 1 - \ln x$, $x \in \mathbb{R}_+$.

沿系统 (3.2.5) 的解计算 $V_1(t)$ 的全导数, 可得

$$\begin{aligned}
\frac{dV_1(t)}{dt} =& -\frac{\mu_1}{S(t)}(S(t) - S_1)^2 + pS_1\left(3 - \frac{S_1}{S(t)} - \frac{V(t)}{V_1} - \frac{SV_1}{S_1V}\right)da \\
& + (S_1 - S(t))\int_0^\infty \beta_1(a)f(i(a,t))da + (V_1 - V(t))\int_0^\infty \beta_2(a)f(i(a,t))da \\
& - \int_0^\infty \eta(a)\left(\frac{\partial i(a,t)}{\partial a} + \mu(a)i(a,t)\right)da.
\end{aligned} \tag{3.2.22}$$

由于

$$\begin{aligned}
& -\int_0^\infty \eta(a)\left(\frac{\partial i(a,t)}{\partial a} + \mu(a)i(a,t)\right)da \\
=& -\eta(a)i(a,t)|_{a=0}^{a=\infty} + \int_0^\infty \eta'(a)i(a,t)da - \int_0^\infty \mu(a)\eta(a)i(a,t)da \\
=& \mathscr{R}_0 i(0,t) - k\int_0^\infty (S_1\beta_1(a) + V_1\beta_2(a))i(a,t)da,
\end{aligned} \tag{3.2.23}$$

故由 (3.2.22) 和 (3.2.23) 可得

$$\frac{dV_1(t)}{dt} = -\frac{\mu_1}{S(t)}(S(t) - S_1)^2 + pS_1\left(3 - \frac{S_1}{S(t)} - \frac{V(t)}{V_1} - \frac{S(t)V_1}{S_1 V(t)}\right)da + (\mathscr{R}_0 - 1)i(0,t)$$
$$+ \int_0^\infty (S_1\beta_1(a) + V_1\beta_2(a))[f(i(a,t)) - ki(a,t)]da. \tag{3.2.24}$$

因此 $dV_1(t)/dt \leqslant 0$. 另外, 不难证明 $\{dV_1(t)/dt = 0\}$ 的最大不变集为 E_1. 由 LaSalle 不变性原理可知 E_1 全局渐近稳定. □

定理 3.2.9　对于系统 (3.2.5), 若 $\mathscr{R}_0 > 1$, 则 E^* 是全局渐近稳定的.

证明　定义

$$V_2(t) = S^* h\left(\frac{S(t)}{S^*}\right) + V^* h\left(\frac{V(t)}{V^*}\right) + \int_0^\infty \xi(a) h\left(\frac{i(a,t)}{i^*(a)}\right)da,$$

其中

$$\xi(a) = \int_a^\infty (S^*\beta_1(\tau) + V^*\beta_2(\tau))f(i^*(\tau))d\tau. \tag{3.2.25}$$

由于系统 (3.2.5) 是一致持续生存的, 故函数 $h(i(a,t)/i^*(a))$ 有界, $V_2(t)$ 非负且在 E^* 取得最小值.

沿系统 (3.2.5) 的解计算 $V_2(t)$ 的全导数, 可得

$$\begin{aligned}
\frac{dV_2(t)}{dt} =\ & \mu_1 S^*\left(2 - \frac{S^*}{S(t)} - \frac{S(t)}{S^*}\right) + pS^*\left(3 - \frac{S^*}{S(t)} - \frac{V(t)}{V^*} - \frac{S(t)V^*}{S^* V(t)}\right) \\
& + S^* \int_0^\infty \beta_1(a)f(i^*(a))da - S(t)\int_0^\infty \beta_1(a)f(i(a,t))da \\
& - S^*\frac{S^*}{S(t)}\int_0^\infty \beta_1(a)f(i^*(a))da + S(t)\int_0^\infty \beta_1(a)f(i(a,t))da \\
& - V^* \int_0^\infty \beta_2(a)f(i^*(a))da - V(t)\int_0^\infty \beta_2(a)f(i(a,t))da \\
& + V(t)\int_0^\infty \beta_2(a)f(i^*(a))da + V^*\int_0^\infty \beta_2(a)f(i(a,t))da \\
& + \frac{d}{dt}\int_0^\infty \xi(a)h\left(\frac{i(a,t)}{i^*(a)}\right)da. \tag{3.2.26}
\end{aligned}$$

由于

$$\begin{aligned}
\frac{d}{dt}\int_0^\infty \xi(a)h\left(\frac{i(a,t)}{i^*(a)}\right)da = & \int_0^\infty (S^*\beta_1(a) + V^*\beta_2(a))f(i^*(a)) \\
& \times \left[\frac{i(0,t)}{i^*(0)} - \frac{i(a,t)}{i^*(a)} + \ln\frac{i(a,t)}{i^*(a)} - \ln\frac{i(0,t)}{i^*(0)}\right]da
\end{aligned}$$
$$\tag{3.2.27}$$

和

$$\int_0^\infty (S^*\beta_1(a) + V^*\beta_2(a))f(i^*(a))\frac{i(0,t)}{i^*(0)}\mathrm{d}a$$
$$= \int_0^\infty (S(t)\beta_1(a) + V(t)\beta_2(a))f(i(a,t))\mathrm{d}a \tag{3.2.28}$$

且有

$$pS^* = V^*\int_0^\infty \beta_2(a)f(i^*(a))\mathrm{d}a + \mu_2 V^*, \tag{3.2.29}$$

从而由 (3.2.26)—(3.2.29) 可得

$$\frac{\mathrm{d}V_2(t)}{\mathrm{d}t} = \mu_1 S^*\left(2 - \frac{S^*}{S(t)} - \frac{S(t)}{S^*}\right) + \mu_2 V^*\left(3 - \frac{S^*}{S(t)} - \frac{V(t)}{V^*} - \frac{S(t)V^*}{S^*V(t)}\right)$$
$$+ S^*\int_0^\infty \beta_1(a)f(i^*(a))\left[1 - \frac{S^*}{S(t)} + \frac{f(i(a,t))}{f(i^*(a))} - \frac{i(a,t)}{i^*(a)}\right.$$
$$\left. + \ln\frac{i(a,t)}{i^*(a)} - \ln\frac{i(0,t)}{i^*(0)}\right]\mathrm{d}a$$
$$+ V^*\int_0^\infty \beta_2(a)f(i^*(a))\left[2 - \frac{S^*}{S(t)} - \frac{S(t)V^*}{S^*V(t)} + \frac{f(i(a,t))}{f(i^*(a))}\right.$$
$$\left. - \frac{i(a,t)}{i^*(a)} + \ln\frac{i(a,t)}{i^*(a)} - \ln\frac{i(0,t)}{i^*(0)}\right]\mathrm{d}a$$
$$= \mu_1 S^*\left(2 - \frac{S^*}{S(t)} - \frac{S(t)}{S^*}\right) + \mu_2 V^*\left(3 - \frac{S^*}{S(t)} - \frac{V(t)}{V^*} - \frac{S(t)V^*}{S^*V(t)}\right)$$
$$- S^*\int_0^\infty \beta_1(a)f(i^*(a))\left[h\left(\frac{S^*}{S(t)}\right) - h\left(\frac{f(i(a,t))}{f(i^*(a))}\right) + h\left(\frac{i(a,t)}{i^*(a)}\right)\right.$$
$$\left. + h\left(\frac{S(t)f(i(a,t))i^*(0)}{S^*f(i^*(a))i(0,t)}\right)\right]\mathrm{d}a$$
$$- V^*\int_0^\infty \beta_2(a)f(i^*(a))\left[h\left(\frac{S^*}{S(t)}\right) - h\left(\frac{f(i(a,t))}{f(i^*(a))}\right)\right.$$
$$\left. + h\left(\frac{V^*S(t)}{S^*V(t)}\right) + h\left(\frac{i(a,t)}{i^*(a)}\right) + h\left(\frac{V(t)f(i(a,t))i^*(0)}{V^*f(i^*(a))i(0,t)}\right)\right]\mathrm{d}a,$$
$$+ S^*\int_0^\infty \beta_1(a)f(i^*(a))\left[1 - \frac{S(t)f(i(a,t))i^*(0)}{S^*f(i^*(a))i(0,t)}\right]\mathrm{d}a$$
$$+ V^*\int_0^\infty \beta_2(a)f(i^*(a))\left[1 - \frac{V(t)f(i(a,t))i^*(0)}{V^*f(i^*(a))i(0,t)}\right]\mathrm{d}a, \tag{3.2.30}$$

注意到

$$S^* \int_0^\infty \beta_1(a) f(i^*(a)) \frac{S(t) f(i(a,t)) i^*(0)}{S^* f(i^*(a)) i(0,t)} \mathrm{d}a$$

$$+ V^* \int_0^\infty \beta_2(a) f(i^*(a)) \frac{V(t) f(i(a,t)) i^*(0)}{V^* f(i^*(a)) i(0,t)} \mathrm{d}a$$

$$= S^* \int_0^\infty \beta_1(a) f(i^*(a)) \mathrm{d}a + V^* \int_0^\infty \beta_2(a) f(i^*(a)) \mathrm{d}a,$$

由 (3.2.30) 可得

$$\frac{\mathrm{d}V_2(t)}{\mathrm{d}t} = \mu_1 S^* \left(2 - \frac{S^*}{S(t)} - \frac{S(t)}{S^*} \right) + \mu_2 V^* \left(3 - \frac{S^*}{S(t)} - \frac{V(t)}{V^*} - \frac{S(t)V^*}{S^*V(t)} \right)$$

$$- S^* \int_0^\infty \beta_1(a) f(i^*(a)) \left[h\left(\frac{S^*}{S(t)} \right) - h\left(\frac{f(i(a,t))}{f(i^*(a))} \right) + h\left(\frac{i(a,t)}{i^*(a)} \right) \right.$$

$$+ h\left(\frac{S(t) f(i(a,t)) i^*(0)}{S^* f(i^*(a)) i(0,t)} \right) \Bigg] \mathrm{d}a$$

$$- V^* \int_0^\infty \beta_2(a) f(i^*(a)) \left[h\left(\frac{S^*}{S(t)} \right) - h\left(\frac{f(i(a,t))}{f(i^*(a))} \right) \right.$$

$$+ h\left(\frac{V^* S(t)}{S^* V(t)} \right) + h\left(\frac{i(a,t)}{i^*(a)} \right) + h\left(\frac{V(t) f(i(a,t)) i^*(0)}{V^* f(i^*(a)) i(0,t)} \right) \Bigg] \mathrm{d}a. \quad (3.2.31)$$

由 $h(f(i(a,t))/f(i^*(a))) - h(i(a,t)/i^*(a)) \leqslant 0$ 可得 $\mathrm{d}V_2(t)/\mathrm{d}t \leqslant 0$, 且 $\mathrm{d}V_2(t)/\mathrm{d}t = 0$ 当且仅当 $S(t) = S^*, V(t) = V^*, i(a,t) = i^*(a)$, 即 $\{\mathrm{d}V_2(t)/\mathrm{d}t = 0\}$ 的最大不变集为 E^*. 从而由 LaSalle 不变性原理可知 E^* 全局渐近稳定. □

3.2.6　数值模拟

在系统 (3.2.5) 中, 我们取时间单位为天, 并令 $A = 0.001, \mu_1 = 0.0003, \gamma = 0.1, \mu_2 = \mu_1 + \gamma = 0.1003, \beta_1(a) = 0.19, \beta_2(a) = 0.19/2, \mu_0(a) = 0.0003 \ (a \geqslant 0)$,

$$\gamma_1(a) = \begin{cases} \dfrac{1}{45}, & 0 \leqslant a \leqslant 5, \\[3mm] \dfrac{1}{45} + \left(\dfrac{1}{25} - \dfrac{1}{45} \right) (1 - e^{-0.5(a-5)}), & a > 5. \end{cases} \quad (3.2.32)$$

取

$$f(x) = \frac{x}{1 + \alpha x^q}, \tag{3.2.33}$$

其中 $\alpha = 0.3, q = 0.2$, 初始条件取为

$$S_0 = 0.2, \quad V_0 = 0.02, \quad i_0(a) = 0.01 e^{(-0.1a)}, \quad a \geqslant 0.$$

由 $\mathscr{R}_0 = 1$ 可得 $p_0 = 0.005017$. 另外, 我们定义 $I(t) = \displaystyle\int_0^\infty i(a, t) \mathrm{d}a$ 为 t 时刻的总感染数.

例 3.2.1 在 (3.2.5) 中, 令 $p = 0.01$. 计算可知 $\mathscr{R}_0 = 0.5287 < 1$. 由定理 3.2.8 知, 无病平衡点 $E_1(S_1, V_1, 0)$ 全局渐近稳定 (其中 $S_1 = 0.0971, V_1 = 0.0097$). 数值模拟说明了上述结果 (图 3.2.1).

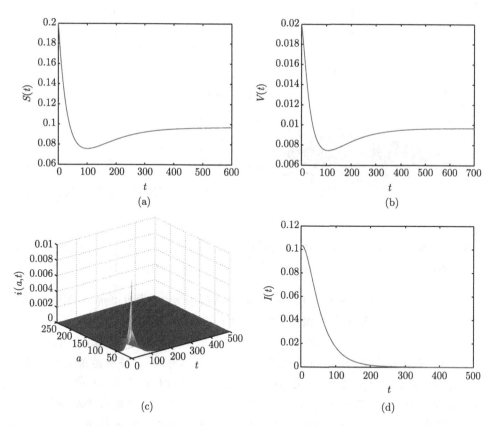

图 3.2.1　$\mathscr{R}_0 = 0.5287 < 1$. 系统 (3.2.5) 的数值解. (a) 易感者 $S(t)$ 的轨线; (b) 接种者 $V(t)$ 的轨线; (c) 染病者 $i(a, t)$ 的年龄分布; (d) 染病者总数 $I(t)$ 的轨线 (后附彩图)

例 3.2.2 在 (3.2.5) 中, 令 $p = 0.001$. 计算可知 $\mathscr{R}_0 = 4.0102 > 1$. 由定理 3.2.9

知, 地方病稳态解 $E^*(S^*, V^*, i^*(a))$ 全局渐近稳定 (其中 $S^* = 0.2021, V^* = 0.0020$), 且 $I(t)$ 收敛于 $I^* = 0.0207$(图 3.2.2).

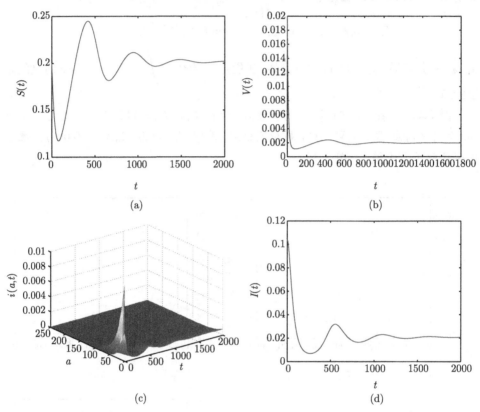

图 3.2.2　$\mathscr{R}_0 = 4.0102 > 1$. 系统 (3.2.5) 的数值解. (a) 易感者 $S(t)$ 的轨线; (b) 接种者 $V(t)$ 的轨线; (c) 染病者 $i(a, t)$ 的年龄分布; (d) 染病者总数 $I(t)$ 的轨线 (后附彩图)

以上例子说明当 $p > p_0 = 0.005017$ 时疾病将消失, 而当 $p < p_0$ 时疾病将成为地方病. 这意味着要想消除此疾病, 接种率不应少于 0.5017%.

例 3.2.3　在 (3.2.5) 中, 固定除 p 之外的其他参数的取值. 在图 3.2.3(a) 中, 保持 $p < p_0$ 并取 p 分别为 0.0005, 0.002 和 0.004, 可以看到, 最终被感染的人数随着 p 的增加而减少, 且 p 越大, 感染高峰期出现越晚. 在图 3.2.3(b) 中, 保持 $p > p_0$, 并取 p 分别为 0.005, 0.01 和 0.05, 可以看到, 这三种情况下, 疾病最终都会消失, 且 p 越大消失越早. 总之, 例 3.2.3 说明接种率越大越有利于疾病的控制.

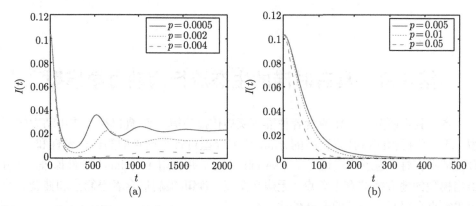

图 3.2.3 染病者总数 $I(t)$ 的轨线. (a) $p = 0.0005, 0.002$ 或 0.004; (b) $p = 0.005, 0.01$ 或 0.05

第4章 具有时滞的生态流行病动力学模型

本章我们研究一个在捕食者种群有疾病传播的捕食者-食饵相互作用动力学模型. 通过分析相应特征方程根的分布, 研究模型可行平衡点的局部稳定性和 Hopf 分支的存在性. 通过构造适当的 Lyapunov 泛函并利用 LaSalle 不变性原理, 分别给出模型的地方病共存平衡点、无病平衡点、食饵-染病捕食者平衡点和捕食者绝灭平衡点全局渐近稳定的充分条件.

4.1　研究背景和模型的建立

从数学和生态学的角度来看, 考虑流行病对生态系统的影响是一个重要课题. 自从 Anderson 和 May[57] 的开创性工作以来, 对生态流行病系统的建模与研究已受到广泛关注[121-145]. 越来越多的工作致力于研究不同种群的人口规模变化与疾病传播之间的关系, 有关具有疾病传播的捕食者-食饵相互作用模型的工作多数仅考虑了食饵染病的情况[124,126,129,132,135-137,139,144]. 近年来, 一些作者提出了疾病在捕食者种群传播的捕食者-食饵生态流行病动力学模型[141-148]. 在文献 [149] 中, 表 2 针对疾病只在捕食者种群中传播的情况给出了生物学上相关的实例. 特别地, 其中一例引用了狐狸和土狼 (草原狼) 身上的狂犬病和疥螨, 其中兔子被当做食饵. 其他的例子如海豹瘟热病毒, 既影响普通海豹 (港海豹) 也影响蓝白海豚 (条纹原海豚); 卵圆线虫和卢氏钩虫, 分别影响斑海豹 (贝加尔海豹) 和北毛皮海狮 (海狗), 在上述情形下, 鱼被当做食饵. 在文献 [143] 中, 在经典的 Lotka-Volterra 捕食者-食饵模型和 SIS 传染病模型的基础上, Venturino 分别建立了两类具有双线性发生率和标准发生率的捕食者染病的生态流行病模型. 两类模型均假设疾病只在捕食者之间传播, 且只有易感个体具有生育能力, 染病的个体不再繁殖后代. 在文献 [143] 工作的基础上, 文献 [148] 考虑了一类具有一般功能性反应和捕食者染病的捕食者-食饵动力学模型, 得到了保证模型一致持续生存的充分条件.

近年来, 许多学者在种群动力学建模中考虑了时滞效应的影响. 有关一般时滞生物系统可参见文献 [55], [150] 和 [151]. 此外, 有关时滞捕食者-食饵系统的研究可参见文献 [152] 和 [153] 的相关工作. 一般来说, 与常微分方程相比, 时滞微分方程会呈现出更加复杂的动力学行为, 这是因为时滞的存在可能使一个稳定的平衡点变为不稳定, 从而产生周期振荡. 由妊娠引起的时滞是一个常见的例子, 通常捕食者在其过去一段时间中捕食食饵对当前捕食者的出生率产生重要的影响. 基于上

述事实, Haque 等研究了以下具有时滞的 Lotka-Volterra 生态-流行病捕食者-食饵模型[154]:

$$\begin{cases} \dot{x}(t) = x(t)(r - a_{11}x(t)) - a_{12}x(t)S(t) - a_{13}x(t)I(t), \\ \dot{S}(t) = ka_{12}x(t-\tau)S(t-\tau) - r_1S(t) - \beta S(t)I(t), \\ \dot{I}(t) = \beta S(t)I(t) + ka_{13}x(t-\tau)I(t-\tau) - r_2I(t), \end{cases} \quad (4.1.1)$$

其中 $x(t), S(t)$ 和 $I(t)$ 分别表示食饵 (兔子)、易感捕食者 (未感染的狐狸) 和染病捕食者 (染病的狐狸) 在 t 时刻的密度; 参数 $a_{11}, a_{12}, a_{13}, k, r, r_1, r_2$ 和 β 均为正常数. 在系统 (4.1.1) 中, 作如下假设:

(A1) 在没有捕食的情况下, 食饵种群 $x(t)$ 按 Logistic 增长, 其内禀增长率为 $r > 0$, 环境容纳量为 r/a_{11}.

(A2) 捕食者的总人口 N 由两部分组成: 一部分是易感 (未感染的) 捕食者, 用 S 表示, 另一部分是染病的捕食者, 用 I 表示.

(A3) 疾病通过接触只在捕食者内部传播且可垂直传播, 但不会跨物种传播. 染病的捕食者不会康复或获得免疫. 疾病的发生率假设为简单质量作用发生率 βSI, 其中 $\beta > 0$ 称为传染率系数.

(A4) 易感和染病的捕食者分别以不同的捕获率 a_{12} 和 a_{13} 捕获猎物, 这里, $a_{12} > a_{13}$. 这是因为疾病使感染捕食者的捕获能力下降, 而易感捕食者显然比染病的捕食者具有更强的捕获猎物的能力. 参数 k 表示通过食用猎物将营养物质转化为繁殖易感和染病捕食者所需能量的转化率, r_1 是易感捕食者的自然死亡率, r_2 是染病捕食者的自然死亡率和因病死亡率的总和. 这里, $r_1 \leqslant r_2$.

(A5) 捕食者在捕食食饵后不会立即繁殖后代, 从一个食饵个体被杀死到捕食者种群数量的相应增加需要一定的时间 τ[153].

系统 (4.1.1) 满足的初始条件为

$$\begin{cases} x(\theta) = \phi_1(\theta), \quad S(\theta) = \phi_2(\theta), \quad I(\theta) = \phi_3(\theta), \\ \phi_1(0) > 0, \quad \phi_2(0) > 0, \quad \phi_3(0) > 0, \end{cases} \quad (4.1.2)$$

其中 $(\phi_1(\theta), \phi_2(\theta), \phi_3(\theta)) \in C([-\tau, 0], \mathbb{R}^3_{+0})$, 这里 $\mathbb{R}^3_{+0} = \{(x_1, x_2, x_3) : x_i \geqslant 0, i = 1, 2, 3\}$, $C([-\tau, 0], \mathbb{R}^3_{+0})$ 表示将区间 $[-\tau, 0]$ 映到 $\mathbb{R}^3_{+0}$ 的所有连续函数所构成的空间.

由泛函微分方程基本理论[46] 可知, 系统 (4.1.1) 具有满足初始条件 (4.1.2) 的唯一解 $(x(t), S(t), I(t))$. 容易验证系统 (4.1.1) 满足初始条件 (4.1.2) 的所有解在区间 $[0, +\infty)$ 上有定义, 且对所有 $t \geqslant 0$ 恒为正.

在文献 [154] 中, 假定 $a_{13} = 0$(即染病的捕食者由于受到严重感染而无法捕获猎物), 研究了系统 (4.1.1) 的无病平衡点和地方病共存平衡点的局部稳定性以及 Hopf 分支的存在性. 基于文献 [62] 中有关无穷维动力系统的一致持续生存理论, 给出了系统 (4.1.1) 一致持续生存的充分条件. 我们注意到, 文献 [154] 只研究了当 $a_{13} = 0$ 时, 系统 (4.1.1) 的无病平衡点和地方病共存平衡点的局部稳定性. 因此, 对系统 (4.1.1) 的全局动力学性态进行分析具有重要意义.

4.2   局部渐近稳定性和 Hopf 分支

本小节, 通过分析相应特征方程根的分布, 我们分别讨论系统 (4.1.1) 的各可行平衡点的局部渐近稳定性和 Hopf 分支的存在性.

系统 (4.1.1) 总存在一个平凡平衡点 $E_0(0,0,0)$和一个捕食者绝灭平衡点 $E_1\left(\dfrac{r}{a_{11}}, 0, 0\right)$. 如果下列条件

(H1) $ka_{12}r > a_{11}r_1$

成立, 则系统 (4.1.1) 存在一个无病平衡点 $E_2(x_2, S_2, 0)$, 其中

$$x_2 = \frac{r_1}{ka_{12}}, \quad S_2 = \frac{ka_{12}r - a_{11}r_1}{ka_{12}^2}. \tag{4.2.1}$$

如果下列条件

(H2) $ka_{13}r > a_{11}r_2$

成立, 则系统 (4.1.1) 存在一个食饵-染病捕食者平衡点 $E_3(x_3, 0, I_3)$, 其中

$$x_3 = \frac{r_2}{ka_{13}}, \quad I_3 = \frac{ka_{13}r - a_{11}r_2}{ka_{13}^2}. \tag{4.2.2}$$

此外, 如果条件

(H3) $1 - \dfrac{a_{11}r_2}{ka_{13}r} < \dfrac{a_{12}r_2 - a_{13}r_1}{\beta r} < 1 - \dfrac{a_{11}r_1}{ka_{12}r}$

成立, 则系统 (4.1.1) 存在唯一地方病-共存平衡点 $E^*(x^*, S^*, I^*)$, 其中

$$\begin{cases} x^* = \dfrac{\beta r - (a_{12}r_2 - a_{13}r_1)}{\beta a_{11}}, \\[2mm] S^* = \dfrac{ka_{13}r}{a_{11}\beta}\left[\dfrac{a_{12}r_2 - a_{13}r_1}{\beta r} - \left(1 - \dfrac{a_{11}r_2}{ka_{13}r}\right)\right], \\[2mm] I^* = \dfrac{ka_{12}r}{a_{11}\beta}\left[1 - \dfrac{a_{11}r_1}{ka_{12}r} - \dfrac{a_{12}r_2 - a_{13}r_1}{\beta r}\right]. \end{cases} \tag{4.2.3}$$

容易验证, 平凡平衡点 $E_0(0,0,0)$ 总是不稳定的.

系统 (4.1.1) 在平衡点 $E_1(r/a_{11}, 0, 0)$ 处的特征方程为

$$(\lambda + r)\left(\lambda + r_1 - \frac{ka_{12}r}{a_{11}}e^{-\lambda\tau}\right)\left(\lambda + r_2 - \frac{ka_{13}r}{a_{11}}e^{-\lambda\tau}\right) = 0. \qquad (4.2.4)$$

显然, 方程 (4.2.4) 总有一个负实根 $\lambda_1 = -r$, 其余根由方程

$$\lambda + r_1 - \frac{ka_{12}r}{a_{11}}e^{-\lambda\tau} = 0 \qquad (4.2.5)$$

和

$$\lambda + r_2 - \frac{ka_{13}r}{a_{11}}e^{-\lambda\tau} = 0 \qquad (4.2.6)$$

所确定. 令

$$f_1(\lambda) = \lambda + r_1 - \frac{ka_{12}r}{a_{11}}e^{-\lambda\tau}, \quad f_2(\lambda) = \lambda + r_2 - \frac{ka_{13}r}{a_{11}}e^{-\lambda\tau}.$$

容易验证, 对实数 λ,

$$f_1(0) = r_1 - \frac{ka_{12}r}{a_{11}}, \quad \lim_{\lambda\to+\infty} f_1(\lambda) = +\infty,$$

和

$$f_2(0) = r_2 - \frac{ka_{13}r}{a_{11}}, \quad \lim_{\lambda\to+\infty} f_2(\lambda) = +\infty.$$

因此, 若 (H1) 或 (H2) 成立, 则平衡点 E_1 是不稳定的. 当 $ka_{12}r < a_{11}r_1$ 和 $ka_{13}r < a_{11}r_2$ 时, 我们证明平衡点 $E_1(r/a_{11}, 0, 0)$ 是局部渐近稳定的. 若否, 则方程 (4.2.5) 至少有一个根 λ 满足 $\mathrm{Re}\lambda \geqslant 0$. 由 (4.2.5) 有

$$\mathrm{Re}\lambda = \frac{ka_{12}r}{a_{11}}e^{-\tau\mathrm{Re}\lambda}\cos(\tau\mathrm{Im}\lambda) - r_1 \leqslant \frac{ka_{12}r}{a_{11}} - r_1 < 0,$$

与假设矛盾.

类似地, 若方程 (4.2.6) 至少有一个根 λ 满足 $\mathrm{Re}\lambda \geqslant 0$, 由 (4.2.6) 可得

$$\mathrm{Re}\lambda = \frac{ka_{13}r}{a_{11}}e^{-\tau\mathrm{Re}\lambda}\cos(\tau\mathrm{Im}\lambda) - r_2 \leqslant \frac{ka_{13}r}{a_{11}} - r_2 < 0,$$

矛盾.

因此, 若 $ka_{12}r < a_{11}r_1$ 和 $ka_{13}r < a_{11}r_2$ 成立, 则平衡点 $E_1(r/a_{11}, 0, 0)$ 是局部渐近稳定的.

系统 (4.1.1) 在平衡点 $E_2(x_2, S_2, 0)$ 处的特征方程为

$$(\lambda + r_2 - \beta S_2 - ka_{13}x_2 e^{-\lambda\tau})[\lambda^2 + p_{11}\lambda + p_{01} + (q_{11}\lambda + q_{01})e^{-\lambda\tau}] = 0, \qquad (4.2.7)$$

其中

$$p_{01} = r_1 a_{11} x_2, \quad p_{11} = r_1 + a_{11} x_2, \quad q_{01} = (ka_{12}r - 2a_{11}r_1)x_2, \quad q_{11} = -r_1.$$

我们首先考虑方程

$$\lambda + r_2 - \beta S_2 - ka_{13}x_2 e^{-\lambda\tau} = 0. \tag{4.2.8}$$

记

$$F_1(\lambda) = \lambda + r_2 - \beta S_2 - ka_{13}x_2 e^{-\lambda\tau}.$$

易知, 对实数 λ,

$$F_1(0) = \frac{\beta r}{a_{12}}\left[\frac{a_{12}r_2 - a_{13}r_1}{\beta r} - \left(1 - \frac{a_{11}r_1}{ka_{12}r}\right)\right], \quad \lim_{\lambda\to+\infty} F_1(\lambda) = +\infty.$$

因此, 若 (H3) 成立, 则有 $F_1(0) < 0$. 于是, 平衡点 E_2 不稳定.

若 (H1) 和下列条件成立

(H4) $\dfrac{a_{12}r_2 - a_{13}r_1}{\beta r} > 1 - \dfrac{a_{11}r_1}{ka_{12}r}$,

我们证明方程 (4.2.8) 的所有根均具有负实部.

假定 $i\omega(\omega > 0)$ 是方程 (4.2.8) 的根, 将其代入 (4.2.8) 并分离实部和虚部, 可得

$$\begin{cases} -\omega = ka_{13}x_2 \sin\omega\tau, \\ r_2 - \beta S_2 = ka_{13}x_2 \cos\omega\tau. \end{cases} \tag{4.2.9}$$

将 (4.2.9) 的两个方程分别平方后再相加, 可得

$$\omega^2 + (r_2 - \beta S_2)^2 - (ka_{13}x_2)^2 = 0. \tag{4.2.10}$$

如果 (H4) 成立, 容易验证

$$(r_2 - \beta S_2)^2 - (ka_{13}x_2)^2 = \frac{\beta r}{a_{12}}F_1(0)\left[\frac{a_{12}r_2 + a_{13}r_1}{\beta r} - \left(1 - \frac{a_{11}r_1}{ka_{12}r}\right)\right] > 0.$$

因此, 方程 (4.2.10) 无正实根. 于是, 方程 (4.2.8) 的所有根均具有负实部.

下面考虑方程:

$$\lambda^2 + p_{11}\lambda + p_{01} + (q_{11}\lambda + q_{01})e^{-\lambda\tau} = 0. \tag{4.2.11}$$

当 $\tau = 0$ 时, 方程 (4.2.11) 变为

$$\lambda^2 + (p_{11} + q_{11})\lambda + p_{01} + q_{01} = 0. \tag{4.2.12}$$

直接计算可得

$$p_{01} + q_{01} = (ka_{12}r - a_{11}r_1)x_2 > 0, \quad p_{11} + q_{11} = a_{11}x_2 > 0.$$

因此, 若 (H1) 和 (H4) 成立, 则当 $\tau = 0$ 时, 平衡点 E_2 是局部渐近稳定的.

假定 $i\omega(\omega > 0)$ 是方程 (4.2.11) 的根, 将其代入 (4.2.11) 并分离实部和虚部, 有

$$\begin{cases} \omega^2 - p_{01} = q_{01}\cos\omega\tau + q_{11}\omega\sin\omega\tau, \\ p_{11}\omega = q_{01}\sin\omega\tau - q_{11}\omega\cos\omega\tau. \end{cases} \tag{4.2.13}$$

将 (4.2.13) 的两个方程分别平方后再相加, 可得

$$\omega^4 + (p_{11}^2 - 2p_{01} - q_{11}^2)\omega^2 + p_{01}^2 - q_{01}^2 = 0. \tag{4.2.14}$$

直接计算可得

$$p_{01}^2 - q_{01}^2 = a_{12}r_1x_2S_2(3a_{11}r_1 - ka_{12}r), \quad p_{11}^2 - 2p_{01} - q_{11}^2 = a_{11}^2x_2^2 > 0.$$

因此, 若 (H1),(H4) 和 $ka_{12}r < 3a_{11}r_1$ 成立, 则方程 (4.2.14) 无正实根, 从而对所有 $\tau > 0$, 平衡点 E_2 是局部渐近稳定的; 若 $ka_{12}r > 3a_{11}r_1$, 则方程 (4.2.14) 有一个正实根 ω_0. 相应地, 方程 (4.2.11) 有一对共轭纯虚根 $\pm i\omega_0$. 记

$$\tau_n = \frac{1}{\omega_0}\arccos\frac{q_{01}(\omega_0^2 - p_{01}) - p_{11}q_{11}\omega_0^2}{q_{01}^2 + q_{11}^2\omega_0^2} + \frac{2n\pi}{\omega_0}, \quad n = 0, 1, 2, \cdots.$$

由文献 [55] 中定理 3.4.1 可知, 若 (H4) 和 $a_{21}r > 3a_{11}r_1$ 成立, 则当 $\tau < \tau_0$ 时, E_2 是局部渐近稳定的.

以下证明

$$\left.\frac{d(\mathrm{Re}\lambda)}{d\tau}\right|_{\tau=\tau_0} > 0.$$

对方程 (4.2.11) 两端关于 τ 求导, 可得

$$\left(\frac{d\lambda}{d\tau}\right)^{-1} = \frac{2\lambda + p_{11}}{-\lambda(\lambda^2 + p_{11}\lambda + p_{01})} + \frac{q_{11}}{\lambda(q_{11}\lambda + q_{01})} - \frac{\tau}{\lambda}.$$

计算可得

$$\mathrm{sign}\left\{\frac{d(\mathrm{Re}\lambda)}{d\tau}\right\}_{\lambda=i\omega_0} = \mathrm{sign}\left\{\mathrm{Re}\left(\frac{d\lambda}{d\tau}\right)^{-1}\right\}_{\lambda=i\omega_0}$$

$$= \mathrm{sign}\left\{\frac{2\omega_0^2 + p_{11}^2 - 2p_{01}}{(p_{01} - \omega_0^2)^2 + p_{11}^2\omega_0^2} - \frac{q_{11}^2}{q_{01}^2 + q_{11}^2\omega_0^2}\right\}.$$

由 (4.2.13) 可知

$$(p_{01} - \omega_0^2)^2 + p_{11}^2\omega_0^2 = q_{01}^2 + q_{11}^2\omega_0^2.$$

从而有

$$\text{sign}\left\{\frac{\mathrm{d}(\text{Re}\lambda)}{\mathrm{d}\tau}\right\}_{\lambda=\mathrm{i}\omega_0} = \text{sign}\left\{\frac{2\omega_0^2 + p_{11}^2 - 2p_{01} - q_{11}^2}{q_{01}^2 + q_{11}^2\omega_0^2}\right\} > 0.$$

因此, 横截性条件成立, 当 $\omega = \omega_0, \tau = \tau_0$ 时, 系统 (4.1.1) 存在 Hopf 分支.

综上分析, 可得如下结论.

定理 4.2.1　对系统 (4.1.1), 有

(i) 若 $ka_{12}r < a_{11}r_1$, 则平衡点 $E_1(r/a_{11}, 0, 0)$ 是局部渐近稳定的; 若 $ka_{12}r > a_{11}r_1$, 则 E_1 不稳定.

(ii) 假定 (H1) 和 (H4) 成立. 若 $ka_{12}r < 3a_{11}r_1$, 则对所有 $\tau \geqslant 0$, 平衡点 $E_2(x_2, S_2, 0)$ 是局部渐近稳定的; 若 $ka_{12}r > 3a_{11}r_1$, 则存在一个正常数 τ_0, 使得当 $0 < \tau < \tau_0$ 时, E_2 是局部渐近稳定的, 当 $\tau > \tau_0$ 时, E_2 不稳定. 此外, 当 $\tau = \tau_0$ 时, 系统 (4.1.1) 在 E_2 处出现 Hopf 分支.

系统 (4.1.1) 在平衡点 $E_3(x_3, 0, I_3)$ 处的特征方程为

$$(\lambda + r_1 + \beta I_3 - ka_{12}x_3 e^{-\lambda\tau})[\lambda^2 + p_{12}\lambda + p_{02} + (q_{12}\lambda + q_{02})e^{-\lambda\tau}] = 0, \qquad (4.2.15)$$

其中

$$p_{02} = a_{11}r_2 x_3, \quad p_{12} = a_{11}x_3 + r_2, \quad q_{02} = (ka_{13}r - 2a_{11}r_2)x_3, \quad q_{12} = -r_2.$$

通过类似讨论, 我们可得以下结论.

定理 4.2.2　假定 (H2) 和下列条件成立

(H5) $\dfrac{a_{12}r_2 - a_{13}r_1}{\beta r} < 1 - \dfrac{a_{11}r_2}{ka_{13}r}$.

若 $ka_{13}r < 3a_{11}r_2$, 则对所有 $\tau \geqslant 0$, 系统 (4.1.1) 的平衡点 $E_3(x_3, 0, I_3)$ 是局部渐近稳定的; 若 $ka_{13}r > 3a_{11}r_2$, 则存在一个正常数 τ_{02}, 使得当 $0 < \tau < \tau_{02}$ 时, E_3 是局部渐近稳定的, 当 $\tau > \tau_{02}$ 时, E_3 不稳定. 此外, 当 $\tau = \tau_{02}$ 时, 系统 (4.1.1) 在 E_3 处出现 Hopf 分支.

系统 (4.1.1) 在地方病-共存平衡点 E^* 处的特征方程为

$$P(\lambda) + Q(\lambda)e^{-\lambda\tau} + R(\lambda)e^{-2\lambda\tau} = 0, \qquad (4.2.16)$$

其中

$$\begin{cases} P(\lambda) = \lambda^3 + p_2\lambda^2 + p_1\lambda + p_0, \\ Q(\lambda) = q_2\lambda^2 + q_1\lambda + q_0, \\ R(\lambda) = n_1\lambda + n_0, \end{cases} \qquad (4.2.17)$$

这里

$$
\begin{cases}
p_0 = a_{11}x^*(ka_{13}r_1x^* + r_2\beta I^*), \\
p_1 = ka_{11}(a_{12} + a_{13})x^{*2} + ka_{13}r_1x^* + r_2\beta I^*, \\
p_2 = a_{11}x^* + kx^*(a_{12} + a_{13}), \\
q_0 = a_{12}a_{13}k^2x^{*2}(r - 3a_{11}x^*), \\
q_1 = -2a_{12}a_{13}k^2x^{*2} - ka_{11}(a_{12} + a_{13})x^{*2} + ka_{12}^2x^*S^* + ka_{13}^2x^*I^*, \\
q_2 = -kx^*(a_{12} + a_{13}), \\
n_0 = a_{12}a_{13}k^2x^{*2}(2a_{11}x^* - r), \\
n_1 = a_{12}a_{13}k^2x^{*2}.
\end{cases}
\tag{4.2.18}
$$

当 $\tau = 0$ 时, 方程 (4.2.16) 变为

$$
\lambda^3 + (p_2 + q_2)\lambda^2 + (p_1 + q_1 + n_1)\lambda + p_0 + q_0 + n_0 = 0.
$$

直接计算可得

$$
\begin{aligned}
p_0 + q_0 + n_0 &= a_{11}\beta^2x^*S^*I^*, \\
p_1 + q_1 + n_1 &= \beta S^*\beta I^* + ka_{12}^2x^*S^* + ka_{13}^2x^*I^*, \\
p_2 + q_2 &= a_{11}x^*, \\
(p_2 + q_2)(p_1 + q_1 + n_1) - (p_0 + q_0 + n_0) &= a_{11}a_{12}^2k(x^*)^2S^* + a_{11}a_{13}^2k(x^*)^2I^*.
\end{aligned}
$$

因此, 由 Routh-Hurwitz 判据可知, 当 $\tau = 0$ 时, 平衡点 E^* 是局部渐近稳定的.

显然, 方程 (4.2.16) 等价于

$$
P(\lambda)e^{\lambda\tau} + Q(\lambda) + R(\lambda)e^{-\lambda\tau} = 0.
\tag{4.2.19}
$$

假定方程 (4.2.16)(或方程 (4.2.19)) 有一对共轭纯虚根 $i\omega(\omega > 0)$. 将 $\lambda = i\omega$ 代入 (4.2.19) 并分离实部和虚部, 可得

$$
\begin{cases}
-(P_R(\omega) + R_R(\omega))\cos\omega\tau + (P_I(\omega) - R_I(\omega))\sin\omega\tau = Q_R(\omega), \\
-(P_I(\omega) + R_I(\omega))\cos\omega\tau - (P_R(\omega) - R_R(\omega))\sin\omega\tau = Q_I(\omega),
\end{cases}
\tag{4.2.20}
$$

其中 $P_R(\omega), Q_R(\omega)$ 和 $R_R(\omega)$ 分别是 $P(i\omega), Q(i\omega)$ 和 $R(i\omega)$ 的实部; $P_I(\omega), Q_I(\omega)$ 和 $R_I(\omega)$ 分别是 $P(i\omega), Q(i\omega)$ 和 $R(i\omega)$ 的虚部. 因此, 讨论方程 (4.2.19) 纯虚根的存在性等价于讨论方程 (4.2.20) 的正实根的存在性.

记

$$
G(\omega) = |P(i\omega)|^2 - |R(i\omega)|^2.
\tag{4.2.21}
$$

如果 $G \neq 0$, 则由 (4.2.20) 可得

$$\begin{cases} \sin\omega\tau = \dfrac{Q_R(\omega)(P_I(\omega)+R_I(\omega))-Q_I(\omega)(P_R(\omega)+R_R(\omega))}{G(\omega)}, \\[3mm] \cos\omega\tau = -\dfrac{Q_R(\omega)(P_R(\omega)-R_R(\omega))+Q_I(\omega)(P_I(\omega)-R_I(\omega))}{G(\omega)}. \end{cases} \qquad (4.2.22)$$

将 (4.2.22) 式中的两个方程分别平方再相加, 可得

$$\begin{aligned} G^2(\omega) = &\,[Q_R(\omega)(P_I(\omega)+R_I(\omega))-Q_I(\omega)(P_R(\omega)+R_R(\omega))]^2 \\ &+[Q_R(\omega)(P_R(\omega)-R_R(\omega))+Q_I(\omega)(P_I(\omega)-R_I(\omega))]^2. \quad (4.2.23) \end{aligned}$$

另记

$$\begin{aligned} F(\omega) = &\, G^2(\omega)-[Q_R(\omega)(P_R(\omega)-R_R(\omega))+Q_I(\omega)(P_I(\omega)-R_I(\omega))]^2 \\ &-[Q_R(\omega)(P_I(\omega)+R_I(\omega))-Q_I(\omega)(P_R(\omega)+R_R(\omega))]^2. \quad (4.2.24) \end{aligned}$$

计算可得

$$F(\omega) = \omega^{12} + f_1\omega^{10} + f_2\omega^8 + f_3\omega^6 + f_4\omega^4 + f_5\omega^2 + f_6, \qquad (4.2.25)$$

其中

$$\begin{cases} f_1 = 2p_2^2 - 4p_1 - q_2^2, \\ f_2 = -p_2^2q_2^2 - q_1^2 + 2p_1q_2^2 + 2q_2^2n_1 + 2q_0q_2 - 4p_0p_2 - 2n_1^2 + p_2^4 + 6p_1^2 - 4p_1p_2^2, \\ f_3 = 4q_1q_2n_0 - 2p_1q_2^2n_1 - 4q_0q_2n_1 - 4p_1q_0q_2 - q_0^2 - p_2^2q_1^2 - q_2^2n_1^2 - p_1^2q_2^2 - 2n_0^2 \\ \qquad + 2p_0^2 + 4p_2q_1q_2n_1 + 2p_2^2q_0q_2 + 2p_0p_2q_2^2 - 2p_2q_2^2n_0 + 2p_1q_1^2 - 2q_1^2n_1 \\ \qquad - 4p_1^3 + 8p_0p_1p_2 - 4p_0p_2^3 + 2p_1^2p_2^2 - 2p_2^2n_1^2 + 4p_1n_1^2, \\ f_4 = 2p_2q_1^2n_0 + 2p_0p_2q_1^2 + 2q_0q_2n_1^2 - 4q_0q_1n_0 + 2p_1^2q_0q_2 - 4p_0p_1^2p_2 + 2q_0^2n_1 \\ \qquad + 2p_1q_0^2 + 4p_1q_0q_2n_1 - 4p_2q_0q_1n_1 - 4p_1q_1q_2n_0 - 4p_0q_1q_2n_1 + 2p_0q_2^2n_0 \\ \qquad + 2p_1q_1^2n_1 - q_0^2p_2^2 - p_0^2q_2^2 - q_2^2n_0^2 - p_1^2q_1^2 - q_1^2n_1^2 - 4p_0p_2q_0q_2 + 4p_2q_0q_2n_0 \\ \qquad + 4p_0p_2n_1^2 + p_1^4 + n_1^4 + 6p_0^2p_2^2 - 4p_0^2p_1 - 2p_2^2n_0^2 - 2p_1^2n_1^2 + 4p_1n_0^2, \\ f_5 = -2p_0q_1^2n_0 - 2p_1q_0^2n_1 - q_1^2n_0^2 - p_0^2q_1^2 - q_0^2n_1^2 - p_1^2q_0^2 + 4p_1q_0q_1n_0 \\ \qquad + 4p_0q_0q_1n_1 + 2p_0p_2q_0^2 + 2p_0^2q_0q_2 - 2p_2q_0^2n_0 + 2q_0q_2n_0^2 - 4p_0q_0q_2n_0 \\ \qquad + 4p_0p_2n_0^2 - 4p_0^3p_2 + 2p_0^2p_1^2 - 2p_0^2n_1^2 - 2p_1^2n_0^2 + 2n_0^2n_1^2, \\ f_6 = (p_0 - n_0)^2(p_0 + n_0 + q_0)(p_0 + n_0 - q_0). \end{cases}$$

$$(4.2.26)$$

显然, 方程 (4.2.23) 等价于

$$F(\omega) = 0. \tag{4.2.27}$$

令 $z = \omega^2$, 则方程 (4.2.27) 可改写为

$$z^6 + f_1 z^5 + f_2 z^4 + f_3 z^3 + f_4 z^2 + f_5 z + f_6 = 0. \tag{4.2.28}$$

不失一般性, 假设方程 (4.2.28) 有六个正实根, 分别为 $z_k (k = 1, 2, 3, 4, 5, 6)$. 相应地, 方程 (4.2.27) 也有六个正实根, 分别为 $\omega_k = \sqrt{z_k}$ $(k = 1, 2, 3, 4, 5, 6)$.

对 $k = 1, 2, 3, 4, 5, 6$, 由方程 (4.2.22) 可得相应的 $\tau_k^j > 0$ 使得方程 (4.2.16) 有一对纯虚根 $\pm i\omega_k$ 满足

$$\tau_k^j = \frac{1}{\omega_k} \arccos \left(\frac{Q_R(\omega)(R_R(\omega) - P_R(\omega)) + Q_I(\omega)(R_I(\omega) - P_I(\omega))}{G(\omega)} \right) + \frac{2j\pi}{\omega_k},$$

$$j = 0, 1, \cdots. \tag{4.2.29}$$

假定 $\lambda(\tau) = v(\tau) + i\omega(\tau)$ 是方程 (4.2.16) 的一个根且满足 $v(\tau_k^j) = 0, \omega(\tau_k^j) = \omega_k$. 对方程 (4.2.16) 关于 τ 求导, 可得

$$P'(\lambda)e^{\lambda\tau}\frac{d\lambda}{d\tau} + P(\lambda)e^{\lambda\tau}\left(\lambda + \tau\frac{d\lambda}{d\tau}\right) + Q'(\lambda)\frac{d\lambda}{d\tau} + R'(\lambda)e^{-\lambda\tau}\frac{d\lambda}{d\tau}$$

$$- R(\lambda)e^{-\lambda\tau}\left(\tau\frac{d\lambda}{d\tau} + \lambda\right) = 0.$$

从而有

$$\frac{d\lambda}{d\tau} = \frac{\lambda(R(\lambda)e^{-\lambda\tau} - P(\lambda)e^{\lambda\tau})}{P'(\lambda)e^{\lambda\tau} + Q'(\lambda) + R'(\lambda)e^{-\lambda\tau} + \tau(P(\lambda)e^{\lambda\tau} - R(\lambda)e^{-\lambda\tau})}. \tag{4.2.30}$$

由 (4.2.30) 可得

$$\left(\frac{d\lambda}{d\tau}\right)^{-1} = \frac{P'(\lambda)e^{\lambda\tau} + Q'(\lambda) + R'(\lambda)e^{-\lambda\tau}}{\lambda(R(\lambda)e^{-\lambda\tau} - P(\lambda)e^{\lambda\tau})} - \frac{\tau}{\lambda}. \tag{4.2.31}$$

记

$$\tau_0^* = \tau_{k_0}^{(0)} = \min_{k \in \{1, \cdots, 6\}} \{\tau_k^{(0)}\}, \quad \omega_0^* = \omega_{k_0}. \tag{4.2.32}$$

经过适当的代数运算[155], 由 (4.2.31) 可得

$$\text{sign}\left\{\frac{d\text{Re}\lambda}{d\tau}\right\}_{\tau = \tau_0^*} = \text{sign}\left\{\text{Re}\left(\frac{d\lambda}{d\tau}\right)^{-1}\right\}_{\tau = \tau_0^*} = \text{sign}\left\{\frac{F'(\omega_0^*)}{G(\omega_0^*)}\right\}. \tag{4.2.33}$$

由文献 [155] 中定理 2.1, 我们可得如下结论.

定理 4.2.3　假定 (H1)—(H3) 成立. 则下列结论成立:

(i) 若方程 (4.2.28) 无正实根, 则对所有 $\tau \geqslant 0$, 系统 (4.1.1) 的地方病-共存平衡点 E^* 是局部渐近稳定的.

(ii) 若 $\text{sign}\{F'(\omega_0^*)/G(\omega_0^*)\} > 0$, 则当 $\tau \in (0, \tau_0^*)$ 时, 系统 (4.1.1) 的平衡点 E^* 是局部渐近稳定的, 当 $\tau = \tau_0^*$ 时, 系统 (4.1.1) 在 E^* 处存在 Hopf 分支.

4.3　全局渐近稳定性

本小节, 通过构造适当的 Lyapunov 泛函并应用 LaSalle 不变性原理, 我们分别研究系统 (4.1.1) 的地方病-共存平衡点 $E^*(x^*, S^*, I^*)$、无病平衡点 $E_2(x_2, S_2, 0)$、食饵-染病捕食者平衡点 $E_3(x_3, 0, I_3)$ 和捕食者绝灭平衡点 $E_1(r/a_{11}, 0, 0)$ 的全局渐近稳定性.

下面先给出系统 (4.1.1) 满足初始条件 (4.1.2) 的正解的一个上界.

引理 4.3.1　存在正常数 M_1 和 M_2, 使得对系统 (4.1.1) 满足初始条件 (4.1.2) 的任一正解 $(x(t), S(t), I(t))$ 满足

$$\limsup_{t \to +\infty} x(t) < M_1, \quad \limsup_{t \to +\infty} S(t) < M_2, \quad \limsup_{t \to +\infty} I(t) < M_2. \tag{4.3.1}$$

证明　设 $(x(t), S(t), I(t))$ 是系统 (4.1.1) 满足初始条件 (4.1.2) 的任一正解. 定义

$$V(t) = kx(t - \tau) + S(t) + I(t).$$

计算 $V(t)$ 沿系统 (4.1.1) 的解的全导数, 可得

$$\begin{aligned}
\frac{\mathrm{d}}{\mathrm{d}t} V(t) &= kx(t - \tau)(r - a_{11}x(t - \tau)) - r_1 S(t) - r_2 I(t) \\
&= -r_1 V(t) + kx(t - \tau)(r + r_1 - a_{11}x(t - \tau)) + (r_1 - r_2)I(t) \\
&\leqslant -r_1 V(t) + \frac{k(r + r_1)^2}{4a_{11}},
\end{aligned}$$

这意味着 $\limsup_{t \to +\infty} V(t) \leqslant k(r + r_1)^2/(4a_{11}r_1)$, 这里利用了 $r_1 \leqslant r_2$. 如果选取

$$M_1 = \frac{(r + r_1)^2}{4a_{11}r_1}, \quad M_2 = \frac{k(r + r_1)^2}{4a_{11}r_1}, \tag{4.3.2}$$

则引理 4.3.1 成立.　　　　　　　　　　　　　　　　　　　　　　　　　　　□

引理 4.3.2　对系统 (4.1.1) 满足初始条件 (4.1.2) 的任一正解 $(x(t), S(t), I(t))$, 有

$$\liminf_{t \to +\infty} x(t) > \underline{x} := \frac{r - (a_{12} + a_{13})M_2}{a_{11}}, \tag{4.3.3}$$

其中 M_2 由引理 4.3.1 所定义.

证明 设 $(x(t), S(t), I(t))$ 是系统 (4.1.1) 满足初始条件 (4.1.2) 的任一正解. 由引理 4.3.1 可知 $\limsup_{t \to +\infty} S(t) \leqslant M_2$ 和 $\limsup_{t \to +\infty} I(t) \leqslant M_2$. 因此, 对充分小的 $\varepsilon > 0$, 存在 $T_0 > 0$, 使得当 $t > T_0$ 时, $S(t) < M_2 + \varepsilon$, $I(t) < M_2 + \varepsilon$. 于是, 对充分小的 $\varepsilon > 0$, 由系统 (4.1.1) 的第一个方程可得, 对 $t > T_0$,

$$\dot{x}(t) \geqslant x(t)[r - a_{11}x(t) - a_{12}(M_2 + \varepsilon) - a_{13}(M_2 + \varepsilon)],$$

从而有

$$\liminf_{t \to +\infty} x(t) \geqslant \underline{x} := \frac{r - (a_{12} + a_{13})M_2}{a_{11}}. \qquad \square$$

下面先讨论系统 (4.1.1) 的地方病-共存平衡点 $E^*(x^*, S^*, I^*)$ 的全局渐近稳定性.

定理 4.3.3 假定 (H3) 成立. 若条件

(H6) $\underline{x} > r/(2a_{11})$

成立, 则系统 (4.1.1) 的地方病-共存平衡点 $E^*(x^*, S^*, I^*)$ 是全局渐近稳定的, 这里 $\underline{x} > 0$ 由 (4.3.3) 确定.

证明 假定 $(x(t), S(t), I(t))$ 是系统 (4.1.1) 满足初始条件 (4.1.2) 的任一正解. 定义

$$V_{11}(t) = k\left(x(t) - x^* - x^*\ln\frac{x(t)}{x^*}\right) + S(t) - S^* - S^*\ln\frac{S(t)}{S^*}$$
$$+ I(t) - I^* - I^*\ln\frac{I(t)}{I^*}. \tag{4.3.4}$$

沿系统 (4.1.1) 的解计算 $V_{11}(t)$ 的全导数, 可得

$$\frac{\mathrm{d}}{\mathrm{d}t}V_{11}(t) = k\left(1 - \frac{x^*}{x(t)}\right)[x(t)(r - a_{11}x(t) - a_{12}S(t) - a_{13}I(t))]$$
$$+ \left(1 - \frac{S^*}{S(t)}\right)[ka_{12}x(t-\tau)S(t-\tau) - r_1 S(t) - \beta S(t)I(t)]$$
$$+ \left(1 - \frac{I^*}{I(t)}\right)[\beta S(t)I(t) + ka_{13}x(t-\tau)I(t-\tau) - r_2 I(t)]. \tag{4.3.5}$$

将 $r - a_{11}x^* = a_{12}S^* + a_{13}I^*$ 代入 (4.3.5), 可得

$$\frac{\mathrm{d}}{\mathrm{d}t}V_{11}(t) = k\left(1 - \frac{x^*}{x(t)}\right)[x(t)(r - a_{11}x(t)) - x^*(r - a_{11}x^*)$$
$$+ a_{12}x^*S^* + a_{13}x^*I^*] - ka_{12}x(t)S(t) - ka_{13}x(t)I(t)$$
$$+ ka_{12}x(t-\tau)S(t-\tau) - \frac{ka_{12}S^*x(t-\tau)S(t-\tau)}{S(t)} + r_1 S^*$$
$$+ ka_{13}x(t-\tau)I(t-\tau) - \frac{ka_{13}I^*x(t-\tau)I(t-\tau)}{I(t)} + r_2 I^*. \tag{4.3.6}$$

定义

$$V_1(t) = V_{11}(t) + V_{12}(t), \tag{4.3.7}$$

其中

$$V_{12}(t) = ka_{12} \int_{t-\tau}^{t} \left[x(u)S(u) - x^*S^* - x^*S^* \ln \frac{x(u)S(u)}{x^*S^*} \right] du$$

$$+ ka_{13} \int_{t-\tau}^{t} \left[x(u)I(u) - x^*I^* - x^*I^* \ln \frac{x(u)I(u)}{x^*I^*} \right] du. \tag{4.3.8}$$

直接计算可得

$$\frac{\mathrm{d}}{\mathrm{d}t} V_{12}(t) = ka_{12} \left[x(t)S(t) - x(t-\tau)S(t-\tau) + x^*S^* \ln \frac{x(t-\tau)S(t-\tau)}{x(t)S(t)} \right]$$

$$+ ka_{13} \left[x(t)I(t) - x(t-\tau)I(t-\tau) + x^*I^* \ln \frac{x(t-\tau)I(t-\tau)}{x(t)I(t)} \right]. \tag{4.3.9}$$

从而由 (4.3.6)—(4.3.9) 可得

$$\frac{\mathrm{d}}{\mathrm{d}t} V_1(t) = k \left(1 - \frac{x^*}{x(t)} \right) (x(t) - x^*)[r - a_{11}(x(t) + x^*)]$$

$$+ k(a_{12}x^*S^* + a_{13}x^*I^*) \left(1 - \frac{x^*}{x(t)} \right)$$

$$- ka_{12}x^*S^* \frac{x(t-\tau)S(t-\tau)}{x^*S(t)} + ka_{12}x^*S^* - \beta S^*I^*$$

$$- ka_{13}x^*I^* \frac{x(t-\tau)I(t-\tau)}{x^*I(t)} + ka_{13}x^*I^* + \beta S^*I^*$$

$$+ ka_{12}x^*S^* \ln \frac{x(t-\tau)S(t-\tau)}{x^*S(t)} + ka_{12}x^*S^* \ln \frac{x^*}{x(t)}$$

$$+ ka_{13}x^*I^* \ln \frac{x(t-\tau)I(t-\tau)}{x^*I(t)} + ka_{13}x^*I^* \ln \frac{x^*}{x(t)}$$

$$= k \frac{(x(t) - x^*)^2}{x(t)} [r - a_{11}(x(t) + x^*)]$$

$$- ka_{12}x^*S^* \left(\frac{x^*}{x(t)} - 1 - \ln \frac{x^*}{x(t)} \right)$$

$$- ka_{13}x^*I^* \left(\frac{x^*}{x(t)} - 1 - \ln \frac{x^*}{x(t)} \right)$$

$$- ka_{12}x^*S^* \left(\frac{x(t-\tau)S(t-\tau)}{x^*S(t)} - 1 - \ln \frac{x(t-\tau)S(t-\tau)}{x^*S(t)} \right)$$

$$- ka_{13}x^*I^* \left(\frac{x(t-\tau)I(t-\tau)}{x^*I(t)} - 1 - \ln \frac{x(t-\tau)I(t-\tau)}{x^*I(t)} \right). \tag{4.3.10}$$

注意到函数 $g(x) = x - 1 - \ln x$ 对任意的 $x > 0$ 总是非负的, 当且仅当 $x = 1$ 时 $g(x) = 0$. 因此, 对 $t \geqslant T$, 若 $x(t) > r/(2a_{11})$, 则有

$$\frac{(x(t) - x^*)^2}{x(t)}[r - a_{11}(x(t) + x^*)] \leqslant 0,$$

当且仅当 $x = x^*$ 时等号成立. 进一步由 (4.3.10) 可知, 对 $t \geqslant T$, 如果 $x(t) > r/(2a_{11})$, 则 $V_1'(t) \leqslant 0$, 当且仅当 $x = x^*, \dfrac{x(t-\tau)S(t-\tau)}{x^*S(t)} = \dfrac{x(t-\tau)I(t-\tau)}{x^*I(t)} = 1$ 时等号成立. 我们现在来分析集合

$$M = \{(x, S, I) : x = x^*, S(t - \tau) = S(t), I(t - \tau) = I(t)\}$$

的最大不变子集 $\mathcal{M}$. 由于 $x = x^*$ 在 $\mathcal{M}$ 上, 所以由系统 (4.1.1) 的第一个方程可得 $0 = \dot{x}^* = x^*(r - a_{11}x^* - a_{12}S(t) - a_{13}I(t))$, 此表明

$$a_{12}S(t) + a_{13}I(t) = r - a_{11}x^*, \tag{4.3.11}$$

即有

$$\begin{aligned}
0 &= a_{12}\dot{S}(t) + a_{13}\dot{I}(t) \\
&= a_{12}S(t)[ka_{12}x^* - r_1 - \beta I(t)] + a_{13}I(t)[\beta S(t) + ka_{13}x^* - r_2].
\end{aligned}$$

结合 (4.3.11), 我们有 $S = S^*, I = I^*$. 因此, $\mathcal{M} = \{(x^*, S^*, I^*)\}$ 是 M 上唯一不变集. 于是, 由 LaSalle 不变性原理[47] 可知 E^* 是全局渐近稳定的. □

定理 4.3.4 若 (H1),(H4) 和 (H6) 成立, 则系统 (4.1.1) 的无病平衡点 $E_2(x_2, S_2, 0)$ 是全局渐近稳定的.

证明 设 $(x(t), S(t), I(t))$ 是系统 (4.1.1) 满足初始条件 (4.1.2) 的任一正解. 定义

$$V_{21}(t) = k\left(x(t) - x_2 - x_2 \ln \frac{x(t)}{x_2}\right) + S(t) - S_2 - S_2 \ln \frac{S(t)}{S_2} + I(t). \tag{4.3.12}$$

沿系统 (4.1.1) 的解计算 $V_{21}(t)$ 的全导数, 有

$$\begin{aligned}
\frac{\mathrm{d}}{\mathrm{d}t}V_{21}(t) = {}& k\left(1 - \frac{x_2}{x(t)}\right)[x(t)(r - a_{11}x(t) - a_{12}S(t) - a_{13}I(t))] \\
&+ \left(1 - \frac{S_2}{S(t)}\right)[ka_{12}x(t-\tau)S(t-\tau) - r_1S(t) - \beta S(t)I(t)] \\
&+ \beta S(t)I(t) + ka_{13}x(t-\tau)I(t-\tau) - r_2I(t). \tag{4.3.13}
\end{aligned}$$

将 $r - a_{11}x_2 = a_{12}S_2$ 代入 (4.3.13) 中, 可得

$$
\begin{aligned}
\frac{\mathrm{d}}{\mathrm{d}t}V_{21}(t) =\, & k\left(1 - \frac{x_2}{x(t)}\right)[x(t)(r - a_{11}x(t)) - x_2(r - a_{11}x_2) + a_{12}x_2S_2] \\
& - ka_{12}x(t)S(t) - ka_{13}x(t)I(t) \\
& + ka_{12}x(t-\tau)S(t-\tau) - \frac{ka_{12}S_2x(t-\tau)S(t-\tau)}{S(t)} \\
& + r_1S_2 + ka_{13}x(t-\tau)I(t-\tau) + (\beta S_2 + ka_{13}x_2 - r_2)I(t). \quad (4.3.14)
\end{aligned}
$$

定义

$$
V_2(t) = V_{21}(t) + V_{22}(t), \tag{4.3.15}
$$

其中

$$
\begin{aligned}
V_{22}(t) =\, & ka_{12}\int_{t-\tau}^{t}\left[x(u)S(u) - x_2S_2 - x_2S_2\ln\frac{x(u)S(u)}{x_2S_2}\right]\mathrm{d}u \\
& + ka_{13}\int_{t-\tau}^{t}x(u)I(u)\mathrm{d}u. \tag{4.3.16}
\end{aligned}
$$

直接计算可得

$$
\begin{aligned}
\frac{\mathrm{d}}{\mathrm{d}t}V_{22}(t) =\, & ka_{12}\left[x(t)S(t) - x(t-\tau)S(t-\tau) + x_2S_2\ln\frac{x(t-\tau)S(t-\tau)}{x(t)S(t)}\right] \\
& + ka_{13}[x(t)I(t) - x(t-\tau)I(t-\tau)]. \tag{4.3.17}
\end{aligned}
$$

于是, 由 (4.3.14)—(4.3.17) 可知

$$
\begin{aligned}
\frac{\mathrm{d}}{\mathrm{d}t}V_2(t) =\, & k\left(1 - \frac{x_2}{x(t)}\right)[x(t)(r - a_{11}x(t)) - x_2(r - a_{11}x_2)] \\
& + ka_{12}x_2S_2\left(1 - \frac{x_2}{x(t)}\right) - ka_{12}x_2S_2\frac{x(t-\tau)S(t-\tau)}{x_2S(t)} \\
& + ka_{12}x_2S_2 + (\beta S_2 + ka_{13}x_2 - r_2)I(t) \\
& + ka_{12}x_2S_2\ln\frac{x(t-\tau)S(t-\tau)}{x_2S(t)} + ka_{12}x_2S_2\ln\frac{x_2}{x(t)} \\
=\, & k\frac{(x - x_2)^2}{x(t)}[r - a_{11}(x(t) + x_2)] \\
& - a_{12}x_2S_2\left(\frac{x_2}{x(t)} - 1 - \ln\frac{x_2}{x(t)}\right) \\
& - ka_{12}x_2S_2\left(\frac{x(t-\tau)S(t-\tau)}{x_2S(t)} - 1 - \ln\frac{x(t-\tau)S(t-\tau)}{x_2S(t)}\right) \\
& + (ka_{13}x_2 + \beta S_2 - r_2)I(t). \tag{4.3.18}
\end{aligned}
$$

因此, 对 $t \geqslant T$, 如果 $x(t) > r/(2a_{11})$ 成立, 有

$$\frac{(x - x_2)^2}{x}[r - a_{11}(x(t) + x_2)] \leqslant 0,$$

当且仅当 $x = x_2$ 时等号成立. 结合 (4.3.18) 可得, 对 $t \geqslant T$, 如果 $x(t) > r/(2a_{11})$, 则有 $V_2'(t) \leqslant 0$, 当且仅当 $x = x_2, S(t) = S(t-\tau), I = 0$ 时等号成立. 下面我们求集合

$$M = \{(x, S, I) : x = x_2, S(t-\tau) = S(t), I(t) = 0\}$$

的最大不变子集 $\mathcal{M}$. 由于 $x = x_2$ 在 $\mathcal{M}$ 上, 于是由系统 (4.1.1) 的第一个方程可得 $0 = \dot{x}_2 = x_2(r - a_{11}x_2 - a_{12}S(t))$, 这表明 $S(t) = S_2$. 因此, $\mathcal{M} = \{(x_2, S_2, 0)\}$ 是 M 的唯一不变集. 故由 LaSalle 不变性原理可知, E_2 是全局渐近稳定的. $\square$

定理 4.3.5 若 (H2), (H5) 和 (H6) 成立, 则系统 (4.1.1) 的食饵-染病捕食者平衡点 $E_3(x_3, 0, I_3)$ 是全局渐近稳定的.

证明 设 $(x(t), S(t), I(t))$ 是系统 (4.1.1) 满足初始条件 (4.1.2) 的任一正解. 定义

$$V_{31}(t) = k\left(x(t) - x_3 - x_3 \ln\frac{x(t)}{x_3}\right) + S(t) + I(t) - I_3 - I_3 \ln\frac{I(t)}{I_3}. \qquad (4.3.19)$$

沿系统 (4.1.1) 的解计算 $V_{31}(t)$ 的全导数, 则有

$$\begin{aligned}
\frac{\mathrm{d}}{\mathrm{d}t}V_{31}(t) &= k\left(1 - \frac{x_3}{x(t)}\right)[x(t)(r - a_{11}x(t) - a_{12}S(t) - a_{13}I(t))] \\
&\quad + ka_{12}x(t-\tau)S(t-\tau) - r_1 S(t) - \beta S(t)I(t) \\
&\quad + \left(1 - \frac{I_3}{I(t)}\right)[\beta S(t)I(t) + ka_{13}x(t-\tau)I(t-\tau) - r_2 I(t)]. \quad (4.3.20)
\end{aligned}$$

将 $r - a_{11}x_3 = a_{13}I_3$ 代入 (4.3.20) 中, 可得

$$\begin{aligned}
\frac{\mathrm{d}}{\mathrm{d}t}V_{31}(t) &= k\left(1 - \frac{x_3}{x(t)}\right)[x(t)(r - a_{11}x(t)) - x_3(r - a_{11}x_3) + a_{13}x_3 I_3] \\
&\quad - ka_{12}x(t)S(t) - ka_{13}x(t)I(t) + (ka_{12}x_3 - r_1 - \beta I_3)S(t) \\
&\quad + ka_{12}x(t-\tau)S(t-\tau) + ka_{13}x(t-\tau)I(t-\tau) \\
&\quad - ka_{13}x_3 I_3 \frac{x(t-\tau)I(t-\tau)}{x_3 I(t)} + r_2 I_3. \qquad (4.3.21)
\end{aligned}$$

定义

$$V_3(t) = V_{31}(t) + V_{32}(t), \qquad (4.3.22)$$

其中

$$V_{32}(t) = ka_{13} \int_{t-\tau}^{t} \left[x(u)I(u) - x_3I_3 - x_3I_3 \ln \frac{x(u)I(u)}{x_3I_3} \right] \mathrm{d}u$$

$$+ ka_{12} \int_{t-\tau}^{t} x(u)S(u)\mathrm{d}u. \tag{4.3.23}$$

直接计算可得

$$\frac{\mathrm{d}}{\mathrm{d}t}V_{32}(t) = ka_{13} \left[x(t)I(t) - x(t-\tau)I(t-\tau) + x_3I_3 \ln \frac{x(t-\tau)I(t-\tau)}{x(t)I(t)} \right]$$

$$+ ka_{12}[x(t)S(t) - x(t-\tau)S(t-\tau)]. \tag{4.3.24}$$

于是由 (4.3.21)—(4.3.24) 可得

$$\frac{\mathrm{d}}{\mathrm{d}t}V_3(t) = k \left(1 - \frac{x_3}{x(t)} \right) [x(t)(r - a_{11}x(t)) - x_3(r - a_{11}x_3)]$$

$$+ ka_{13}x_3I_3 \left(1 - \frac{x_3}{x(t)} \right) + (ka_{12}x_3 - r_1 - \beta I_3)S(t)$$

$$- ka_{13}x_3I_3 \frac{x(t-\tau)I(t-\tau)}{x_3I(t)} + ka_{13}x_3I_3$$

$$+ ka_{13}x_3I_3 \ln \frac{x(t-\tau)I(t-\tau)}{x_3I(t)} + ka_{13}x_3I_3 \ln \frac{x_3}{x(t)}$$

$$= k \frac{(x(t) - x_3)^2}{x(t)} [r - a_{11}(x(t) + x_3)]$$

$$- ka_{13}x_3I_3 \left(\frac{x_3}{x(t)} - 1 - \ln \frac{x_3}{x(t)} \right)$$

$$- ka_{13}x_3I_3 \left(\frac{x(t-\tau)I(t-\tau)}{x_3I(t)} - 1 - \ln \frac{x(t-\tau)I(t-\tau)}{x_3I(t)} \right)$$

$$+ (ka_{12}x_3 - r_1 - \beta I_3)S(t). \tag{4.3.25}$$

因此, 对 $t \geqslant T$, 如果 $x(t) > r/(2a_{11})$ 成立, 则有

$$\frac{(x - x_3)^2}{x(t)} [r - a_{11}(x(t) + x_3)] \leqslant 0,$$

当且仅当 $x = x_3$ 时等号成立. 结合 (4.3.25), 表明对 $t \geqslant T$, 如果 $x(t) > r/(2a_{11})$, 则有 $V_3'(t) \leqslant 0$, 当且仅当 $x = x_3, S = 0, I(t) = I(t-\tau)$ 时等号成立. 下面求集合

$$M = \{(x, S, I) : x = x_3, S(t) = 0, I(t-\tau) = I(t)\}$$

的最大不变子集 $\mathcal{M}$. 由于 $x(t) = x_3$ 在 $\mathcal{M}$ 上, 故由系统 (4.1.1) 的第一个方程可得 $0 = \dot{x}_3 = x_3(r - a_{11}x_3 - a_{13}I(t))$, 这意味着 $I(t) = I_3$. 于是, $\mathcal{M} = \{(x_3, 0, I_3)\}$ 是集合 M 的唯一不变集. 因此, 由 LaSalle 不变性原理可知, E_3 是全局渐近稳定的. □

定理 4.3.6 若 $ka_{12}r \leqslant a_{11}r_1$ 和 $ka_{13}r \leqslant a_{11}r_2$ 成立, 则系统 (4.1.1) 的捕食者绝灭平衡点 $E_1(r/a_{11}, 0, 0)$ 是全局渐近稳定的.

证明 设 $(x(t), S(t), I(t))$ 是系统 (4.1.1) 满足初始条件 (4.1.2) 的任一正解. 记 $x_1 = r/a_{11}$.

定义

$$V_4(t) = k \left(x(t) - x_1 - x_1 \ln \frac{x(t)}{x_1} \right) + S(t) + I(t)$$

$$+ ka_{12} \int_{t-\tau}^{t} x(u)S(u)\mathrm{d}u + ka_{13} \int_{t-\tau}^{t} x(u)I(u)\mathrm{d}u. \qquad (4.3.26)$$

沿系统 (4.1.1) 的解计算 $V_4(t)$ 的全导数, 可得

$$\frac{\mathrm{d}}{\mathrm{d}t}V_4(t) = k \left(1 - \frac{x_1}{x(t)} \right) [x(t)(r - a_{11}x(t) - a_{12}S(t) - a_{13}I(t))]$$

$$+ ka_{12}x(t)S(t) - r_1 S(t) + ka_{13}x(t)I(t) - r_2 I(t). \qquad (4.3.27)$$

将 $r = a_{11}x_1$ 代入 (4.3.27) 中, 则有

$$\frac{\mathrm{d}}{\mathrm{d}t}V_4(t) = k \left(1 - \frac{x_1}{x(t)} \right) [x(t)(-a_{11}(x(t) - x_1)]$$

$$+ k[-a_{12}x(t)S(t) + a_{12}x_1 S(t) - a_{13}x(t)I(t) + a_{13}x_1 I(t)]$$

$$+ ka_{12}x(t)S(t) - r_1 S(t) + ka_{13}x(t)I(t) - r_2 I(t)$$

$$= -ka_{11}(x(t) - x_1)^2 + \frac{1}{a_{11}}(ka_{12}r - a_{11}r_1)S(t)$$

$$+ \frac{1}{a_{11}}(ka_{13}r - a_{11}r_2)I(t). \qquad (4.3.28)$$

记 $\mathcal{M}$ 是 $\{V_4'(t) = 0\}$ 的最大不变子集. 显然, 如果 $ka_{12}r < r_1 a_{11}$ 和 $ka_{13}r < a_{11}r_2$ 成立, 由 (4.3.28) 可知 $V_4'(t) \leqslant 0$, 当且仅当 $x = x_1, S = 0, I = 0$ 时等号成立. 若 $a_{21}r = r_1 a_{11}$ 和 $ka_{13}r < a_{11}r_2$ 成立, 则由 (4.3.28) 可得, 当且仅当 $x = x_1, I = 0$ 时, 有 $V_4'(t) = 0$. 注意到 $\mathcal{M}$ 是不变的, 则对 $\mathcal{M}$ 中的每一个元素, 我们有 $x(t) = x_1$. 由系统 (4.1.1) 的第一个方程可知 $0 = \dot{x}(t) = -a_{12}x_1 S(t)$, 这意味着 $S(t) = 0$. 如果 $a_{21}r < r_1 a_{11}$ 和 $ka_{13}r = a_{11}r_2$, 或者 $a_{21}r = r_1 a_{11}$ 和 $ka_{13}r = a_{11}r_2$, 类似地, 我们可以证明当且仅当 $x = x_1, S = 0, I = 0$ 时, $V_4'(t) = 0$. 因此, 由 LaSalle 不变性原理可知, $E_1(r/a_{11}, 0, 0)$ 是全局渐近稳定的. $\qquad \square$

4.4 数值模拟

本小节, 我们将给出几个数值例子以说明 4.2 节中所得理论结果的可行性.

例 4.4.1　在系统 (4.1.1) 中, 选取参数 $a_{11} = 0.2, a_{12} = 15/11, a_{13} = 5/11, k = 0.11, r = 2, r_1 = 0.1, r_2 = 0.1, \beta = 0.01$. 易知系统 (4.1.1) 存在一个无病平衡点 $E_2(0.667, 1.369, 0)$, 且当 $\tau = 0$ 时是局部渐近稳定的. 计算可得 $\tau_0 = 0.815$. 由定理 4.2.1 可知, 当 $0 < \tau < \tau_0$ 时, 平衡点 E_2 是局部渐近稳定的, 而当 $\tau > \tau_0$ 时, E_2 不稳定. 此外, 当 $\tau = \tau_0$ 时, 系统 (4.1.1) 在 E_2 附近存在 Hopf 分支. 对具有上述系数的系统 (4.1.1) 的研究可以利用 MATLAB 进行数值积分 (图 4.4.1 和图 4.4.2).

例 4.4.2　在系统 (4.1.1) 中, 选取参数 $a_{11} = 0.5, a_{12} = 0.5, a_{13} = 0.63, k = 1, r = 1, r_1 = 0.1, r_2 = 0.1, \beta = 0.6$. 此时, 易知系统 (4.1.1) 存在唯一食饵-染病捕食者平衡点 $E_3(0.33, 0, 2.78)$. 计算可得 $\tau_{02} = 3.12$. 由定理 4.2.2 可知, 当 $0 < \tau < \tau_{02}$ 时, 平衡点 E_3 是局部渐近稳定的, 当 $\tau > \tau_{02}$ 时, E_3 不稳定. 此外, 当 $\tau = \tau_{02}$ 时, 系统 (4.1.1) 在 E_3 处存在 Hopf 分支. 数值模拟说明了上述结论 (图 4.4.3 和图 4.4.4).

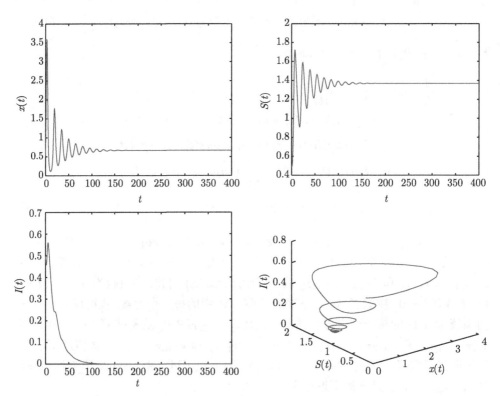

图 4.4.1　选取参数 $a_{11} = 0.2, a_{12} = 15/11, a_{13} = 5/11, k = 0.11, r = 2, r_1 = 0.1, r_2 = 0.1,$
$\beta = 0.01, \tau = 0.4$ 时, 系统 (4.1.1) 的时间序列图, 这里 $(\phi_1, \phi_2, \phi_3) \equiv (0.5, 0.5, 0.5)$

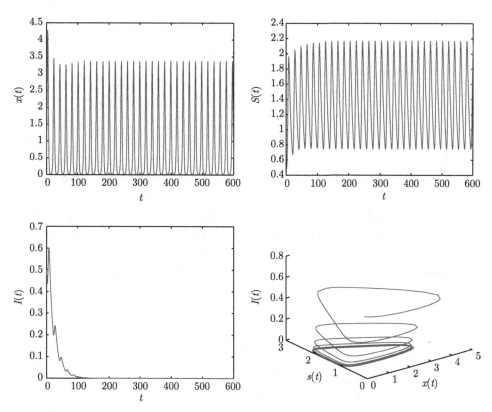

图 4.4.2 选取参数 $a_{11} = 0.2, a_{12} = 15/11, a_{13} = 5/11, k = 0.11, r = 2, r_1 = 0.1, r_2 = 0.1,$ $\beta = 0.01, \tau = 1.1$ 时, 系统 (4.1.1) 的时间序列图, 这里 $(\phi_1, \phi_2, \phi_3) \equiv (0.5, 0.5, 0.5)$

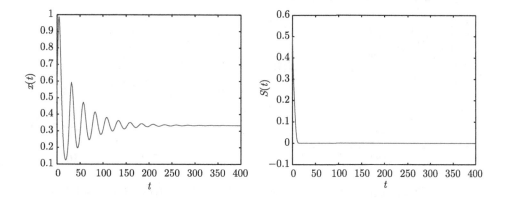

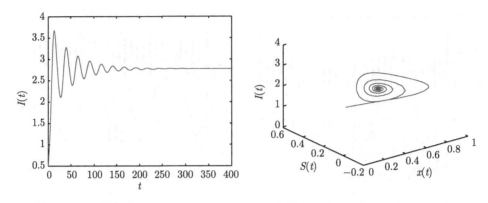

图 4.4.3　选取参数 $a_{11} = 0.5, a_{12} = 0.5, a_{13} = 0.63, k = 1, r = 1, r_1 = 0.1, r_2 = 0.1,$
$\beta = 0.6, \tau = 2$ 时, 系统 (4.1.1) 的时间序列图, 这里 $(\phi_1, \phi_2, \phi_3) \equiv (0.5, 0.5, 0.5)$

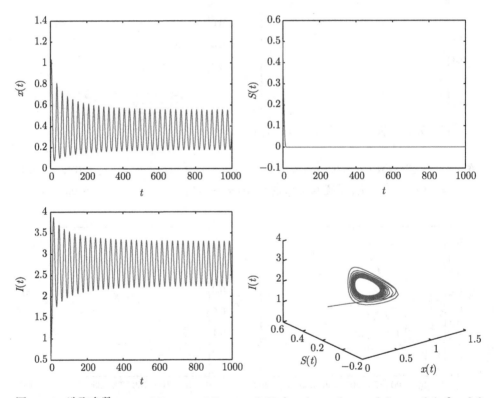

图 4.4.4　选取参数 $a_{11} = 0.5, a_{12} = 0.5, a_{13} = 0.63, k = 1, r = 1, r_1 = 0.1, r_2 = 0.1, \beta = 0.6,$
$\tau = 3.3$ 时, 系统 (4.1.1) 的时间序列图, 这里 $(\phi_1, \phi_2, \phi_3) \equiv (0.5, 0.5, 0.5)$

例 4.4.3 在系统 (4.1.1) 中, 选取参数 $a_{11} = 0.2, a_{12} = 15/11, a_{13} = 5/11, k = 0.11, r = 2, r_1 = 0.1, r_2 = 0.1, \beta = 0.05$. 此时, 系统 (4.1.1) 存在唯一地方病-共存平衡点 $E^*(0.9091, 1.0909, 0.7273)$, 且当 $\tau = 0$ 时是局部渐近稳定的. 由计算可得 $\omega_0^* = 0.4232, \tau_0^* = 1.197$ 和 $\mathrm{sign}\{F'(\omega_0^*)/G(\omega_0^*)\} > 0$. 根据定理 4.2.3 可知, 当 $0 < \tau < \tau_0^*$ 时, 平衡点 E^* 是局部渐近稳定的; 当 $\tau = \tau_0^*$ 时, 系统 (4.1.1) 在 E^* 处存在 Hopf 分支. 图 4.4.5 给出了系统 (4.1.1) 关于参数 τ 的分支图, 并给出了 x, S 和 I 作为时滞 τ 的函数的连续最大值. 由分支图 (图 4.4.5) 可见, 随着时滞 τ 的增加, 具有上述参数的系统 (4.1.1) 呈现复杂的动力学行为, 包括拟周期解和混沌现象.

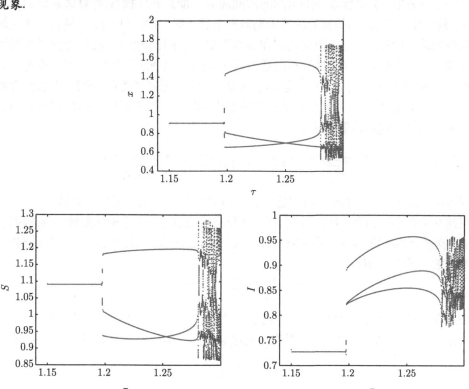

图 4.4.5 系统 (4.1.1) 关于参数 τ 的分支图, 其余参数为 $a_{11} = 0.2, a_{12} = 15/11, a_{13} = 5/11,$
$k = 0.11, r = 2, r_1 = 0.1, r_2 = 0.1, \beta = 0.05$

4.5 讨 论

本章, 我们研究了一类疾病在捕食者种群中传播的捕食者-食饵模型的全局动力学性态, 其中时滞刻画了捕食者的妊娠期. 通过分析相应特征方程根的分布, 讨论了系统各可行平衡点的局部稳定性. 研究表明, 在一定条件下, 由捕食者怀孕引起的时间滞后可能会破坏系统 (4.1.1) 的无病平衡点、食饵-染病捕食者平衡点和地方病-共存平衡点的稳定性, 导致人口波动. 特别地, 由定理 4.2.1, 我们发现, 存在一个阈值 τ_0, 使得当时滞小于 τ_0 时, 无病平衡点是稳定的, 但当时滞大于阈值时, 系统会出现周期振荡. 定理 4.2.3 确定了另一个阈值 τ^*, 表明当时滞跨过临界值时, 系统在地方病-共存平衡点处存在 Hopf 分支. 这意味着在捕食者种群中传播的疾病会发生周期性流行. 我们注意到, 在经典的 SI 传染病模型中不会出现传染病周期复发的现象. 这可能是由染病的捕食者种群与食饵种群之间的相互作用引起的. 这些结果表明, 由捕食者妊娠引起的时间滞后可能会破坏捕食者-食饵系统的稳定性. 数值模拟表明, 当捕食者的妊娠期时滞足够大时, 系统 (4.1.1) 可能会出现更加复杂的动力学行为, 包括拟周期解和混沌现象. 利用比较原理, 我们得到了食饵种群密度的一个先验下界. 通过构造适当的 Lyapunov 泛函并应用 LaSalle 不变性原理, 分别得到了系统 (4.1.1) 的地方病-共存平衡点、无病平衡点、食饵-染病捕食者平衡点和捕食者绝灭平衡点全局稳定的充分条件. 由定理 4.3.3 可知, 如果食饵的总数足够多而疾病传染率系数 β 满足

$$\frac{ka_{12}(a_{12}r_2 - a_{13}r_1)}{ka_{12}r - a_{11}r_1} < \beta < \frac{ka_{13}(a_{12}r_2 - a_{13}r_1)}{ka_{13}r - a_{11}r_2},$$

则系统 (4.1.1) 的地方病-共存平衡点存在且是全局吸引的. 在这种情形下, 疾病会在捕食者种群中流行, 且食饵 (兔子) 会和易感捕食者 (未感染的狐狸)、染病捕食者 (被感染的狐狸) 共存. 由定理 4.3.4, 我们知道, 若食饵的数量足够多且疾病传染率系数 β 充分小且满足

$$\beta < \frac{ka_{12}(a_{12}r_2 - a_{13}r_1)}{ka_{12}r - a_{11}r_1},$$

则捕食者种群的疾病会逐渐消亡, 而食饵 (兔子) 会和易感捕食者 (未感染的狐狸) 共存. 由定理 4.3.5 可知, 若食饵的数量足够多而疾病传染率系数 β 充分大且满足

$$\beta > \frac{ka_{13}(a_{12}r_2 - a_{13}r_1)}{ka_{13}r - a_{11}r_2},$$

则所有的易感捕食者都会被感染, 食饵 (兔子) 和染病的捕食者 (染病狐狸) 共存. 研究表明, 疾病发生率在对于食饵和捕食者种群的共存具有重要作用. 进一步由定理 4.3.6, 我们注意到, 在没有捕食的情况下, 如果食饵种群的环境容纳量充分小, 易感捕食者和染病捕食者的转化率和捕获率也都充分小, 而同时易感捕食者的自然死亡率以及染病捕食者的自然和因病死亡率都足够大时, 则食饵种群一致持续生存, 而捕食者种群将会灭绝. 最后, 我们猜想, 只要地方病-共存平衡点存在, 则系统 (4.1.1) 必定一致持续生存.

第5章 具有时滞和空间扩散的传染病动力学模型

当环境在空间上连续时, 随机扩散经常被用来描述种群的迁移, 因此, 一般由反应扩散方程组来建立模型, 这样能更精确地刻画种群的空间分布对传染病传播的影响. 在对这些模型的研究过程中产生了一些诸如行波解和疾病的地理传播速度等非常重要而有趣的数学和生物学问题, 关于这些问题的研究可以帮助人们预测一种疾病在地理上的侵入速度以提前采取必要的措施来预防疾病的流行. 由于这类模型一般具有捕食者-食饵相互作用的特性, 因此, 这些问题的研究在数学上具有挑战性.

本章介绍几类具有个体空间扩散的传染病动力学模型, 讨论模型在 Neumann 边界条件下可行稳态解的渐近稳定性, 利用上、下解方法研究行波解的存在性等问题.

5.1 具有时滞和空间扩散的媒介传播传染病动力学模型

本节, 我们研究一类具有时滞和空间扩散的媒介传播传染病动力学模型. 通过分析相应特征方程根的分布, 讨论模型在 Neumann 边界条件下可行稳态解的局部渐近稳定性. 利用交错迭代方法和 Schauder 不动点定理将行波解的存在性转化为上、下解的存在性问题, 并通过构造上、下解给出连接无病稳态解和地方病稳态解的行波解的存在性条件.

5.1.1 研究背景和模型的建立

假定 $S(t)$ 表示 t 时刻未染病但有可能被该类疾病传染的易感者类的人数, $I(t)$ 表示 t 时刻已被感染且具有传染力的染病者类的人数, $R(t)$ 表示 t 时刻已从染病者类移除并以一定的比例重新成为易感者类人群的恢复者类的人数, Mena-Lorca 和 Hethcote 在文献 [156] 中研究了以下 SIRS 传染病动力学模型

$$\begin{cases} \dot{S}(t) = A - dS(t) - \beta S(t)I(t) + \delta R(t), \\ \dot{I}(t) = \beta S(t)I(t) - (\gamma + \alpha + d)I(t), \\ \dot{R}(t) = \gamma I(t) - (\delta + d)R(t). \end{cases} \tag{5.1.1}$$

系统 (5.1.1) 中, 参数 $A, d, \beta, \delta, \gamma, \alpha$ 均为正常数, 其中 A 表示单位时间的自然出生率且新生儿均为易感者, d 为自然死亡率, γ 是从染病者到恢复者的恢复系数, $\gamma I(t)$

为恢复率, δ 为免疫衰减系数, 即恢复者类的个体经过时间 $1/\delta$ 而失去免疫力, β 为传染率系数, $\beta S(t)I(t)$ 是双线性发生率, α 为因病死亡率系数. 文献 [156] 给出了区分疾病流行与否的阈值条件.

　　SIRS 类传染病模型表示易感者与染病者接触而被传染成为染病者个体, 染病者康复后从染病者类移出进入恢复者类, 恢复者类个体逐渐失去免疫力后又进入易感者类. SIRS 模型适用于描述免疫期有限或者说免疫能力有限的疾病, 比如说流行性感冒[157] 和性传播疾病 (如淋病)[158] 等.

　　早期的传染病动力学模型均假设传染源媒介在空间上是均匀分布的. 而事实上, 作为传染源媒介的个体会在空间中随机移动, 且它们在空间上的分布并不均匀. 另外, 染病者个体在空间上的扩散会导致传染病的空间传播. 为描述这种空间扩散现象, 传统的 ODE 模型已不再适用, 而反应扩散方程正是描述传染病空间扩散的有力工具. 文献 [159] 利用反应扩散理论描述了 14 世纪中期欧洲瘟疫的传播过程. 利用算子半群的线性理论, 文献 [160] 研究了一类具有空间异质、非局部影响和开放性人口的 SIR 传染病模型解的存在性和唯一性. 近年来, 有关空间扩散对传染病传播机理的影响研究已受到广泛关注[161-165].

　　受文献 [12], [156] 和 [159] 工作的启发, 我们考虑以下具有空间扩散的 SIRS 传染病模型

$$\begin{cases} \dfrac{\partial S}{\partial t} = D_S \dfrac{\partial^2 S}{\partial x^2} + A - dS(x,t) - \beta S(x,t)I(x,t-\tau) + \delta R(x,t), \\[2mm] \dfrac{\partial I}{\partial t} = D_I \dfrac{\partial^2 I}{\partial x^2} + \beta S(x,t)I(x,t-\tau) - (\gamma + \alpha + d)I(x,t), \\[2mm] \dfrac{\partial R}{\partial t} = D_R \dfrac{\partial^2 R}{\partial x^2} + \gamma I(x,t) - (\delta + d)R(x,t), \end{cases} \tag{5.1.2}$$

其初始条件为

$$S(x,t) = \rho_1(x,t), \quad I(x,t) = \rho_2(x,t), \quad R(x,t) = \rho_3(x,t), \quad t \in [-\tau, 0], x \in \bar{\Omega}. \tag{5.1.3}$$

　　在模型 (5.1.2) 和 (5.1.3) 中, 正常数 D_S, D_I 和 D_R 分别表示易感者、染病者和恢复者的扩散率; $\Omega \in \mathbb{R}^n$ 为一具有光滑边界 $\partial\Omega$ 的有界区域; 函数 $\rho_i(x,t)(i = 1,2,3)$ 非负、Hölder 连续且在 $[-\tau, 0] \times \bar{\Omega}$ 上满足 $\partial\rho_i/\partial x = 0$. 为简单计, 这里我们假定 $D_S = D_I = D_R = D$.

　　行波现象广泛存在于生物学、化学、流行病学和物理学等诸多学科中. 它能刻画解对空间平移的不变性, 且由行波解携带的信息绝不会变化或丢失. 在传染病研究领域, 行波解表示传染病以常数速度在空间中的传播, 因此对行波解的研究具有非常重要的实际意义. 在行波解的研究中, 行波解的存在性问题最为基础. 研究行波解存在性的典型方法有相平面分析法、拓扑方法、单调迭代法, 以及上、下

解结合不动点定理等[166,167]. 文献 [168] 利用上、下解技术研究了时滞反应扩散方程行波解的存在性. 文献 [169] 利用单调迭代技术及非标准指数序建立了小时滞条件下单调行波解的存在性. 文献 [170] 在拟单调条件下利用单调迭代方法建立了单调行波解的存在性. 但由于本节考虑的模型 (5.1.2) 既不满足拟单调条件也不满足指数拟单调条件, 因此文献 [169] 和 [170] 所提出的上、下解方法和单调迭代技术并不适用于研究系统 (5.1.2) 行波解的存在性. 文献 [171] 利用上、下解结合 Schauder 不动点定理的方法证明了一类具有两个方程的时滞反应扩散方程组行波解的存在性, 其非线性扩散项满足部分拟单调条件或部分指数拟单调条件. 文献 [172] 研究了非线性扩散项满足弱单调条件或指数弱单调条件的一类具有两个方程的时滞反应扩散方程组行波解的存在性. 但是上述方法均未用于研究具有三个以上方程的时滞反应扩散方程组行波解的存在性.

5.1.2 预备知识

在研究系统 (5.1.2) 行波解的存在性之前, 首先考虑以下具有一般形式的时滞反应扩散方程组:

$$
\begin{cases}
\dfrac{\partial u}{\partial t} = D\dfrac{\partial^2 u}{\partial x^2} + f_1(u_t(x), v_t(x), w_t(x)), \\[2mm]
\dfrac{\partial v}{\partial t} = D\dfrac{\partial^2 v}{\partial x^2} + f_2(u_t(x), v_t(x), w_t(x)), \\[2mm]
\dfrac{\partial w}{\partial t} = D\dfrac{\partial^2 w}{\partial x^2} + f_3(u_t(x), v_t(x), w_t(x)).
\end{cases} \tag{5.1.4}
$$

对于系统 (5.1.4), 假设:

(A1) 存在正常数 $k_1, k_2, k_3 > 0$, 使得 $f_i(0,0,0) = f_i(k_1, k_2, k_3) = 0$ 成立, $i = 1, 2, 3$.

(A2) 存在正常数 $L_i > 0 (i = 1, 2, 3)$, 使得对于满足 $0 \leqslant \phi_j(s) \leqslant M_1, 0 \leqslant \varphi_j(s) \leqslant M_2, 0 \leqslant \psi_j(s) \leqslant M_3 (j = 1, 2)$ 的 $\Phi = (\phi_1, \varphi_1, \psi_1)$, $\Psi = (\phi_2, \varphi_2, \psi_2) \in \mathcal{C}([-\tau, 0], \mathbb{R}^3)$, 以下不等式成立:

$$
|f_i(\phi_1, \varphi_1, \psi_1) - f_i(\phi_2, \varphi_2, \psi_2)| \leqslant L_i \|\Phi - \Psi\|, \quad i = 1, 2, 3.
$$

令 $u(t, x) = \phi(x + ct), v(t, x) = \varphi(x + ct), w(t, x) = \psi(x + ct)$, 并用 t 表示 $x + ct$, 则由 (5.1.4) 可得

$$
\begin{cases}
D\phi''(t) - c\phi'(t) + f_{c1}(\phi_t, \varphi_t, \psi_t) = 0, \\
D\varphi''(t) - c\varphi'(t) + f_{c2}(\phi_t, \varphi_t, \psi_t) = 0, \\
D\psi''(t) - c\psi'(t) + f_{c3}(\phi_t, \varphi_t, \psi_t) = 0,
\end{cases} \tag{5.1.5}
$$

且满足以下部分拟单调条件 (partial quasi-monotonicity, PQM):

(PQM) 存在正常数 $\beta_1, \beta_2, \beta_3 > 0$, 使得

$$\begin{cases} f_{c1}(\phi_1, \varphi_1, \psi_1) - f_{c1}(\phi_2, \varphi_2, \psi_2) + \beta_1[\phi_1(0) - \phi_2(0)] \geqslant 0, \\ f_{c2}(\phi_1, \varphi_1, \psi_1) - f_{c2}(\phi_1, \varphi_2, \psi_1) + \beta_2[\varphi_1(0) - \varphi_2(0)] \geqslant 0, \\ f_{c2}(\phi_1, \varphi_1, \psi_1) - f_{c2}(\phi_2, \varphi_1, \psi_1) \leqslant 0, \\ f_{c2}(\phi_1, \varphi_1, \psi_1) - f_{c2}(\phi_1, \varphi_1, \psi_2) \leqslant 0, \\ f_{c3}(\phi_1, \varphi_1, \psi_1) - f_{c3}(\phi_2, \varphi_2, \psi_2) + \beta_3[\psi_1(0) - \psi_2(0)] \geqslant 0, \end{cases} \tag{5.1.6}$$

其中 $\phi_j, \varphi_j, \psi_j \in \mathcal{C}([-\tau, 0], \mathbb{R})(j = 1, 2)$ 满足 $0 \leqslant \phi_2(s) \leqslant \phi_1(s) \leqslant M_1$, $0 \leqslant \varphi_2(s) \leqslant \varphi_1(s) \leqslant M_2$, $0 \leqslant \psi_2(s) \leqslant \psi_1(s) \leqslant M_3$, $s \in [-\tau, 0]$, $M_i > k_i$ $(i = 1, 2, 3)$ 为正常数, $\phi_t(\zeta) = \phi(\zeta + t)$, $\varphi_t(\zeta) = \varphi(\zeta + t)$, $\psi_t(\zeta) = \psi(\zeta + t)$, 函数 $f_{ci} : X_c = \mathcal{C}([-c\tau, 0]; \mathbb{R}^3) \to \mathbb{R}^3$ $(i = 1, 2, 3)$ 由下式定义:

$$f_{ci}(\phi, \varphi, \psi) = f_i(\phi^c, \varphi^c, \psi^c), \quad \phi^c(s) = \phi(cs),$$

$$\varphi^c(s) = \varphi(cs), \quad \psi^c(s) = \psi(cs), \quad s \in [-\tau, 0], \quad i = 1, 2, 3.$$

如果对于某个 $c > 0$, 系统 (5.1.4) 存在一个定义在 $\mathbb{R}^3$ 上的解满足

$$\begin{cases} \lim_{t \to -\infty} \phi(t) = \phi_-, & \lim_{t \to -\infty} \varphi(t) = \varphi_-, & \lim_{t \to -\infty} \psi(t) = \psi_-, \\ \lim_{t \to +\infty} \phi(t) = \phi_+, & \lim_{t \to +\infty} \varphi(t) = \varphi_+, & \lim_{t \to +\infty} \psi(t) = \psi_+, \end{cases} \tag{5.1.7}$$

其中 $(\phi_-, \varphi_-, \psi_-)$ 和 $(\phi_+, \varphi_+, \psi_+)$ 为系统 (5.1.4) 的稳态解, 则称 $u(t, x) = \phi(x + ct)$, $v(t, x) = \varphi(x + ct)$, $w(t, x) = \psi(x + ct)$ 为系统 (5.1.4) 的波速为 c 的行波解. 不失一般性, 这里假定 $(\phi_-, \varphi_-, \psi_-) = (0, 0, 0)$ 以及 $(\phi_+, \varphi_+, \psi_+) = (k_1, k_2, k_3)$, 我们证明系统 (5.1.4) 存在连接上述两个稳态解的行波解.

设 $\mu > 0$ 及空间 $\mathcal{C}(\mathbb{R}, \mathbb{R}^3)$ 的指数衰减范数为

$$|\Phi|_\mu = \sup_{t \in \mathbb{R}} e^{-\mu|t|} |\Phi(t)|_{\mathbb{R}^3}.$$

定义

$$B_\mu(\mathbb{R}, \mathbb{R}^3) = \{\Phi \in \mathcal{C}(\mathbb{R}, \mathbb{R}^3) : |\Phi|_\mu < \infty\}.$$

易知 $(B_\mu(\mathbb{R}, \mathbb{R}^3), |\cdot|_\mu)$ 为 Banach 空间.

我们在以下域集中证明系统 (5.1.4) 的行波解的存在性:

$$\Gamma\left((\underline{\phi}, \underline{\varphi}, \underline{\psi}), (\overline{\phi}, \overline{\varphi}, \overline{\psi})\right) = \{\underline{\phi}(t) \leqslant \phi(t) \leqslant \overline{\phi}(t), \underline{\varphi}(t) \leqslant \varphi(t) \leqslant \overline{\varphi}(t),$$

$$\underline{\psi}(t) \leqslant \psi(t) \leqslant \overline{\psi}(t)\}.$$

显然, $\Gamma((\underline{\phi}, \underline{\varphi}, \underline{\psi}), (\overline{\phi}, \overline{\varphi}, \overline{\psi}))$ 是非空有界闭凸集.

下面, 我们先给出系统 (5.1.4) 的上、下解的定义.

定义 5.1.1 如果存在一对连续函数 $\overline{\Phi} = (\overline{\phi}, \overline{\varphi}, \overline{\psi})$ 和 $\underline{\Phi} = (\underline{\phi}, \underline{\varphi}, \underline{\psi})$ 在 $\mathbb{R}$ 上几乎处处二阶可微和本质有界, 且满足

$$D\overline{\phi}''(t) - c\overline{\phi}'(t) + f_{c1}(\overline{\phi}_t, \overline{\varphi}_t, \overline{\psi}_t) \leqslant 0, \quad \text{a.e. } in \; \mathbb{R}, \tag{5.1.8}$$

$$D\overline{\varphi}''(t) - c\overline{\varphi}'(t) + f_{c2}(\underline{\phi}_t, \overline{\varphi}_t, \underline{\psi}_t) \leqslant 0, \quad \text{a.e. } in \; \mathbb{R}, \tag{5.1.9}$$

$$D\overline{\psi}''(t) - c\overline{\psi}'(t) + f_{c3}(\overline{\phi}_t, \overline{\varphi}_t, \overline{\psi}_t) \leqslant 0, \quad \text{a.e. } in \; \mathbb{R}, \tag{5.1.10}$$

以及

$$D\underline{\phi}''(t) - c\underline{\phi}'(t) + f_{c1}(\underline{\phi}_t, \underline{\varphi}_t, \underline{\psi}_t) \geqslant 0, \quad \text{a.e. } in \; \mathbb{R}, \tag{5.1.11}$$

$$D\underline{\varphi}''(t) - c\underline{\varphi}'(t) + f_{c2}(\overline{\phi}_t, \underline{\varphi}_t, \overline{\psi}_t) \geqslant 0, \quad \text{a.e. } in \; \mathbb{R}, \tag{5.1.12}$$

$$D\underline{\psi}''(t) - c\underline{\psi}'(t) + f_{c3}(\underline{\phi}_t, \underline{\varphi}_t, \underline{\psi}_t) \geqslant 0, \quad \text{a.e. } in \; \mathbb{R}, \tag{5.1.13}$$

则称 $\overline{\Phi}$ 和 $\underline{\Phi}$ 为系统 (5.1.4) 的一组上、下解.

不同于文献 [169] 定义的标准上、下解, 不等式 (5.1.9) 和 (5.1.12) 中的 f_{c2} 采用交错迭代格式来估计.

5.1.3 局部渐近稳定性

本小节, 通过分析相应特征方程根的分布, 我们研究系统 (5.1.2) 在初始条件 (5.1.3) 和 Neumann 边界条件

$$\frac{\partial S(x,t)}{\partial n} = \frac{\partial I(x,t)}{\partial n} = \frac{\partial R(x,t)}{\partial n} = 0, \quad t \geqslant 0, x \in \partial\Omega \tag{5.1.14}$$

下可行稳态解的局部渐近稳定性.

系统 (5.1.2) 总存在一个无病稳态解 $E_1(A/d, 0, 0)$. 通过计算, 可得系统 (5.1.2) 的基本再生数:

$$\mathscr{R}_0 = \frac{A\beta}{d(\gamma + \alpha + d)},$$

它表示在一个全部是易感人群中进入一个染病者, 在其病程内传染的平均个体数, 它刻画了疾病传播的阈值. 容易验证, 当 $\mathscr{R}_0 > 1$ 时, 系统 (5.1.2) 存在唯一地方病稳态解 $E^*(S^*, I^*, R^*)$, 其中

$$\begin{cases} S^* = \dfrac{d + \alpha + \gamma}{\beta}, \\ I^* = \dfrac{d(d + \delta)(d + \alpha + \gamma)(\mathscr{R}_0 - 1)}{\beta[(d + \delta)(d + \alpha + \gamma) - \delta\gamma]}, \\ R^* = \dfrac{d\gamma(d + \alpha + \gamma)(\mathscr{R}_0 - 1)}{\beta[(d + \delta)(d + \alpha + \gamma) - \delta\gamma]}. \end{cases}$$

设 $0 = \mu_1 < \mu_2 < \cdots$ 为算子 $-\Delta$ 在齐次 Neumann 边界条件下在 Ω 上的特征值, $E(\mu_i)$ 为 $\mathcal{C}^1(\Omega)$ 上相应于 μ_i 的特征空间. 设 $\mathbb{X} = [\mathcal{C}^1(\Omega)]^3$, $\{\phi_{ij}; j = 1, \cdots, \dim E(\mu_i)\}$ 为 $E(\mu_i)$ 的标准正交基, 且 $\mathbb{X}_{ij} = \{c\phi_{ij} | c \in \mathbb{R}^3\}$, 则由文献 [173]—[175] 可知

$$\mathbb{X} = \bigoplus_{i=0}^{\infty} \mathbb{X}_i, \quad \mathbb{X}_i = \bigoplus_{j=1}^{\dim E(\mu_i)} \mathbb{X}_{ij}.$$

令 $\mathcal{D} = \operatorname{diag}(D_S, D_I, D_R)$, $Z = (S, I, R)$, $\mathcal{L}Z = \mathcal{D}\Delta Z + \mathcal{G}(\hat{E})Z$, 其中

$$
\mathcal{G}(\hat{E})Z = \begin{pmatrix} -d - \beta I^0 & 0 & \delta \\ \beta I^0 & -(\gamma + \alpha + d) & 0 \\ 0 & \gamma & -(\delta + d) \end{pmatrix} \begin{pmatrix} S(x,t) \\ I(x,t) \\ R(x,t) \end{pmatrix}
$$
$$
+ \begin{pmatrix} 0 & -\beta S^0 & 0 \\ 0 & \beta S^0 & 0 \\ 0 & 0 & 0 \end{pmatrix} \begin{pmatrix} S(x,t-\tau) \\ I(x,t-\tau) \\ R(x,t-\tau) \end{pmatrix},
$$

$\hat{E}(S^0, I^0, R^0)$ 表示系统 (5.1.2) 的任意可行稳态解, 则系统 (5.1.2) 在 $\hat{E}$ 处的线性部分为 $Z_t = \mathcal{L}Z$. 对任意 $i \geqslant 1$, 在算子 $\mathcal{L}$ 下 $\mathbb{X}_i$ 是不变的. 同时, 当且仅当对某个 $i \geqslant 1$, λ 为矩阵 $-\mu_i \mathcal{D} + \mathcal{G}(\hat{E})$ 的特征值时, 它也是算子 $\mathcal{L}$ 的特征值, 此时在 $\mathbb{X}_i$ 上存在一特征向量.

矩阵 $-\mu_i \mathcal{D} + \mathcal{G}(E_1)$ 的特征方程为

$$(\lambda + \mu_i D + d)(\lambda + \mu_i D + \delta + d)\left(\lambda + \mu_i D + \gamma + \alpha + d - \frac{A\beta}{d}e^{-\lambda\tau}\right) = 0. \quad (5.1.15)$$

对任意 $i \geqslant 1$, 方程 (5.1.15) 总存在两个负实根 $-(\mu_i D + d)$ 和 $-(\mu_i D + \delta + d)$, 其余根由方程

$$\lambda + \mu_i D + \gamma + \alpha + d - \frac{A\beta}{d}e^{-\lambda\tau} = 0 \tag{5.1.16}$$

确定. 记

$$g_1(\lambda) = \lambda + \mu_i D + \gamma + \alpha + d - \frac{A\beta}{d}e^{-\lambda\tau}.$$

当 $\mathcal{R}_0 > 1$ 和 $i = 1$ 时, 对于实数 λ, 有

$$g_1(0) = (d + \alpha + \gamma)(1 - \mathcal{R}_0) < 0, \quad \lim_{\lambda \to \infty} g_1(\lambda) = \infty.$$

因此, 对于 $i = 1$, 方程 (5.1.16) 至少存在一个正实根, 从而算子 $\mathcal{L}$ 至少存在一个具有正实部的特征根 λ. 从而当 $\mathcal{R}_0 > 1$ 时, $E_1(A/d, 0, 0)$ 不稳定.

当 $\mathscr{R}_0 < 1$ 时, 易知当 $\tau = 0$ 时, 方程 (5.1.16) 只有负实根, 即 $E_1(A/d, 0, 0)$ 是局部渐近稳定的. 假设 $i\sigma(\sigma > 0)$ 为方程 (5.1.16) 的一个根, 分离实部与虚部, 可得

$$\begin{cases} d(\mu_i D + \gamma + \alpha + d) = A\beta \cos \sigma\tau, \\ d\sigma = -A\beta \sin \sigma\tau. \end{cases} \tag{5.1.17}$$

将 (5.1.17) 的两个方程等式两边分别平方并相加, 可得

$$d^2\sigma^2 + d^2(\mu_i D + \gamma + \alpha + d)^2 - A^2\beta^2 = 0. \tag{5.1.18}$$

注意到当 $\mathscr{R}_0 < 1$ 时, $d(\mu_i D + \gamma + \alpha + d) - A\beta > 0$. 因此, 对所有的 $i \geqslant 1$, 方程 (5.1.18) 无正实根. 因此, 当 $\mathscr{R}_0 < 1$ 时, 对任意 $\tau > 0$, $E_1(A/d, 0, 0)$ 为局部渐近稳定的.

矩阵 $-\mu_i \mathcal{D} + \mathcal{G}(E^*)$ 的特征方程为

$$\lambda^3 + p_2\lambda^2 + p_1\lambda + p_0 + (q_2\lambda^2 + q_1\lambda + q_0)e^{-\lambda\tau} = 0, \tag{5.1.19}$$

其中

$$\begin{cases} p_0 = (\mu_i D + d + \beta I^*)(\mu_i D + \gamma + \alpha + d)(\mu_i D + \delta + d) - \beta\gamma\delta I^*, \\ p_1 = (\mu_i D + d + \beta I^*)(\mu_i D + \gamma + \alpha + d) \\ \qquad + (\mu_i D + d + \beta I^*)(\mu_i D + \delta + d) \\ \qquad + (\mu_i D + \gamma + \alpha + d)(\mu_i D + \delta + d), \\ p_2 = (\mu_i D + d + \beta I^*) + (\mu_i D + \gamma + \alpha + d) + (\mu_i D + \delta + d), \\ q_0 = -d\beta S^*(\delta + d), \quad q_1 = -\beta S^*(\delta + 2d), \quad q_2 = -\beta S^*. \end{cases}$$

当 $\tau = 0$ 时, 方程 (5.1.19) 简化为

$$\lambda^3 + (p_2 + q_2)\lambda^2 + (p_1 + q_1)\lambda + p_0 + q_0 = 0. \tag{5.1.20}$$

对任意 $i \geqslant 1$, 有

$$\begin{cases} p_2 + q_2 = (\mu_i D + d + \beta I^*) + \mu_i D + (\mu_i D + \delta + d) > 0, \\ p_1 + q_1 \geqslant (\mu_i D + d + \beta I^*)(\mu_i D + \delta + d) \\ \qquad + (2\mu_i D + \beta I^*)(\mu_i D + \gamma + \alpha + d), \\ p_0 + q_0 \geqslant \beta(\gamma + \alpha + d)(\delta + d)I^* - \beta\gamma\delta I^* > 0, \\ (p_1 + q_1)(p_2 + q_2) - (p_0 + q_0) > 0. \end{cases}$$

由 Routh-Hurwitz 判据可知, 方程 (5.1.20) 的特征根 (记为 $\lambda_{i,1}$, $\lambda_{i,2}$ 和 $\lambda_{i,3}$) 均具有负实部.

以下证明: 存在一个正常数 ξ 满足

$$\mathrm{Re}\lambda_{i,1}, \mathrm{Re}\lambda_{i,2}, \mathrm{Re}\lambda_{i,3} \leqslant -\xi, \quad i \geqslant 1. \tag{5.1.21}$$

事实上, 令 $\lambda = \mu_i \nu$, 则有

$$\lambda^3 + (p_2 + q_2)\lambda^2 + (p_1 + q_1)\lambda + p_0 + q_0 = h_i(\nu),$$

这里

$$h_i(\nu) = \mu_i^3 \nu^3 + (p_2 + q_2)\mu_i^2 \nu^2 + (p_1 + q_1)\mu_i \nu + p_0 + q_0.$$

由于 $i \to \infty$ 时有 $\mu_i \to \infty$, 从而有

$$\lim_{i \to \infty} \frac{h_i(\nu)}{\mu_i^3} = \nu^3 + 3D\nu^2 + 3D^2\nu + D^3 \triangleq h(\nu).$$

再次由 Routh-Hurwitz 代数判据易知 $h(\nu)$ 的三个根 ν_1, ν_2 和 ν_3 均具有负实部, 因此, 存在正常数 $\bar{\xi}$ 满足

$$\mathrm{Re}\{\nu_1\}, \mathrm{Re}\{\nu_2\}, \mathrm{Re}\{\nu_3\} \leqslant -\bar{\xi}.$$

由函数的连续性可知: 存在 i_0 使得 $h_i(\nu)$ 的三个根 $\nu_{i,1}$, $\nu_{i,2}$ 和 $\nu_{i,3}$ 满足

$$\mathrm{Re}\{\nu_{i,1}\}, \mathrm{Re}\{\nu_{i,2}\}, \mathrm{Re}\{\nu_{i,3}\} \leqslant -\frac{\bar{\xi}}{2}, \quad i \geqslant i_0,$$

从而有

$$\mathrm{Re}\{\lambda_{i,1}\}, \mathrm{Re}\{\lambda_{i,2}\}, \mathrm{Re}\{\lambda_{i,3}\} \leqslant -\frac{\mu_i \bar{\xi}}{2} \leqslant -\frac{\mu_{i_0} \bar{\xi}}{2}, \quad i \geqslant i_0.$$

令

$$-\tilde{\xi} = \max_{1 \leqslant i \leqslant i_0} \left\{ \mathrm{Re}\{\lambda_{i,1}\}, \mathrm{Re}\{\lambda_{i,2}\}, \mathrm{Re}\{\lambda_{i,3}\} \right\},$$

则对任意的 $\xi \in (\tilde{\xi}, \mu_{i_0}\bar{\xi}/2)$, 不等式 (5.1.21) 恒成立. 相应地, 算子 $\mathcal{L}$ 的谱仅由特征值组成, 满足 $\mathrm{Re}\lambda \leqslant -\xi$. 因此, 当 $\tau = 0$ 时, 地方病稳态解 E^* 是局部渐近稳定的.

假设 $i\omega(\omega > 0)$ 是方程 (5.1.19) 的根, 分离实部与虚部, 可得

$$\begin{cases} \omega^3 - p_1\omega = q_1\omega\cos\omega\tau + (q_2\omega^2 - q_0)\sin\omega\tau, \\ p_2\omega^2 - p_0 = q_1\omega\sin\omega\tau - (q_2\omega^2 - q_0)\cos\omega\tau. \end{cases} \tag{5.1.22}$$

将 (5.1.22) 的两个方程等式两侧分别平方并相加, 可得

$$\omega^6 + (p_2^2 - 2p_1 - q_2^2)\omega^4 + (p_1^2 - 2p_0p_2 - q_1^2 + 2q_0q_2)\omega^2 + p_0^2 - q_0^2 = 0. \tag{5.1.23}$$

令 $z = \omega^2$, 则方程 (5.1.23) 可改写为

$$z^3 + (p_2^2 - 2p_1 - q_2^2)z^2 + (p_1^2 - 2p_0p_2 - q_1^2 + 2q_0q_2)z + p_0^2 - q_0^2 = 0, \qquad (5.1.24)$$

则对任意 $i \geqslant 1$, 有 $p_0^2 > q_0^2$ 以及

$$\begin{aligned}
p_2^2 - 2p_1 - q_2^2 &= (\mu_i D + d + \beta I^*)^2 + \mu_i^2 D^2 + 2(\gamma + \alpha + d)\mu_i D \\
&\quad + (\mu_i D + \delta + d)^2 > 0, \\
p_1^2 - 2p_0p_2 - q_1^2 + 2q_0q_2 &\geqslant (\mu_i D + d + \beta I^*)^2(\mu_i D + \gamma + \alpha + d)^2 \\
&\quad + (\mu_i D + d + \beta I^*)^2(\mu_i D + \delta + d)^2 > 0.
\end{aligned}$$

因此, 方程 (5.1.24) 无正实根, 从而当 $\mathscr{R}_0 > 1$ 时, 对任意 $\tau > 0$, E^* 是局部渐近稳定的.

综上所述, 可得以下结论.

定理 5.1.1 对于系统 (5.1.2), 有

(i) 当 $\mathscr{R}_0 < 1$ 时, 无病稳态解 E_1 是局部渐近稳定的, 当 $\mathscr{R}_0 > 1$ 时, E_1 不稳定;

(ii) 当 $\mathscr{R}_0 > 1$ 时, 对任意 $\tau > 0$, 地方病稳态解 $E^*(S^*, I^*, R^*)$ 是局部渐近稳定的.

5.1.4 系统 (5.1.4) 的行波解的存在性

本小节, 我们研究当反应项满足部分拟单调条件 (PQM) 时, 系统 (5.1.4) 的行波解的存在性.

假设存在一对上、下解 $(\overline{\phi}(t), \overline{\varphi}(t), \overline{\psi}(t))$ 和 $(\underline{\phi}(t), \underline{\varphi}(t), \underline{\psi}(t))$, 满足

(P1) $(0,0,0) \leqslant (\underline{\phi}(t), \underline{\varphi}(t), \underline{\psi}(t)) \leqslant (\overline{\phi}(t), \overline{\varphi}(t), \overline{\psi}(t)) \leqslant (M_1, M_2, M_3)$, $t \in \mathbb{R}$,

(P2) $\lim_{t \to -\infty} (\underline{\phi}(t), \underline{\varphi}(t), \underline{\psi}(t)) = (0,0,0)$, $\lim_{t \to +\infty} (\overline{\phi}(t), \overline{\varphi}(t), \overline{\psi}(t)) = (k_1, k_2, k_3)$,

(P3) 对任意 $t \in \mathbb{R}$, $\sup_{s \leqslant t} \underline{\phi}(t) \leqslant \overline{\phi}(t)$; $\overline{\phi}'(t+) \leqslant \overline{\phi}'(t-)$, $\underline{\phi}'(t+) \geqslant \underline{\phi}'(t-)$.

对部分拟单调条件 (PQM) 中的常数 $\beta_1, \beta_2, \beta_3 > 0$, 定义算子 $H : \mathcal{C}(\mathbb{R}, \mathbb{R}^3) \to \mathcal{C}(\mathbb{R}, \mathbb{R}^3)$:

$$H_1(\phi, \varphi, \psi)(t) = f_{c1}(\phi_t, \varphi_t, \psi_t) + \beta_1\phi(t), \quad \phi, \varphi, \psi \in \mathcal{C}(\mathbb{R}, \mathbb{R}), \qquad (5.1.25)$$

$$H_2(\phi, \varphi, \psi)(t) = f_{c2}(\phi_t, \varphi_t, \psi_t) + \beta_2\varphi(t), \quad \phi, \varphi, \psi \in \mathcal{C}(\mathbb{R}, \mathbb{R}), \qquad (5.1.26)$$

$$H_3(\phi, \varphi, \psi)(t) = f_{c3}(\phi_t, \varphi_t, \psi_t) + \beta_3\psi(t), \quad \phi, \varphi, \psi \in \mathcal{C}(\mathbb{R}, \mathbb{R}). \qquad (5.1.27)$$

算子 H_1, H_2 和 H_3 具有以下性质:

引理 5.1.2　假定 (A1) 和 (PQM) 成立, 则对任意 $t \in \mathbb{R}$ 以及 $0 \leqslant \phi_2(t) \leqslant \phi_1(t) \leqslant M_1, 0 \leqslant \varphi_2(t) \leqslant \varphi_1(t) \leqslant M_2, 0 \leqslant \psi_2(t) \leqslant \psi_1(t) \leqslant M_3$, 下列不等式成立:

$$H_2(\phi_1, \varphi_1, \psi_1)(t) \leqslant H_2(\phi_2, \varphi_1, \psi_1)(t),$$

$$H_2(\phi_1, \varphi_2, \psi_1)(t) \leqslant H_2(\phi_1, \varphi_1, \psi_1)(t),$$

$$H_2(\phi_1, \varphi_1, \psi_1)(t) \leqslant H_2(\phi_1, \varphi_1, \psi_2)(t).$$

证明　由拟单调条件 (PQM) 可知

$$H_2(\phi_1, \varphi_1, \psi_1)(t) - H_2(\phi_2, \varphi_1, \psi_1)(t)$$
$$= f_{c2}(\phi_{1t}, \varphi_{1t}, \psi_{1t}) - f_{c2}(\phi_{2t}, \varphi_{1t}, \psi_{1t}) \leqslant 0,$$
$$H_2(\phi_1, \varphi_1, \psi_1)(t) - H_2(\phi_1, \varphi_2, \psi_1)(t)$$
$$= f_{c2}(\phi_{1t}, \varphi_{1t}, \psi_{1t}) - f_{c2}(\phi_{1t}, \varphi_{2t}, \psi_{1t}) + \beta_2[\varphi_1(t) - \varphi_2(t)] \geqslant 0,$$
$$H_2(\phi_1, \varphi_1, \psi_1)(t) - H_2(\phi_1, \varphi_1, \psi_2)(t)$$
$$= f_{c2}(\phi_{1t}, \varphi_{1t}, \psi_{1t}) - f_{c2}(\phi_{1t}, \varphi_{1t}, \psi_{2t}) \leqslant 0. \qquad \square$$

引理 5.1.3[169]　假定 (A1) 和 (PQM) 成立, 则对任意 $(0, 0, 0) \leqslant (\phi, \varphi, \psi) \leqslant (M_1, M_2, M_3)$, 有

(i) $H_1(\phi, \varphi, \psi)(t), H_3(\phi, \varphi, \psi)(t) \geqslant 0, t \in \mathbb{R}$.

(ii) 对任意 $t \in \mathbb{R}, 0 \leqslant \phi_2(t) \leqslant \phi_1(t) \leqslant M_1, 0 \leqslant \varphi_2(t) \leqslant \varphi_1(t) \leqslant M_2, 0 \leqslant \psi_2(t) \leqslant \psi_1(t) \leqslant M_3$, 有 $H_1(\phi_2, \varphi_2, \psi_2)(t) \leqslant H_1(\phi_1, \varphi_1, \psi_1)(t), H_3(\phi_2, \varphi_2, \psi_2)(t) \leqslant H_3(\phi_1, \varphi_1, \psi_1)(t)$.

系统 (5.1.5) 可改写为

$$\begin{cases} D\phi''(t) - c\phi'(t) - \beta_1\phi(t) + H_1(\phi, \varphi, \psi)(t) = 0, \\ D\varphi''(t) - c\varphi'(t) - \beta_2\varphi(t) + H_2(\phi, \varphi, \psi)(t) = 0, \\ D\psi''(t) - c\psi'(t) - \beta_3\psi(t) + H_3(\phi, \varphi, \psi)(t) = 0. \end{cases} \tag{5.1.28}$$

定义

$$\lambda_1 = \frac{c - \sqrt{c^2 + 4\beta_1 D}}{2D}, \quad \lambda_2 = \frac{c + \sqrt{c^2 + 4\beta_1 D}}{2D},$$

$$\lambda_3 = \frac{c - \sqrt{c^2 + 4\beta_2 D}}{2D}, \quad \lambda_4 = \frac{c + \sqrt{c^2 + 4\beta_2 D}}{2D},$$

$$\lambda_5 = \frac{c - \sqrt{c^2 + 4\beta_3 D}}{2D}, \quad \lambda_6 = \frac{c + \sqrt{c^2 + 4\beta_3 D}}{2D}.$$

令

$$\mathcal{C}_K(\mathbb{R}, \mathbb{R}^3) = \{(\phi, \varphi, \psi) \in \mathcal{C}(\mathbb{R}, \mathbb{R}^3) : (0, 0, 0) \leqslant (\phi, \varphi, \psi) \leqslant (M_1, M_2, M_3)\},$$

并对 $(\phi, \varphi, \psi) \in \mathcal{C}_K(\mathbb{R}, \mathbb{R}^3)$, 定义 $F = (F_1, F_2, F_3) : \mathcal{C}_K(\mathbb{R}, \mathbb{R}^3) \to \mathcal{C}(\mathbb{R}, \mathbb{R}^3)$:

$$
\begin{aligned}
F_1(\phi, \varphi, \psi)(t) = \frac{1}{D(\lambda_2 - \lambda_1)} &\left[\int_{-\infty}^{t} e^{\lambda_1(t-s)} H_1(\phi, \varphi, \psi)(s) \mathrm{d}s \right. \\
&\left. + \int_{t}^{\infty} e^{\lambda_2(t-s)} H_1(\phi, \varphi, \psi)(s) \mathrm{d}s \right], \\
F_2(\phi, \varphi, \psi)(t) = \frac{1}{D(\lambda_4 - \lambda_3)} &\left[\int_{-\infty}^{t} e^{\lambda_3(t-s)} H_2(\phi, \varphi, \psi)(s) \mathrm{d}s \right. \\
&\left. + \int_{t}^{\infty} e^{\lambda_4(t-s)} H_2(\phi, \varphi, \psi)(s) \mathrm{d}s \right], \\
F_3(\phi, \varphi, \psi)(t) = \frac{1}{D(\lambda_6 - \lambda_5)} &\left[\int_{-\infty}^{t} e^{\lambda_5(t-s)} H_3(\phi, \varphi, \psi)(s) \mathrm{d}s \right. \\
&\left. + \int_{t}^{\infty} e^{\lambda_6(t-s)} H_3(\phi, \varphi, \psi)(s) \mathrm{d}s \right].
\end{aligned}
$$

容易验证 $F_i(\phi, \varphi, \psi)(i = 1, 2, 3)$ 满足

$$
\begin{cases}
DF_1''(\phi, \varphi, \psi) - cF_1'(\phi, \varphi, \psi) - \beta_1 F_1(\phi, \varphi, \psi) + H_1(\phi, \varphi, \psi) = 0, \\
DF_2''(\phi, \varphi, \psi) - cF_2'(\phi, \varphi, \psi) - \beta_2 F_2(\phi, \varphi, \psi) + H_2(\phi, \varphi, \psi) = 0, \\
DF_3''(\phi, \varphi, \psi) - cF_3'(\phi, \varphi, \psi) - \beta_3 F_3(\phi, \varphi, \psi) + H_3(\phi, \varphi, \psi) = 0.
\end{cases}
\tag{5.1.29}
$$

由引理 5.1.2 和引理 5.1.3 可得以下结论.

引理 5.1.4 假定 (A1) 和 (PQM) 成立, 则对任意 $(0, 0, 0) \leqslant (\phi, \varphi, \psi) \leqslant (M_1, M_2, M_3)$, 有

$$
\begin{aligned}
&F_1(\phi_2, \varphi_2, \psi_2) \leqslant F_1(\phi_1, \varphi_1, \psi_1), \quad F_2(\phi_1, \varphi_1, \psi_1) \leqslant F_2(\phi_2, \varphi_1, \psi_1), \\
&F_2(\phi_1, \varphi_2, \psi_1) \leqslant F_2(\phi_1, \varphi_1, \psi_1), \quad F_2(\phi_1, \varphi_1, \psi_1) \leqslant F_2(\phi_1, \varphi_1, \psi_2), \\
&F_3(\phi_2, \varphi_2, \psi_2) \leqslant F_3(\phi_1, \varphi_1, \psi_1),
\end{aligned}
$$

其中 $t \in \mathbb{R}$, $0 \leqslant \phi_2(t) \leqslant \phi_1(t) \leqslant M_1$, $0 \leqslant \varphi_2(t) \leqslant \varphi_1(t) \leqslant M_2$, $0 \leqslant \psi_2(t) \leqslant \psi_1(t) \leqslant M_3$.

下面证明 F 的连续性.

引理 5.1.5 假定 (A2) 成立, 则 $F = (F_1, F_2, F_3)$ 关于空间 $B_\mu(\mathbb{R}, \mathbb{R}^3)$ 的范数 $|\cdot|_\mu$ 是连续的.

证明 对任意给定的 $\varepsilon > 0$, 设 $\sigma L_1 e^{\mu c \tau + \beta_1} < \varepsilon$, 则对于 $\Phi = (\phi_1, \varphi_1, \psi_1)$, $\Psi =$

$(\phi_2, \varphi_2, \psi_2) \in B_\mu(\mathbb{R}, \mathbb{R}^3)$ 且 $|\Phi - \Psi|_\mu = \sup_{t \in \mathbb{R}} |\Phi(t) - \Psi(t)| e^{-\mu|t|} < \delta$, 有

$$|H_1(\phi_1, \varphi_1, \psi_1) - H_1(\phi_2, \varphi_2, \psi_2)| e^{-\mu|t|}$$

$$\leqslant |f_1(\phi_{1t}, \varphi_{1t}, \psi_{1t}) - f_1(\phi_{2t}, \varphi_{2t}, \psi_{2t})| e^{-\mu|t|} + \beta_1 |\phi_1 - \phi_2|_\mu$$

$$\leqslant L_1 \|\Phi_t - \Psi_t\|_{X_c} e^{-\mu|t|} + \beta_1 |\phi_1 - \phi_2|_\mu$$

$$= L_1 \sup_{s \in [-c\tau, 0]} |\Phi(s+t) - \Psi(s+t)| e^{-\mu|t|} + \beta_1 |\phi_1 - \phi_2|_\mu$$

$$\leqslant L_1 \sup_{s \in [-c\tau, 0]} |\Phi(s+t) - \Psi(s+t)| e^{-\mu|t+s|} \sup_{s \in [-\tau, 0]} e^{\mu|t+s|} e^{-\mu|t|} + \beta_1 |\phi_1 - \phi_2|_\mu$$

$$\leqslant L_1 |\Phi - \Psi|_\mu e^{-\mu|t|} e^{\mu|t|} e^{\mu c\tau} + \beta_1 |\Phi - \Psi|_\mu$$

$$\leqslant (L_1 e^{\mu c\tau} + \beta_1) |\Phi - \Psi|_\mu \leqslant \varepsilon.$$

当 $t > 0$ 时,

$$|F_1(\phi_1, \varphi_1, \psi_1) - F_1(\phi_2, \varphi_2, \psi_2)| e^{-\mu|t|}$$

$$= \frac{1}{D(\lambda_2 - \lambda_1)} \left[\int_{-\infty}^t e^{\lambda_1(t-s)} |H_1(\phi_1, \varphi_1, \psi_1)(s) - H_1(\phi_2, \varphi_2, \psi_2)(s)| \mathrm{d}s \right.$$

$$\left. + \int_t^\infty e^{\lambda_2(t-s)} |H_1(\phi_1, \varphi_1, \psi_1)(s) - H_1(\phi_2, \varphi_2, \psi_2)(s)| \mathrm{d}s \right] e^{-\mu t}$$

$$\leqslant \frac{\varepsilon}{D(\lambda_2 - \lambda_1)} \left[e^{\lambda_1 t} \int_{-\infty}^0 e^{-(\lambda_1 + \mu)s} \mathrm{d}s + e^{\lambda_1 t} \int_0^t e^{(\mu - \lambda_1)s} \mathrm{d}s \right.$$

$$\left. + e^{\lambda_2 t} \int_t^\infty e^{(\mu - \lambda_2)s} \mathrm{d}s \right] e^{-\mu t}$$

$$= \frac{\varepsilon}{D(\lambda_2 - \lambda_1)} \left[\frac{2\mu}{\lambda_1^2 - \mu^2} e^{(\lambda_1 - \mu)t} + \frac{\lambda_2 - \lambda_1}{(\mu - \lambda_1)(\lambda_2 - \mu)} \right]$$

$$\leqslant \frac{\varepsilon}{D(\lambda_2 - \lambda_1)} \left[\frac{2\mu}{\lambda_1^2 - \mu^2} + \frac{\lambda_2 - \lambda_1}{(\mu - \lambda_1)(\lambda_2 - \mu)} \right].$$

同理, 当 $t < 0$ 时,

$$|F_1(\phi_1, \varphi_1, \psi_1) - F_1(\phi_2, \varphi_2, \psi_2)| e^{-\mu|t|}$$

$$\leqslant \frac{\varepsilon}{D(\lambda_2 - \lambda_1)} \left[\frac{2\mu}{\lambda_2^2 - \mu^2} - \frac{\lambda_2 - \lambda_1}{(\lambda_1 + \mu)(\lambda_2 + \mu)} \right],$$

即 $F_1 : B_\mu(\mathbb{R}, \mathbb{R}^3) \to B_\mu(\mathbb{R}, \mathbb{R}^3)$ 关于空间 $B_\mu(\mathbb{R}, \mathbb{R}^3)$ 的范数 $|\cdot|_\mu$ 是连续的.

通过类似讨论, 可知 $F_2, F_3 : B_\mu(\mathbb{R}, \mathbb{R}^3) \to B_\mu(\mathbb{R}, \mathbb{R}^3)$ 也连续. 因此, $F = (F_1, F_2, F_3)$ 关于空间 $B_\mu(\mathbb{R}, \mathbb{R}^3)$ 的范数 $|\cdot|_\mu$ 是连续的. □

引理 5.1.6　假定 (A1) 和 (PQM) 成立, 则

$$F(\Gamma((\underline{\phi}, \underline{\varphi}, \underline{\psi}), (\overline{\phi}, \overline{\varphi}, \overline{\psi}))) \subset \Gamma((\underline{\phi}, \underline{\varphi}, \underline{\psi}), (\overline{\phi}, \overline{\varphi}, \overline{\psi})).$$

证明 对任意满足条件 $(\underline{\phi}, \underline{\varphi}, \underline{\psi}) \leqslant (\phi, \varphi, \psi) \leqslant (\overline{\phi}, \overline{\varphi}, \overline{\psi})$ 的 (ϕ, φ, ψ), 由引理 5.1.4 可知

$$\begin{cases} F_1(\underline{\phi}, \underline{\varphi}, \underline{\psi}) \leqslant F_1(\phi, \varphi, \psi) \leqslant F_1(\overline{\phi}, \overline{\varphi}, \overline{\psi}), \\ F_2(\overline{\phi}, \underline{\varphi}, \overline{\psi}) \leqslant F_2(\phi, \varphi, \psi) \leqslant F_2(\underline{\phi}, \overline{\varphi}, \underline{\psi}), \\ F_3(\underline{\phi}, \underline{\varphi}, \underline{\psi}) \leqslant F_3(\phi, \varphi, \psi) \leqslant F_3(\overline{\phi}, \overline{\varphi}, \overline{\psi}). \end{cases} \tag{5.1.30}$$

由上、下解的定义可知

$$D\overline{\phi}''(t) - c\overline{\phi}'(t) - \beta_1\overline{\phi}(t) + H_1(\overline{\phi}, \overline{\varphi}, \overline{\psi})(t) \leqslant 0. \tag{5.1.31}$$

在 (5.1.29) 的第一个方程中选择 $(\phi, \varphi, \psi) = (\overline{\phi}, \overline{\varphi}, \overline{\psi})$, 并定义 $\overline{\phi}_1(t) = F_1(\overline{\phi}, \overline{\varphi}, \overline{\psi})(t)$, 则有

$$D\overline{\phi}_1''(t) - c\overline{\phi}_1'(t) - \beta_1\overline{\phi}_1(t) + H_1(\overline{\phi}, \overline{\varphi}, \overline{\psi})(t) = 0. \tag{5.1.32}$$

令 $\omega(t) = \overline{\phi}_1(t) - \overline{\phi}(t)$ 并结合 (5.1.31) 和 (5.1.32) 可知

$$D\omega''(t) - c\omega'(t) - \beta_1\omega(t) \geqslant 0. \tag{5.1.33}$$

重复文献 [169] 中引理 5.1.5 的证明过程, 可得 $\omega(t) \leqslant 0$, 即 $F_1(\overline{\phi}, \overline{\varphi}, \overline{\psi}) \leqslant \overline{\phi}$.

同理可知

$$F_1(\underline{\phi}, \underline{\varphi}, \underline{\psi}) \geqslant \underline{\phi}, \quad F_2(\overline{\phi}, \underline{\varphi}, \overline{\psi}) \geqslant \underline{\varphi}, \quad F_2(\underline{\phi}, \overline{\varphi}, \underline{\psi}) \leqslant \overline{\varphi},$$

$$F_3(\underline{\phi}, \underline{\varphi}, \underline{\psi}) \geqslant \underline{\psi}, \quad F_3(\overline{\phi}, \overline{\varphi}, \overline{\psi}) \leqslant \overline{\psi},$$

从而有 $F(\Gamma((\underline{\phi}, \underline{\varphi}, \underline{\psi}), (\overline{\phi}, \overline{\varphi}, \overline{\psi}))) \subset \Gamma((\underline{\phi}, \underline{\varphi}, \underline{\psi}), (\overline{\phi}, \overline{\varphi}, \overline{\psi}))$. $\qquad \square$

引理 5.1.7 假设条件 (PQM) 成立, 则 $F : \Gamma((\underline{\phi}, \underline{\varphi}, \underline{\psi}), (\overline{\phi}, \overline{\varphi}, \overline{\psi})) \to \Gamma((\underline{\phi}, \underline{\varphi}, \underline{\psi}), (\overline{\phi}, \overline{\varphi}, \overline{\psi}))$ 是一个压缩映射.

证明 注意到

$$F_1'(\phi, \varphi, \psi)(t) = \frac{\lambda_1 e^{\lambda_1 t}}{D(\lambda_2 - \lambda_1)} \int_{-\infty}^{t} e^{-\lambda_1 s} H_1(\phi, \varphi, \psi)(s) \mathrm{d}s$$

$$+ \frac{\lambda_2 e^{\lambda_2 t}}{D(\lambda_2 - \lambda_1)} \int_{t}^{\infty} e^{-\lambda_2 s} H_1(\phi, \varphi, \psi)(s) \mathrm{d}s,$$

由引理 5.1.4 可知 $F_1'(\phi, \varphi, \psi)(t) \geqslant 0$. 由引理 5.1.3 的条件 (i) 以及 $\lambda_1 < 0 < \lambda_2$ 可知

$$0 \leqslant F_1'(\phi, \varphi, \psi)(t) \leqslant \frac{\lambda_2 e^{\lambda_1 t}}{D(\lambda_2 - \lambda_1)} \int_{t}^{\infty} e^{-\lambda_2 s} H_1(\phi, \varphi, \psi)(s) \mathrm{d}s$$

$$\leqslant \frac{\lambda_2 e^{\lambda_2 t}}{D(\lambda_2 - \lambda_1)} H_1(\overline{\phi}, \overline{\varphi}, \overline{\psi})(t) \int_{t}^{\infty} e^{-\lambda_2 s} \mathrm{d}s$$

$$\leqslant \frac{1}{D(\lambda_2 - \lambda_1)} H(\overline{\phi}, \overline{\varphi}, \overline{\psi})(t).$$

因此, (P1) 说明存在一个常数 N_1 满足 $|F_1'(\phi, \varphi, \psi)(t)|_\mu \leqslant N_1$.

对任意 $(\phi, \varphi, \psi) \in \Gamma((\underline{\phi}, \underline{\varphi}, \underline{\psi}), (\overline{\phi}, \overline{\varphi}, \overline{\psi}))$, 有

$$F_2'(\phi, \varphi, \psi)(t) = \frac{\lambda_3 e^{\lambda_3 t}}{D(\lambda_4 - \lambda_3)} \int_{-\infty}^t e^{-\lambda_3 s} H_2(\phi, \varphi, \psi)(s) \mathrm{d}s$$

$$+ \frac{\lambda_4 e^{\lambda_4 t}}{D(\lambda_4 - \lambda_3)} \int_t^\infty e^{-\lambda_4 s} H_2(\phi, \varphi, \psi)(s) \mathrm{d}s.$$

由此可得

$$|F_2'(\phi, \varphi, \psi)(t)|_\mu$$

$$= \sup_{t \in \mathbb{R}} \left| \frac{\lambda_3 e^{\lambda_3 t}}{D(\lambda_4 - \lambda_3)} \int_{-\infty}^t e^{-\lambda_3 s} H_2(\phi, \varphi, \psi)(s) \mathrm{d}s \right.$$

$$\left. + \frac{\lambda_4 e^{\lambda_4 t}}{D(\lambda_4 - \lambda_3)} \int_t^\infty e^{-\lambda_4 s} H_1(\phi, \varphi, \psi)(s) \mathrm{d}s \right| e^{-\mu|t|}$$

$$\leqslant \frac{-\lambda_3}{D(\lambda_4 - \lambda_3)} \sup_{t \in \mathbb{R}} e^{\lambda_3 t - \mu|t|} \int_{-\infty}^t e^{-\lambda_3 s} e^{\mu|s|} e^{-\mu|s|} H_2(\phi, \varphi, \psi)(s) \mathrm{d}s$$

$$+ \frac{\lambda_4}{D(\lambda_4 - \lambda_3)} \sup_{t \in \mathbb{R}} e^{\lambda_4 t - \mu|t|} \int_t^\infty e^{-\lambda_4 s} e^{\mu|s|} e^{-\mu|s|} H_2(\phi, \varphi, \psi)(s) \mathrm{d}s$$

$$\leqslant \frac{-\lambda_3}{D(\lambda_4 - \lambda_3)} |H_2(\phi, \varphi, \psi)(t)|_\mu \sup_{t \in \mathbb{R}} e^{\lambda_3 t - \mu|t|} \int_{-\infty}^t e^{-\lambda_3 s} e^{\mu|s|} \mathrm{d}s$$

$$+ \frac{\lambda_4}{D(\lambda_4 - \lambda_3)} |H_2(\phi, \varphi, \psi)(t)|_\mu \sup_{t \in \mathbb{R}} e^{\lambda_4 t - \mu|t|} \int_t^\infty e^{-\lambda_4 s} e^{\mu|s|} \mathrm{d}s.$$

当 $t > 0$ 时,

$$|F_2'(\phi, \varphi, \psi)(t)|_\mu$$

$$\leqslant \frac{-\lambda_3}{D(\lambda_4 - \lambda_3)} \sup_{t \in \mathbb{R}} e^{(\lambda_3 - \mu)t} \left[\int_{-\infty}^0 e^{-(\lambda_3 + \mu)s} \mathrm{d}s + \int_0^t e^{(\mu - \lambda_3)s} \mathrm{d}s \right] |H_2(\phi, \varphi, \psi)(t)|_\mu$$

$$+ \frac{\lambda_4}{D(\lambda_4 - \lambda_3)} \sup_{t \in \mathbb{R}} e^{(\lambda_4 - \mu)t} \int_t^\infty e^{(\mu - \lambda_4)s} \mathrm{d}s |H_2(\phi, \varphi, \psi)(t)|_\mu$$

$$\leqslant \frac{\lambda_3}{D(\mu + \lambda_3)(\lambda_4 - \lambda_3)} |H_2(\phi, \varphi, \psi)(t)|_\mu + \frac{\lambda_4}{D(\lambda_4 - \mu)(\lambda_4 - \lambda_3)} |H_2(\phi, \varphi, \psi)(t)|_\mu$$

$$= \frac{1}{D(\lambda_4 - \lambda_3)} \left[\frac{\lambda_3}{\mu + \lambda_3} + \frac{\lambda_4}{\lambda_4 - \mu} \right] |H_2(\phi, \varphi, \psi)(t)|_\mu.$$

当 $t < 0$ 时,

$$|F_2'(\phi, \varphi, \psi)(t)|_\mu$$

$$\leqslant \frac{-\lambda_3}{D(\lambda_4 - \lambda_3)} \sup_{t \in \mathbb{R}} e^{(\lambda_3 + \mu)t} \int_{-\infty}^t e^{-(\lambda_3 + \mu)s} \mathrm{d}s |H_2(\phi, \varphi, \psi)(t)|_\mu$$

$$+ \frac{\lambda_4}{D(\lambda_4 - \lambda_3)} \sup_{t \in \mathbb{R}} e^{(\lambda_4 + \mu)t} \left[\int_t^0 e^{-(\mu + \lambda_4)s} \mathrm{d}s + \int_0^\infty e^{(\mu - \lambda_4)s} \mathrm{d}s \right] |H_2(\phi, \varphi, \psi)(t)|_\mu$$

$$\leqslant \frac{\lambda_3}{D(\mu + \lambda_3)(\lambda_4 - \lambda_3)} |H_2(\phi, \varphi, \psi)(t)|_\mu$$

$$+ \frac{\lambda_4}{D(\lambda_4 - \mu)(\lambda_4 - \lambda_3)} |H_2(\phi, \varphi, \psi)(t)|_\mu$$

$$= \frac{1}{D(\lambda_4 - \lambda_3)} \left[\frac{\lambda_3}{\mu + \lambda_3} + \frac{\lambda_4}{\lambda_4 - \mu} \right] |H_2(\phi, \varphi, \psi)(t)|_\mu.$$

由于 $(0, 0, 0) \leqslant (\phi, \varphi, \psi) \leqslant (M_1, M_2, M_3)$, 由引理 5.1.2 可知 $|H_2(\phi, \varphi, \psi)(t)|_\mu$ 有界. 因此, 存在一个常数 N_2 满足 $|F_2'(\phi, \varphi, \psi)(t)|_\mu \leqslant N_2$. 类似可证, 存在常数 N_3 使得 $|F_3'(\phi, \varphi, \psi)(t)|_\mu \leqslant N_3$.

上述对于 F' 的估计说明 $F(\Gamma((\underline{\phi}, \underline{\varphi}, \underline{\psi}), (\overline{\phi}, \overline{\varphi}, \overline{\psi})))$ 是等度连续的. 由引理 5.1.6 的证明过程可知, $F(\Gamma((\underline{\phi}, \underline{\varphi}, \underline{\psi}), (\overline{\phi}, \overline{\varphi}, \overline{\psi})))$ 是一致有界的.

定义

$$F^n(\phi, \varphi, \psi)(t) = \begin{cases} F(\phi, \varphi, \psi)(t), & t \in [-n, n], \\ F(\phi, \varphi, \psi)(n), & t \in (n, \infty), \\ F(\phi, \varphi, \psi)(-n), & t \in (-\infty, -n). \end{cases}$$

则对任意 $n \geqslant 1$, $F^n(\Gamma((\underline{\phi}, \underline{\varphi}, \underline{\psi}), (\overline{\phi}, \overline{\varphi}, \overline{\psi})))$ 是等度连续和一致有界的. 对于区间 $[-n, n]$, 由 Ascoli-Arzela 定理可知 F^n 是一个压缩映射. 另一方面, 在空间 $B_\mu(\mathbb{R}, \mathbb{R}^3)$ 中, 当 $n \to \infty$ 时, $F^n \to F$, 因此,

$$\sup_{t \in \mathbb{R}} |F^n(\phi, \varphi, \psi)(t) - F(\phi, \varphi, \psi)(t)| e^{-\mu|t|}$$

$$= \sup_{t \in (-\infty, -n) \cup (n, \infty)} |F^n(\phi, \varphi, \psi)(t) - F(\phi, \varphi, \psi)(t)| e^{-\mu|t|}$$

$$\leqslant 2K e^{-\mu n} \to 0, \quad n \to \infty.$$

由文献 [176] 中命题 2.12 可知, $F : \Gamma((\underline{\phi}, \underline{\varphi}, \underline{\psi}), (\overline{\phi}, \overline{\varphi}, \overline{\psi})) \to \Gamma((\underline{\phi}, \underline{\varphi}, \underline{\psi}), (\overline{\phi}, \overline{\varphi}, \overline{\psi}))$ 是一个压缩映射. □

定理 5.1.8　　假定 (A1),(A2) 和 (PQM) 成立. 如果系统 (5.1.4) 存在一对上、下解 $\Phi = (\overline{\phi}, \overline{\varphi}, \overline{\psi})$ 和 $\Psi = (\underline{\phi}, \underline{\varphi}, \underline{\psi})$ 满足 (P1),(P2) 及 (P3), 则系统 (5.1.4) 存在行波解.

证明　　由引理 5.1.2— 引理 5.1.7 以及 Schauder 不动点定理可知, 在 $\Gamma((\underline{\phi}, \underline{\varphi}, \underline{\psi}), (\overline{\phi}, \overline{\varphi}, \overline{\psi}))$ 上 F 存在一个不动点 $(\phi^*(t), \varphi^*(t), \psi^*(t))$, 即系统 (5.1.4) 的一个解.

为了证明该解即为行波解, 首先需验证其满足渐近边界条件 (5.1.7). 由 (P2) 和

$$(0,0,0) \leqslant (\underline{\phi}(t), \underline{\varphi}(t), \underline{\psi}(t)) \leqslant (\phi^*(t), \varphi^*(t), \psi^*(t))$$
$$\leqslant (\overline{\phi}(t), \overline{\varphi}(t), \overline{\psi}(t)) \leqslant (M_1, M_2, M_3),$$

可知

$$\lim_{t \to -\infty} (\phi^*(t), \varphi^*(t), \psi^*(t)) = (0, 0, 0)$$

和

$$\lim_{t \to \infty} (\phi^*(t), \varphi^*(t), \psi^*(t)) = (k_1, k_2, k_3).$$

因此, 不动点 $(\phi^*(t), \varphi^*(t), \psi^*(t))$ 满足渐近边界条件 (5.1.7).　　　□

5.1.5　系统 (5.1.2) 的行波解的存在性

本小节, 利用上一小节所得理论结果, 我们研究系统 (5.1.2) 行波解的存在性. 记 $N = S + I + R$, 则系统 (5.1.2) 等价于

$$\frac{\partial N}{\partial t} = D\frac{\partial^2 N}{\partial x^2} + A - \alpha I(x,t) - dN(x,t),$$

$$\frac{\partial I}{\partial t} = D\frac{\partial^2 I}{\partial x^2} + \beta(N(x,t) - I(x,t) - R(x,t))I(x,t-\tau)$$

$$\quad - (\gamma + \alpha + d)I(x,t), \quad\quad\quad (5.1.34)$$

$$\frac{\partial R}{\partial t} = D\frac{\partial^2 R}{\partial x^2} + \gamma I(x,t) - (\delta + d)R(x,t).$$

令 $\tilde{N} = A/d - N$(以下为方便, 仍用 N 代替 $\tilde{N}$), 则系统 (5.1.34) 可化为

$$\frac{\partial N}{\partial t} = D\frac{\partial^2 N}{\partial x^2} + \alpha I(x,t) - dN(x,t),$$

$$\frac{\partial I}{\partial t} = D\frac{\partial^2 I}{\partial x^2} + \beta\left(\frac{A}{d} - N(x,t) - I(x,t) - R(x,t)\right)I(x,t-\tau)$$

$$\quad - (\gamma + \alpha + d)I(x,t), \quad\quad\quad (5.1.35)$$

$$\frac{\partial R}{\partial t} = D\frac{\partial^2 R}{\partial x^2} + \gamma I(x,t) - (\delta + d)R(x,t).$$

易知, 当 $\mathscr{R}_0 > 1$ 时, 系统 (5.1.35) 有两个稳态解, 分别为 $(0,0,0)$ 和 (k_1, k_2, k_3), 其中

$$k_1 = A/d - S^* - I^* - R^*, \quad k_2 = I^*, \quad k_3 = R^*.$$

令 $N(x,t) = \phi(x+ct)$, $I(x,t) = \varphi(x+ct)$, $R(x,t) = \psi(x+ct)$ 并将 $x+ct$ 记为 t, 则由 (5.1.35) 可得

$$\begin{cases} D\phi''(t) - c\phi'(t) + \alpha\varphi(t) - d\phi(t) = 0, \\ D\varphi''(t) - c\varphi'(t) + \beta\left(A/d - \phi(t) - \varphi(t) - \psi(t)\right)\varphi(t-c\tau) \\ - (\gamma + \alpha + d)\varphi(t) = 0, \\ D\psi''(t) - c\psi'(t) + \gamma\varphi(t) - (\delta + d)\psi(t) = 0 \end{cases} \tag{5.1.36}$$

满足渐近边界条件

$$\lim_{t \to -\infty} (\phi(t), \varphi(t), \psi(t)) = (0,0,0), \quad \lim_{t \to +\infty} (\phi(t), \varphi(t), \psi(t)) = (k_1, k_2, k_3).$$

引理 5.1.9 系统 (5.1.35) 的非线性反应项满足部分拟单调条件 (PQM).

证明 对任意满足 $0 \leqslant \phi_2(s) \leqslant \phi_1(s) \leqslant M_1, 0 \leqslant \varphi_2(s) \leqslant \varphi_1(s) \leqslant M_2$, $0 \leqslant \psi_2(s) \leqslant \psi_1(s) \leqslant M_3$, $s \in [-\tau, 0]$ 的 $\phi_i, \varphi_i, \psi_i \in \mathcal{C}([-\tau, 0], \mathbb{R})$, $i = 1, 2$, 有

$$f_{c1}(\phi_{1t}, \varphi_{1t}, \psi_{1t}) - f_{c1}(\phi_{2t}, \varphi_{2t}, \psi_{2t})$$

$$= \alpha\varphi_1(0) - d\phi_1(0) - \alpha\varphi_2(0) + d\phi_2(0)$$

$$\geqslant -d(\phi_1(0) - \phi_2(0)).$$

令 $\beta_1 = d > 0$, 则有

$$f_{c1}(\phi_1, \varphi_1, \psi_1) - f_{c1}(\phi_2, \varphi_2, \psi_2) + \beta_1[\phi_1(0) - \phi_2(0)] \geqslant 0.$$

类似地,

$$f_{c2}(\phi_{1t}, \varphi_{1t}, \psi_{1t}) - f_{c2}(\phi_{1t}, \varphi_{2t}, \psi_{1t})$$

$$= \beta(A/d - \phi_1(0) - \varphi_1(0) - \psi_1(0))\varphi_1(-\tau) - (\gamma + \alpha + d)\varphi_1(0)$$

$$- \beta(A/d - \phi_1(0) - \varphi_2(0) - \psi_1(0))\varphi_2(-\tau) + (\gamma + \alpha + d)\varphi_2(0)$$

$$\geqslant -(\beta M_2 + \gamma + \alpha + d)(\varphi_1(0) - \varphi_2(0)).$$

令 $\beta_2 = \beta M_2 + \gamma + \alpha + d > 0$, 则有

$$f_{c2}(\phi_1, \varphi_1, \psi_1) - f_{c2}(\phi_1, \varphi_2, \psi_1) + \beta_2[\varphi_1(0) - \varphi_2(0)] \geqslant 0$$

和

$$f_{c2}(\phi_{1t}, \varphi_{1t}, \psi_{1t}) - f_{c2}(\phi_{2t}, \varphi_{1t}, \psi_{1t})$$

$$= \beta(A/d - \phi_1(0) - \varphi_1(0) - \psi_1(0))\varphi_1(-\tau) - (\gamma + \alpha + d)\varphi_1(0)$$

$$- \beta(A/d - \phi_2(0) - \varphi_1(0) - \psi_1(0))\varphi_1(-\tau) + (\gamma + \alpha + d)\varphi_1(0)$$

$$= \beta(\phi_2(0) - \phi_1(0))\varphi_1(-\tau) \leqslant 0,$$

以及

$$f_{c2}(\phi_{1t}, \varphi_{1t}, \psi_{1t}) - f_{c2}(\phi_{1t}, \varphi_{1t}, \psi_{2t})$$

$$= \beta(A/d - \phi_1(0) - \varphi_1(0) - \psi_1(0))\varphi_1(-\tau) - (\gamma + \alpha + d)\varphi_1(0)$$

$$- \beta(A/d - \phi_1(0) - \varphi_1(0) - \psi_2(0))\varphi_1(-\tau) + (\gamma + \alpha + d)\varphi_1(0)$$

$$= \beta(\psi_2(0) - \psi_1(0))\varphi_1(-\tau) \leqslant 0.$$

对于 $f_{c3}(N_t(x), I_t(x), R_t(x))$, 有

$$f_{c3}(\phi_{1t}, \varphi_{1t}, \psi_{1t}) - f_{c3}(\phi_{2t}, \varphi_{2t}, \psi_{2t})$$

$$= \gamma\varphi_1(0) - (\delta + d)\psi_1(0) - \gamma\varphi_2(0) + (\delta + d)\psi_2(0)$$

$$\geqslant - (\delta + d)(\psi_1(0) - \psi_2(0)).$$

令 $\beta_3 = \delta + d > 0$, 则有

$$f_{c3}(\phi_1, \varphi_1, \psi_1) - f_{c3}(\phi_2, \varphi_2, \psi_2) + \beta_3[\psi_1(0) - \psi_2(0)] \geqslant 0. \qquad \square$$

令 $c > c^* = 2\sqrt{D(\beta A/d - (\gamma + \alpha + d))}$. 存在 $\eta_i > 0 \ (i = 1, 2, 3, 4), \eta_1, \eta_3 \leqslant \eta_2$ 满足

$$\begin{cases} D\eta_1^2 - c\eta_1 - d + \alpha M_2/M_1 = 0, \\ D\eta_2^2 - c\eta_2 + \beta A/d - (\gamma + \alpha + d) = 0, \\ D\eta_3^2 - c\eta_3 + M_2\gamma/M_3 - (\delta + d) = 0, \\ D\eta_4^2 - c\eta_4 - (\gamma + \alpha + d) = 0. \end{cases}$$

存在 $\varepsilon_i > 0 \ (i = 0, 1, \cdots, 6)$ 满足

$$\begin{cases} d(k_1 + \varepsilon_1) - \alpha M_2 > \varepsilon_0, \\ (\gamma + \alpha + d)(k_2 + \varepsilon_2) - \beta(A/d - k_1 + \varepsilon_4 - k_2 - \varepsilon_2 - k_3 + \varepsilon_6)M_2 > \varepsilon_0, \\ (\delta + d)(k_3 + \varepsilon_3) - \gamma M_2 > \varepsilon_0, \\ \alpha(k_2 - \varepsilon_5) - d(k_1 - \varepsilon_4) > \varepsilon_0, \\ \beta(A/d - M_1 - k_2 + \varepsilon_5 - M_3) - (\gamma + \alpha + d) > \varepsilon_0, \\ \gamma(k_2 - \varepsilon_5) - (\delta + d)(k_3 - \varepsilon_6) > \varepsilon_0. \end{cases} \qquad (5.1.37)$$

对于上述常数以及满足 $t_2 \geqslant \max\{t_1, t_3\}$, $\min\{t_4, t_7\} \geqslant t_6$, $t_2 \geqslant \max\{t_4, t_7\}$ 和 $t_6 - c\tau > t_5$ 的常数 t_i $(i = 1, 2, \cdots, 7)$ 和 $M_0 = k_2 e^{\eta_4 t_5}$, 定义连续函数 $\Phi(t) = (\phi_1(t), \varphi_1(t), \psi_1(t))$ 和 $\Psi(t) = (\phi_2(t), \varphi_2(t), \psi_2(t))$:

$$\phi_1(t) = \begin{cases} k_1 e^{\eta_1 t}, & t \leqslant t_1, \\ k_1 + \varepsilon_1 e^{-\eta t}, & t > t_1, \end{cases} \qquad \phi_2(t) = \begin{cases} 0, & t \leqslant t_4, \\ k_1 - \varepsilon_4 e^{-\eta t}, & t > t_4, \end{cases}$$

$$\varphi_1(t) = \begin{cases} k_2 e^{\eta_2 t}, & t \leqslant t_2, \\ k_2 + \varepsilon_2 e^{-\eta t}, & t > t_2, \end{cases} \qquad \varphi_2(t) = \begin{cases} 0, & t \leqslant t_5, \\ k_2 e^{\eta_4 t} - M_0, & t_5 < t \leqslant t_6, \\ k_2 - \varepsilon_5 e^{-\eta t}, & t > t_6, \end{cases}$$

$$\psi_1(t) = \begin{cases} k_3 e^{\eta_3 t}, & t \leqslant t_3, \\ k_3 + \varepsilon_3 e^{-\eta t}, & t > t_3, \end{cases} \qquad \psi_2(t) = \begin{cases} 0, & t \leqslant t_7, \\ k_3 - \varepsilon_6 e^{-\eta t}, & t > t_7, \end{cases}$$

其中 $M_0 = k_2 e^{\eta_4 t_6} - k_2 + \varepsilon_5 e^{-\eta t_6}$, $\eta > 0$ 为待定常数. 易知 $M_1 = \sup_{t \in \mathbb{R}} \phi_1 > k_1$, $M_2 = \sup_{t \in \mathbb{R}} \varphi_1 > k_2$, $M_3 = \sup_{t \in \mathbb{R}} \psi_1 > k_3$, $\Phi(t) = (\phi_1(t), \varphi_1(t), \psi_1(t))$ 和 $\Psi(t) = (\phi_2(t), \varphi_2(t), \psi_2(t))$ 满足 (5.1.37), (P1), (P2) 以及 (P3).

引理 5.1.10 $\Phi(t) = (\phi_1(t), \varphi_1(t), \psi_1(t))$ 为系统 (5.1.36) 的一个上解.

证明 当 $t \leqslant t_1$ 时, $\phi_1(t) = k_1 e^{\eta_1 t}$ 且 $\varphi_1(t) = k_2 e^{\eta_2 t}$, 则有

$$D\phi_1''(t) - c\phi_1'(t) + \alpha\varphi_1(t) - d\phi_1(t)$$
$$\leqslant (D\eta_1^2 - c\eta_1 - d + \alpha M_2/M_1)k_1 e^{\eta_1 t}$$
$$= 0.$$

当 $t > t_1$ 时, $\phi_1(t) = k_1 + \varepsilon_1 e^{-\eta t}$, 可知

$$D\phi_1''(t) - c\phi_1'(t) + \alpha\varphi_1(t) - d\phi_1(t) \leqslant I_1(\eta),$$

其中

$$I_1(\eta) = (D\varepsilon_1 \eta^2 + c\varepsilon_1 \eta)e^{-\eta t} - d(k_1 + \varepsilon_1 e^{-\eta t}) + \alpha M_2.$$

由 (5.1.37) 可知 $I_1(0) < 0$ 且存在 $\eta_1^* > 0$, 使得对任意 $\eta \in (0, \eta_1^*)$, $D\phi_1''(t) - c\phi_1'(t) + \alpha\varphi_1(t) - d\phi_1(t) < 0$ 成立.

当 $t \leqslant t_2$ 时, $\varphi_1(t) = k_2 e^{\eta_2 t}$, 则有

$$D\varphi_1''(t) - c\varphi_1'(t) + \beta(A/d - \phi_2(t) - \varphi_1(t) - \psi_2(t))\varphi_1(t - c\tau) - (\gamma + \alpha + d)\varphi_1(t)$$
$$\leqslant (D\eta_2^2 - c\eta_2 + \beta A/d - (\gamma + \alpha + d))k_2 e^{\eta_2 t} = 0.$$

当 $t > t_2$ 时, $\varphi_1(t) = k_2 + \varepsilon_2 e^{-\eta t}$, 可知

$$D\varphi_1''(t) - c\varphi_1'(t) + \beta(A/d - \phi_2(t) - \varphi_1(t) - \psi_2(t))\varphi_1(t - c\tau) - (\gamma + \alpha + d)\varphi_1(t) \leqslant I_2(\eta),$$

其中

$$I_2(\eta) = (D\varepsilon_2\eta^2 + c\varepsilon_2\eta)e^{-\eta t} + \beta(A/d - k_1 + \varepsilon_4 e^{-\eta t} - k_2$$
$$- \varepsilon_2 e^{-\eta t} - k_3 + \varepsilon_6 e^{-\eta t})M_2 - (\gamma + \alpha + d)(k_2 + \varepsilon_2 e^{-\eta t}).$$

由 (5.1.37) 可知 $I_2(0) < 0$ 且存在 $\eta_2^* > 0$, 使得对任意 $\eta \in (0, \eta_2^*)$, $D\varphi_1''(t) - c\varphi_1'(t) + \beta(A/d - \phi_2(t) - \varphi_1(t) - \psi_2(t))\varphi_1(t - c\tau) - (\gamma + \alpha + d)\varphi_1(t) < 0$ 成立.

当 $t \leqslant t_3$ 时, $\varphi_1(t) = k_2 e^{\eta_2 t}$ 且有 $\psi_1(t) = k_3 e^{\eta_3 t}$, 因此

$$D\psi_1''(t) - c\psi_1'(t) + \gamma\varphi_1(t) - (\delta + d)\psi_1(t)$$
$$\leqslant (D\eta_3^2 - c\eta_3 + M_2\gamma/M_3 - (\delta + d))k_3 e^{\eta_3 t}$$
$$= 0.$$

当 $t > t_3$ 时, $\psi_1(t) = k_3 + \varepsilon_3 e^{-\eta t}$, 可得

$$D\psi_1''(t) - c\psi_1'(t) + \gamma\varphi_1(t) - (\delta + d)\psi_1(t) \leqslant I_3(\eta),$$

其中

$$I_3(\eta) = (D\varepsilon_3\eta^2 + c\varepsilon_3\eta)e^{-\eta t} + \gamma M_2 - (\delta + d)(k_3 + \varepsilon_3 e^{-\eta t}).$$

由 (5.1.37) 可知 $I_3(0) < 0$ 且存在 $\eta_3^* > 0$, 使得对任意 $\eta \in (0, \eta_3^*)$, $D\psi_1''(t) - c\psi_1'(t) + \gamma\varphi_1(t) - (\delta + d)\psi_1(t) < 0$ 成立.

选择 $\eta \in (0, \min\{\eta_1^*, \eta_2^*, \eta_3^*\})$ 即可.　　　　　　□

引理 5.1.11　$\Psi(t) = (\phi_2(t), \varphi_2(t), \psi_2(t))$ 为系统 (5.1.36) 的一个下解.

证明　当 $t \leqslant t_4$ 时, $\phi_2(t) = 0$, 因此有

$$D\phi_2''(t) - c\phi_2'(t) + \alpha\varphi_2(t) - d\phi_2(t) = \alpha\varphi_2(t) \geqslant 0.$$

当 $t > t_4$ 时, $\phi_2(t) = k_1 - \varepsilon_4 e^{-\eta t}$ 且有 $\varphi_2(t) = k_2 - \varepsilon_5 e^{-\eta t}$, 则

$$D\phi_2''(t) - c\phi_2'(t) + \alpha\varphi_2(t) - d\phi_2(t) = I_4(\eta),$$

其中

$$I_4(\eta) = -(D\varepsilon_4\eta^2 + c\varepsilon_4\eta)e^{-\eta t} - d(k_1 - \varepsilon_4 e^{-\eta t}) + \alpha(k_2 - \varepsilon_5 e^{-\eta t}).$$

由 (5.1.37) 可知 $I_4(0) > 0$ 且存在 $\eta_4^* > 0$, 使得对任意 $\eta \in (0, \eta_4^*)$, $D\phi_2''(t) - c\phi_2'(t) + \alpha\varphi_2(t) - d\phi_2(t) > 0$ 成立.

当 $t \leqslant t_5$ 时, $\varphi_2(t) = 0$,

$$D\varphi_2''(t) - c\varphi_2'(t) + \beta(A/d - \phi_1(t) - \varphi_2(t) - \psi_1(t))\varphi_2(t - c\tau) - (\gamma + \alpha + d)\varphi_2(t) = 0.$$

当 $t_5 < t \leqslant t_6$ 时, $\varphi_2(t) = k_2 e^{\eta_4 t} - M_0$,

$$D\varphi_2''(t) - c\varphi_2'(t) + \beta(A/d - \phi_1(t) - \varphi_2(t) - \psi_1(t))\varphi_2(t - c\tau)$$
$$- (\gamma + \alpha + d)\varphi_2(t)$$
$$\geqslant (D\eta_4^2 - c\eta_4 - (\gamma + \alpha + d))k_2 e^{\eta_4 t}$$
$$= 0.$$

当 $t > t_6$ 时, $\varphi_2(t) = k_2 - \varepsilon_5 e^{-\eta t}$,

$$D\varphi_2''(t) - c\varphi_2'(t) + \beta(A/d - \phi_1(t) - \varphi_2(t) - \psi_1(t))\varphi_2(t - c\tau) - (\gamma + \alpha + d)\varphi_2(t) \geqslant I_5(\eta),$$

其中

$$I_5(\eta) = \beta(A/d - M_1 - k_2 + \varepsilon_5 e^{-\eta t} - M_3)(k_2 - \varepsilon_5 e^{-\eta(t-c\tau)})$$
$$- (D\varepsilon_5\eta^2 + c\varepsilon_5\eta)e^{-\eta t} - (\gamma + \alpha + d)(k_2 - \varepsilon_5 e^{-\eta t}).$$

由 (5.1.37) 可知 $I_5(0) > 0$ 且存在 $\eta_5^* > 0$, 使得对任意 $\eta \in (0, \eta_5^*)$, $D\varphi_2''(t) - c\varphi_2'(t) + \beta(A/d - \phi_1(t) - \varphi_2(t) - \psi_1(t))\varphi_2(t - c\tau) - (\gamma + \alpha + d)\varphi_2(t) > 0$ 成立.

当 $t \leqslant t_7$ 时, $\psi_2(t) = 0$,

$$D\psi_2''(t) - c\psi_2'(t) + \gamma\varphi_2(t) - (\delta + d)\psi_2(t) = \gamma\varphi_2(t) \geqslant 0.$$

当 $t > t_7$ 时, $\psi_2(t) = k_3 - \varepsilon_6 e^{-\eta t}$,

$$D\psi_2''(t) - c\psi_2'(t) + \gamma\varphi_2(t) - (\delta + d)\psi_2(t) \geqslant I_6(\eta),$$

其中

$$I_6(\eta) = -(D\varepsilon_3\eta^2 + c\varepsilon_3\eta)e^{-\eta t} + \gamma(k_2 - \varepsilon_5 e^{-\eta t}) - (\delta + d)(k_3 - \varepsilon_6 e^{-\eta t}).$$

由 (5.1.37) 可知 $I_6(0) > 0$ 且存在 $\eta_6^* > 0$, 使得对任意 $\eta \in (0, \eta_6^*)$, $D\psi_2''(t) - c\psi_2'(t) + \gamma\varphi_2(t) - (\delta + d)\psi_2(t) > 0$ 成立.

取 $\eta \in (0, \min\{\eta_4^*, \eta_5^*, \eta_6^*\})$ 即可. $\qquad\square$

由引理 5.1.9— 引理 5.1.11 可知, 当 $\mathscr{R}_0 > 1$ 时, 系统 (5.1.35) 存在波速为 $c > c^*$ 的连接稳态解 $(0, 0, 0)$ 和 (k_1, k_2, k_3) 的行波解. 相应地, 可以得到以下结论.

定理 5.1.12 令 $\mathscr{R}_0 > 1$. 对任意 $c > c^*$, 对于 $\tau \geqslant 0$, 系统 (5.1.2) 总存在波速 $c > c^*$ 的连接无病稳态解 $E_1(A/d, 0, 0)$ 和地方病稳态解 $E^*(S^*, I^*, R^*)$ 的行波解.

备注 5.1.1 定理 5.1.12 中的行波解并不一定具有单调性. 下一小节的数值模拟很好地说明了这一点.

5.1.6　数值模拟

选取初始条件 $\rho_1(x,t) = 0.1$, $\rho_2(x,t) = 0.001$, $\rho_3(x,t) = 0.0001$ 和 $x \in [0,1]$, $t \in [-\tau, 0]$.

例 5.1.1　选取参数 $D = 1$, $A = 0.3$, $\beta = 0.5$, $d = 0.2$, $\gamma = 0.6$, $\delta = 0.8$, $\alpha = 0.1$ 以及 $\tau = 1$. 通过计算, 可得系统 (5.1.2) 的基本再生数为 $\mathscr{R}_0 = 0.8333 < 1$, 系统 (5.1.2) 存在唯一的无病稳态解 $E_1(1.5, 0, 0)$. 由定理 5.1.1 可知 E_1 是局部渐近稳定的, 如图 5.1.1 所示.

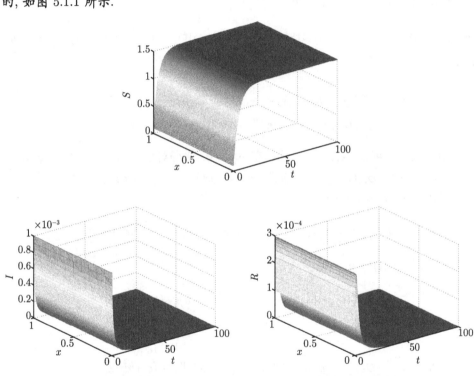

图 5.1.1　例 5.1.1 情形下 (5.1.2) 的空间解曲面 (后附彩图)

例 5.1.2　选取参数 $D = 1$, $A = 0.5$, $\beta = 0.5$, $d = 0.2$, $\gamma = 0.6$, $\delta = 0.8$, $\alpha = 0.1$ 以及 $\tau = 1$. 通过计算可得, 系统 (5.1.2) 的基本再生数为 $\mathscr{R}_0 = 1.3889 > 1$, 系统 (5.1.2) 存在一个无病稳态解 $E_1(2.5, 0, 0)$ 和一个地方病稳态解 $E^*(1.8, 0.3333, 0.2)$. 由定理 5.1.1 可知 E_1 不稳定, 而 E^* 是局部渐近稳定的, 如图 5.1.2 所示. 由定理 5.1.12 可知, 系统 (5.1.2) 存在一个波速为 $c > c^*$ 的行波解连接 E_1 和 E^*, 如图 5.1.3 所示. 这里, 我们仅考虑有关 $I(x,t)$ 的行波解.

例 5.1.3　选取参数 $D = 1$, $A = 1$, $\beta = 0.5$, $d = 0.2$, $\gamma = 0.6$, $\delta = 0.8$, $\alpha = 0.1$ 以及 $\tau = 1$. 计算可知, 系统 (5.1.2) 的基本再生数为 $\mathscr{R}_0 = 2.7778 > 1$, 系统 (5.1.2)

存在一个无病稳态解 $E_1(5,0,0)$ 和地方病稳态解 $E^*(1.8,1.5238,0.9143)$. 由定理 5.1.1 可知 E_1 不稳定, 而 E^* 是局部渐近稳定的. 由定理 5.1.12 可知系统 (5.1.2) 存在一个波速为 $c > c^*$ 的行波解连接 E_1 和 E^*, 如图 5.1.4 所示. 很显然, 图 5.1.4 说明系统的行波解并不具备单调性. 图 5.1.5 说明时滞能够影响行波解的单调性.

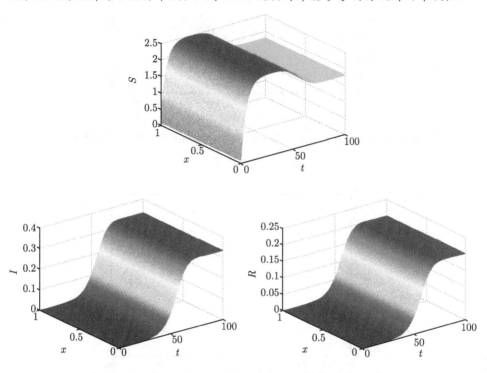

图 5.1.2 例 5.1.2 情形下 (5.1.2) 的空间解曲面 (后附彩图)

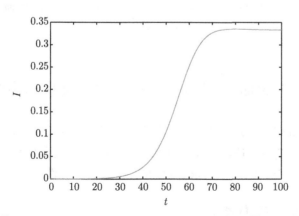

图 5.1.3 取初值 $S(0) = 0.1$, $I(0) = 0.001$, $R(0) = 0.0001$ 时, 例 5.1.2 情形下 (5.1.2) 的
行波解

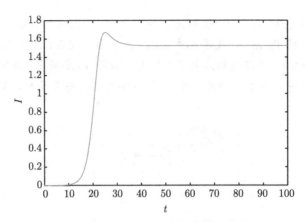

图 5.1.4　取初值 $S(0) = 0.1$, $I(0) = 0.001$, $R(0) = 0.0001$ 时, 例 5.1.3 情形下 (5.1.2) 的
行波解

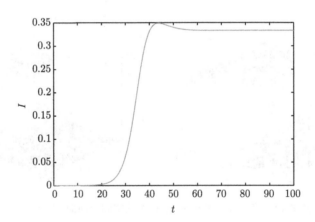

图 5.1.5　取 $\tau = 0.01$ 及初值 $S(0) = 0.1$, $I(0) = 0.001$, $R(0) = 0.0001$ 时, 例 5.1.2 情形下
(5.1.2) 的行波解

5.2　具有暂时免疫和空间扩散的传染病动力学模型

本节, 我们研究一类具有暂时免疫和空间扩散的传染病动力学模型. 利用单调
迭代技术给出地方病稳态解全局渐近稳定性的条件; 通过构造上、下解, 交错迭代
格式和应用 Schauder 不动点定理研究模型行波解的存在性.

5.2.1　研究背景和模型的建立

本小节, 我们将考虑个体的空间扩散和饱和发生率对传染病传播动力学的影

响. 为此, 我们考虑以下具有时滞的反应扩散传染病动力学模型:

$$
\begin{cases}
\dfrac{\partial S}{\partial t} = d_1 \Delta S + A - \mu S(x,t) - \dfrac{\beta S(x,t) I(x,t)}{1 + \alpha I(x,t)} + \gamma e^{-\mu\tau} I(x, t-\tau), \\[3mm]
\dfrac{\partial I}{\partial t} = d_2 \Delta I + \dfrac{\beta S(x,t) I(x,t)}{1 + \alpha I(x,t)} - (\mu + \gamma + d) I(x,t), \\[3mm]
\dfrac{\partial R}{\partial t} = d_3 \Delta R + \gamma I(x,t) - \gamma e^{-\mu\tau} I(x, t-\tau) - \mu R(x,t)
\end{cases}
\tag{5.2.1}
$$

在初始条件

$$
\begin{aligned}
S(x,t) &= \rho_1(x,t), \quad I(x,t) = \rho_2(x,t), \\
R(x,t) &= \rho_3(x,t), \quad t \in [-\tau, 0], \quad x \in \overline{\Omega}
\end{aligned}
\tag{5.2.2}
$$

下解的渐近性态.

在模型 (5.2.1) 中, Δ 是拉普拉斯算子. d_1, d_2 和 d_3 是正常数, 分别表示易感者、感染者和移出者的扩散率. Ω 是 $\mathbb{R}^n$ 中具有光滑边界 $\partial\Omega$ 的有界区域, $\rho_i(x,t)(i=1,2,3)$ 是非负 Hölder 连续函数, 并且在 $[-\tau, 0] \times \partial\Omega$ 上, $\partial\rho_i/\partial\nu = 0$. 以下我们总假定 $d_1 = d_2 = d_3 = D$.

5.2.2 可行稳态解的局部稳定性

本小节, 通过分析相应特征方程根的分布, 我们研究系统 (5.2.1) 各可行稳态解的局部渐近稳定性.

假定系统 (5.2.1) 满足以下 Neumann 边界条件

$$
\frac{\partial S(x,t)}{\partial \nu} = \frac{\partial I(x,t)}{\partial \nu} = \frac{\partial R(x,t)}{\partial \nu} = 0, \quad t \geqslant 0,\ x \in \partial\Omega,
\tag{5.2.3}
$$

其中 $\partial/\partial\nu$ 表示边界 $\partial\Omega$ 上指向外侧的法向量. 边界条件 (5.2.3) 表明人口不会穿过边界 $\partial\Omega$ 而离开 Ω.

通过计算, 可得系统 (5.2.1) 的基本再生数

$$
\mathscr{R}_0 = \frac{A\beta}{\mu(d + \mu + \gamma)},
$$

它表示一个患者在平均患病期内所传染的人数. 容易验证, 系统 (5.2.1) 总有一个无病稳态解 $E_0(A/\mu, 0, 0)$. 当 $\mathscr{R}_0 > 1$ 时, 系统 (5.2.1) 存在一个地方病稳态解 $E^*(S^*, I^*, R^*)$, 其中

$$\begin{cases} S^* = \dfrac{(\mu + \gamma + d)[\alpha A + \mu + \gamma + d - \gamma e^{-\mu\tau}]}{(\alpha\mu + \beta)(\mu + \gamma + d) - \beta\gamma e^{-\mu\tau}}, \\[3mm] I^* = \dfrac{\mu(\mu + \gamma + d)(\mathscr{R}_0 - 1)}{(\alpha\mu + \beta)(\mu + \gamma + d) - \beta\gamma e^{-\mu\tau}}, \\[3mm] R^* = \dfrac{\gamma(1 - e^{-\mu\tau})[\mu(\mu + \gamma + d)(\mathscr{R}_0 - 1)]}{\mu[(\alpha\mu + \beta)(\mu + \gamma + d) - \beta\gamma e^{-\mu\tau}]}. \end{cases}$$

设 $0 = \mu_1 < \mu_2 < \cdots$ 是算子 $-\Delta$ 在 Ω 上在齐次 Neumann 边界条件 (5.2.3) 下的特征值, $E(\mu_i)$ 是相应于 μ_i 在 $C^1(\Omega)$ 中的特征空间. $\mathbb{X} = [C^1(\Omega)]^3, \{\phi_{ij}; j = 1, \cdots, \dim E(\mu_i)\}$ 是 $E(\mu_i)$ 的标准正交基, 且 $\mathbb{X}_{ij} = \{c\phi_{ij} | c \in \mathbb{R}^3\}$, 则有

$$\mathbb{X} = \bigoplus_{i=0}^{\infty} \mathbb{X}_i, \quad \mathbb{X}_i = \bigoplus_{j=1}^{\dim E(\mu_i)} \mathbb{X}_{ij}.$$

令 $\mathscr{D} = \mathrm{diag}(D, D, D), Z = (S, I, R), \mathscr{L}Z = \mathscr{D}\Delta Z + \mathscr{G}(\hat{E})Z$, 其中

$$\mathscr{G}(\hat{E})Z = \begin{pmatrix} -\mu_1 - \dfrac{\beta I^0}{1 + \alpha I^0} & 0 & 0 \\[3mm] \dfrac{\beta I^0}{1 + \alpha I^0} & -(\mu_2 + \gamma) & 0 \\[3mm] 0 & \gamma & -\mu_3 \end{pmatrix} \begin{pmatrix} S(x, t) \\[2mm] I(x, t) \\[2mm] R(x, t) \end{pmatrix}$$

$$+ \begin{pmatrix} 0 & -\dfrac{\beta S^0}{(1 + \alpha I^0)^2} & 0 \\[3mm] 0 & \dfrac{\beta S^0}{(1 + \alpha I^0)^2} & 0 \\[3mm] 0 & 0 & 0 \end{pmatrix} \begin{pmatrix} S(x, t - \tau) \\[2mm] I(x, t - \tau) \\[2mm] R(x, t - \tau) \end{pmatrix},$$

其中 $\hat{E}(S^0, I^0, R^0)$ 是系统 (5.2.1) 的可行稳态解. 在 $\hat{E}$ 处对系统 (5.2.1) 线性化得到 $Z_t = \mathscr{L}Z$. 对于 $i \geqslant 1, \mathbb{X}_i$ 是算子 $\mathscr{L}$ 的不变集, 当且仅当 λ 是某个 $-\mu_i\mathscr{D} + \mathscr{G}(\hat{E})$ 的特征值时, 它是 $\mathscr{L}$ 的特征值, 此时, $\mathbb{X}_i$ 中有一个相应的特征向量.

计算 $-\mu_i\mathscr{D} + \mathscr{G}(E_0)$ 的特征方程

$$(\lambda + \mu_i D + \mu)^2 \left(\lambda + \mu_i D - \frac{A\beta}{\mu} + \mu + \gamma + d \right) = 0. \tag{5.2.4}$$

显然, 当 $i \geqslant 1$, 方程 (5.2.4) 有三个实根 $\lambda_{1,2} = -\mu_i D - \mu, \lambda_3 = -\mu_i D + \dfrac{A\beta}{\mu} - (\mu + \gamma + d)$.

当 $\mathscr{R}_0 < 1$ 时, $\lambda_3 < 0$, 因此 E_0 是局部渐近稳定的. 当 $\mathscr{R}_0 > 1$ 和 $i = 1$ 时, $\mu_1 = 0, \lambda_3 > 0$. 因此, 算子 $\mathscr{L}$ 有一个正实部的特征值. 于是, 当 $\mathscr{R}_0 > 1$ 时, $E_0(A/\mu, 0, 0)$ 是不稳定的.

计算 $-\mu_i \mathscr{D} + \mathscr{G}(E^*)$ 的特征方程

$$(\lambda + \mu_i D + \mu)[\lambda^2 + p_1(\tau)\lambda + p_0(\tau) + q_0(\tau)e^{-\lambda\tau}] = 0, \tag{5.2.5}$$

其中

$$\begin{cases} p_0(\tau) = \dfrac{(\mu + \gamma + d)I^*}{1 + \alpha I^*}[\beta + \alpha(\mu_i D + \mu)] + \mu_i D\left(\mu_i D + \mu + \dfrac{\beta I^*}{1 + \alpha I^*}\right), \\[2mm] p_1(\tau) = 2\mu_i D + \mu + \dfrac{\beta I^*}{1 + \alpha I^*} + \dfrac{\alpha I^*(\mu + \gamma + d)}{1 + \alpha I^*}, \\[2mm] q_0(\tau) = -\dfrac{\beta I^*}{1 + \alpha I^*}\gamma e^{-\mu\tau}. \end{cases}$$

对于 $i \geqslant 1$, 方程 (5.2.5) 总有一个负实根 $-\mu_i D - \mu$, 其余根由以下方程确定:

$$\lambda^2 + p_1(\tau)\lambda + p_0(\tau) + q_0(\tau)e^{-\lambda\tau} = 0. \tag{5.2.6}$$

当 $\tau = 0$ 时, 方程 (5.2.6) 为

$$\lambda^2 + p_1(0)\lambda + p_0(0) + q_0(0) = 0.$$

直接计算, 可得

$$p_0(0) + q_0(0) = (\mu_i D + \mu)\left[\mu_i D + \dfrac{\alpha I^*(\mu + \gamma + d)}{1 + \alpha I^*} + \dfrac{\beta I^*}{1 + \alpha I^*}\right] > 0.$$

因此, 当 $\tau = 0$ 时, 地方病稳态解 E^* 是局部稳定的.

当 $\tau > 0$, 如果方程 (5.2.6) 有纯虚根 $i\omega(\omega > 0)$, 分离实部和虚部得到

$$p_1(\tau)\omega = q_0(\tau)\sin\omega\tau, \quad \omega^2 - p_0(\tau) = q_0(\tau)\cos\omega\tau. \tag{5.2.7}$$

方程 (5.2.7) 两边同时平方再求和, 可得

$$\omega^4 + (p_1^2(\tau) - 2p_0(\tau))\omega^2 + p_0^2(\tau) - q_0^2(\tau) = 0. \tag{5.2.8}$$

显然, $p_0(\tau) > q_0(\tau)$. 计算易得

$$\begin{cases} p_0(\tau) + q_0(\tau) = (\mu_i D + \mu)\left[\mu_i D + \dfrac{\alpha I^*(\mu + \gamma + d)}{1 + \alpha I^*}\right] \\[2mm] \qquad\qquad + \dfrac{\beta I^*}{1 + \alpha I^*}[\mu_i D + \mu + \gamma(1 - e^{-\mu\tau})] > 0, \\[2mm] p_1^2(\tau) - 2p_0(\tau) = g_2\mu_i^2 + g_1\mu_i + g_0, \end{cases}$$

其中

$$\begin{cases} g_0 = \dfrac{1}{(1 + \alpha I^*)^2}\{[\beta I^* + \alpha I^*(\mu + \gamma + d)]^2 + \mu^2(1 + \alpha I^*)^2 \\[2mm] \qquad\quad - 2\beta I^*(\gamma + d)(1 + \alpha I^*)\}, \\[2mm] g_1 = \dfrac{-2D}{1 + \alpha I^*}[\alpha I^*(2\mu + \gamma + d) + \mu + \beta I^*], \\[2mm] g_2 = 2D^2. \end{cases}$$

注意到

$$g_1^2 - 4g_0g_2 = \frac{4D^2}{(1+\alpha I^*)^2}\{4\beta(\gamma+d)I^* - [\alpha(\gamma+d)I^* + \beta I^* - \mu]^2\}.$$

因此, 如果 $4\beta(\gamma+d)I^* < [\alpha(\gamma+d)I^* + \beta I^* - \mu]^2$, 就有 $p_1^2(\tau) - 2p_0(\tau) > 0$, 从而方程 (5.2.8) 无正实根. 因此, 对所有 $\tau \geqslant 0$, 地方病稳态解 E^* 是局部渐近稳定的.

综上所述, 我们可得以下结论.

定理 5.2.1　若 $\mathscr{R}_0 < 1$, 则系统 (5.2.1) 的无病稳态解 $E_0(A/\mu, 0, 0)$ 是局部渐近稳定的; 若 $\mathscr{R}_0 > 1$, 且下列条件满足

(H1) $4\beta(\gamma+d)I^* < [\alpha(\gamma+d)I^* + \beta I^* - \mu]^2$,

则对一切 $\tau \geqslant 0$, 系统 (5.2.1) 的地方病稳态解 $E^*(S^*, I^*, R^*)$ 是局部渐近稳定的.

5.2.3　稳态解的全局吸引性

本小节, 我们研究系统 (5.2.1) 的地方病稳态解 E^* 的全局吸引性.

令 $N = S + I + R$, 可得系统 (5.2.1) 的等价系统

$$\begin{cases} \dfrac{\partial N}{\partial t} = D\Delta N + A - \mu N(x,t) - dI(x,t), \\[2mm] \dfrac{\partial I}{\partial t} = D\Delta I + \dfrac{\beta I(x,t)}{1+\alpha I(x,t)}(N(x,t)-I(x,t)-R(x,t)) - (\mu+\gamma+d)I(x,t), & (5.2.9) \\[2mm] \dfrac{\partial R}{\partial t} = D\Delta R + \gamma I(x,t) - \gamma e^{-\mu\tau}I(x,t-\tau) - \mu R(x,t), \quad t > 0, x \in \Omega. \end{cases}$$

另外, 我们需要下面的定义和引理.

定义 5.2.1　称 $\overline{U} = (\overline{N}, \overline{I}, \overline{R})$ 和 $\underline{U} = (\underline{N}, \underline{I}, \underline{R}) \in C([0,\infty) \times \overline{\Omega}) \cap C^{1,2}((0,\infty) \times \Omega)$ 为系统 (5.2.9) 的一对耦合上、下解, 如果 $\overline{N} \geqslant \underline{N}, \overline{I} \geqslant \underline{I}, \overline{R} \geqslant \underline{R}$ 且满足不等式

$$\begin{cases} \dfrac{\partial \overline{N}}{\partial t} \geqslant D\Delta\overline{N} + A - \mu\overline{N}(x,t) - d\underline{I}(x,t), \\[2mm] \dfrac{\partial \overline{I}}{\partial t} \geqslant D\Delta\overline{I} + \dfrac{\beta\overline{I}(x,t)}{1+\alpha\overline{I}(x,t)}(\overline{N}(x,t)-\overline{I}(x,t)-\underline{R}(x,t)) - (\mu+\gamma+d)\overline{I}(x,t), \\[2mm] \dfrac{\partial \overline{R}}{\partial t} \geqslant D\Delta\overline{R} + \gamma\overline{I}(x,t) - \gamma e^{-\mu\tau}\underline{I}(x,t-\tau) - \mu\overline{R}(x,t), \\[2mm] \dfrac{\partial \underline{N}}{\partial t} \leqslant D\Delta\underline{N} + A - \mu\underline{N}(x,t) - d\overline{I}(x,t), \\[2mm] \dfrac{\partial \underline{I}}{\partial t} \leqslant D\Delta\underline{I} + \dfrac{\beta\underline{I}(x,t)}{1+\alpha\underline{I}(x,t)}(\underline{N}(x,t)-\underline{I}(x,t)-\overline{R}(x,t)) - (\mu+\gamma+d)\underline{I}(x,t), \\[2mm] \dfrac{\partial \underline{R}}{\partial t} \leqslant D\Delta\underline{R} + \gamma\underline{I}(x,t) - \gamma e^{-\mu\tau}\overline{I}(x,t-\tau) - \mu\underline{R}(x,t), \\[2mm] (x,t) \in \Omega \times (0,\infty), \end{cases} \qquad (5.2.10)$$

以及

$$
\begin{cases}
\dfrac{\partial \underline{N}}{\partial \nu} \leqslant 0 \leqslant \dfrac{\partial \overline{N}}{\partial \nu}, \quad \dfrac{\partial \underline{I}}{\partial \nu} \leqslant 0 \leqslant \dfrac{\partial \overline{I}}{\partial \nu}, \quad \dfrac{\partial \underline{R}}{\partial \nu} \leqslant 0 \leqslant \dfrac{\partial \overline{R}}{\partial \nu}, \\[2mm]
(x,t) \in \partial\Omega \times (0,\infty), \\[2mm]
\underline{N}(x,t) \leqslant \rho(x,t) + \rho_2(x,t) + \rho_3(x,t) \leqslant \overline{N}(x,t), \\[2mm]
\underline{I}(x,t) \leqslant \rho_2(x,t) \leqslant \overline{I}(x,t), \quad \underline{R}(x,t) \leqslant \rho_3(x,t) \leqslant \overline{R}(x,t), \\[2mm]
(x,t) \in \overline{\Omega} \times [-\tau,0].
\end{cases}
\tag{5.2.11}
$$

引理 5.2.2 设 $\overline{U}$ 和 $\underline{U}$ 是系统 (5.2.9) 的一对耦合上、下解, 初始函数 $\rho_i(i=1,2,3)$ 在 $[-\tau,0] \times \overline{\Omega}$ 上 Hölder 连续, 则系统 (5.2.9) 在 $\overline{\Omega} \times [-\tau,\infty)$ 一定存在一个正则解 $U(x,t) = (N(x,t),I(x,t),R(x,t))$ 满足 $\underline{U} \leqslant U \leqslant \overline{U}$.

该引理可利用文献 [177] 中定理 3.4 证明.

对于给定的 (ρ_1,ρ_2,ρ_3), 选取正常数 K_1,K_2,K_3, 使得

$$
\begin{cases}
K_1 \geqslant \max\left\{ \|\rho_1+\rho_2+\rho_3\|, \dfrac{A}{\mu} \right\}, \\[3mm]
K_2 \geqslant \max\left\{ \|\rho_2\|, \dfrac{\beta K_1 - (\mu+\gamma+d)}{\beta + \alpha(\mu+\gamma+d)} \right\}, \\[3mm]
K_3 \geqslant \max\left\{ \|\rho_3\|, \dfrac{\gamma}{\mu} K_2 \right\},
\end{cases}
$$

其中 $\|\rho_i\| = \sup_{(x,t)\in\overline{\Omega}\times[-\tau,0]} |\rho_i(x,t)|(i=1,2,3)$. 易知 $(0,0,0)$ 和 (K_1,K_2,K_3) 是系统 (5.2.9) 的一对耦合上、下解. 由引理 5.2.2 可知, 系统 (5.2.9) 存在唯一解 (N,I,R) 满足初始条件 (5.2.2) 和边界条件 (5.2.3), 且 $0 \leqslant N \leqslant K_1, 0 \leqslant I \leqslant K_2, 0 \leqslant R \leqslant K_3$. 此外, 由最大最小值原理, 如果 $\rho_i \geqslant 0, \rho_i(x,0) \neq 0(i=1,2,3)$, 则 $(N,I,R) \in \overline{\Omega} \times (0,\infty)$ 是正的.

引理 5.2.3 [178] 设 $u(x,t) \in C(\overline{\Omega} \times [t_0,\infty)) \cap C^{1,2}(\Omega \times (t_0,\infty))$, 并且在 Ω 内 $u(x,t_0) \geqslant 0, \not\equiv 0$, 则

(i) 如果

$$
\begin{cases}
\dfrac{\partial u}{\partial t} - D\Delta u \leqslant u(a-bu), & x \in \Omega, t > t_0, \\[3mm]
\dfrac{\partial u}{\partial \nu} \leqslant 0, & x \in \partial\Omega, t > t_0,
\end{cases}
\tag{5.2.12}
$$

其中 a,b 和 t_0 是正常数, 则对于任意正数 ε, 存在 $t^* > t_0$ 使得

$$
u(x,t) \leqslant a/b + \varepsilon \quad x \in \overline{\Omega}, t \geqslant t^*;
$$

(ii) 如果上述不等式 (5.2.12) 反向, 则对于任意正数 ε, 存在 $t^* > t_0$ 使得

$$u(x,t) \geqslant a/b - \varepsilon, \quad x \in \overline{\Omega}, t \geqslant t^*.$$

应用上述两个引理, 可以得到下面的结论.

定理 5.2.4　设 $(S(x,t), I(x,t), R(x,t))$ 是系统 (5.2.1) 满足初始条件 (5.2.2) 和边界条件 (5.2.3) 的解, $\rho_i(x,t) \geqslant 0, \rho_i(x,0) \neq 0 (i = 1,2,3)$. 若 $\mathscr{R}_0 > 1$, 且下面的不等式成立

(H2) $\mu + \dfrac{\alpha}{\beta}\mu(\mu + \gamma + d) > d + \gamma + \gamma e^{-\mu\tau}$,

则地方病稳态解 $E^*(S^*, I^*, R^*)$ 是全局吸引的.

证明　设 $(N(x,t), I(x,t), R(x,t))$ 是系统 (5.2.9) 的一个解, $\rho_i(x,t) \neq 0 (i = 1,2,3)$, 则有 $N(x,t) > 0, I(x,t) > 0, R(x,t) > 0, x \in \overline{\Omega}, t > 0$. 记

$$\tilde{N} = \limsup_{t \to +\infty} \max_{x \in \overline{\Omega}} N(x,t), \quad \hat{N} = \liminf_{t \to +\infty} \min_{x \in \overline{\Omega}} N(x,t), \quad \tilde{I} = \limsup_{t \to +\infty} \max_{x \in \overline{\Omega}} I(x,t),$$

$$\hat{I} = \liminf_{t \to +\infty} \min_{x \in \overline{\Omega}} I(x,t), \quad \tilde{R} = \limsup_{t \to +\infty} \max_{x \in \overline{\Omega}} R(x,t), \quad \hat{R} = \liminf_{t \to +\infty} \min_{x \in \overline{\Omega}} R(x,t).$$

我们只需证明 $\tilde{N} = \hat{N} = N^*, \tilde{I} = \hat{I} = I^*, \tilde{R} = \hat{R} = R^*$.

设 $(\overline{N}^{(1)}(x,t), \overline{I}^{(1)}(x,t), \overline{R}^{(1)}(x,t))$ 是以下系统的解:

$$\begin{cases} \dfrac{\partial \overline{N}^{(1)}}{\partial t} = D\Delta \overline{N}^{(1)} + A - \mu \overline{N}^{(1)}(x,t), \\[2mm] \dfrac{\partial \overline{I}^{(1)}}{\partial t} = D\Delta \overline{I}^{(1)} + \dfrac{\beta \overline{I}^{(1)}(x,t)}{1 + \alpha \overline{I}^{(1)}(x,t)}(\overline{N}^{(1)}(x,t) - \overline{I}^{(1)}(x,t)) \\[2mm] \qquad\quad -(\mu + \gamma + d)\overline{I}^{(1)}(x,t), \\[2mm] \dfrac{\partial \overline{R}^{(1)}}{\partial t} = D\Delta \overline{R}^{(1)} + \gamma \overline{I}^{(1)}(x,t) - \mu \overline{R}^{(1)}(x,t), \quad t > 0, x \in \Omega, \\[2mm] \dfrac{\partial \overline{N}^{(1)}}{\partial \nu} = \dfrac{\partial \overline{I}^{(1)}}{\partial \nu} = \dfrac{\partial \overline{R}^{(1)}}{\partial \nu} = 0, \quad t > 0, x \in \partial\Omega, \\[2mm] \overline{N}^{(1)}(x,t) = N(x,t), \ \overline{I}^{(1)}(x,t) = I(x,t), \\[2mm] \overline{R}^{(1)}(x,t) = R(x,t), \ t \in [-\tau, 0], x \in \overline{\Omega}, \end{cases} \quad (5.2.13)$$

则 $(0,0,0)$ 和 $(\overline{N}^{(1)}(x,t), \overline{I}^{(1)}(x,t), \overline{R}^{(1)}(x,t))$ 是系统 (5.2.9) 的一对耦合上、下解. 因此, 对于 $t \geqslant 0, x \in \overline{\Omega}$, 下列不等式成立

$$0 \leqslant N(x,t) \leqslant \overline{N}^{(1)}(x,t), \quad 0 \leqslant I(x,t) \leqslant \overline{I}^{(1)}(x,t), \quad 0 \leqslant R(x,t) \leqslant \overline{R}^{(1)}(x,t).$$

利用引理 5.2.3, 由 (5.2.13) 的第一个方程可知, 对于充分小的 $\forall \varepsilon > 0$, 存在 $t_1 > 0$, 当 $t > t_1$ 时,

$$\max_{x \in \overline{\Omega}} \overline{N}^{(1)}(x,t) < \frac{A}{\mu} + \varepsilon.$$

因为 $\varepsilon > 0$ 任意小, 所以

$$\tilde{N} = \limsup_{t \to +\infty} \max_{x \in \overline{\Omega}} N(x,t) \leqslant \frac{A}{\mu} := M_1^N.$$

由于 $\overline{N}^{(1)}(x,t) < A/\mu + \varepsilon$, 由 (5.2.13) 的第二个方程可得

$$\frac{\partial \overline{I}^{(1)}}{\partial t} \leqslant D\Delta \overline{I}^{(1)} + \frac{\overline{I}^{(1)}(x,t)}{1 + \alpha \overline{I}^{(1)}(x,t)} \{\beta(M_1^N + \varepsilon) - (\mu + \gamma + d)$$

$$- [\beta + \alpha(\mu + \gamma + d)]\overline{I}^{(1)}(x,t)\}, \quad t > t_1, x \in \Omega,$$

$$\frac{\partial \overline{I}^{(1)}}{\partial \nu} = 0, \quad t > t_1, x \in \partial\Omega, \quad \overline{I}^{(1)}(x,t) = I(x,t), \quad t \in [-\tau, t_1], x \in \overline{\Omega}.$$

因此, 由引理 5.2.3, 对于充分小的 $\forall \varepsilon > 0$, 存在 $t_2 > t_1$, 当 $t > t_2$ 时,

$$\max_{x \in \overline{\Omega}} \overline{I}^{(1)}(x,t) < \frac{\beta(M_1^N + \varepsilon) - (\mu + \gamma + d)}{\beta + \alpha(\mu + \gamma + d)} + \varepsilon.$$

于是

$$\tilde{I} = \limsup_{t \to +\infty} \max_{x \in \overline{\Omega}} I(x,t) \leqslant \frac{\beta M_1^N - (\mu + \gamma + d)}{\beta + \alpha(\mu + \gamma + d)} := M_1^I. \tag{5.2.14}$$

同理, 由 (5.2.13) 的第三个方程可得

$$\begin{cases} \dfrac{\partial \overline{R}^{(1)}}{\partial t} \leqslant D\Delta \overline{R}^{(1)} + \gamma(M_1^I + \varepsilon) - \mu \overline{R}^{(1)}(x,t), & t > t_2, x \in \Omega, \\[2mm] \dfrac{\partial \overline{R}^{(1)}}{\partial \nu} = 0, & t > t_2, x \in \partial\Omega, \\[2mm] \overline{R}^{(1)}(x,t) = R(x,t), & t \in [-\tau, t_2], x \in \overline{\Omega}. \end{cases}$$

由引理 5.2.3, 对任意给定的 $\varepsilon > 0$, 存在 $t_3 > t_2$, 当 $t > t_3$ 时,

$$\max_{x \in \overline{\Omega}} \overline{R}^{(1)}(x,t) < \frac{\gamma(M_1^I + \varepsilon)}{\mu} + \varepsilon.$$

由此可得

$$\tilde{R} = \limsup_{t \to +\infty} \max_{x \in \overline{\Omega}} R(x,t) \leqslant \frac{\gamma}{\mu} M_1^I := M_1^R. \tag{5.2.15}$$

设 $(\underline{N}^{(1)}(x,t), \underline{I}^{(1)}(x,t), \underline{R}^{(1)}(x,t))$ 是下列系统的解:

$$
\begin{cases}
\dfrac{\partial \underline{N}^{(1)}}{\partial t} = D\Delta \underline{N}^{(1)} + A - \mu \underline{N}^{(1)}(x,t) - d\overline{I}^{(1)}(x,t), \\[2mm]
\dfrac{\partial \underline{I}^{(1)}}{\partial t} = D\Delta \underline{I}^{(1)} + \dfrac{\beta \underline{I}^{(1)}(x,t)}{1+\alpha \underline{I}^{(1)}(x,t)}(\underline{N}^{(1)}(x,t) - \overline{I}^{(1)}(x,t) - \overline{R}^{(1)}(x,t)) \\[2mm]
\qquad\qquad -(\mu+\gamma+d)\underline{I}^{(1)}(x,t), \\[2mm]
\dfrac{\partial \underline{R}^{(1)}}{\partial t} = D\Delta \underline{R}^{(1)} + \gamma \underline{I}^{(1)}(x,t) - \gamma e^{-\mu\tau}\overline{I}^{(1)}(x,t-\tau) - \mu \underline{R}^{(1)}(x,t), \\[2mm]
\qquad\qquad t > t_3, x \in \Omega \\[2mm]
\dfrac{\partial \underline{N}^{(1)}}{\partial \nu} = \dfrac{\partial \underline{I}^{(1)}}{\partial \nu} = \dfrac{\partial \underline{R}^{(1)}}{\partial \nu} = 0, \quad t > t_3, x \in \partial\Omega, \\[2mm]
\underline{N}^{(1)}(x,t) = \dfrac{1}{2}N(x,t), \quad \underline{I}^{(1)}(x,t) = \dfrac{1}{2}I(x,t), \quad \underline{R}^{(1)}(x,t) = \dfrac{1}{2}R(x,t), \\[2mm]
\qquad\qquad t \in [-\tau, t_3], x \in \overline{\Omega},
\end{cases}
\tag{5.2.16}
$$

则 $(\underline{N}^{(1)}(x,t), \underline{I}^{(1)}(x,t), \underline{R}^{(1)}(x,t))$ 和 $(\overline{N}^{(1)}(x,t), \overline{I}^{(1)}(x,t), \overline{R}^{(1)}(x,t))$ 是系统 (5.2.9) 的一对耦合上、下解. 因此, 当 $t \geqslant t_3, x \in \overline{\Omega}$, 下列不等式成立:

$$
\begin{cases}
\underline{N}^{(1)}(x,t) \leqslant N(x,t) \leqslant \overline{N}^{(1)}(x,t), \\[2mm]
\underline{I}^{(1)}(x,t) \leqslant I(x,t) \leqslant \overline{I}^{(1)}(x,t), \\[2mm]
\underline{R}^{(1)}(x,t) \leqslant R(x,t) \leqslant \overline{R}^{(1)}(x,t).
\end{cases}
$$

利用上述不等式, 由 (5.2.16) 的第一个方程可得

$$
\begin{cases}
\dfrac{\partial \underline{N}^{(1)}}{\partial t} \geqslant D\Delta \underline{N}^{(1)} + A - d(M_1^I + \varepsilon) - \mu \underline{N}^{(1)}(x,t), & t > t_3, x \in \Omega, \\[2mm]
\dfrac{\partial \underline{N}^{(1)}}{\partial \nu} = 0, & t > t_3, x \in \partial\Omega, \\[2mm]
\underline{N}^{(1)}(x,t) = \dfrac{1}{2}N(x,t), & t \in [-\tau, t_3], x \in \overline{\Omega}.
\end{cases}
$$

由引理 5.2.3, 对任意给定的 $\varepsilon > 0$, 存在 $t_4 > t_3$, 当 $t > t_4$ 时,

$$
\min_{x \in \overline{\Omega}} \underline{N}^{(1)}(x,t) > \frac{A - d(M_1^I + \varepsilon)}{\mu} - \varepsilon.
$$

于是

$$\hat{N} = \liminf_{t \to +\infty} \min_{x \in \overline{\Omega}} N(x,t) \geqslant \frac{A - dM_1^I}{\mu} := H_1^N. \tag{5.2.17}$$

将 (5.2.15) 和 (5.2.17) 代入系统 (5.2.16) 的第二个方程, 计算可得

$$\begin{cases} \dfrac{\partial \underline{I}^{(1)}}{\partial t} \geqslant D\Delta \underline{I}^{(1)} + \dfrac{\underline{I}^{(1)}(x,t)}{1 + \alpha \underline{I}^{(1)}(x,t)} \{\beta(H_1^N - \varepsilon) - (M_1^R + \varepsilon) - (\mu + \gamma + d) \\ \qquad - [\beta + \alpha(\mu + \gamma + d)]\underline{I}^{(1)}(x,t)\}, \qquad t > t_4, x \in \Omega, \\ \dfrac{\partial \underline{I}^{(1)}}{\partial \nu} = 0, \quad t > t_4, x \in \partial\Omega, \quad \underline{I}^{(1)}(x,t) = \dfrac{1}{2}I(x,t), \quad t \in [-\tau, t_4], x \in \overline{\Omega}. \end{cases}$$

从而对任意给定的 $\varepsilon > 0$, 存在 $t_5 > t_4$, 当 $t > t_5$ 时,

$$\min_{x \in \overline{\Omega}} \underline{I}^{(1)}(x,t) > \frac{\beta(H_1^N - M_1^R) - (\mu + \gamma + d)}{\beta + \alpha(\mu + \gamma + d)} - \varepsilon.$$

进一步, 有

$$\hat{I} = \liminf_{t \to +\infty} \min_{x \in \overline{\Omega}} I(x,t) \geqslant \frac{\beta(H_1^N - M_1^R) - (\mu + \gamma + d)}{\beta + \alpha(\mu + \gamma + d)} := H_1^I. \tag{5.2.18}$$

将 (5.2.14) 和 (5.2.18) 代入系统 (5.2.16) 的第三个方程, 可得

$$\begin{cases} \dfrac{\partial \underline{R}^{(1)}}{\partial t} \geqslant D\Delta \underline{R}^{(1)} + \gamma(H_1^I - \varepsilon) - \gamma e^{-\mu\tau}(M_1^I + \varepsilon) - \mu \underline{R}^{(1)}(x,t), & t > t_5, x \in \Omega, \\ \dfrac{\partial \underline{R}^{(1)}}{\partial \nu} = 0, & t > t_5, x \in \partial\Omega, \\ \underline{R}^{(1)}(x,t) = \dfrac{1}{2}R(x,t), & t \in [-\tau, t_5], \ x \in \overline{\Omega}. \end{cases}$$

由此可得, 对任意给定的 $\varepsilon > 0$, 存在 $t_6 > t_5$, 当 $t > t_6$ 时,

$$\min_{x \in \overline{\Omega}} \underline{R}^{(1)}(x,t) > \frac{\gamma(H_1^I - \varepsilon) - \gamma e^{-\mu\tau}(M_1^I + \varepsilon)}{\mu} - \varepsilon.$$

从而有

$$\hat{R} = \liminf_{t \to +\infty} \min_{x \in \overline{\Omega}} R(x,t) \geqslant \frac{\gamma H_1^I - \gamma e^{-\mu\tau}M_1^I}{\mu} := H_1^R. \tag{5.2.19}$$

假定 $(\overline{N}^{(2)}(x,t), \overline{I}^{(2)}(x,t), \overline{R}^{(2)}(x,t))$ 是下列系统的解:

$$
\begin{cases}
\dfrac{\partial \overline{N}^{(2)}}{\partial t} = D\Delta \overline{N}^{(2)} + A - \mu \overline{N}^{(2)}(x,t) - d\underline{I}^{(1)}(x,t), \\[3mm]
\dfrac{\partial \overline{I}^{(2)}}{\partial t} = D\Delta \overline{I}^{(2)} + \dfrac{\beta \overline{I}^{(2)}(x,t)}{1 + \alpha \overline{I}^{(2)}(x,t)}(\overline{N}^{(2)}(x,t) - \overline{I}^{(2)}(x,t) - \underline{R}^{(1)}(x,t)) \\[3mm]
\qquad\quad -(\mu + \gamma + d)\overline{I}^{(2)}(x,t), \\[3mm]
\dfrac{\partial \overline{R}^{(2)}}{\partial t} = D\Delta \overline{R}^{(2)} + \gamma \overline{I}^{(2)}(x,t) - \gamma e^{-\mu\tau}\underline{I}^{(1)}(x,t-\tau) - \mu \overline{R}^{(2)}(x,t), \\[3mm]
\qquad\quad t > t_6, x \in \Omega \\[3mm]
\dfrac{\partial \overline{N}^{(2)}}{\partial \nu} = \dfrac{\partial \overline{I}^{(2)}}{\partial \nu} = \dfrac{\partial \overline{R}^{(2)}}{\partial \nu} = 0, \quad t > t_6, x \in \partial\Omega, \\[3mm]
\overline{N}^{(2)}(x,t) = N(x,t), \quad \overline{I}^{(2)}(x,t) = I(x,t), \quad \overline{R}^{(2)}(x,t) = R(x,t), \\[3mm]
\qquad\quad t \in [-\tau, t_6], x \in \overline{\Omega},
\end{cases}
\tag{5.2.20}
$$

则 $(\underline{N}^{(1)}(x,t), \underline{I}^{(1)}(x,t), \underline{R}^{(1)}(x,t))$ 和 $(\overline{N}^{(2)}(x,t), \overline{I}^{(2)}(x,t), \overline{R}^{(2)}(x,t))$ 是系统 (5.2.9) 的一对耦合上、下解. 因此, 当 $t \geqslant t_6, x \in \overline{\Omega}$, 下列不等式成立

$$
\begin{cases}
\underline{N}^{(1)}(x,t) \leqslant N(x,t) \leqslant \overline{N}^{(2)}(x,t), \\[2mm]
\underline{I}^{(1)}(x,t) \leqslant I(x,t) \leqslant \overline{I}^{(2)}(x,t), \\[2mm]
\underline{R}^{(1)}(x,t) \leqslant R(x,t) \leqslant \overline{R}^{(2)}(x,t).
\end{cases}
$$

将上述不等式代入系统 (5.2.20) 的第一个方程可得

$$
\begin{cases}
\dfrac{\partial \overline{N}^{(2)}}{\partial t} \leqslant D\Delta \overline{N}^{(2)} + A - d(H_1^I - \varepsilon) - \mu \overline{N}^{(2)}(x,t), & t > t_6, x \in \Omega, \\[3mm]
\dfrac{\partial \overline{N}^{(2)}}{\partial \nu} = 0, & t > t_6, x \in \partial\Omega, \\[3mm]
\overline{N}^{(2)}(x,t) = N(x,t), & t \in [-\tau, t_6], x \in \overline{\Omega}.
\end{cases}
$$

由引理 5.2.3, 对任意给定的 $\varepsilon > 0$, 存在 $t_7 > t_6$, 当 $t > t_7$ 时,

$$
\max_{x \in \overline{\Omega}} \overline{N}^{(2)}(x,t) < \frac{A - d(H_1^I - \varepsilon)}{\mu} + \varepsilon.
$$

于是

$$\tilde{N} = \limsup_{t \to +\infty} \max_{x \in \overline{\Omega}} N(x,t) \leqslant \frac{A - dH_1^I}{\mu} := M_2^N. \tag{5.2.21}$$

将 (5.2.19) 和 (5.2.21) 代入系统 (5.2.20) 的第二个方程, 可得

$$\begin{cases} \dfrac{\partial \overline{I}^{(2)}}{\partial t} \leqslant D\Delta \overline{I}^{(2)} + \dfrac{\overline{I}^{(2)}(x,t)}{1 + \alpha \overline{I}^{(2)}(x,t)} \{\beta(M_2^N + \varepsilon) - \beta(H_1^R - \varepsilon) - (\mu + \gamma + d) \\ \qquad - [\beta + \alpha(\mu + \gamma + d)]\overline{I}^{(2)}(x,t)\}, \quad t > t_7, x \in \Omega, \\ \dfrac{\partial \overline{I}^{(2)}}{\partial \nu} = 0, \qquad\qquad\qquad\qquad\qquad\qquad\qquad\quad t > t_7, x \in \partial\Omega, \\ \overline{I}^{(2)}(x,t) = I(x,t), \qquad\qquad\qquad\qquad\qquad\quad t \in [-\tau, t_7], x \in \overline{\Omega}. \end{cases}$$

对任意给定的 $\varepsilon > 0$, 存在 $t_8 > t_7$, 当 $t > t_8$ 时,

$$\max_{x \in \overline{\Omega}} \overline{I}^{(2)}(x,t)) < \frac{\beta M_2^N - \beta H_1^R - (\mu + \gamma + d)}{\beta + \alpha(\mu + \gamma + d)} + \varepsilon.$$

于是

$$\tilde{I} = \limsup_{t \to +\infty} \max_{x \in \overline{\Omega}} I(x,t) \leqslant \frac{\beta(M_2^N - H_1^R) - (\mu + \gamma + d)}{\beta + \alpha(\mu + \gamma + d)} := M_2^I. \tag{5.2.22}$$

将 (5.2.18) 和 (5.2.22) 代入系统 (5.2.20) 的第三个方程, 可得

$$\begin{cases} \dfrac{\partial \overline{R}^{(2)}}{\partial t} \leqslant D\Delta \overline{R}^{(2)} + \gamma(M_2^I + \varepsilon) - \gamma e^{-\mu\tau}(H_1^I - \varepsilon) - \mu \overline{R}^{(2)}(x,t), \quad t > t_8, x \in \Omega, \\ \dfrac{\partial \overline{R}^{(2)}}{\partial \nu} = 0, \qquad\qquad\qquad\qquad\qquad\qquad\qquad\qquad\qquad\quad t > t_8, x \in \partial\Omega, \\ \overline{R}^{(2)}(x,t) = R(x,t), \qquad\qquad\qquad\qquad\qquad\qquad\qquad\quad t \in [-\tau, t_8], x \in \overline{\Omega}. \end{cases}$$

因此, 对任意给定的 $\varepsilon > 0$, 存在 $t_9 > t_8$, 当 $t > t_9$ 时, 有

$$\max_{x \in \overline{\Omega}} \overline{R}^{(2)}(x,t) < \frac{\gamma(M_2^I + \varepsilon) - \gamma e^{-\mu\tau}(H_1^I - \varepsilon)}{\mu} + \varepsilon.$$

由此得到

$$\tilde{R} = \limsup_{t \to +\infty} \max_{x \in \overline{\Omega}} R(x,t) \leqslant \frac{\gamma M_2^I - \gamma e^{-\mu\tau} H_1^I}{\mu} := M_2^R.$$

设 $(\underline{N}^{(2)}(x,t), \underline{I}^{(2)}(x,t), \underline{R}^{(2)}(x,t))$ 是下列系统的解:

$$
\begin{cases}
\dfrac{\partial \underline{N}^{(2)}}{\partial t} = D\Delta \underline{N}^{(2)} + A - \mu \underline{N}^{(2)}(x,t) - d\overline{I}^{(2)}(x,t), \\[2mm]
\dfrac{\partial \underline{I}^{(2)}}{\partial t} = D\Delta \underline{I}^{(2)} + \dfrac{\beta \underline{I}^{(2)}(x,t)}{1+\alpha \underline{I}^{(2)}(x,t)}(\underline{N}^{(2)}(x,t) - \underline{I}^{(2)}(x,t) - \overline{R}^{(2)}(x,t)) \\[2mm]
\qquad\quad -(\mu + \gamma + d)\underline{I}^{(2)}(x,t), \\[2mm]
\dfrac{\partial \underline{R}^{(2)}}{\partial t} = D\Delta \underline{R}^{(2)} + \gamma \underline{I}^{(2)}(x,t) - \gamma e^{-\mu\tau}\overline{I}^{(2)}(x,t-\tau) - \mu \underline{R}^{(2)}(x,t), \\[2mm]
\qquad t > t_9, x \in \Omega, \\[2mm]
\dfrac{\partial \underline{N}^{(2)}}{\partial \nu} = \dfrac{\partial \underline{I}^{(2)}}{\partial \nu} = \dfrac{\partial \underline{R}^{(2)}}{\partial \nu} = 0, \quad t > t_9, x \in \partial\Omega, \\[2mm]
\underline{N}^{(2)}(x,t) = \dfrac{1}{2}N(x,t), \quad \underline{I}^{(2)}(x,t) = \dfrac{1}{2}I(x,t), \quad \underline{R}^{(2)}(x,t) = \dfrac{1}{2}R(x,t), \\[2mm]
\qquad t \in [-\tau, t_9], x \in \overline{\Omega},
\end{cases}
\tag{5.2.23}
$$

则 $(\underline{N}^{(2)}(x,t), \underline{I}^{(2)}(x,t), \underline{R}^{(2)}(x,t))$ 和 $(\overline{N}^{(2)}(x,t), \overline{I}^{(2)}(x,t), \overline{R}^{(2)}(x,t))$ 是系统 (5.2.9) 的一对耦合上、下解. 因此, 当 $t \geqslant t_9, x \in \overline{\Omega}$ 时, 有

$$
\begin{cases}
\underline{N}^{(2)}(x,t) \leqslant N(x,t) \leqslant \overline{N}^{(2)}(x,t), \\[2mm]
\underline{I}^{(2)}(x,t) \leqslant I(x,t) \leqslant \overline{I}^{(2)}(x,t), \\[2mm]
\underline{R}^{(2)}(x,t) \leqslant R(x,t) \leqslant \overline{R}^{(2)}(x,t).
\end{cases}
$$

利用上述估计式, 由系统 (5.2.23) 的第一个方程可得

$$
\begin{cases}
\dfrac{\partial \underline{N}^{(2)}}{\partial t} \geqslant D\Delta \underline{N}^{(2)} + A - d(M_2^I + \varepsilon) - \mu \underline{N}^{(2)}(x,t), & t > t_9, x \in \Omega, \\[2mm]
\dfrac{\partial \underline{N}^{(2)}}{\partial \nu} = 0, & t > t_9, x \in \partial\Omega, \\[2mm]
\underline{N}^{(2)}(x,t) = \dfrac{1}{2}N(x,t), & t \in [-\tau, t_9], x \in \overline{\Omega}.
\end{cases}
$$

由引理 5.2.3, 对任意给定的 $\varepsilon > 0$, 存在 $t_{10} > t_9$, 当 $t > t_{10}$ 时,

$$
\min_{x \in \overline{\Omega}} \underline{N}^{(2)}(x,t) > \frac{A - d(M_2^I + \varepsilon)}{\mu} - \varepsilon.
$$

于是

$$
\hat{N} = \liminf_{t \to +\infty} \min_{x \in \overline{\Omega}} N(x,t) \geqslant \frac{A - dM_2^I}{\mu} := H_2^N.
$$

由 (5.2.23) 的第二个方程可得

$$
\begin{cases}
\dfrac{\partial \underline{I}^{(2)}}{\partial t} \geqslant D\Delta \underline{I}^{(2)} + \dfrac{\underline{I}^{(2)}(x,t)}{1+\alpha \underline{I}^{(2)}(x,t)}\{\beta(H_2^N - \varepsilon) - (M_2^R + \varepsilon) - (\mu + \gamma + d) \\
\qquad -[\beta + \alpha(\mu + \gamma + d)]\underline{I}^{(2)}(x,t)\}, \quad t > t_{10}, x \in \Omega, \\
\dfrac{\partial \underline{I}^{(2)}}{\partial \nu} = 0, \qquad\qquad\qquad\qquad\qquad t > t_{10}, x \in \partial\Omega, \\
\underline{I}^{(2)}(x,t) = \dfrac{1}{2}I(x,t), \qquad\qquad\qquad t \in [-\tau, t_{10}], x \in \overline{\Omega}.
\end{cases}
$$

因此, 对于任意给定的 $\varepsilon > 0$, 存在 $t_{11} > t_{10}$, 当 $t > t_{11}$ 时,

$$
\min_{x \in \overline{\Omega}} \underline{I}^{(2)}(x,t) > \frac{\beta(H_2^N - M_2^R) - (\mu + \gamma + d)}{\beta + \alpha(\mu + \gamma + d)} - \varepsilon.
$$

于是

$$
\hat{I} = \liminf_{t \to +\infty} \min_{x \in \overline{\Omega}} I(x,t) \geqslant \frac{\beta(H_2^N - M_2^R) - (\mu + \gamma + d)}{\beta + \alpha(\mu + \gamma + d)} := H_2^I.
$$

由 (5.2.23) 的第三个方程

$$
\begin{cases}
\dfrac{\partial \underline{R}^{(2)}}{\partial t} \geqslant D\Delta \underline{R}^{(2)} + \gamma(H_2^I - \varepsilon) - \gamma e^{-\mu\tau}(M_2^I + \varepsilon) - \mu \underline{R}^{(2)}(x,t), \quad t > t_{11}, x \in \Omega, \\
\dfrac{\partial \underline{R}^{(2)}}{\partial \nu} = 0, \qquad\qquad\qquad\qquad\qquad\qquad t > t_{11}, x \in \partial\Omega, \\
\underline{R}^{(2)}(x,t) = \dfrac{1}{2}R(x,t), \qquad\qquad\qquad\qquad t \in [-\tau, t_{11}], x \in \overline{\Omega}.
\end{cases}
$$

因此, 对于任意给定的 $\varepsilon > 0$, 存在 $t_{12} > t_{11}$, 当 $t > t_{12}$ 时,

$$
\min_{x \in \overline{\Omega}} \underline{R}^{(2)}(x,t) > \frac{\gamma(H_2^I - \varepsilon) - \gamma e^{-\mu\tau}(M_2^I + \varepsilon)}{\mu} - \varepsilon.
$$

于是

$$
\hat{R} = \liminf_{t \to +\infty} \min_{x \in \overline{\Omega}} R(x,t) \geqslant \frac{\gamma H_2^I - \gamma e^{-\mu\tau} M_2^I}{\mu} := H_2^R.
$$

依次重复上述过程, 可以得到六个数列 $M_n^N, M_n^I, M_n^R, H_n^N, H_n^I, H_n^R(n = 1, 2, \cdots)$, 且当 $n \geqslant 2$ 时, 有下列等式成立:

$$\begin{cases}
M_n^N = \dfrac{A - dH_{n-1}^I}{\mu}, \\[2mm]
M_n^I = \dfrac{\beta(M_n^N - H_{n-1}^R) - (\mu + \gamma + d)}{\beta + \alpha(\mu + \gamma + d)}, \\[2mm]
M_n^R = \dfrac{\gamma M_n^I - \gamma e^{-\mu\tau} H_{n-1}^I}{\mu}, \\[2mm]
H_n^N = \dfrac{A - dM_n^I}{\mu}, \\[2mm]
H_n^I = \dfrac{\beta(H_n^N - M_n^R) - (\mu + \gamma + d)}{\beta + \alpha(\mu + \gamma + d)}, \\[2mm]
H_n^R = \dfrac{\gamma H_n^I - \gamma e^{-\mu\tau} M_n^I}{\mu}.
\end{cases} \tag{5.2.24}$$

由上述分析过程可知

$$H_n^N \leqslant \hat{N} \leqslant \tilde{N} \leqslant M_n^N, \quad H_n^I \leqslant \hat{I} \leqslant \tilde{I} \leqslant M_n^I, \quad H_n^R \leqslant \hat{R} \leqslant \tilde{R} \leqslant M_n^R.$$

直接计算可得

$$M_2^N = \frac{d[\beta A - \mu(\mu + \gamma + d)]\{\beta(\gamma + d) - \mu[\beta + \alpha(\mu + \gamma + d)]\}}{\mu^3[\beta + \alpha(\mu + \gamma + d)]^2}.$$

易知, 若 $\mathscr{R}_0 > 1$ 且 (H2) 成立, 则有 $M_2^N < M_1^N$. 于是 $M_2^I < M_1^I, M_2^R < M_1^R, H_1^N < H_2^N, H_1^I < H_2^I, H_1^R < H_2^R$. 由归纳法可以证明, 数列 M_n^N, M_n^I, M_n^R 是单调递减的, 而数列 H_n^N, H_n^I, H_n^R 是单调递增的, 因此, 上述六个数列的极限存在. 记

$$\tilde{I} = \lim_{n\to\infty} M_n^I, \quad \hat{I} = \lim_{n\to\infty} H_n^I. \tag{5.2.25}$$

由 (5.2.24) 和 (5.2.25) 可得

$$\tilde{I} = \frac{\beta(A - d\hat{I} - \gamma\hat{I} + \gamma e^{-\mu\tau}\tilde{I}) - \mu(\mu + \gamma + d)}{\mu[\beta + \alpha(\mu + \gamma + d)]}, \tag{5.2.26}$$

以及

$$\hat{I} = \frac{\beta(A - d\tilde{I} - \gamma\tilde{I} + \gamma e^{-\mu\tau}\hat{I}) - \mu(\mu + \gamma + d)}{\mu[\beta + \alpha(\mu + \gamma + d)]}. \tag{5.2.27}$$

(5.2.26) 减去 (5.2.27), 有

$$\{\mu[\beta + \alpha(\mu + \gamma + d)] - \beta(d + \gamma + \gamma e^{-\mu\tau})\}(\tilde{I} - \hat{I}) = 0.$$

由于 (H2) 成立, 于是有 $\tilde{I} = \hat{I}$. 因此, 由 (5.2.26) 可知

$$\tilde{I} = \hat{I} = \frac{\beta A - \mu(\mu + \gamma + d)}{(\alpha\mu + \beta)(\mu + \gamma + d) - \beta\gamma e^{-\mu\tau}} = I^*. \tag{5.2.28}$$

由 (5.2.24) 和 (5.2.28) 可得 $\tilde{N} = \hat{N} = N^*$, $\tilde{R} = \hat{R} = R^*$.

由 $N(x,t)$ 的定义进一步可知

$$\lim_{t \to +\infty} S(x,t) = S^*, \quad \lim_{t \to +\infty} I(x,t) = I^*, \quad \lim_{t \to +\infty} R(x,t) = R^*$$

对所有 $x \in \overline{\Omega}$ 均成立. 因此, 系统 (5.2.1) 的地方病稳态解是全局吸引的. $\qquad\square$

5.2.4 行波解的存在性

本小节, 我们利用 Schauder 不动点定理, 上、下解和交错迭代格式讨论系统 (5.2.1) 行波解的存在性. 为方便, 我们在一维空间上展开研究.

由于系统 (5.2.1) 的第三个方程是独立的, 我们只需研究系统 (5.2.1) 的前两个方程. 令 $\tilde{Z} = A/\mu - (S + I)$, $\tilde{I} = I$, 为方便, 仍用 Z, I 表示 $\tilde{Z}, \tilde{I}$, 于是系统 (5.2.1) 的前两个方程等价于下面的系统

$$\begin{cases} \dfrac{\partial Z}{\partial t} = D\dfrac{\partial^2 Z}{\partial x^2} - \mu Z(x,t) - \gamma e^{-\mu\tau} I(x,t-\tau) + (\gamma + d)I(x,t), \\[3mm] \dfrac{\partial I}{\partial t} = D\dfrac{\partial^2 I}{\partial x^2} + \left[\dfrac{\beta A}{\mu(1 + \alpha I(x,t))} - (\mu + \gamma + d) \right] I(x,t) \\[3mm] \qquad - \dfrac{\beta Z(x,t)I(x,t)}{1 + \alpha I(x,t)} - \dfrac{\beta I^2(x,t)}{1 + \alpha I(x,t)}. \end{cases} \quad (5.2.29)$$

系统 (5.2.29) 的行波解是一对形如 $Z(x,t) = \phi(x+ct)$, $I(x,t) = \varphi(x+ct)$ 的特解, 其中常数 $c > 0$ 是波速. 将 $Z(x,t) = \phi(x+ct)$, $I(x,t) = \varphi(x+ct)$ 代入 (5.2.29) 并将行波坐标 $x + ct$ 以 t 代替, 则系统 (5.2.29) 的行波解满足以下时滞微分系统

$$\begin{cases} D\phi''(t) - c\phi'(t) - \mu\phi(t) - \gamma e^{-\mu\tau}\varphi(t - c\tau) + (\gamma + d)\varphi(t) = 0, \\[3mm] D\varphi''(t) - c\varphi'(t) + \left[\dfrac{\beta A}{\mu(1 + \alpha\varphi(t))} - (\mu + \gamma + d) \right] \varphi(t) \\[3mm] \qquad - \dfrac{\beta\phi(t)\varphi(t)}{1 + \alpha\varphi(t)} - \dfrac{\beta\phi^2(t)}{1 + \alpha\varphi(t)} = 0. \end{cases} \quad (5.2.30)$$

考虑到行波解所表示的具体意义, 要求其满足以下渐近边界条件

$$\lim_{t \to -\infty} (\phi(t), \varphi(t)) = (0,0), \quad \lim_{t \to +\infty} (\phi(t), \varphi(t)) = (A/\mu - S^* - I^*, I^*) \triangleq K. \quad (5.2.31)$$

对于 $(\phi, \varphi)(t) \in C([-\tau, 0], \mathbb{R}^2)$, 记

$$\begin{cases} f_{c1}(\phi_t, \varphi_t) = -\mu\phi(0) - \gamma e^{-\mu\tau}\varphi(-\tau) + (\gamma + d)\varphi(0), \\[3mm] f_{c2}(\phi_t, \varphi_t) = \left[\dfrac{\beta A}{\mu(1 + \alpha\varphi(0))} - (\mu + \gamma + d) \right] \varphi(0) - \dfrac{\beta\phi(0)\varphi(0)}{1 + \alpha\varphi(0)} - \dfrac{\beta\phi^2(0)}{1 + \alpha\varphi(0)}. \end{cases}$$

令

$$C_{[0,M]}(\mathbb{R}, \mathbb{R}^2) = \{(\phi, \varphi) \in C(\mathbb{R}, \mathbb{R}^2) : 0 \leqslant (\phi(s), \varphi(s)) \leqslant M = (M_1, M_2), s \in \mathbb{R}\},$$

其中 $M_1 \geqslant A/\mu - S^* - I^*, M_2 \geqslant I^*$.

引理 5.2.5 f_{c1} 和 f_{c2} 满足混合拟单调条件:

(H3) 存在两个正数 $\beta_1, \beta_2 > 0$ 使下列不等式成立

$$\begin{cases} f_{c1}(\phi_1, \varphi_1(0), \varphi_2(-\tau)) - f_{c1}(\phi_2, \varphi_2(0), \varphi_1(-\tau)) + \beta_1[\phi_1(0) - \phi_2(0)] \geqslant 0, \\ f_{c2}(\phi_2, \varphi_1) - f_{c2}(\phi_1, \varphi_2) + \beta_2[\varphi_1(0) - \varphi_2(0)] \geqslant 0, \end{cases}$$

其中 $(\phi_i, \varphi_i) \in C_{[0,M]}(\mathbb{R}, \mathbb{R}^2)(i = 1, 2), (\phi_2, \varphi_2) \leqslant (\phi_1, \varphi_1)$.

证明 对于 $\phi_i, \varphi_i \in C([-\tau, 0], \mathbb{R})(i = 1, 2)$, 由于 $0 \leqslant \phi_2(s) \leqslant \phi_1(s) \leqslant M_1, 0 \leqslant \varphi_2(s) \leqslant \varphi_1(s) \leqslant M_2, s \in [-\tau, 0]$, 易证

$$\begin{aligned} &f_{c1}(\phi_1, \varphi_1(0), \varphi_2(-\tau)) - f_{c1}(\phi_2, \varphi_2(0), \varphi_1(-\tau)) \\ =& -\mu\phi_1(0) - \gamma e^{-\mu\tau}\varphi_1(-\tau) + (\gamma + d)\varphi_1(0) + \mu\phi_2(0) \\ &+ \gamma e^{-\mu\tau}\varphi_2(-\tau) - (\gamma + d)\varphi_2(0) \\ \geqslant& -\mu(\phi_1(0) - \phi_2(0)), \end{aligned}$$

$$\begin{aligned} &f_{c2}(\phi_2, \varphi_1) - f_{c2}(\phi_1, \varphi_2) \\ \geqslant& (\varphi_1(0) - \varphi_2(0)) \\ &\times \left[\beta\frac{A - \mu(\phi_1(0) + \varphi_1(0) + \varphi_2(0) + 2\varphi_1(0)\varphi_2(0))}{\mu(1 + \alpha\varphi_1(0))(1 + \alpha\varphi_2(0))} - (\mu + \gamma + d)\right]. \end{aligned}$$

选取 $\beta_1 = \mu, \beta_2 = (\mu + \gamma + d)(1 + 2\alpha M_2 + \alpha^2 M_2^2)(M_1 + 2M_2 + 2M_2^2) - \beta A/\mu$ 即可. □

利用上述常数 β_1 和 β_2, 定义

$$H_1(\phi, \varphi)(t) = f_{c1}(\phi_t, \varphi_t) + \beta_1\phi(t), \quad H_2(\phi, \varphi)(t) = f_{c2}(\phi_t, \varphi_t) + \beta_2\varphi(t),$$

对于 $i = 1, 2$, 令

$$F_i(\phi, \varphi)(t) = \frac{1}{D(\lambda_{i2} - \lambda_{i1})}\left[\int_{-\infty}^t e^{\lambda_{i1}(t-s)} + \int_t^{+\infty} e^{\lambda_{i2}(t-s)}\right]H_i(\phi, \varphi)(s)\mathrm{d}s, \quad (5.2.32)$$

其中 $(\phi, \varphi) \in C_{[0,M]}(\mathbb{R}, \mathbb{R}^2)$,

$$\lambda_{i1} = \frac{c - \sqrt{c^2 + 4\beta_i D}}{2D}, \quad \lambda_{i2} = \frac{c + \sqrt{c^2 + 4\beta_i D}}{2D}.$$

容易验证, 算子 $F = (F_1, F_2)$ 满足

$$DF_i''(\phi, \varphi)(t) - cF_i'(\phi, \varphi)(t) - \beta_i F_i(\phi, \varphi)(t) + H_i(\phi, \varphi)(t) = 0.$$

因此, 算子 F 的不动点即为方程 (5.2.30) 的解. 若还满足边界条件 (5.2.31), 它即为系统 (5.2.29) 连接 $0 = (0,0)$ 和 K 的一个行波解.

下面给出系统 (5.2.30) 的上、下解的定义.

定义 5.2.2 称连续函数 $\overline{\Phi} = (\overline{\phi}, \overline{\varphi})$ 和 $\underline{\Phi} = (\underline{\phi}, \underline{\varphi}) \in C_{[0,M]}(\mathbb{R}, \mathbb{R}^2)$ 为系统 (5.2.30) 满足混合拟单调条件的一对上、下解, 如果存在常数 $T_i(i = 1, 2, \cdots, m)$, 使得 $\overline{\Phi}$ 和 $\underline{\Phi}$ 在 $\mathbb{R}\backslash\{T_i : i = 1, 2, \cdots, m\}$ 上二次可微且满足

$$\begin{cases} D\overline{\phi}''(t) - c\overline{\phi}'(t) + f_{c1}(\overline{\phi}_t, \overline{\varphi}_t, \underline{\varphi}_t(-\tau)) \leqslant 0, \\ D\overline{\varphi}''(t) - c\overline{\varphi}'(t) + f_{c2}(\underline{\phi}_t, \overline{\varphi}_t) \leqslant 0, \end{cases}$$

以及

$$\begin{cases} D\underline{\phi}''(t) - c\underline{\phi}'(t) + f_{c1}(\underline{\phi}_t, \underline{\varphi}_t, \overline{\varphi_t}(-\tau)) \geqslant 0, \\ D\underline{\varphi}''(t) - c\underline{\varphi}'(t) + f_{c2}(\overline{\phi}_t, \underline{\varphi}_t) \geqslant 0. \end{cases}$$

若 $0 < \mu < \min\{-\lambda_{i1}, \lambda_{i2}\}$ $(i = 1, 2)$, 定义指数衰减范数

$$|\Phi|_\mu = \sup_{t \in \mathbb{R}} |\Phi(t)| e^{-\mu|t|}.$$

容易验证, $C(\mathbb{R}, \mathbb{R}^2)$ 关于范数 $|\cdot|_\mu$ 为 Banach 空间. 以下我们假定 (5.2.29) 存在一对上、下解, 定义集合

$$\Gamma = \left\{ (\phi, \varphi)(t) \in C_{[0,M]}(\mathbb{R}, \mathbb{R}^2) : (\underline{\phi}, \underline{\varphi})(t) \leqslant (\phi, \varphi)(t) \leqslant (\overline{\phi}, \overline{\varphi})(t) \right\}.$$

显然, Γ 是一个非空闭凸集.

由文献 [171] 中的引理 3.1— 引理 3.6, 我们可得以下结论.

引理 5.2.6 若 (H3) 成立, 则有 $F\Gamma \subset \Gamma$.

证明 由引理 5.2.5, 对于任意的 $\Phi = (\phi, \varphi) \in \Gamma$, 有

$$\begin{cases} F_1(\underline{\phi}, \varphi(0), \overline{\varphi}(-\tau))(t) \leqslant F_1(\phi, \varphi(0), \varphi(-\tau))(t) \leqslant F_1(\overline{\phi}, \overline{\varphi}(0), \underline{\varphi}(-\tau))(t), \\ F_2(\overline{\phi}, \underline{\varphi})(t) \leqslant F_2(\phi, \varphi)(t) \leqslant F_2(\underline{\phi}, \overline{\varphi})(t). \end{cases}$$

因此, 我们只需证明

$$\begin{cases} \underline{\phi} \leqslant F_1(\underline{\phi}, \varphi(0), \overline{\varphi}(-\tau))(t) \leqslant F_1(\overline{\phi}, \overline{\varphi}(0), \underline{\varphi}(-\tau))(t) \leqslant \overline{\phi}, \\ \underline{\varphi} \leqslant F_2(\overline{\phi}, \underline{\varphi})(t) \leqslant F_2(\underline{\phi}, \overline{\varphi})(t) \leqslant \overline{\varphi}. \end{cases}$$

不失一般性, 假设 $\overline{\phi}(t)$ 在 $\mathbb{R} \backslash \{T_i : i = 1, 2, \cdots, m\}$ 上二阶连续可微, 其中 $T_1 < T_2 < \cdots < T_m$. 记 $T_0 = -\infty, T_{m+1} = \infty$. 由 (5.2.32) 和上、下解的定义, 任给

$t \in (T_k, T_{k+1}), 0 \leqslant k \leqslant m,$ 有

$$F_1(\overline{\phi}, \overline{\varphi}(0), \varphi(-\tau))(t)$$
$$= \frac{1}{D(\lambda_{12} - \lambda_{11})} \left[\int_{-\infty}^{t} e^{\lambda_{11}(t-s)} + \int_{t}^{+\infty} e^{\lambda_{12}(t-s)} \right] H_1(\overline{\phi}, \overline{\varphi}(0), \varphi(-\tau))(s) \mathrm{d}s$$
$$\leqslant \frac{1}{D(\lambda_{12} - \lambda_{11})} \left[\int_{-\infty}^{t} e^{\lambda_{11}(t-s)} + \int_{t}^{+\infty} e^{\lambda_{12}(t-s)} \right] (\beta_1 \overline{\phi} + c\overline{\phi}' - d_1 \overline{\phi}'')(s) \mathrm{d}s$$
$$= \overline{\phi}(t) + \frac{1}{\lambda_{12} - \lambda_{11}} \left[\sum_{j=1}^{k} e^{\lambda_{11}(t-T_j)}(\overline{\phi}'(T_j+) - \overline{\phi}'(T_j-)) \right]$$
$$+ \frac{1}{\lambda_{12} - \lambda_{11}} \left[\sum_{j=k+1}^{m} e^{\lambda_{12}(t-T_j)}(\overline{\phi}'(T_j+) - \overline{\phi}'(T_j-)) \right]$$
$$\leqslant \overline{\phi}(t).$$

因此, 由上面的估计以及 F_1 和 $\overline{\phi}(t)$ 的光滑性可知 $F_1(\overline{\phi}, \overline{\varphi}(0), \varphi(-\tau))(t) \leqslant \overline{\phi}(t)$ 对所有 $t \in \mathbb{R}$ 成立. 类似可完成其他部分的证明. □

引理 5.2.7 如果 (H3) 成立, 则算子 F 关于范数 $|\cdot|_\mu$ 连续且是紧的.

根据引理 5.2.5— 引理 5.2.7, $F: \Gamma \to \Gamma$ 是全连续算子. 由 Schauder 不动点定理, 存在一个不动点 $(\phi^*, \varphi^*) \in \Gamma$. 因此, 如果存在一对上、下解 $(\overline{\phi}, \overline{\varphi})$ 和 $(\underline{\phi}, \underline{\varphi})$ 满足下述条件:

(P1) $0 \leqslant \underline{\Phi} \leqslant \overline{\Phi} \leqslant M = (M_1, M_2)$;

(P2) $\lim_{t \to -\infty} \overline{\Phi}(t) = 0, \lim_{t \to \infty} \underline{\Phi}(t) = \lim_{t \to \infty} \overline{\Phi}(t) = K$;

(P3) $\overline{\Phi}'(t+) \leqslant \overline{\Phi}'(t-), \underline{\Phi}'(t+) \geqslant \underline{\Phi}'(t-), t \in \mathbb{R}$,

则系统 (5.2.29) 存在行波解.

以下, 我们只需构造系统 (5.2.30) 满足 (P1)—(P3) 的一对上、下解. 为此, 记

$$A_1 = 4D \left[\frac{l_2 k_2 (\gamma + d)}{l_1 k_1} - \mu \right], \quad A_2 = 4D \left[\frac{\beta A}{\mu} - (\mu + \gamma + d) \right], \tag{5.2.33}$$

其中 $l_1, l_2 > 0$ 满足

$$0 < \frac{\beta A}{\mu} - (\mu + \gamma + d) < \frac{l_2 k_2 (\gamma + d)}{l_1 k_1} - \mu. \tag{5.2.34}$$

显然 $0 < A_2 < A_1$. 令

$$c > c^* = \sqrt{A_1}, \tag{5.2.35}$$

设正数 $\lambda_i (1 \leqslant i \leqslant 4)$ 满足

$$\lambda_{1,2} = \frac{c \mp \sqrt{c^2 - A_1}}{2D}, \quad \lambda_{3,4} = \frac{c \mp \sqrt{c^2 - A_2}}{2D}.$$

于是 $0 < \lambda_3 < \lambda_1 < \lambda_2 < \lambda_4$. 定义

$$\eta_1 \in \left(1, \frac{\lambda_4}{\lambda_1}\right), \quad \eta_2 \in \left(\frac{\lambda_1 \eta_1}{\lambda_3}, \min\left\{2, \frac{\lambda_4}{\lambda_3}\right\}\right).$$

对于充分大的常数 q, 定义

$$g_1(t) = l_1 k_1 (e^{\lambda_1 t} - q e^{\eta_1 \lambda_1 t}), \quad g_2(t) = l_2 k_2 (e^{\lambda_3 t} - q e^{\eta_2 \lambda_3 t}).$$

分析可知 $g_i(t)$ 在 $t \in \mathbb{R}$ 上有最大值 $a_i > 0 (i = 1, 2)$. 对于 $0 < m_i < a_i (i = 1, 2)$, 定义

$$t_3 = \max\{t : g_1(t) = m_1\}, \quad t_4 = \max\{t : g_2(t) = m_2\}.$$

从上述定义可以看出 $m_1(m_2)$ 越小, $t_3(t_4)$ 越大, 并且当 q 充分大时 $t_i < 0 (i = 3, 4)$, 因此可以选择 m_1 和 m_2 使得 $t_3 \geqslant t_4 + c\tau$, 则对任意给定的 $\lambda > 0$, 分别存在唯一的 $\varepsilon_3 > 0$ 和 $\varepsilon_4 > 0$ 使得

$$k_1 - \varepsilon_3 e^{-\lambda t_3} = g_1(t_3) = m_1, \quad k_2 - \varepsilon_4 e^{-\lambda t_4} = g_2(t_4) = m_2.$$

由于 (H1) 成立, 则存在常数 $\varepsilon_i > 0 (i = 1, 2)$ 使下列不等式成立

$$\mu\varepsilon_1 - \varepsilon_2(\gamma + d) - \gamma e^{-\mu\tau}\varepsilon_4 > 0, \quad \varepsilon_2(\mu + \gamma + d + \beta) - \beta\varepsilon_3 > 0,$$

$$\mu\varepsilon_3 - \varepsilon_4(\gamma + d) - \gamma e^{-\mu\tau}\varepsilon_2 > 0, \quad \varepsilon_4(\mu + \gamma + d + \beta) - \beta\varepsilon_1 > 0.$$

基于上述常数, 选择适当的 t_1, t_2, 定义连续函数 $\Phi(t) = (\phi_1(t), \varphi_1(t))$ 和 $\Psi(t) = (\phi_2(t), \varphi_2(t))$:

$$\phi_1(t) = \begin{cases} l_1 k_1 e^{\lambda_1 t}, & t \leqslant t_1, \\ k_1 + \varepsilon_1 e^{-\lambda t}, & t > t_1, \end{cases} \quad \phi_2(t) = \begin{cases} l_1 k_1 (e^{\lambda_1 t} - q e^{\eta_1 \lambda_1 t}), & t \leqslant t_3, \\ k_1 - \varepsilon_3 e^{-\lambda t}, & t > t_3, \end{cases}$$

$$\varphi_1(t) = \begin{cases} l_2 k_2 e^{\lambda_4 t}, & t \leqslant t_2, \\ k_2 + \varepsilon_2 e^{-\lambda t}, & t > t_2, \end{cases} \quad \varphi_2(t) = \begin{cases} l_2 k_2 (e^{\lambda_3 t} - q e^{\eta_2 \lambda_3 t}), & t \leqslant t_4, \\ k_2 - \varepsilon_4 e^{-\lambda t}, & t > t_4, \end{cases}$$

其中 $q > 1$ 充分大, $\lambda > 0$ 适当小. 易证 $\Phi(t)$ 和 $\Psi(t)$ 满足 (P1)—(P3), 且有

$$\min\{t_1, t_2\} - c\tau \geqslant \max\{t_3, t_4\}.$$

以下证明 $\Phi(t)$ 和 $\Psi(t)$ 是系统 (5.2.30) 的上、下解.

引理 5.2.8 $\Phi(t) = (\phi_1(t), \varphi_1(t))$ 是系统 (5.2.30) 的上解.

证明 记

$$p_1(t) := D\phi_1''(t) - c\phi_1'(t) - \mu\phi_1(t) - \gamma e^{-\mu\tau}\varphi_2(t - c\tau) + (\gamma + d)\varphi_1(t),$$

$$p_2(t) := D\varphi_1''(t) - c\varphi_1'(t) + \left[\frac{\beta A}{\mu(1 + \alpha\varphi_1(t))} - (\mu + \gamma + d)\right]\varphi_1(t)$$

$$- \frac{\beta\phi_2(t)\varphi_1(t)}{1 + \alpha\varphi_1(t)} - \frac{\beta\varphi_1^2(t)}{1 + \alpha\varphi_1(t)}.$$

若 $t \leqslant t_1$ 且 $t \leqslant t_2$, 则 $\phi_1(t) = l_1 k_1 e^{\lambda_1 t}, \varphi_1(t) = l_2 k_2 e^{\lambda_4 t}$. 因此

$$
\begin{aligned}
p_1(t) &\leqslant e^{\lambda_1 t}(Dl_1 k_1 \lambda_1^2 - cl_1 k_1 \lambda_1 - \mu l_1 k_1) + l_2 k_2(\gamma + d)e^{\lambda_4 t} \\
&\leqslant e^{\lambda_1 t}[Dl_1 k_1 \lambda_1^2 - cl_1 k_1 \lambda_1 - \mu l_1 k_1 + (\gamma + d)l_2 k_2] \\
&= 0.
\end{aligned}
$$

若 $t_2 < t \leqslant t_1$, 则 $\phi_1(t) = l_1 k_1 e^{\lambda_1 t}, \varphi_1(t) \leqslant l_2 k_2 e^{\lambda_4 t_2}$, 因此

$$
p_1(t) \leqslant e^{\lambda_1 t}[Dl_1 k_1 \lambda_1^2 - cl_1 k_1 \lambda_1 - \mu l_1 k_1 + l_2 k_2(\gamma + d)e^{\lambda_1(t_2-t)}].
$$

因为 $e^{\lambda_1(t_2-t)} < 1$, 易知 $p_1(t) \leqslant 0$.

若 $t > t_1$, 则 $\phi_1(t) = k_1 + \varepsilon_1 e^{-\lambda t}, \varphi_2(t - c\tau) = k_2 - \varepsilon_4 e^{-\lambda(t-c\tau)}$, $\varphi_1(t) \leqslant k_2 + \varepsilon_2 e^{-\lambda t_2}$. 因此

$$
\begin{aligned}
p_1(t) &\leqslant e^{-\lambda t}(D\varepsilon_1 \lambda^2 + c\varepsilon_1 \lambda) - \mu(k_1 + \varepsilon_1 e^{-\lambda t}) - \gamma e^{-\mu\tau}(k_2 - \varepsilon_4 e^{-\lambda(t-c\tau)}) \\
&\quad + (\gamma + d)(k_2 + \varepsilon_2 e^{-\lambda t_2}) \\
&= e^{-\lambda t}(D\varepsilon_1 \lambda^2 + c\varepsilon_1 \lambda - \mu\varepsilon_1 + \gamma e^{-\mu\tau}\varepsilon_4 e^{\lambda c\tau} + \varepsilon_2(\gamma + d)e^{-\lambda(t_2-t)}) \\
&\triangleq I_1(\lambda).
\end{aligned}
$$

由于 $I_1(0) = -\mu\varepsilon_1 + \varepsilon_2(\gamma + d) + \gamma e^{-\mu\tau}\varepsilon_4 < 0$, 则存在 $\lambda_1^* > 0$ 使得 $p_1(t) \leqslant 0$ 对所有 $\lambda \in (0, \lambda_1^*)$ 成立.

若 $t \leqslant t_2$, 则 $\varphi_1(t) = l_2 k_2 e^{\lambda_4 t}$. 从而

$$
\begin{aligned}
p_2(t) &\leqslant l_2 k_2 e^{\lambda_4 t}(D\lambda_4^2 - c\lambda_4) + l_2 k_2 e^{\lambda_4 t}\left[\frac{\beta A}{\mu(1 + \alpha l_2 k_2 e^{\lambda_4 t})} - (\mu + \gamma + d)\right] \\
&\leqslant l_2 k_2 e^{\lambda_4 t}\left[D\lambda_4^2 - c\lambda_4 + \frac{\beta A}{\mu} - (\mu + \gamma + d)\right] \\
&= 0.
\end{aligned}
$$

若 $t > t_2$, 则 $\varphi_1(t) = k_2 + \varepsilon_2 e^{-\lambda t}, \phi_2(t) = k_1 - \varepsilon_3 e^{-\lambda t}$. 因此

$$
\begin{aligned}
p_2(t) &= e^{-\lambda t}\left[D\varepsilon_2 \lambda^2 + c\varepsilon_2 \lambda - \frac{\varepsilon_2(\mu + \gamma + d + \beta) - \beta\varepsilon_3}{1 + \alpha(k_2 + \varepsilon_2 e^{-\lambda t})}(k_2 + \varepsilon_2 e^{-\lambda t})\right] \\
&\triangleq I_2(\lambda).
\end{aligned}
$$

由于 $\varepsilon_2(\mu + \gamma + d + \beta) > \beta\varepsilon_3$, 易证 $I_2(0) < 0$. 因此存在 $\lambda_2^* > 0$ 使得 $p_2(t) \leqslant 0$ 对所有的 $\lambda \in (0, \lambda_2^*)$ 均成立.

选取 $\lambda \in (0, \min\{\lambda_1^*, \lambda_2^*\})$, 就能保证结论成立. □

引理 5.2.9 $\Psi(t) = (\phi_2(t), \varphi_2(t))$ 是系统 (5.2.30) 的一个下解.

证明 记

$$q_1(t) := D\phi_2''(t) - c\phi_2'(t) - \mu\phi_2(t) - \gamma e^{-\mu\tau}\varphi_1(t - c\tau) + (\gamma + d)\varphi_2(t),$$

$$q_2(t) := D\varphi_2''(t) - c\varphi_2'(t) + \left[\frac{\beta A}{\mu(1 + \alpha\varphi_2(t))} - (\mu + \gamma + d)\right]\varphi_2(t)$$

$$- \frac{\beta\phi_1(t)\varphi_2(t)}{1 + \alpha\varphi_2(t)} - \frac{\beta\varphi_2^2(t)}{1 + \alpha\varphi_2(t)}.$$

若 $t \leqslant t_3$ 且 $t \leqslant t_4$, 则 $\phi_2(t) = l_1 k_1(e^{\lambda_1 t} - qe^{\eta_1\lambda_1 t})$, $\varphi_1(t - c\tau) = l_2 k_2 e^{\lambda_4(t - c\tau)}$, $\varphi_2(t) = l_2 k_2(e^{\lambda_3 t} - qe^{\eta_2\lambda_3 t})$. 因此

$$q_1(t) = l_1 k_1[D\lambda_1^2 e^{\lambda_1 t} - Dq(\eta_1\lambda_1)^2 e^{\eta_1\lambda_1 t} - c\lambda_1 e^{\lambda_1 t}$$

$$+ cq\eta_1\lambda_1 e^{\eta_1\lambda_1 t} - \mu e^{\lambda_1 t} + \mu qe^{\eta_1\lambda_1 t}]$$

$$- \gamma e^{-\mu\tau}l_2 k_2 e^{\lambda_4(t - c\tau)} + (\gamma + d)l_2 k_2(e^{\lambda_3 t} - qe^{\eta_2\lambda_3 t})$$

$$\geqslant - qe^{\eta_1\lambda_1 t}[Dl_1 k_1(\eta_1\lambda_1)^2 - cl_1 k_1(\eta_1\lambda_1) - \mu l_1 k_1]$$

$$- \gamma e^{-\mu\tau}l_2 k_2 e^{\lambda_4 t} - (\gamma + d)l_2 k_2 qe^{\eta_2\lambda_3 t}$$

$$\geqslant - qe^{\eta_1\lambda_1 t}[Dl_1 k_1(\eta_1\lambda_1)^2 - cl_1 k_1(\eta_1\lambda_1) + l_2 k_2(\gamma + d) - \mu l_1 k_1]$$

$$- \gamma e^{-\mu\tau}l_2 k_2 e^{\lambda_4 t}.$$

由于 $Dl_1 k_1(\eta_1\lambda_1)^2 - cl_1 k_1(\eta_1\lambda_1) + l_2 k_2(\gamma + d) - \mu l_1 k_1 < 0$ 和 $\lambda_1\eta_1 < \lambda_4$, 因此可以选取充分大的 q 使得 $q_1(t) \geqslant 0$.

若 $t \leqslant t_3, t > t_4$, 则 $\phi_2(t) = l_1 k_1(e^{\lambda_1 t} - qe^{\eta_1\lambda_1 t})$, $\varphi_1(t - c\tau) = l_2 k_2 e^{\lambda_4(t - c\tau)}$, $\varphi_2(t) = k_2 - \varepsilon_4 e^{-\lambda t}$. 由于 $k_2 - \varepsilon_4 e^{-\lambda t} \geqslant l_2 k_2(e^{\lambda_3 t} - qe^{\eta_2\lambda_3 t})$ 对于 $t_4 < t \leqslant t_3$ 成立, 所以此时 $q_1(t) \geqslant 0$.

若 $t > t_3, t - c\tau \geqslant t_2$, 则 $\phi_2(t) = k_1 - \varepsilon_3 e^{-\lambda t}$, $\varphi_1(t - c\tau) = k_2 + \varepsilon_2 e^{-\lambda(t - c\tau)}$, $\varphi_2(t) = k_2 - \varepsilon_4 e^{-\lambda t}$. 从而

$$q_1(t) = e^{-\lambda t}(-D\varepsilon_3\lambda^2 - c\varepsilon_3\lambda) - \mu(k_1 - \varepsilon_3 e^{-\lambda t})$$

$$- \gamma e^{-\mu\tau}(k_2 + \varepsilon_2 e^{-\lambda(t - c\tau)}) + (\gamma + d)(k_2 - \varepsilon_4 e^{-\lambda t})$$

$$= e^{-\lambda t}[-D\varepsilon_3\lambda^2 - c\varepsilon_3\lambda + \mu\varepsilon_3 - (\gamma + d)\varepsilon_4 - \gamma e^{-\mu\tau}\varepsilon_2 e^{\lambda c\tau}]$$

$$\triangleq I_3(\lambda).$$

因此 $I_3(0) = \mu\varepsilon_3 - \varepsilon_4(\gamma + d) - \gamma e^{-\mu\tau}\varepsilon_2 > 0$, 保证存在 $\lambda_3^* > 0$ 使得 $q_1(t) \geqslant 0$ 对所有的 $\lambda \in (0, \lambda_3^*)$ 均成立.

若 $t > t_3, t - c\tau < t_2$, 则 $\phi_2(t) = k_1 - \varepsilon_3 e^{-\lambda t}, \varphi_1(t - c\tau) = l_2 k_2 e^{\lambda_4(t-c\tau)}, \varphi_2(t) = k_2 - \varepsilon_4 e^{-\lambda t}$. 经计算可得

$$q_1(t) \geqslant e^{-\lambda t}(-D\varepsilon_3\lambda^2 - c\varepsilon_3\lambda) - \mu(k_1 - \varepsilon_3 e^{-\lambda t})$$

$$- \gamma e^{-\mu\tau}(k_2 + \varepsilon_2 e^{-\lambda t_2}) + (\gamma + d)(k_2 - \varepsilon_4 e^{-\lambda t})$$

$$= e^{-\lambda t}[-D\varepsilon_3\lambda^2 - c\varepsilon_3\lambda + \mu\varepsilon_3 - \varepsilon_4(\gamma + d) - \gamma e^{-\mu\tau}\varepsilon_2 e^{-\lambda(t_2-t)}]$$

$$\triangleq I_4(\lambda).$$

显然, 对所有的 $\lambda \in (0, \lambda_3^*), q_1(t) \geqslant 0$.

若 $t \leqslant t_4$, 则 $\varphi_2(t) = l_2 k_2(e^{\lambda_3 t} - q e^{\eta_2\lambda_3 t}), \phi_1(t) = l_1 k_1 e^{\lambda_1 t}$. 由于 $\varphi_2(t) \leqslant a_2$, 从而

$$q_2(t) = l_2 k_2 e^{\lambda_3 t}\left\{ D\lambda_3^2 - c\lambda_3 + \frac{\beta A}{\mu[1 + \alpha l_2 k_2(e^{\lambda_3 t} - q e^{\eta_2\lambda_3 t})]} - (\mu + \gamma + d)\right\}$$

$$- l_2 k_2 q e^{\eta_2\lambda_3 t}\left\{ D(\eta_2\lambda_3)^2 - c(\eta_2\lambda_3) + \frac{\beta A}{\mu[1 + \alpha l_2 k_2(e^{\lambda_3 t} - q e^{\eta_2\lambda_3 t})]}\right.$$

$$\left. - (\mu + \gamma + d)\right\}$$

$$- \frac{\beta l_1 k_1 l_2 k_2 e^{(\lambda_1+\lambda_3)t} - \beta l_1 k_1 e^{\lambda_1 t} q e^{\eta_2\lambda_3 t}}{1 + \alpha l_2 k_2(e^{\lambda_3 t} - q e^{\eta_2\lambda_3 t})} - \frac{\beta l_2^2 k_2^2(e^{\lambda_3 t} - q e^{\eta_2\lambda_3 t})^2}{1 + \alpha l_2 k_2(e^{\lambda_3 t} - q e^{\eta_2\lambda_3 t})}$$

$$\geqslant - q e^{\eta_2\lambda_3 t} l_2 k_2\left[D(\eta_2\lambda_3)^2 - c(\eta_2\lambda_3) + \frac{\beta A}{\mu} - (\mu + \gamma + d)\right]$$

$$- q e^{\eta_2\lambda_3 t} l_2 k_2\left[\frac{\beta}{q} l_1 k_1 e^{(\lambda_1+\lambda_3-\eta_2\lambda_3)t} + \frac{\beta}{q} l_2 k_2 e^{\lambda_3(2-\eta_2)t}\right].$$

因为 $\lambda_3 < \eta_2\lambda_3 < \lambda_4$ 并且 $\eta_2 < 2$, 所以只要选取充分大的 q 就有 $q_2(t) \geqslant 0$.

若 $t > t_4$, 则 $\varphi_2(t) = k_2 - \varepsilon_4 e^{-\lambda t}, \phi_1(t) \leqslant k_1 + \varepsilon_1 e^{-\lambda t_1}$. 因此

$$q_2(t) \geqslant e^{-\lambda t}(-D\varepsilon_4\lambda^2 - c\varepsilon_4\lambda)$$

$$+ (k_2 - \varepsilon_4 e^{-\lambda t})\left\{ \frac{\beta A}{\mu[1 + \alpha(k_2 - \varepsilon_4 e^{-\lambda t})]} - (\mu + \gamma + d)\right\}$$

$$- \frac{\beta(k_1 + \varepsilon_1 e^{-\lambda t_1})(k_2 - \varepsilon_4 e^{-\lambda t})}{1 + \alpha(k_2 - \varepsilon_4 e^{-\lambda t})} - \frac{\beta(k_2 - \varepsilon_4 e^{-\lambda t})^2}{1 + \alpha(k_2 - \varepsilon_4 e^{-\lambda t})}$$

$$\geqslant e^{-\lambda t}\left\{-D\varepsilon_4\lambda^2 - c\varepsilon_4\lambda\right.$$

$$\left.+\frac{k_2 - \varepsilon_4 e^{-\lambda t}}{1 + \alpha(k_2 - \varepsilon_4 e^{-\lambda t})}[\varepsilon_4(\mu + \gamma + d + \beta) - \beta\varepsilon_1 e^{-\lambda(t_1 - t)}]\right\}$$

$$\triangleq I_5(\lambda).$$

因为 $\varepsilon_4(\mu + \gamma + d + \beta) > \beta\varepsilon_1$, 所以 $I_5(0) > 0$. 于是存在 $\lambda_4^* > 0$ 使得 $q_2(t) \geqslant 0$ 对所有的 $\lambda \in (0, \lambda_4^*)$ 均成立.

显然, 对所有 $\lambda \in (0, \min\{\lambda_3^*, \lambda_4^*\}), q_i(t) \geqslant 0 (i = 3, 4)$. □

由引理 5.2.5—引理 5.2.9 和 Schauder 不动点定理可知, 存在一个不动点 $(\phi^*, \varphi^*) \in \Gamma$, 即为系统 (5.2.30) 的解. 此外, 由条件 (P2) 可以得到

$$\lim_{t \to -\infty}(\phi^*, \varphi^*)(t) = (0, 0), \quad \lim_{t \to \infty}(\phi^*, \varphi^*)(t) = K, \tag{5.2.36}$$

因此系统 (5.2.29) 存在连接 0 和 K 的行波解. 于是, 我们有下述结论.

定理 5.2.10 假定 $\mathscr{R}_0 > 1$ 且 (H1) 成立, 则对任意 $c > c^*$, 系统 (5.2.1) 存在一个行波解连接无病稳态解 $E_0(A/\mu, 0, 0)$ 和地方病稳态解 $E^*(S^*, I^*, R^*)$.

5.2.5 数值模拟

本小节, 利用求解偏微分方程的古典隐式格式和微分差分方程的求解方法, 我们给出一个数值例子.

在 (5.2.1) 中, 选取参数 $A = 0.9, \mu = 0.2, \beta = 0.1, \gamma = 0.1, \alpha = 0.2, d = 0.1, d_1 = d_2 = d_3 = 0.01, \tau = 0.75$. 计算可得 $\mathscr{R}_0 = 1.1250 > 1$, 系统 (5.2.1) 有一个无病稳态解 $E_0(4.5, 0, 0)$ 和唯一地方病稳态解 $E^*(4.1688, 0.2110, 0.0147)$. 进一步计算可知 $4\beta(\gamma + d)I^* - [\alpha(\gamma + d)I^* + \beta I^* - \mu]^2 = -0.0122 < 0$. 为了模拟方便, 我们把 $\mathbb{R}$ 限制在 $[-10, 10]$. 选取初始条件为

$$(S(x, t), I(x, t), R(x, t)) = \begin{cases} (4.5, 0, 0), & -10 \leqslant x < 0, -\tau \leqslant t \leqslant 0, \\ (4.2, 0.1, 0.1), & 0 \leqslant x < 10, -\tau \leqslant t \leqslant 0. \end{cases} \tag{5.2.37}$$

数值模拟结果表明, 系统 (5.2.1) 存在连接 E_0 和 E^* 的行波解 (图 5.2.1).

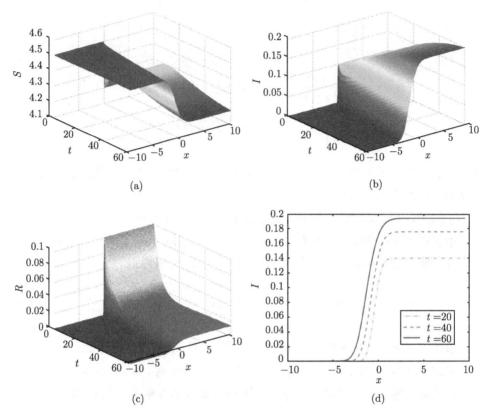

图 5.2.1　选取参数 $A = 0.9, \mu = 0.2, \beta = 0.1, \gamma = 0.1, \alpha = 0.2, d = 0.1, d_1 = d_2 = d_3 = 0.01,$
$\tau = 0.75$ 时, 系统 (5.2.1) 的行波解, 这里, 初始条件为 (5.2.37)(后附彩图)

5.2.6　讨论

在定理 5.2.4 和定理 5.2.10 中, 我们假定扩散率 $d_1 = d_2 = d_3 (= D > 0)$. 因为在此假设下, 可以从等价系统 (5.2.9) 中得到一对耦合上、下解, 这样才能应用比较定理证明地方病稳态解 E^* 的全局吸引性. 我们猜想, 如果去掉这一假设, E^* 也是全局吸引的. 同样在这个假设下, 等价系统 (5.2.29) 的反应项满足混合拟单调条件 (H3), 这样才能证明行波解的存在性. 为了进一步研究当扩散率 d_1, d_2, d_3 不相等时, 系统 (5.2.1) 的行波解的存在性, 我们进行了数值模拟. 数值结果表明, 当 $\mathscr{R}_0 > 1$ 时, 系统 (5.2.1) 存在连接两个稳态解 E_0 和 E^* 的行波解 (图 5.2.2).

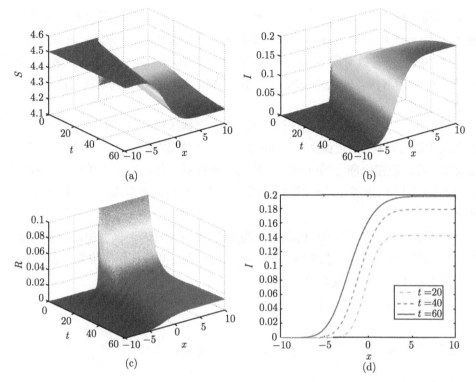

图 5.2.2 选取参数 $A = 0.9, \mu = 0.2, \beta = 0.1, \gamma = 0.1, \alpha = 0.2, d = 0.1, d_1 = 0.02, d_2 = 0.04,$ $d_3 = 0.06, \tau = 0.75$ 时, 系统 (5.2.1) 的行波解, 这里, 初始条件为 (5.2.37)(后附彩图)

5.3 具有非局部滞后的反应扩散传染病动力学模型

本节研究一类具有固定潜伏期和非局部滞后的传染病动力学模型. 通过构造上、下解, 并利用交错迭代技术和 Schauder 不动点定理给出连接无病稳态解和地方病稳态解的行波解的存在性条件.

5.3.1 研究背景和模型的建立

令 $S(t), E(t), I(t)$ 和 $R(t)$ 分别表示 t 时刻易感者类、潜伏者类、染病者类和恢复者类的个体人数, 文献 [179] 研究了以下 SEIRS 传染病动力学模型:

$$\begin{cases} S'(t) = A - dS(t) - \lambda I(t)S(t) + \delta R(t), \\ E'(t) = \lambda I(t)S(t) - (\varepsilon + d)E(t), \\ I'(t) = \varepsilon E(t) - (\gamma + \alpha + d)I(t), \\ R'(t) = \gamma I(t) - (\delta + d)R(t), \end{cases} \tag{5.3.1}$$

式中, 参数 $A, d, \beta, \delta, \gamma, \alpha, \lambda$ 均为正常数, 其中 A 表示自然出生率且新生儿均为易感者, d 为自然死亡率, γ 是从染病者到恢复者的恢复系数, δ 为免疫衰减系数, 即恢复者类的免疫有效时间为 $1/\delta$, λ 为传染率, $\lambda S(t)I(t)$ 是双线性发生率, α 为因病死亡率, ε 为潜伏者转化为染病者的比率. 文献 [179] 给出了判断疾病流行与否的阈值.

模型 (5.3.1) 假设人群是均匀混合的 (所有个体接触是等可能的), 忽略了个体在空间中的随机移动. 正如文献 [180] 所述, 作为传染源载体的个体会在空间中随机移动, 且它们在空间上的分布并不均匀. 染病者个体在空间上的扩散会导致传染病的空间传播. 为描述这种空间扩散现象, 传染病传播可以用反应扩散模型来刻画[161-163,165].

在现实的生态学模型中, 时滞是空间异质的, 即时滞对时间和空间变量均会产生影响, 这主要是因为任意个体都有可能经过一段时间后在空间位置上发生变化, 此类时滞被称为非局部滞后[181-183,185].

受文献 [186] 的启发, 文献 [187] 讨论了以下反应扩散传染病模型:

$$
\begin{cases}
\dfrac{\partial S(x,t)}{\partial t} = D_S \dfrac{\partial^2 S(x,t)}{\partial x^2} + \Lambda - \mu S(x,t) - rI(x,t)S(x,t), \\[3mm]
\dfrac{\partial L(x,t)}{\partial t} = \displaystyle\int_0^\tau \left(D(a)\dfrac{\partial^2 E(x,a,t)}{\partial x^2} - (\sigma(a)+\gamma(a)+\mu)E(x,a,t)\right)\mathrm{d}a \\[3mm]
\qquad\qquad + rI(x,t)S(x,t) - E(x,\tau,t), \\[3mm]
\dfrac{\partial I(x,t)}{\partial t} = D_I \dfrac{\partial^2 I(x,t)}{\partial x^2} - (\sigma+\gamma+\mu)I(x,t) + E(x,\tau,t), \\[3mm]
\dfrac{\partial R(x,t)}{\partial t} = D_R \dfrac{\partial^2 R(x,t)}{\partial x^2} + \displaystyle\int_0^\tau \gamma(a)E(x,a,t)\mathrm{d}a + \gamma I(x,t) - \mu R(x,t),
\end{cases}
\tag{5.3.2}
$$

其中 $S(x,t), L(x,t), I(x,t)$ 和 $R(x,t)$ 分别表示易感者类、潜伏者类、感染者类和恢复者类在时刻 t 和位置 x 处的密度; a 表示感染年龄, $E(x,a,t)$ 表示时刻 t、位置 x 和感染年龄为 a 的潜伏者类的密度; $D(a)$, $\sigma(a)$ 和 $\gamma(a)$ 分别表示感染年龄为 a 的扩散系数、因病死亡率和恢复率; μ 为自然死亡率, r 为传染率, Λ 为易感者类的自然出生率, 时滞 τ 表示疾病的潜伏期时间; D_S 和 D_R 分别表示易感者类和恢复者类的空间扩散系数, 并对任意 $a \in [\tau, \infty)$, 假设 $D(a)=D_I$, $\sigma(a)=\sigma$, $\gamma(a)=\gamma$. 在上述假设下, 系统 (5.3.2) 可化为

$$\begin{cases} \dfrac{\partial S(x,t)}{\partial t} = D_S \dfrac{\partial^2 S(x,t)}{\partial x^2} + \Lambda - \mu S(x,t) - rI(x,t)S(x,t), \\[2mm] \dfrac{\partial L(x,t)}{\partial t} = D_L \dfrac{\partial^2 L(x,t)}{\partial x^2} + rI(x,t)S(x,t) - \bar{\mu}L(x,t) \\[2mm] \qquad\qquad - \varepsilon \displaystyle\int_{-\infty}^{\infty} rI(y,t-\tau)S(y,t-\tau)f_\alpha(x-y)\mathrm{d}y, \\[2mm] \dfrac{\partial I(x,t)}{\partial t} = D_I \dfrac{\partial^2 I(x,t)}{\partial x^2} - (\sigma+\gamma+\mu)I(x,t) \\[2mm] \qquad\qquad + \varepsilon \displaystyle\int_{-\infty}^{\infty} rI(y,t-\tau)S(y,t-\tau)f_\alpha(x-y)\mathrm{d}y, \\[2mm] \dfrac{\partial R(x,t)}{\partial t} = D_R \dfrac{\partial^2 R(x,t)}{\partial x^2} + \gamma_L L(x,t) + \gamma I(x,t) - \mu R(x,t), \end{cases} \tag{5.3.3}$$

其中

$$\bar{\mu} = \sigma_L + \gamma_L + \mu, \quad \alpha = \tau D_L, \quad \varepsilon = e^{-\bar{\mu}\tau}, \quad f_\alpha(x) = \frac{1}{\sqrt{4\pi\alpha}} e^{-\frac{x^2}{4\alpha}}.$$

模型 (5.3.3) 的非局部项表示个体在潜伏期内的移动.

我们注意到, 变量 $L(x,t)$ 和 $R(x,t)$ 不在系统 (5.3.3) 的第一和第三个方程中出现, 因此, 我们只需考虑以下子系统:

$$\begin{cases} \dfrac{\partial S(x,t)}{\partial t} = D_S \dfrac{\partial^2 S(x,t)}{\partial x^2} + \Lambda - \mu S(x,t) - rI(x,t)S(x,t), \\[2mm] \dfrac{\partial I(x,t)}{\partial t} = D_I \dfrac{\partial^2 I(x,t)}{\partial x^2} - \beta I(x,t) \\[2mm] \qquad\qquad + \varepsilon r \displaystyle\int_{-\infty}^{\infty} I(y,t-\tau)S(y,t-\tau)f_\alpha(x-y)\mathrm{d}y, \end{cases} \tag{5.3.4}$$

式中 $t > 0$ 且 $x \in \mathbb{R}$, $\beta = \sigma + \gamma + \mu$. 文献 [187] 研究了系统 (5.3.4) 解的存在性、唯一性、正性以及行波解的存在性, 并通过数值模拟估算了波速 c 的下界 c^*.

自文献 [188] 的开创性工作以来, 具有时滞的反应扩散系统行波解的存在性问题引起了许多学者的关注并取得了许多重要成果[169,171,182,183,185,189]. 文献 [169] 利用单调迭代技术及非标准指数序建立了小时滞条件下单调行波解的存在性. 文献 [185] 利用文献 [169] 中提出的迭代技术研究了一类具有非局部时滞的反应扩散竞争模型行波解的存在性. 文献 [182] 和 [183] 利用文献 [184] 中提出的方法分别研究了具有空间扩散和非局部时滞的捕食者-食饵模型行波解的存在性. 基于文献 [169] 的研究思路, 文献 [189] 将 Schauder 不动点定理运用到具有指数衰减范数的 Banach 空间 $C(\mathbb{R}, \mathbb{R}^n)$, 证明了具有拟单调反应项的反应扩散系统波前解的存在性, 并将波前解的存在性转化为更易得到的上、下解的存在性问题.

事实上, 具有空间扩散的传染病动力学模型通常既不满足拟单调条件也不满足指数拟单调条件. 文献 [107] 利用上、下解结合 Schauder 不动点定理证明了一类具有两个方程的时滞反应扩散方程组行波解的存在性, 其非线性反应项满足部分拟单调条件或部分指数拟单调条件.

受文献 [107] 和 [187] 的启发, 本节我们研究系统 (5.3.4) 在非线性反应项满足部分拟单调条件的假设下行波解的存在性.

5.3.2　局部稳定性

易知, 系统 (5.3.4) 总存在一个无病稳态解 $E_0(S_0, 0)$, 其中 $S_0 = \Lambda/\mu$. 通过计算, 可以得到系统 (5.3.4) 的疾病基本再生数

$$\mathscr{R}_0 = \frac{\Lambda \varepsilon r}{\beta \mu}.$$

它表示在一个全部是易感者的人群中, 进入一个易感者, 在其病程内传染的平均患者数, 它刻画了疾病传播的阈值. 易知当 $\mathscr{R}_0 > 1$, 系统 (5.3.4) 存在唯一地方病稳态解 $E^*(S^*, I^*)$, 其中

$$S^* = \frac{\beta}{r\varepsilon}, \quad I^* = \frac{\mu}{r}\left(\mathscr{R}_0 - 1\right).$$

设 $\hat{E}(S^0, I^0)$ 为系统 (5.3.4) 的任意可行稳态解. 由文献 [190] 和 [191] 可知, 当且仅当

$$\begin{vmatrix} \lambda + D_S\sigma^2 + \mu + rI^0 & rS^0 \\ -\varepsilon rI^0 e^{-\lambda\tau}e^{-\alpha\sigma^2} & \lambda + D_I\sigma^2 + \beta - \varepsilon rS^0 e^{-\lambda\tau}e^{-\alpha\sigma^2} \end{vmatrix} = 0$$

成立, (5.3.4) 相应的线性系统具有形如 $(c_1, c_2)e^{\lambda t + i\sigma x}$ 的非平凡解, 即要求

$$\left(\lambda + D_S\sigma^2 + \mu + rI^0\right)\left(\lambda + D_I\sigma^2 + \beta - \varepsilon rS^0 e^{-\lambda\tau}e^{-\alpha\sigma^2}\right) + \varepsilon r^2 S^0 I^0 e^{-\lambda\tau}e^{-\alpha\sigma^2} = 0. \tag{5.3.5}$$

对于无病稳态解 $E_0(S_0, 0)$, 方程 (5.3.5) 可简化为

$$\left(\lambda + D_S\sigma^2 + \mu\right)\left(\lambda + D_I\sigma^2 + \beta - \frac{\varepsilon r\Lambda}{\mu}e^{-\lambda\tau}e^{-\alpha\sigma^2}\right) = 0. \tag{5.3.6}$$

显然, 方程 (5.3.6) 总有一个负实根 $\lambda = -D_S\sigma^2 - \mu$, 其他根由下述方程确定:

$$\lambda + D_I\sigma^2 + \beta - \frac{\varepsilon r\Lambda}{\mu}e^{-\lambda\tau}e^{-\alpha\sigma^2} = 0. \tag{5.3.7}$$

当 $\beta\mu > \Lambda\varepsilon r$ 时, 我们断言, 对任意 $\tau > 0$, 方程 (5.3.7) 的根均具有负实部. 若否, 则

至少有一个根满足 $\mathrm{Re}\lambda \geqslant 0$. 在此情形下, 有

$$\mathrm{Re}\lambda = -D_I\sigma^2 - \beta + \frac{\varepsilon r\Lambda}{\mu}e^{-\tau\mathrm{Re}\lambda}e^{-\alpha\sigma^2}\cos(\tau\mathrm{Im}\lambda)$$

$$\leqslant -D_I\sigma^2 - \beta + \frac{\varepsilon r\Lambda}{\mu}$$

$$< 0,$$

矛盾. 因此, 对任意 $\tau > 0$, 方程 (5.3.6) 的根均具有负实部. 相应地, 当 $\beta\mu > \Lambda\varepsilon r$ 时, 稳态解 $E_0(\Lambda/\mu, 0)$ 是局部渐近稳定的.

令

$$g(\lambda) = \lambda + D_I\sigma^2 + \beta - \frac{\varepsilon r\Lambda}{\mu}e^{-\lambda\tau}e^{-\alpha\sigma^2}.$$

若 $\mathscr{R}_0 > 1$ 成立, 对于实数 λ, 存在 σ 满足

$$g(0) = D_I\sigma^2 + \beta - \frac{\varepsilon r\Lambda}{\mu}e^{-\alpha\sigma^2} < 0, \quad \lim_{\lambda\to+\infty}g(\lambda) = +\infty.$$

因此, 方程 (5.3.6) 至少存在一个正实根, 从而, 若 $\mathscr{R}_0 > 1$ 成立, 则 $E_0(\Lambda/\mu, 0)$ 不稳定.

对于地方病稳态解 $E^*(S^*, I^*)$, 方程 (5.3.5) 可简化为

$$\left(\lambda + D_S\sigma^2 + \frac{\varepsilon r\Lambda}{\beta}\right)(\lambda + D_I\sigma^2 + \beta - \beta e^{-\lambda\tau}e^{-\alpha\sigma^2}) + (\varepsilon r\Lambda - \mu\beta)e^{-\lambda\tau}e^{-\alpha\sigma^2} = 0. \quad (5.3.8)$$

将方程 (5.3.8) 改写为

$$\lambda + D_I\sigma^2 + \beta - \beta e^{-\lambda\tau}e^{-\alpha\sigma^2} + \frac{(\varepsilon r\Lambda - \mu\beta)\beta e^{-\lambda\tau}e^{-\alpha\sigma^2}}{\beta\lambda + D_S\beta\sigma^2 + \varepsilon r\Lambda} = 0. \quad (5.3.9)$$

当 $\tau = 0$ 时, 假设 $\mathrm{Re}\lambda \geqslant 0$, 则有

$$\mathrm{Re}\lambda = -D_I\sigma^2 - \beta + \beta e^{-\alpha\sigma^2} - \frac{(\varepsilon r\Lambda - \mu\beta)\beta e^{-\alpha\sigma^2}(\beta\mathrm{Re}\lambda + D_S\beta\sigma^2 + \varepsilon r\Lambda)}{(\beta\mathrm{Re}\lambda + D_S\beta\sigma^2 + \varepsilon r\Lambda)^2 + (\mathrm{Im}\lambda)^2}$$

$$\leqslant -D_I\sigma^2 - \frac{(\varepsilon r\Lambda - \mu\beta)\beta e^{-\alpha\sigma^2}(\beta\mathrm{Re}\lambda + D_S\beta\sigma^2 + \varepsilon r\Lambda)}{(\beta\mathrm{Re}\lambda + D_S\beta\sigma^2 + \varepsilon r\Lambda)^2 + (\mathrm{Im}\lambda)^2}$$

$$< 0,$$

这与假设 $\mathrm{Re}\lambda \geqslant 0$ 矛盾. 因此, 当 $\tau = 0$ 时, $E^*(S^*, I^*)$ 是局部渐近稳定的.

假设 $\mathrm{i}\omega(\omega > 0)$ 是方程 (5.3.8) 的根, 分离实部与虚部, 可得

$$\begin{cases} p_1\omega = q_0\sin\omega\tau - q_1\omega\cos\omega\tau, \\ \omega^2 - p_0 = q_0\cos\omega\tau + q_1\omega\sin\omega\tau, \end{cases} \quad (5.3.10)$$

其中

$$p_0 = \left(D_S\sigma^2 + \frac{\varepsilon r\Lambda}{\beta} \right)(D_I\sigma^2 + \beta),$$

$$p_1 = D_S\sigma^2 + \frac{\varepsilon r\Lambda}{\beta} + D_I\sigma^2 + \beta,$$

$$q_0 = -\beta e^{-\alpha\sigma^2}(D_S\sigma^2 + \mu),$$

$$q_1 = -\beta e^{-\alpha\sigma^2}.$$

将 (5.3.10) 的两个方程等式两端分别平方并相加, 可得

$$\omega^4 + (p_1^2 - 2p_0 - q_1^2)\omega^2 + p_0^2 - q_0^2 = 0. \tag{5.3.11}$$

令 $z = \omega^2$, 则方程 (5.3.11) 可化为

$$z^2 + (p_1^2 - 2p_0 - q_1^2)z + p_0^2 - q_0^2 = 0. \tag{5.3.12}$$

易知, 对任意 $i \geqslant 1$, $p_1^2 - 2p_0 - q_1^2 > 0$ 和 $p_0^2 - q_0^2 > 0$ 成立, 从而方程 (5.3.12) 无正实根. 因此, 若 (H1) 成立, 则对任意 $\tau \geqslant 0$, 地方病稳态解 $E^*(S^*, I^*)$ 是局部渐近稳定的.

综上所述, 我们可得以下结论.

定理 5.3.1　假定 (H1) 成立. 对于系统 (5.3.4), 有

(i) 当 $\mathscr{R}_0 < 1$ 时, 无病稳态解 $E_0(S_0, 0)$ 是局部渐近稳定的, 当 $\mathscr{R}_0 > 1$ 时, E_0 不稳定.

(ii) 当 $\mathscr{R}_0 > 1$ 时, 对任意 $\tau > 0$, 地方病稳态解 $E^*(S^*, I^*)$ 是局部渐近稳定的.

5.3.3　行波解的存在性

令 $\hat{S}(x,t) = S_0 - S(x,t)$, 则系统 (5.3.4) 可化为 (为方便, 仍用 S 表示 $\hat{S}$)

$$\begin{cases} \dfrac{\partial S}{\partial t} = D_S\dfrac{\partial^2 S}{\partial x^2} - \mu S(x,t) + rI(x,t)(S_0 - S(x,t)), \\[3mm] \dfrac{\partial I}{\partial t} = D_I\dfrac{\partial^2 I}{\partial x^2} + \varepsilon\displaystyle\int_{-\infty}^{\infty} rI(y,t-\tau)(S_0 - S(y,t-\tau))f_\alpha(x-y)\mathrm{d}y \\[3mm] \qquad - \beta I(x,t). \end{cases} \tag{5.3.13}$$

假定系统 (5.3.13) 具有形如 $S(x,t) = \phi(x+ct)$, $I(x,t) = \psi(x+ct)$ 的行波解, 其中 $\phi, \psi \in \mathcal{C}^2(\mathbb{R}, \mathbb{R}^2)$, 常数 $c > 0$ 表示波速. 将 $S(x,t) = \phi(x+ct)$, $I(x,t) = \psi(x+ct)$ 代入系统 (5.3.13) 并将 $x+ct$ 换为 t, 可得

$$\begin{cases} D_S\phi''(t) - c\phi'(t) + f_{c1}(\phi_t, \psi_t) = 0, \\ D_I\psi''(t) - c\psi'(t) + f_{c2}(\phi_t, \psi_t) = 0, \end{cases} \tag{5.3.14}$$

其中

$$\begin{cases} f_{c1}(\phi_t, \psi_t) = -\mu\phi(t) + r\psi(t)\big(S_0 - \phi(t)\big), \\ f_{c2}(\phi_t, \psi_t) = -\beta\psi(t) + \varepsilon \int_{-\infty}^{\infty} r\psi(t - c\tau - y)\big(S_0 - \phi(t - c\tau \\ \qquad\qquad - y)\big) f_\alpha(y)\mathrm{d}y. \end{cases} \tag{5.3.15}$$

方程 (5.3.14) 的边界条件为

$$\begin{cases} \lim\limits_{t\to-\infty} \phi(t) = 0, \quad \lim\limits_{t\to+\infty} \phi(t) = k_1, \\ \lim\limits_{t\to-\infty} \psi(t) = 0, \quad \lim\limits_{t\to+\infty} \psi(t) = k_2, \end{cases} \tag{5.3.16}$$

其中 $k_1 = S_0 - S^*, k_2 = I^*$.

下面给出系统 (5.3.14) 的上、下解的定义.

定义 5.3.1 如果存在一对连续函数 $\overline{\Phi} = (\overline{\phi}, \overline{\psi})$ 和 $\underline{\Phi} = (\underline{\phi}, \underline{\psi})$ 在 $\mathbb{R}$ 上几乎处处二阶可微和本质有界, 且满足

$$D_S \overline{\phi}''(t) - c\overline{\phi}'(t) + f_{c1}(\overline{\phi}_t, \overline{\psi}_t) \leqslant 0, \quad \text{a.e. } in \ \mathbb{R}, \tag{5.3.17}$$

$$D_I \overline{\psi}''(t) - c\overline{\psi}'(t) + f_{c2}(\underline{\phi}_t, \overline{\psi}_t) \leqslant 0, \quad \text{a.e. } in \ \mathbb{R}, \tag{5.3.18}$$

以及

$$D_S \underline{\phi}''(t) - c\underline{\phi}'(t) + f_{c1}(\underline{\phi}_t, \underline{\psi}_t) \geqslant 0, \quad \text{a.e. } in \ \mathbb{R}, \tag{5.3.19}$$

$$D_I \underline{\psi}''(t) - c\underline{\psi}'(t) + f_{c2}(\overline{\phi}_t, \underline{\psi}_t) \geqslant 0, \quad \text{a.e. } in \ \mathbb{R}, \tag{5.3.20}$$

则称 $\overline{\Phi}$ 和 $\underline{\Phi}$ 为系统 (5.3.14) 的一对上、下解.

不同于文献 [169] 定义的标准上、下解, 不等式 (5.3.18) 和 (5.3.20) 中的 f_{c2} 采用交错迭代格式来估计.

选取

$$\beta_1 \geqslant \mu + rM_2, \quad \beta_2 \geqslant \beta, \tag{5.3.21}$$

并定义

$$H_1(\phi, \psi) = f_{c1}(\phi_t, \psi_t) + \beta_1\phi(t), \quad H_2(\phi, \psi) = f_{c2}(\phi_t, \psi_t) + \beta_2\psi(t), \tag{5.3.22}$$

其中

$$M_2 = \max_{t \in \mathbb{R}} \psi(t),$$

且对于 $(\phi, \psi) \in \mathcal{C}_K(\mathbb{R}, \mathbb{R}^2) := \{(\phi, \psi) \in \mathcal{C}(\mathbb{R}, \mathbb{R}^2) : (0, 0) \leqslant (\phi, \psi) \leqslant (k_1, k_2)\}$,

$$F_1(\phi, \psi)(t) = \frac{1}{D_S(\lambda_2 - \lambda_1)} \left[\int_{-\infty}^{t} e^{\lambda_1(t-s)} H_1(\phi, \psi)(s)\mathrm{d}s \right.$$
$$\left. + \int_{t}^{\infty} e^{\lambda_2(t-s)} H_1(\phi, \psi)(s)\mathrm{d}s \right],$$

$$F_2(\phi,\psi)(t) = \frac{1}{D_I(\lambda_4 - \lambda_3)}\left[\int_{-\infty}^t e^{\lambda_3(t-s)}H_2(\phi,\psi)(s)\mathrm{d}s\right.$$
$$\left. + \int_t^\infty e^{\lambda_4(t-s)}H_2(\phi,\psi)(s)\mathrm{d}s\right],$$

其中

$$\lambda_1 = \frac{c - \sqrt{c^2 + 4\beta_1 D_S}}{2D_S}, \quad \lambda_2 = \frac{c + \sqrt{c^2 + 4\beta_1 D_S}}{2D_S},$$

$$\lambda_3 = \frac{c - \sqrt{c^2 + 4\beta_2 D_I}}{2D_I}, \quad \lambda_4 = \frac{c + \sqrt{c^2 + 4\beta_2 D_I}}{2D_I}.$$

定义以下域集:

$$\Gamma((\underline{\phi},\underline{\psi}),(\overline{\phi},\overline{\psi})) = \left\{\begin{array}{l}\text{(i)}\ (\phi(t),\psi(t)) \in \mathcal{C}(\mathbb{R},\mathbb{R}^2);\\ \text{(ii)}\ \underline{\phi}(t) \leqslant \phi(t) \leqslant \overline{\phi}(t), \underline{\psi}(t) \leqslant \psi(t) \leqslant \overline{\psi}(t)\end{array}\right\}.$$

由文献 [107] 的引理 3.1— 引理 3.6 可得以下结论:

引理 5.3.2 $F(\Gamma((\underline{\phi},\underline{\psi}),(\overline{\phi},\overline{\psi}))) \subset \Gamma((\underline{\phi},\underline{\psi}),(\overline{\phi},\overline{\psi}))$, 其中 $F = (F_1, F_2)$.

引理 5.3.3 $F : \Gamma((\underline{\phi},\underline{\psi}),(\overline{\phi},\overline{\psi})) \to \Gamma((\underline{\phi},\underline{\psi}),(\overline{\phi},\overline{\psi}))$ 是一个压缩映射.

由引理 5.3.2 和 5.3.3 可知, 系统 (5.3.13) 行波解的存在性等同于系统 (5.3.14) 满足以下条件的下解 $(\underline{\phi}(t),\underline{\psi}(t))$ 和上解 $(\overline{\phi}(t),\overline{\psi}(t))$ 的存在性:

(P1) $(0,0) \leqslant (\underline{\phi}(t),\underline{\psi}(t)) \leqslant (\overline{\phi}(t),\overline{\psi}(t)) \leqslant (M_1, M_2)$, $t \in \mathbb{R}$.

(P2) $\lim_{t\to-\infty}(\underline{\phi}(t),\underline{\psi}(t)) = (0,0)$, $\lim_{t\to+\infty}(\overline{\phi}(t),\overline{\psi}(t)) = (k_1, k_2)$.

为简化上、下解的构造, 假定 $D_L = D_S = D_I = D$.

令 $c > c^* = \max\{2\sqrt{D(\varepsilon r S_0 - \beta)}, 2\sqrt{Drk_2}\}$, 则存在 $0 < \lambda_0 \leqslant c/D$ 满足

$$Dk_1\lambda_0^2 - ck_1\lambda_0 - \mu k_1 + rk_2 S_0 \leqslant 0,$$

以及

$$D\lambda_0^2 - c\lambda_0 - \beta + \varepsilon r S_0 \leqslant 0.$$

选择 $\varepsilon_i > 0$ $(i = 0, 1, 2, 3, 4)$ 满足

$$\begin{cases}(k_1 + \varepsilon_1)(\mu + rM_2) - rS_0 M_2 > \varepsilon_0,\\ \beta(k_2 + \varepsilon_2) - \varepsilon r S_0 M_2 > \varepsilon_0,\\ \mu\varepsilon_3 + r\varepsilon_3(k_2 - \varepsilon_4) - r\varepsilon_4(S_0 - k_1) > \varepsilon_0, \\ \beta\varepsilon_4 - rk_2\varepsilon\varepsilon_1 > \varepsilon_0,\\ \varepsilon_4 - k_2 > \varepsilon_0.\end{cases} \tag{5.3.23}$$

基于上述常数和满足 $t_3 \geqslant t_4 \geqslant t_2 \geqslant t_1 > 0$ 的常数 $t_i (i = 1, 2, 3, 4)$, 定义连续函数 $\Phi(t) = (\phi_1(t), \psi_1(t))$ 和 $\Psi(t) = (\phi_2(t), \psi_2(t))$:

$$\phi_1(t) = \begin{cases} k_1 e^{\lambda_0 t}, & t \leqslant t_1, \\ k_1 + \varepsilon_1 e^{-\lambda t}, & t > t_1, \end{cases} \qquad \psi_1(t) = \begin{cases} k_2 e^{\lambda_0 t}, & t \leqslant t_2, \\ k_2 + \varepsilon_2 e^{-\lambda t}, & t > t_2, \end{cases}$$

$$\phi_2(t) = \begin{cases} 0, & t \leqslant t_3, \\ k_1 - \varepsilon_3 e^{-\lambda t}, & t > t_3, \end{cases} \qquad \psi_2(t) = \begin{cases} 0, & t \leqslant t_4, \\ k_2 - \varepsilon_4 e^{-\lambda t}, & t > t_4, \end{cases}$$

其中 $\lambda > 0$ 为待定常数. 易知 $M_1 = \sup_{t \in \mathbb{R}} \phi_1 > k_1$, $M_2 = \sup_{t \in \mathbb{R}} \psi_1 > k_2$, $\Phi(t) = (\phi_1(t), \psi_1(t))$, $\Psi(t) = (\phi_2(t), \psi_2(t))$ 满足 (P1) 和 (P2).

引理 5.3.4　$\Phi(t) = (\phi_1(t), \psi_1(t))$ 为系统 (5.3.13) 的一个上解.

证明　当 $t \leqslant t_1$ 时, $\phi_1(t) = k_1 e^{\lambda_0 t}$ 且 $\psi_1(t) = k_2 e^{\lambda_0 t}$, 则有

$$D_S \phi_1''(t) - c\phi_1'(t) - \mu\phi_1(t) + r\psi_1(t)(S_0 - \phi_1(t))$$
$$\leqslant Dk_1\lambda_0^2 e^{\lambda_0 t} - ck_1\lambda_0 e^{\lambda_0 t} - \mu k_1 e^{\lambda_0 t} + rk_2 S_0 e^{\lambda_0 t}$$
$$= e^{\lambda_0 t}(Dk_1\lambda_0^2 - ck_1\lambda_0 - \mu k_1 + rk_2 S_0)$$
$$\leqslant 0.$$

当 $t > t_1$ 时, $\phi_1(t) = k_1 + \varepsilon_1 e^{-\lambda t}$ 且 $\psi_1(t) \leqslant M_2$, 可知

$$D_S \phi_1''(t) - c\phi_1'(t) - \mu\phi_1(t) + r\psi_1(t)(S_0 - \phi_1(t)) \leqslant e^{-\lambda t} I_1(\lambda),$$

其中

$$I_1(\lambda) = D\varepsilon_1\lambda^2 + c\varepsilon_1\lambda - \mu\varepsilon_1 - r\varepsilon_1 M_2 - (\mu k_1 - rS_0 M_2 + rk_1 M_2)e^{\lambda t}.$$

由 $(k_1 + \varepsilon_1)(\mu + rM_2) - rS_0 M_2 > \varepsilon_0$ 可知 $I_1(0) < 0$ 且存在 $\lambda_1^* > 0$ 使得对任意 $\lambda \in (0, \lambda_1^*)$ 满足 $I_1(\lambda) < 0$.

当 $t \leqslant t_2$ 时, $\psi_1(t) = k_2 e^{\lambda_0 t}$, $\psi_1(t - c\tau - y) = k_2 e^{\lambda_0(t - c\tau - y)}$, 可知

$$D_I \psi_1''(t) - c\psi_1'(t) - \beta\psi_1(t)$$
$$+ \varepsilon \int_{-\infty}^{\infty} r\psi_1(t - c\tau - y)(S_0 - \phi_2(t - c\tau - y))f_\alpha(y)\mathrm{d}y$$
$$\leqslant Dk_2\lambda_0^2 e^{\lambda_0 t} - ck_2\lambda_0 e^{\lambda_0 t} - \beta k_2 e^{\lambda_0 t} + \varepsilon r k_2 S_0 \int_{-\infty}^{\infty} e^{\lambda_0(t - c\tau - y)}f_\alpha(y)\mathrm{d}y$$
$$= k_2 e^{\lambda_0 t}(D\lambda_0^2 - c\lambda_0 - \beta + \varepsilon rS_0 e^{\alpha\lambda_0^2 - c\tau\lambda_0})$$
$$\leqslant k_2 e^{\lambda_0 t}(D\lambda_0^2 - c\lambda_0 - \beta + \varepsilon rS_0)$$
$$\leqslant 0.$$

当 $t > t_2$ 时, $\psi_1(t) = k_2 + \varepsilon_2 e^{-\lambda t}$, $\psi_1(t - c\tau - y) \leqslant M_2$, 则有

$$D_I \psi_1''(t) - c\psi_1'(t) - \beta \psi_1(t)$$

$$+ \varepsilon \int_{-\infty}^{\infty} r\psi_1(t - c\tau - y)\big(S_0 - \phi_2(t - c\tau - y)\big)f_\alpha(y)\mathrm{d}y \leqslant I_2(\lambda),$$

这里

$$I_2(\lambda) = D\varepsilon_2\lambda^2 e^{-\lambda t} + c\varepsilon_2\lambda e^{-\lambda t} - \beta(k_2 + \varepsilon_2 e^{-\lambda t}) + \varepsilon r S_0 M_2.$$

由 $\beta(k_2 + \varepsilon_2) - \varepsilon r S_0 M_2 > \varepsilon_0$ 可知 $I_2(0) < 0$ 且存在 $\lambda_2^* > 0$ 使得对任意 $\lambda \in (0, \lambda_2^*)$ 满足 $I_2(\lambda) < 0$.

选择 $\lambda \in (0, \min\{\lambda_1^*, \lambda_2^*\})$, 结论成立. □

引理 5.3.5　$\Psi(t) = (\phi_2(t), \psi_2(t))$ 为系统 (5.3.13) 的一个下解.

证明　当 $t \leqslant t_3$ 时, $\phi_2(t) = 0$, 则

$$D_S \phi_2''(t) - c\phi_2'(t) - \mu\phi_2(t) + r\psi_2(t)(S_0 - \phi_2(t)) \geqslant r S_0 \psi_2(t) \geqslant 0.$$

当 $t > t_3$ 时, $\phi_2(t) = k_1 - \varepsilon_3 e^{-\lambda t}$ 且有 $\psi_2(t) = k_2 - \varepsilon_4 e^{-\lambda t}$, 可知

$$D_S \phi_2''(t) - c\phi_2'(t) - \mu\phi_2(t) + r\psi_2(t)(S_0 - \phi_2(t)) = e^{-\lambda t} I_3(\lambda),$$

这里

$$I_3(\lambda) = -D\varepsilon_3\lambda^2 - c\varepsilon_3\lambda + \mu\varepsilon_3 + r\varepsilon_3(k_2 - \varepsilon_4 e^{-\lambda t}) - r\varepsilon_4(S_0 - k_1).$$

则由 $\mu\varepsilon_3 + r\varepsilon_3(k_2 - \varepsilon_4) - r\varepsilon_4(S_0 - k_1) > \varepsilon_0$ 可知 $I_3(0) > 0$ 且存在 $\lambda_3^* > 0$ 使得对任意 $\lambda \in (0, \lambda_3^*)$ 满足 $I_3(\lambda) > 0$.

当 $t \leqslant t_4$ 时, $\psi_2(t) = 0$, 则有

$$D_I \psi_2''(t) - c\psi_2'(t) - \beta\psi_2(t)$$

$$+ \varepsilon \int_{-\infty}^{\infty} r\psi_2(t - c\tau - y)\big(S_0 - \phi_1(t - c\tau - y)\big)f_\alpha(y)\mathrm{d}y$$

$$= \varepsilon \int_{-\infty}^{\infty} r\psi_2(t - c\tau - y)\big(S_0 - \phi_1(t - c\tau - y)\big)f_\alpha(y)\mathrm{d}y$$

$$= \varepsilon \int_{-\infty}^{-c\tau} r\psi_2(t - c\tau - y)\big(S_0 - \phi_1(t - c\tau - y)\big)f_\alpha(y)\mathrm{d}y$$

$$+ \varepsilon \int_{-c\tau}^{\infty} r\psi_2(t - c\tau - y)\big(S_0 - \phi_1(t - c\tau - y)\big)f_\alpha(y)\mathrm{d}y.$$

当 $y \in [-c\tau, \infty)$ 时, $t - c\tau - y \in (-\infty, t_4]$, $\psi_2(t - c\tau - y) = 0$, 这说明 $\varepsilon \int_{-c\tau}^{\infty} r\psi_2(t -$

$c\tau - y)\big(S_0 - \phi_1(t - c\tau - y)\big)f_\alpha(y)\mathrm{d}y = 0.$ 当 $y \in (-\infty, -c\tau)$ 时, $t - c\tau - y \in (t_4, \infty]$, $\psi_2(t - c\tau - y) \geqslant 0.$ 由 $t_4 > t_1$ 和 $e^{-\lambda t_4} = k_2\varepsilon_1/\varepsilon_4$ 可知 $\phi_1(t - c\tau - y) = k_1 + \varepsilon_1 e^{-\lambda(t-c\tau-y)} \geqslant k_1 + \varepsilon_1 e^{-\lambda t_4} = k_1 + k_2\varepsilon_1/\varepsilon_4.$ 根据 $k_1 = S_0 - S^*$ 和 $\beta\varepsilon_4 - rk_2\varepsilon\varepsilon_1 > \varepsilon_0$ 可知 $S_0 - \phi_1(t - c\tau - y) \geqslant \beta/(r\varepsilon) - k_2\varepsilon_1/\varepsilon_4 \geqslant 0,$ 即 $\varepsilon\int_{-\infty}^{-c\tau} r\psi_2(t - c\tau - y)\big(S_0 - \phi_1(t - c\tau - y)\big)f_\alpha(y)\mathrm{d}y \geqslant 0.$

综上所述, $D_I\psi_2''(t) - c\psi_2'(t) - \beta\psi_2(t) + \varepsilon\int_{-\infty}^{\infty} r\psi_2(t - c\tau - y)\big(S_0 - \phi_1(t - c\tau - y)\big)f_\alpha(y)\mathrm{d}y \geqslant 0.$

当 $t > t_4$ 时, $\psi_2(t) = k_2 - \varepsilon_4 e^{-\lambda t}.$ 同理可知

$$\varepsilon\int_{-\infty}^{\infty} r\psi_2(t - c\tau - y)\big(S_0 - \phi_1(t - c\tau - y)\big)f_\alpha(y)\mathrm{d}y \geqslant 0.$$

因此有

$$D_I\psi_2''(t) - c\psi_2'(t) - \beta\psi_2(t)$$
$$+ \varepsilon\int_{-\infty}^{\infty} r\psi_2(t - c\tau - y)\big(S_0 - \phi_1(t - c\tau - y)\big)f_\alpha(y)\mathrm{d}y \geqslant I_4(\lambda),$$

这里

$$I_4(\lambda) = -D_I\varepsilon_4\lambda^2 e^{-\lambda t} - c\varepsilon_4\lambda e^{-\lambda t} - \beta(k_2 - \varepsilon_4 e^{-\lambda t}),$$

则由 $\varepsilon_4 - k_2 > \varepsilon_0$ 可知 $I_4(0) > 0$ 且存在 $\lambda_4^* > 0$ 使得对任意 $\lambda \in (0, \lambda_4^*)$ 满足 $I_4(\lambda) > 0.$

令 $\lambda \in (0, \min\{\lambda_3^*, \lambda_4^*\})$, 结论成立. $\qquad\square$

定理 5.3.6 若 $\mathscr{R}_0 > 1$, 则系统 (5.3.4) 存在连接无病稳态解 $E_0(S_0, 0)$ 和地方病稳态解 $E^*(S^*, I^*)$ 的行波解.

证明 结合引理 5.3.2— 引理 5.3.5 以及 Schauder 不动点定理可知, 在 $\Gamma((\underline{\phi}, \underline{\psi}), (\overline{\phi}, \overline{\psi}))$ 上 F 存在一个不动点 $(\phi^*(t), \psi^*(t))$, 即系统 (5.3.14) 的一个解.

为了证明该解即为行波解, 首先要验证其满足渐近边界条件 (5.3.16).

根据 (P2) 和

$$(0, 0) \leqslant (\underline{\phi}(t), \underline{\psi}(t)) \leqslant (\phi^*(t), \psi^*(t)) \leqslant (\overline{\phi}(t), \overline{\psi}(t)) \leqslant (M_1, M_2),$$

可知

$$\lim_{t\to-\infty}(\phi^*(t), \psi^*(t)) = (0, 0)$$

且

$$\lim_{t\to\infty}(\phi^*(t), \psi^*(t)) = (k_1, k_2).$$

因此, 不动点 $(\phi^*(t), \psi^*(t))$ 满足渐近边界条件 (5.3.16). 由此可知, 系统 (5.3.13) 存在连接稳态解 $(0,0)$ 和 (k_1, k_2) 的行波解, 相应地, 系统 (5.3.4) 存在连接无病稳态解 $E_0(S_0, 0)$ 和地方病稳态解 $E^*(S^*, I^*)$ 的行波解. □

5.3.4 数值模拟

系统 (5.3.4) 的初始条件和 Neumann 边界条件为

$$\begin{cases} \dfrac{\partial S(x,t)}{\partial x} = \dfrac{\partial I(x,t)}{\partial x} = 0, & t \geqslant 0, x \in \partial\Omega, \\ S(x,t) = \delta_1(x,t), \ I(x,t) = \delta_2(x,t), & t \in [-\tau, 0], x \in \bar{\Omega}, \end{cases} \tag{5.3.24}$$

其中 $\Omega \in \mathbb{R}$ 为一具有光滑边界 $\partial\Omega$ 的有界区域.

例 5.3.1 令 $\Lambda = 1$, $\mu = r = 0.5$, $\sigma_L = \gamma_L = 0$, $\sigma = \gamma = 0.25$, $D_S = D_L = D_I = 10$, $\tau = 1$, $\delta_1(x,t) = \delta_2(x,t) = 0.0001$. 易知系统 (5.3.4) 的基本再生数为 $\mathscr{R}_0 = 0.6065 < 1$, 系统 (5.3.4) 只存在无病稳态解 $E_0(2,0)$, 由定理 5.3.1 可知 E_0 是局部渐近稳定的, 如图 5.3.1 所示.

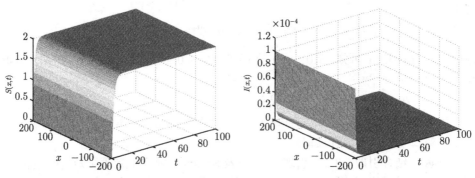

图 5.3.1 例 5.3.1 情形下系统 (5.3.4) 解的渐近性态 (后附彩图)

例 5.3.2 令 $\Lambda = 5$, $\mu = r = 0.5$, $\sigma_L = \gamma_L = 0$, $\sigma = \gamma = 0.25$, $D_S = D_L = D_I = 10$, $\tau = 1$, $\delta_1(x,t) = 10.0001$, $\delta_2(x,t) = 0.0001$. 计算可得, 系统 (5.3.4) 的基本再生数为 $\mathscr{R}_0 = 3.0327 > 1$, 系统 (5.3.4) 存在无病稳态解 $E_0(10,0)$ 和地方病稳态解 $E^*(3.2974, 2.0327)$. 由定理 5.3.1 可知, 无病稳态解 E_0 不稳定而地方病稳态解 E^* 是局部渐近稳定的. 由定理 5.3.6 知, 系统 (5.3.4) 存在连接稳态解 E_0 和 E^* 的行波解, 如图 5.3.2 所示. 我们注意到, 该行波解并不具备单调性.

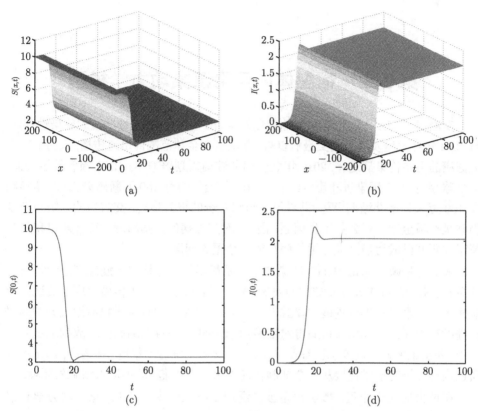

图 5.3.2 例 5.3.2 情形下系统 (5.3.4) 行波解的存在性: (a) 易感者类; (b) 感染者类;
(c) $x = 0$ 处的易感者类; (d) $x = 0$ 处的感染者类 (后附彩图)

第 6 章　宿主体内病毒感染动力学模型

艾滋病 (AIDS) 是由人类免疫缺陷病毒 (HIV) 引起的一种严重的感染性疾病. 自 1981 年在美国发现首例艾滋病以来, 艾滋病在全球范围内迅速传播, 成为危害人类健康的主要传染病之一. 2017 年联合国艾滋病规划署 (UNAIDS) 报告显示, 2016 年全球存活 HIV 感染者和患者约有 3670 万, 当年约有 180 万新感染 HIV, 全年约有 100 万人死于艾滋病[192]. 世界卫生组织发表的报告指出, 艾滋病的预防与控制仍然是一项全球主要公共卫生问题. 因此, 对艾滋病的发病机理、流行规律和防控策略的研究已成为当今世界亟待解决的一个重大问题.

人类免疫缺陷病毒 (HIV) 感染的特点是病毒复制与特定免疫反应之间复杂的动态相互作用, 最终导致艾滋病的发展. 病毒在靶细胞群中的传播速度已被证明影响病毒控制水平和疾病进展的模式[193]. 病毒可以通过两种基本机制通过靶细胞群传播[194]: ①在 virus-to-cell(病毒对细胞) 的感染中, 病毒从细胞内释放到细胞外环境中, 并感染所遇到的易感靶细胞; ②在 cell-to-cell(细胞对细胞) 传播中, 病毒可以通过病毒突触的形成直接从一个细胞传递到另一个细胞, 而不进入细胞外环境.

在过去的几十年里, 数学模型被广泛用于宿主体内的 HIV 感染动力学和宿主间艾滋病传播动力学研究中. 一方面, 许多文献专门从宏观角度关注宿主种群水平上的艾滋病传播动力学, 以预测艾滋病未来的流行规律并提出可能的控制策略[195-198]. 另一方面, 越来越多的学者开始从微观角度关注导致艾滋病的罪魁祸首——病原体, 研究描述 CD4$^+$T 细胞与 HIV 相互作用的病毒感染动力学模型[199, 200], 这些开创性工作促进了宿主体内病毒感染群体动力学的研究和发展. 在过去的几十年间, 人们对 HIV 的分子生物学复杂性、HIV 感染后的临床过程、HIV 的发病机制、对感染的免疫反应和抗逆转录病毒治疗等方面做了大量研究并已取得了许多重要进展[199, 201].

6.1　具有分布型胞内时滞的 HIV-1 感染动力学模型

6.1.1　研究背景和模型的建立

实验技术和数学建模的结合对 HIV-1 传播机理的研究已取得了重要进展, 并进一步加深了人们对 HIV-1 感染的理解[199-206]. 研究 HIV-1 感染的模型中最基础的变量应包括未感染的靶细胞 x, 可产生病毒的被感染细胞 y 和游离病毒 v. 使用蛋白酶抑制剂后病毒被分为两种: 一种是传染性的 v_I, 即不受蛋白酶抑制剂的影响; 另一种为非感染性的 v_{NI}, 即由于蛋白酶抑制剂的作用阻止了病毒成熟为感染性颗粒. 文献 [205]—[207] 分别提出了描述 HIV-1 病毒感染动力学的基础模型:

$$\begin{cases} \dot{x}(t) = \lambda - dx(t) - \bar{\beta}x(t)v(t), \\ \dot{y}(t) = \bar{\beta}x(t)v(t) - ay(t), \\ \dot{v}(t) = \bar{k}y(t) - uv(t), \end{cases} \tag{6.1.1}$$

其中 λ 为未感染的靶细胞从前组织 (如胸腺) 中的常数产生率. 未感染细胞以速率 dx 死亡, 并以速率 $\bar{\beta}xv$ 成为被感染细胞, 其中 $\bar{\beta}$ 是描述感染过程的速率常数; 被感染细胞以速率 $\bar{\beta}xv$ 产生以速率 ay 死亡; 游离病毒以速率 ky 由被感染细胞死亡裂解而产生并以速率 uv 被清除.

游离病毒与靶细胞表面受体分子的结合诱导了膜蛋白晶体结构的一系列变化, 并最终导致靶细胞被感染而产生新病毒. 我们注意到, 模型 (6.1.1) 中假设这个过程是瞬间发生的, 即一旦病毒接触到靶细胞就开始产生新病毒. 然而在通常情况下, 从游离病毒与靶细胞接触到靶细胞被感染而释放新病毒可能有一个时滞. 这一点可以通过病毒复制周期的初始阶段 (或隐蚀期) 来解释, 其中包括从病毒黏附再到宿主细胞在其细胞质中含有感染性游离病毒的所有阶段. 除了上述的时间滞后之外, 从病毒侵入靶细胞到产生新的游离病毒到能释放出子代病毒通常也需要一定的时间. 这是因为细胞内的病毒形成过程是由几个阶段组成的: ①病毒 RNA 脱壳; ②病毒 RNA 逆转录为 DNA; ③将新生成的 DNA 转运到细胞核; ④病毒 DNA 到染色体的合成; ⑤病毒 RNA 和蛋白质的生成; ⑥从这些新合成的 RNA 分子和蛋白质产生新的游离病毒[208]. 目前, 有关具有胞内时滞的病毒感染动力学模型的研究已取得了许多重要进展[208-217].

在文献 [215] 中, Nelson 和 Perelson 通过两个时滞来模拟上面提到的 "两个阶段", 进一步推广了文献 [214] 中所建立的模型, 提出以下更具一般性的时滞微分方程模型:

$$\begin{cases} \dot{x}(t) = \lambda - dx(t) - (1-n_{rt})\bar{\beta}x(t)v(t), \\ \dot{y}(t) = (1-n_{rt})\bar{\beta}\displaystyle\int_0^\infty f_1(\tau)e^{-m\tau}x(t-\tau)v(t-\tau)\mathrm{d}\tau - ay(t), \\ \dot{v}(t) = (1-n_p)\bar{k}\displaystyle\int_0^\infty f_2(\tau)y(t-\tau)\mathrm{d}\tau - uv(t), \end{cases} \tag{6.1.2}$$

这里, 参数 $a, d, u, \lambda, \bar{k}, \bar{\beta}$ 和变量 $x(t), v(t)$ 如 (6.1.1) 所定义, $y(t)$ 表示具有 "合成"HIV-1 DNA 的被感染细胞的浓度. 参数 n_p 和 n_{rt} 分别表示蛋白酶抑制剂和逆转录酶抑制剂的药效. 模型 (6.1.2) 中假设在 t 时刻被病毒感染的细胞, 经过时间 τ

开始释放病毒, 其中 τ 服从概率分布函数 $f_1(\tau)$. 模型 (6.1.2) 假设在 t 时刻能够释放病毒的被感染细胞的新增数量由 $t-\tau$ 时刻被感染且在 t 时刻仍然存活的细胞数量确定. 这里, m 是已被感染但尚未具有感染性的细胞的常数死亡率. 因此, $e^{-m\tau}$ 为感染细胞从 $t-\tau$ 时刻到 t 时刻的存活概率. 另外, 模型 (6.1.2) 中假设在 t 时刻病毒穿入一个细胞, 经过时间 τ 之后, 在细胞内生成新病毒并从细胞中释放出来, 其中 τ 服从概率分布函数 $f_2(\tau)$. 文献 [215] 假设 $f_1(\tau) = \delta(\tau - \tau_1), f_2(\tau) = \delta(\tau)$ 和 $f_1(\tau) = \delta(\tau), f_2(\tau) = \delta(\tau - \tau_2)$, 其中 $\delta(\cdot)$ 是 Dirac-δ 函数, 通过分析相应特征方程根的分布, 讨论了系统各可行平衡点的局部稳定性. 文献 [218] 假设 $f_1(\tau) = \delta(\tau - \tau_1), f_2(\tau) = \delta(\tau)$, 通过构造适当的 Lyapunov 泛函和利用 LaSalle 不变性原理, 讨论了系统病毒未感染平衡点和病毒感染平衡点的全局稳定性.

受文献 [215] 工作的启发, 本节, 我们将进一步研究胞内时滞对病毒感染的影响. 为此, 我们考虑一个更为一般的时滞微分方程模型:

$$\begin{cases} \dot{x}(t) = \lambda - dx(t) - \beta x(t)v(t), \\ \dot{y}(t) = \beta \int_0^\infty f_1(\tau)e^{-m_1\tau}x(t-\tau)v(t-\tau)\mathrm{d}\tau - ay(t), \\ \dot{v}(t) = k \int_0^\infty f_2(\tau)e^{-m_2\tau}y(t-\tau)\mathrm{d}\tau - uv(t), \end{cases} \quad (6.1.3)$$

其中 $\beta = (1 - n_{rt})\bar{\beta}, k = (1 - n_p)\bar{k}$, 第三个方程中的项 $e^{-m_2\tau}$ 描述了死亡率因素. 在系统 (6.1.3) 中, 我们假定时滞核函数 $f_i : [0, \infty) \to [0, \infty)$ 是分段连续的且满足以下性质:

$$\int_0^\infty f_i(\tau)\mathrm{d}\tau = 1, \quad \int_0^\infty \tau f_i(\tau)\mathrm{d}\tau < \infty, \quad i = 1, 2.$$

系统 (6.1.3) 满足的初始条件为

$$x(\theta) = \phi_1(\theta), \quad y(\theta) = \phi_2(\theta), \quad v(\theta) = \phi_3(\theta), \quad (6.1.4)$$

其中 $(\phi_1(\theta), \phi_2(\theta), \phi_3(\theta)) \in C((-\infty, 0], \mathbb{R}^3_{+0})$, 这里, $\phi_i(0) > 0(i = 1, 2, 3)$, $\mathbb{R}^3_{+0} = \{(x_1, x_2, x_3) : x_i \geqslant 0, i = 1, 2, 3\}$, $C((-\infty, 0], \mathbb{R}^3_{+0})$ 为从 $(-\infty, 0]$ 映到 $\mathbb{R}^3_{+0}$ 上的所有连续函数所构成的空间.

由泛函微分方程基本理论[46] 可知, 系统 (6.1.3) 具有满足初始条件 (6.1.4) 的唯一解 $(x(t), y(t), v(t))$. 容易验证, 系统 (6.1.3) 满足初始条件 (6.1.4) 的所有解在区间 $[0, +\infty)$ 上有定义, 且对所有 $t \geqslant 0$ 恒为正.

6.1.2　基本再生数和可行平衡点的局部渐近稳定性

本小节, 我们将研究系统 (6.1.3) 的各可行平衡点的局部渐近稳定性.

显然, 系统 (6.1.3) 总存在一个病毒未感染平衡点 $E_1(\lambda/d, 0, 0)$. 通过计算, 可得系统 (6.1.3) 的病毒感染基本再生率为

$$\mathscr{R}_0 = \frac{k\lambda\beta \int_0^\infty f_1(\tau)e^{-m_1\tau}\mathrm{d}\tau \int_0^\infty f_2(\tau)e^{-m_2\tau}\mathrm{d}\tau}{adu}. \tag{6.1.5}$$

它表示系统 (6.1.3) 中单个病毒产生的子代病毒的平均数. 注意到 $\int_0^\infty f_i(\tau)\mathrm{d}\tau = 1$, 故对 $m_i > 0(i = 1, 2)$, 有 $\int_0^\infty f_i(\tau)\,e^{-m_i\tau}\mathrm{d}\tau < 1$. 因此, 从生物学上讲, 时滞可能会降低基本再生率 $\mathscr{R}_0$, 这里, 时滞刻画了一个游离病毒的隐蔽期 (或潜伏期) 或者表示从一个病毒侵入细胞到细胞产生并释放出新的病毒的时间.

当 $\mathscr{R}_0 > 1$ 时, 系统 (6.1.3) 存在唯一病毒感染平衡点 $E^*(x^*, y^*, v^*)$, 其中

$$\begin{cases} x^* = \dfrac{au}{k\beta \int_0^\infty f_1(\tau)e^{-m_1\tau}\mathrm{d}\tau \int_0^\infty f_2(\tau)e^{-m_2\tau}\mathrm{d}\tau}, \\ y^* = \dfrac{du}{k\beta \int_0^\infty f_2(\tau)e^{-m_2\tau}\mathrm{d}\tau}(\mathscr{R}_0 - 1), \quad v^* = \dfrac{d}{\beta}(\mathscr{R}_0 - 1). \end{cases} \tag{6.1.6}$$

系统 (6.1.3) 在病毒未感染平衡点 E_1 处的特征方程为

$$(s + d)\left[s^2 + (a + u)s + au - k\beta\frac{\lambda}{d}F_1(s)F_2(s)\right] = 0, \tag{6.1.7}$$

其中

$$F_i(s) = \int_0^\infty f_i(\tau)e^{-m_i\tau}e^{-s\tau}\mathrm{d}\tau, \quad i = 1, 2. \tag{6.1.8}$$

显然, 方程 (6.1.7) 总有一个负实根 $s_1 = -d$, 其余的根由方程

$$f(s) = 0 \tag{6.1.9}$$

所确定, 这里

$$f(s) = s^2 + (a + u)s + au - k\beta\frac{\lambda}{d}F_1(s)F_2(s).$$

注意到 $|F_i(s)| \leqslant 1(i = 1, 2)$. 若 $\mathscr{R}_0 > 1$, 容易验证, 对实数 s, 有

$$f(0) = au(1 - \mathscr{R}_0) < 0, \quad \lim_{s \to +\infty} f(s) = +\infty.$$

因此, $f(s) = 0$ 至少有一个正实根. 从而, 当 $\mathscr{R}_0 > 1$ 时, 病毒未感染平衡点 E_1 不稳定.

当 $\mathscr{R}_0 < 1$ 时, 我们断言, 病毒未感染平衡点 E_1 是局部渐近稳定的.

当 $f_i(\tau) = \delta(\tau)$(Dirac-δ 函数) 时, 有 $F_i(s) = 1(i = 1, 2)$. 此时, 方程 (6.1.9) 变为

$$s^2 + (a + u)s + au(1 - \mathscr{R}_0) = 0. \tag{6.1.10}$$

因此, 若 $\mathscr{R}_0 < 1$, 则方程 (6.1.10) 有两个负实根. 从而, 当 $f_i(\tau) = \delta(\tau)(i = 1, 2)$ 时, 平衡点 E_1 是局部渐近稳定的.

设 $\mathrm{i}\omega(\omega > 0)$ 是方程 (6.1.9) 的根, 则有

$$-\omega^2 + (a + u)\omega\mathrm{i} + au - k\beta\frac{\lambda}{d}F_1(\mathrm{i}\omega)F_2(\mathrm{i}\omega) = 0, \tag{6.1.11}$$

进一步整理可得

$$\omega^4 + (a^2 + u^2)\omega^2 + (au)^2 - \left(k\beta\frac{\lambda}{d}\right)^2 |F_1(\mathrm{i}\omega)|^2 |F_2(\mathrm{i}\omega)|^2 = 0. \tag{6.1.12}$$

我们注意到, 对 $i = 1, 2$, 有

$$|F_i(\mathrm{i}\omega)| = \left| \int_0^\infty f_i(\tau)e^{-m_i\tau}(\cos\omega\tau - \mathrm{i}\sin\omega\tau)\mathrm{d}\tau \right| \leqslant \int_0^\infty f_i(\tau)e^{-m_i\tau}\mathrm{d}\tau. \tag{6.1.13}$$

由此可得

$$(au)^2 - \left(k\beta\frac{\lambda}{d}\right)^2 |F_1(\mathrm{i}\omega)|^2 |F_2(\mathrm{i}\omega)|^2 \geqslant (au)^2(1 - \mathscr{R}_0^2).$$

因此, 若 $\mathscr{R}_0 < 1$, 则方程 (6.1.12) 无正实根. 注意到当 $f_i(\tau) = \delta(\tau)(i = 1, 2)$ 时, 平衡点 E_1 是局部渐近稳定的, 由时滞微分方程特征方程的一般理论[55] 可知, 若 $\mathscr{R}_0 < 1$, 则 E_1 是局部渐近稳定的.

系统 (6.1.3) 在病毒感染平衡点 E^* 处的特征方程为

$$s^3 + p_2s^2 + p_1s + p_0 + (q_1s + q_0)F_1(s)F_2(s) = 0, \tag{6.1.14}$$

其中

$$\begin{cases} p_0 = au(d + \beta v^*), \\ p_1 = (a + u)(d + \beta v^*) + au, \\ p_2 = a + u + d + \beta v^*, \\ q_0 = -dk\beta x^*, \\ q_1 = -k\beta x^*. \end{cases} \tag{6.1.15}$$

当 $f_i(\tau) = \delta(\tau)$ 时, 有 $F_i(s) = 1(i = 1, 2)$. 此时, 方程 (6.2.11) 成为

$$s^3 + p_2s^2 + (p_1 + q_1)s + p_0 + q_0 = 0. \tag{6.1.16}$$

容易验证, 当 $\mathscr{R}_0 > 1$ 时,

$$p_0 + q_0 = adu(\mathscr{R}_0 - 1) > 0,$$

$$p_1 + q_1 = \frac{k\lambda\beta(a + u)}{au} > 0,$$

$$p_2(p_1 + q_1) - (p_0 + q_0) = \frac{1}{au}\{k\lambda\beta[a^2 + u^2 + au$$

$$+ (a + u)(d + \beta v^*)] + d(au)^2\} > 0.$$

根据 Routh-Hurwitz 判据可知, 方程 (6.1.16) 的所有根均具有负实部. 于是, 当 $f_i(\tau) = \delta(\tau)(i = 1, 2)$ 时, 平衡点 E^* 是局部渐近稳定的.

假定 $\mathrm{i}\omega(\omega > 0)$ 是方程 (6.1.14) 的根, 则有

$$-\omega^3\mathrm{i} - p_2\omega^2 + p_1\omega\mathrm{i} + p_0 + (q_1\omega\mathrm{i} + q_0)F_1(\mathrm{i}\omega)F_2(\mathrm{i}\omega) = 0, \qquad (6.1.17)$$

将其分离实部与虚部, 整理可得

$$\omega^6 + (p_2^2 - 2p_1)\omega^4 + (p_1^2 - 2p_0p_2)\omega^2 + p_0^2 - (q_0^2 + q_1^2\omega^2)|F_1(\mathrm{i}\omega)|^2|F_2(\mathrm{i}\omega)|^2 = 0. \quad (6.1.18)$$

直接计算, 可得

$$p_2^2 - 2p_1 = a^2 + u^2 + (d + \beta v^*)^2 > 0,$$

$$p_1^2 - 2p_0p_2 - q_1^2|F_1(\mathrm{i}\omega)|^2|F_2(\mathrm{i}\omega)|^2 = (a^2 + u^2)(d + \beta v^*)^2 + a^2u^2$$

$$- (k\beta x^*)^2|F_1(\mathrm{i}\omega)|^2|F_2(\mathrm{i}\omega)|^2$$

$$\geqslant (a^2 + u^2)(d + \beta v^*)^2,$$

$$p_0^2 - q_0^2|F_1(\mathrm{i}\omega)|^2|F_2(\mathrm{i}\omega)|^2 = [au(d + \beta v^*)]^2$$

$$- (dk\beta x^*)^2|F_1(\mathrm{i}\omega)|^2|F_2(\mathrm{i}\omega)|^2$$

$$\geqslant au\beta v^*[au(d + \beta v^*)$$

$$+ dk\beta x^*|F_1(\mathrm{i}\omega)||F_2(\mathrm{i}\omega)|].$$

因此, 若 $\mathscr{R}_0 > 1$, 则方程 (6.1.18) 无正实根. 注意到当 $f_i(\tau) = \delta(\tau)(i = 1, 2)$ 时, 平衡点 E^* 是局部渐近稳定的, 因此, 由文献 [55] 中定理 3.4.1 可知, 当 $\mathscr{R}_0 > 1$ 时, 病毒感染平衡点 E^* 是局部渐近稳定的.

综合以上分析, 我们可得以下结论.

定理 6.1.1 对系统 (6.1.3), 当 $\mathscr{R}_0 < 1$ 时, 病毒未感染平衡点 $E_1(\lambda/d, 0, 0)$ 是局部渐近稳定的; 当 $\mathscr{R}_0 > 1$ 时, E_1 不稳定, 此时病毒感染平衡点 $E^*(x^*, y^*, v^*)$ 存在且是局部渐近稳定的.

6.1.3 全局渐近稳定性

本小节, 通过构造适当的 Lyapunov 泛函并应用 LaSalle 不变性原理, 我们研究系统 (6.1.3) 的各可行平衡点的全局渐近稳定性问题.

首先讨论病毒未感染平衡点 $E_1(\lambda/d, 0, 0)$ 的全局渐近稳定性.

定理 6.1.2 当 $\mathscr{R}_0 < 1$ 时, 系统 (6.1.3) 的病毒未感染平衡点 $E_1(\lambda/d, 0, 0)$ 是全局渐近稳定的.

证明 设 $(x(t), y(t), v(t))$ 是系统 (6.1.3) 满足初始条件 (6.1.4) 的任一正解. 记 $x_0 = \lambda/d$. 定义

$$V_{11}(t) = x(t) - x_0 - x_0 \ln \frac{x(t)}{x_0} + k_1 y(t) + k_2 v(t),$$

其中

$$\begin{cases} k_1 = \dfrac{1}{\displaystyle\int_0^\infty f_1(\tau) e^{-m_1\tau} \mathrm{d}\tau}, \\[4mm] k_2 = \dfrac{a}{k \displaystyle\int_0^\infty f_1(\tau) e^{-m_1\tau} \mathrm{d}\tau \int_0^\infty f_2(\tau) e^{-m_2\tau} \mathrm{d}\tau}. \end{cases} \tag{6.1.19}$$

沿系统 (6.1.3) 的解计算 $V_{11}(t)$ 的全导数, 可得

$$\begin{aligned} \frac{\mathrm{d}}{\mathrm{d}t} V_{11}(t) = {} & \left(1 - \frac{x_0}{x(t)}\right) \left[\lambda - dx(t) - \beta x(t)v(t)\right] \\ & + k_1 \left[\beta \int_0^\infty f_1(\tau) e^{-m_1\tau} x(t-\tau)v(t-\tau)\mathrm{d}\tau - ay(t)\right] \\ & + k_2 \left[k \int_0^\infty f_2(\tau) e^{-m_2\tau} y(t-\tau)\mathrm{d}\tau - uv(t)\right]. \end{aligned} \tag{6.1.20}$$

将 $\lambda = dx_0$ 代入 (6.1.20), 可得

$$\begin{aligned} \frac{\mathrm{d}}{\mathrm{d}t} V_{11}(t) = {} & \left(1 - \frac{x_0}{x(t)}\right) \left[-d(x(t) - x_0) - \beta x(t)v(t)\right] \\ & + k_1 \left[\beta \int_0^\infty f_1(\tau) e^{-m_1\tau} x(t-\tau)v(t-\tau)\mathrm{d}\tau - ay(t)\right] \\ & + k_2 \left[k \int_0^\infty f_2(\tau) e^{-m_2\tau} y(t-\tau)\mathrm{d}\tau - uv(t)\right] \\ = {} & -d\frac{(x(t) - x_0)^2}{x(t)} - \beta x(t)v(t) \\ & + k_1 \beta \int_0^\infty f_1(\tau) e^{-m_1\tau} x(t-\tau)v(t-\tau)\mathrm{d}\tau - k_1 ay(t) \\ & + k_2 k \int_0^\infty f_2(\tau) e^{-m_2\tau} y(t-\tau)\mathrm{d}\tau + k_2 u(\mathscr{R}_0 - 1)v(t). \end{aligned} \tag{6.1.21}$$

定义

$$V_1(t) = V_{11}(t) + k_1\beta \int_0^\infty f_1(\tau)e^{-m_1\tau} \int_{t-\tau}^t x(s)v(s)\mathrm{d}s\mathrm{d}\tau$$

$$+ k_2k \int_0^\infty f_2(\tau)e^{-m_2\tau} \int_{t-\tau}^t y(s)\mathrm{d}s\mathrm{d}\tau. \tag{6.1.22}$$

由 (6.1.21) 和 (6.1.22) 可得

$$\frac{\mathrm{d}}{\mathrm{d}t}V_1(t) = -d\frac{(x(t)-x_0)^2}{x(t)} + \frac{au(\mathscr{R}_0-1)v(t)}{k\displaystyle\int_0^\infty f_1(\tau)e^{-m_1\tau}\mathrm{d}\tau \int_0^\infty f_2(\tau)e^{-m_2\tau}\mathrm{d}\tau}. \tag{6.1.23}$$

若 $\mathscr{R}_0 < 1$, 则由 (6.1.23) 可知 $V_1'(t) \leqslant 0$. 由文献 [46] 中定理 5.3.1 可知, 解轨线的极限集 $\mathcal{M}$ 是 $\{V_1'(t) = 0\}$ 的最大不变集. 显然, 由 (6.1.23) 可知当且仅当 $x = x_0, v = 0$ 时 $V_1'(t) = 0$. 注意到 $\mathcal{M}$ 是不变的, 从而对 $\mathcal{M}$ 中的每一个元素, 我们有 $v = 0, v'(t) = 0$. 于是, 由系统 (6.1.3) 的第三个方程可得

$$0 = v'(t) = k\int_0^\infty f_2(\tau)e^{-m_2\tau}y(t-\tau)\mathrm{d}\tau.$$

这意味着 $y = 0$. 因此, 当且仅当 $(x, y, v) = (x_0, 0, 0)$ 时, 有 $V_1'(t) = 0$. 从而由 LaSalle 不变性原理可知 E_1 是全局渐近稳定的. □

下面, 我们来讨论系统 (6.1.3) 的病毒感染平衡点 E^* 的全局渐近稳定性.

定理 6.1.3 当 $\mathscr{R}_0 > 1$ 时, 系统 (6.1.3) 的病毒感染平衡点 $E^*(x^*, y^*, v^*)$ 是全局渐近稳定的.

证明 设 $(x(t), y(t), v(t))$ 是系统 (6.1.3) 满足初始条件 (6.1.4) 的任一正解. 定义

$$V_{21}(t) = x(t) - x^* - x^*\ln\frac{x(t)}{x^*} + k_1\left(y(t) - y^* - y^*\ln\frac{y(t)}{y^*}\right)$$

$$+ k_2\left(v(t) - v^* - v^*\ln\frac{v(t)}{v^*}\right),$$

其中 k_1 和 k_2 由 (6.1.19) 式定义.

沿系统 (6.1.3) 的解计算 $V_{21}(t)$ 的全导数, 可得

$$\frac{\mathrm{d}}{\mathrm{d}t}V_{21}(t) = \left(1 - \frac{x^*}{x(t)}\right)[\lambda - dx(t) - \beta x(t)v(t)]$$

$$+ k_1\left(1 - \frac{y^*}{y(t)}\right)\left[\beta\int_0^\infty f_1(\tau)e^{-m_1\tau}x(t-\tau)v(t-\tau)\mathrm{d}\tau - ay(t)\right]$$

$$+ k_2\left(1 - \frac{v^*}{v(t)}\right)\left[k\int_0^\infty f_2(\tau)e^{-m_2\tau}y(t-\tau)\mathrm{d}\tau - uv(t)\right]. \tag{6.1.24}$$

将 $\lambda = dx^* + \beta x^* v^*$ 代入 (6.1.24), 则有

$$\frac{\mathrm{d}}{\mathrm{d}t}V_{21}(t) = \left(1 - \frac{x^*}{x(t)}\right)\left[-d(x(t) - x^*) - \beta x(t)v(t) + \beta x^* v^*\right]$$
$$+ k_1\left(1 - \frac{y^*}{y(t)}\right)\left[\beta \int_0^\infty f_1(\tau)e^{-m_1\tau}x(t-\tau)v(t-\tau)\mathrm{d}\tau - ay(t)\right]$$
$$+ k_2\left(1 - \frac{v^*}{v(t)}\right)\left[k \int_0^\infty f_2(\tau)e^{-m_2\tau}y(t-\tau)\mathrm{d}\tau - uv(t)\right],$$

进一步整理可得

$$\frac{\mathrm{d}}{\mathrm{d}t}V_{21}(t) = -d\frac{(x(t) - x^*)^2}{x} - \beta x(t)v(t) + \beta x^* v^*\left(1 - \frac{x^*}{x(t)}\right)$$
$$+ k_1\beta \int_0^\infty f_1(\tau)e^{-m_1\tau}x(t-\tau)v(t-\tau)\mathrm{d}\tau - k_1 ay(t)$$
$$- k_1\frac{\beta y^*}{y(t)} \int_0^\infty f_1(\tau)e^{-m_1\tau}x(t-\tau)v(t-\tau)\mathrm{d}\tau + \beta x^* v^*$$
$$+ k_2 k \int_0^\infty f_2(\tau)e^{-m_2\tau}y(t-\tau)\mathrm{d}\tau$$
$$- k_2 k\frac{v^*}{v(t)} \int_0^\infty f_2(\tau)e^{-m_2\tau}y(t-\tau)\mathrm{d}\tau + \beta x^* v^*. \qquad (6.1.25)$$

定义

$$V_2(t) = V_{21}(t)$$
$$+ k_1\beta \int_0^\infty f_1(\tau)e^{-m_1\tau} \int_{t-\tau}^t \left[x(s)v(s) - x^* v^* - x^* v^* \ln\frac{x(s)v(s)}{x^* v^*}\right]\mathrm{d}s\mathrm{d}\tau$$
$$+ k_2 k \int_0^\infty f_2(\tau)e^{-m_2\tau} \int_{t-\tau}^t \left[y(s) - y^* - y^* \ln\frac{y(s)}{y^*}\right]\mathrm{d}s\mathrm{d}\tau. \qquad (6.1.26)$$

由 (6.1.25) 和 (6.1.26) 可得

$$\frac{\mathrm{d}}{\mathrm{d}t}V_2(t) = -d\frac{(x(t) - x^*)^2}{x(t)} - \beta x(t)v(t) + \beta x^* v^*\left(1 - \frac{x^*}{x(t)}\right)$$
$$+ k_1\beta \int_0^\infty f_1(\tau)e^{-m_1\tau}x(t-\tau)v(t-\tau)\mathrm{d}\tau - k_1 ay(t)$$
$$- k_1\frac{\beta y^*}{y(t)} \int_0^\infty f_1(\tau)e^{-m_1\tau}x(t-\tau)v(t-\tau)\mathrm{d}\tau + \beta x^* v^*$$
$$+ k_2 k \int_0^\infty f_2(\tau)e^{-m_2\tau}y(t-\tau)\mathrm{d}\tau$$

$$- k_2 k \frac{v^*}{v(t)} \int_0^\infty f_2(\tau) e^{-m_2 \tau} y(t-\tau) \mathrm{d}\tau + \beta x^* v^*$$

$$+ k_1 \beta \int_0^\infty f_1(\tau) e^{-m_1 \tau} \left[x(t)v(t) - x(t-\tau)v(t-\tau) \right.$$

$$+ x^* v^* \ln \frac{x(t-\tau)v(t-\tau)}{x(t)v(t)} \bigg] \mathrm{d}\tau$$

$$+ k_2 k \int_0^\infty f_2(\tau) e^{-m_2 \tau} \left[y(t) - y(t-\tau) + y^* \ln \frac{y(t-\tau)}{y(t)} \right] \mathrm{d}\tau,$$

即有

$$\begin{aligned}
\frac{\mathrm{d}}{\mathrm{d}t} V_2(t) = & -d \frac{(x(t)-x^*)^2}{x} + \beta x^* v^* \left(1 - \frac{x^*}{x(t)} \right) \\
& - k_1 \beta x^* v^* \int_0^\infty f_1(\tau) e^{-m_1 \tau} \frac{y^* x(t-\tau)v(t-\tau)}{x^* v^* y(t)} \mathrm{d}\tau + \beta x^* v^* \\
& - k_2 k y^* \int_0^\infty f_2(\tau) e^{-m_2 \tau} \frac{v^* y(t-\tau)}{y^* v(t)} \mathrm{d}\tau + \beta x^* v^* \\
& + k_1 \beta x^* v^* \int_0^\infty f_1(\tau) e^{-m_1 \tau} \ln \frac{x(t-\tau)v(t-\tau)}{x(t)v(t)} \mathrm{d}\tau \\
& + k_2 k y^* \int_0^\infty f_2(\tau) e^{-m_2 \tau} \ln \frac{y(t-\tau)}{y(t)} \mathrm{d}\tau \\
= & -d \frac{(x(t)-x^*)^2}{x} - \beta x^* v^* G \left(\frac{x^*}{x(t)} \right) \\
& - k_1 \beta x^* v^* \int_0^\infty f_1(\tau) e^{-m_1 \tau} G \left(\frac{y^* x(t-\tau)v(t-\tau)}{x^* v^* y(t)} \right) \mathrm{d}\tau \\
& - k_2 k y^* \int_0^\infty f_2(\tau) e^{-m_2 \tau} G \left(\frac{v^* y(t-\tau)}{y^* v(t)} \right) \mathrm{d}\tau, \quad (6.1.27)
\end{aligned}$$

这里, $G(x) = x - 1 - \ln x, x > 0$. 由于函数 $G(x) = x - 1 - \ln x \geqslant 0$ 对于所有 $x > 0$ 成立, 当且仅当 $x = 1$ 时, $G(x) = 0$. 注意到 $x^*, y^*, v^* > 0$, 于是有 $V_2'(t) \leqslant 0$. 由文献 [46] 中定理 5.3.1 可知, 解轨线的极限集 $\mathcal{M}$ 是 $\{V_2'(t) = 0\}$ 的最大不变集. 由 (6.1.27) 易知当且仅当

$$x(t) = x^*, \quad \frac{y^* x(t-\tau)v(t-\tau)}{x^* v^* y(t)} = \frac{v^* y(t-\tau)}{y^* v(t)} = 1$$

时, 有 $V_2'(t) = 0$. 由 LaSalle 不变性原理可知, E^* 是全局渐近稳定的. □

6.1.4 结论

本节, 我们研究了一类 HIV-1 感染模型的全局动力学性态, 其中胞内分布时滞刻画了从病毒侵入靶细胞到产生新的游离病毒以及细胞从感染到释放游离病毒的时间. 利用 Lyapunov-LaSalle 定理, 完整解决了系统 (6.1.3) 的病毒未感染平衡点

和病毒感染平衡点的全局渐近稳定性. 由定理 6.1.2 可知, 当基本再生率 $\mathscr{R}_0$ 小于 1 时, 病毒未感染平衡点是全局渐近稳定的. 此时, 病毒将最终被清除, 整个系统回复至未感染状态. 由定理 6.1.3 可知, 当基本再生率 $\mathscr{R}_0$ 大于 1 时, 病毒感染平衡点是全局渐近稳定的. 由定理 6.1.2 和定理 6.1.3, 我们看到, 刻画病毒侵入靶细胞到产生新的病毒以及细胞从被感染到释放病毒的时间的胞内时滞对可行平衡点的稳定性没有影响, 系统不会产生周期振荡.

6.2　具有胞内时滞和饱和发生率的 HIV-1 感染动力学模型

本节, 我们研究一类具有胞内时滞和饱和发生率的病毒感染模型的全局动力学性态.

6.2.1　研究背景和模型的建立

在上一节模型 (6.1.1) 中, 我们假设病毒感染过程遵循质量作用原理, 即假定每个游离病毒对易感靶细胞的感染率为常数. 然而, 实验研究表明: 微寄生虫感染的感染率是关于寄生虫剂量的增函数, 通常是 S 型函数[220, 221]. 为使模型更加符合生物学意义, Regoes 等在文献 [221] 中利用依赖于剂量的感染率代替双线性感染率, 提出了以下具有非线性发生率的病毒感染模型:

$$\begin{cases} \dot{x}(t) = \lambda - dx(t) - x(t)\beta(v(t)), \\ \dot{y}(t) = x(t)\beta(v(t)) - (a+d)y(t), \\ \dot{v}(t) = ky(t) - uv(t), \end{cases} \qquad (6.2.1)$$

这里, $\beta(v)$ 是病毒浓度 v 的 S 型函数:

$$\beta(v) = \frac{(v/\mathrm{ID}_{50})^l}{1 + (v/\mathrm{ID}_{50})^l}, \quad l > 1,$$

其中 ID_{50} 表示感染 50% 的宿主细胞所需的病毒剂量, 它刻画 S 型曲线在 ID_{50} 处的斜率. 文献 [222] 进一步提出了一种更为一般的饱和感染率 $\dfrac{\beta x v^p}{1 + \alpha v^q}$, 其中 p, q 和 α 均为正常数.

游离病毒与靶细胞表面受体分子的结合诱导了膜蛋白晶体结构的一系列变化, 并最终导致靶细胞被感染, 产生新的病毒. 我们注意到, 模型 (6.1.1) 中假设这个过程是瞬间发生的, 即一旦病毒接触到靶细胞就开始产生子代病毒. 这在生物学上是不合理的. 事实上, 一个健康细胞从它被病毒感染到能释放出子代病毒通常需要一定的时间. 目前, 考虑病毒侵入靶细胞到产生新病毒的时间, 即胞内时滞对病毒感染动力学的影响研究已引起许多学者的关注 (参见文献 [208], [209], [211], [219] 和

[222]). 在文献 [212] 中, Herz 等用离散时滞模拟了 HIV 感染过程中的胞内延迟, 研究发现, 胞内时滞可以大大缩短游离病毒半衰期的估计时间.

受文献 [212] 和 [222] 工作的启发, 本节, 我们将综合考虑胞内时滞和饱和发生率对 HIV-1 感染动力学的影响. 为此, 我们研究以下时滞微分方程模型:

$$\begin{cases} \dot{x}(t) = \lambda - dx(t) - \dfrac{\beta x(t)v(t)}{1+\alpha v(t)}, \\[2mm] \dot{y}(t) = \dfrac{\beta e^{-m\tau} x(t-\tau)v(t-\tau)}{1+\alpha v(t-\tau)} - ay(t), \\[2mm] \dot{v}(t) = ky(t) - uv(t), \end{cases} \tag{6.2.2}$$

其中参数 τ 表示从病毒进入靶细胞到产生新病毒所需要的时间. 这里, m 是被感染但尚未具有感染性的细胞的常数死亡率. 因此, $e^{-m\tau}$ 为感染细胞从 $t-\tau$ 时刻到 t 时刻的存活概率.

系统 (6.2.2) 满足的初始条件为

$$x(\theta) = \phi_1(\theta), \quad y(\theta) = \phi_2(\theta), \quad v(\theta) = \phi_3(\theta), \tag{6.2.3}$$

其中 $(\phi_1(\theta), \phi_2(\theta), \phi_3(\theta)) \in C([-\tau,0], \mathbb{R}^3_{+0})$, $\phi_i(0) > 0$ $(i = 1,2,3)$, 这里 $\mathbb{R}^3_{+0} = \{(x_1,x_2,x_3) : x_i \geqslant 0, i=1,2,3\}$, $C([-\tau,0], \mathbb{R}^3_{+0})$ 为由 $[-\tau,0]$ 映射到 $\mathbb{R}^3_{+0}$ 上的所有连续函数构成的空间.

由泛函微分方程基本理论[46] 可知, 系统 (6.2.2) 具有满足初始条件 (6.2.3) 的唯一解. 容易验证系统 (6.2.2) 满足初始条件 (6.2.3) 的解在区间 $[0, +\infty)$ 上有定义, 且对所有 $t \geqslant 0$ 恒为正.

6.2.2 可行平衡点及其局部渐近稳定性

本小节, 我们将研究系统 (6.2.2) 的各可行平衡点的局部渐近稳定性.

显然, 系统 (6.2.2) 总存在一个病毒未感染平衡点 $E_1(\lambda/d, 0, 0)$. 通过计算可得系统 (6.2.2) 的病毒感染基本再生率为

$$\mathscr{R}_0 = \frac{k\lambda\beta e^{-m\tau}}{adu}. \tag{6.2.4}$$

容易验证, 当 $\mathscr{R}_0 > 1$ 时, 除平衡点 E_1 以外, 系统 (6.2.2) 存在唯一病毒感染平衡点 $E^*(x^*, y^*, v^*)$, 其中

$$x^* = \frac{au}{k\beta e^{-m\tau}}(1+\alpha v^*), \quad y^* = \frac{u}{k}v^*, \quad v^* = \frac{d}{\beta+d\alpha}(\mathscr{R}_0 - 1). \tag{6.2.5}$$

系统 (6.2.2) 在病毒未感染平衡点 E_1 处的特征方程为

$$(s+d)\left[s^2 + (a+u)s + au - k\beta\frac{\lambda}{d}e^{-m\tau}e^{-s\tau}\right] = 0. \tag{6.2.6}$$

显然, 方程 (6.2.6) 总有一个负实根 $s_1 = -d$, 其余根由方程

$$s^2 + (a+u)s + au - k\beta\frac{\lambda}{d}e^{-m\tau}e^{-s\tau} = 0 \tag{6.2.7}$$

所确定. 令

$$f(s) = s^2 + (a+u)s + au - k\beta\frac{\lambda}{d}e^{-m\tau}e^{-s\tau}.$$

对实数 s, 当 $\mathscr{R}_0 > 1$ 时, 容易验证

$$f(0) = au(1 - \mathscr{R}_0) < 0, \quad \lim_{s \to +\infty} f(s) = +\infty.$$

因此, 由零点定理知, 方程 $f(s) = 0$ 至少有一个正实根. 从而当 $\mathscr{R}_0 > 1$ 时, 病毒未感染平衡点 E_1 是不稳定的.

当 $\mathscr{R}_0 < 1$ 时, 我们证明病毒未感染平衡点 E_1 是局部渐近稳定的.

当 $\tau = 0$ 时, 方程 (6.2.7) 变为

$$s^2 + (a+u)s + au - k\beta\frac{\lambda}{d} = 0. \tag{6.2.8}$$

若 $\mathscr{R}_0 < 1$, 则有 $au > k\beta\lambda/d$. 从而, 当 $\tau = 0$ 时, 平衡点 E_1 是局部渐近稳定的.

假定 $i\omega(\omega > 0)$ 是方程 (6.2.7) 的根, 将其代入 (6.2.7) 并分离实部和虚部, 可得

$$\begin{cases} (a+u)\omega = -k\beta\dfrac{\lambda}{d}e^{-m\tau}\sin\omega\tau, \\ au - \omega^2 = k\beta\dfrac{\lambda}{d}e^{-m\tau}\cos\omega\tau. \end{cases} \tag{6.2.9}$$

将方程组 (6.2.9) 的两个方程两端分别平方再相加, 可得

$$\omega^4 + (a^2 + u^2)\omega^2 + (au)^2(1 - \mathscr{R}_0^2) = 0. \tag{6.2.10}$$

因此, 若 $\mathscr{R}_0 < 1$, 则方程 (6.2.10) 无正实根. 注意到当 $\tau = 0$ 时, E_1 是局部渐近稳定的, 由时滞微分方程特征方程的一般理论[55] 可知, 当 $\mathscr{R}_0 < 1$ 时, E_1 是局部渐近稳定的.

系统 (6.2.2) 在病毒感染平衡点 E^* 处的特征方程为

$$s^3 + p_2(\tau)s^2 + p_1(\tau)s + p_0(\tau) + (q_1(\tau)s + q_0(\tau))e^{-s\tau} = 0, \tag{6.2.11}$$

其中

$$
\begin{cases}
p_0(\tau) = au\left(d + \dfrac{\beta v^*}{1 + \alpha v^*}\right), \\[2mm]
p_1(\tau) = (a + u)\left(d + \dfrac{\beta v^*}{1 + \alpha v^*}\right) + au, \\[2mm]
p_2(\tau) = a + u + d + \dfrac{\beta v^*}{1 + \alpha v^*}, \\[2mm]
q_0(\tau) = -\dfrac{adu}{1 + \alpha v^*}, \\[2mm]
q_1(\tau) = -\dfrac{au}{1 + \alpha v^*}.
\end{cases}
\tag{6.2.12}
$$

当 $\tau = 0$ 时, 方程 (6.2.11) 变为

$$
s^3 + p_2(0)s^2 + (p_1(0) + q_1(0))s + p_0(0) + q_0(0) = 0.
\tag{6.2.13}
$$

计算可得

$$
p_0(0) + q_0(0) = \left\{au\left(d + \frac{\beta v^*}{1 + \alpha v^*}\right) - \frac{adu}{1 + \alpha v^*}\right\}_{\tau=0} > 0,
$$

$$
p_1(0) + q_1(0) = \left\{(a + u)\left(d + \frac{\beta v^*}{1 + \alpha v^*}\right) + au - \frac{au}{1 + \alpha v^*}\right\}_{\tau=0} > 0
$$

和

$$
p_2(0)(p_1(0) + q_1(0)) - (p_0(0) + q_0(0))
$$

$$
= \left\{(a + u)\left(d + \frac{\beta v^*}{1 + \alpha v^*}\right)\left(a + u + d + \frac{\beta v^*}{1 + \alpha v^*}\right)\right.
$$

$$
\left. - \frac{au\beta v^*}{(1 + \alpha v^*)^2} + (a + u)\left(au - \frac{au}{1 + \alpha v^*}\right)\right\}_{\tau=0} > 0.
$$

因此, 当 $\tau = 0$ 时, 平衡点 E^* 是局部渐近稳定的.

设 $i\omega(\omega > 0)$ 是方程 (6.2.11) 的根, 将其代入 (6.2.11) 并分离其实部和虚部, 可得

$$
\begin{cases}
\omega^3 - p_1(\tau)\omega = q_1(\tau)\omega\cos\omega\tau - q_0(\tau)\sin\omega\tau, \\[2mm]
p_2(\tau)\omega^2 - p_0(\tau) = q_1(\tau)\omega\sin\omega\tau + q_0(\tau)\cos\omega\tau.
\end{cases}
\tag{6.2.14}
$$

将方程组 (6.2.14) 的两个方程两端分别平方再相加, 有

$$
\omega^6 + (p_2^2(\tau) - 2p_1(\tau))\omega^4 + (p_1^2(\tau) - 2p_0(\tau)p_2(\tau) - q_1^2(\tau))\omega^2 + p_0^2(\tau) - q_0^2(\tau) = 0.
\tag{6.2.15}
$$

直接计算可得

$$p_2^2(\tau) - 2p_1(\tau) = a^2 + u^2 + \left(d + \frac{\beta v^*}{1+\alpha v^*}\right)^2 > 0,$$

$$p_0(\tau) + q_0(\tau) = au\left(d + \frac{\beta v^*}{1+\alpha v^*}\right) - \frac{adu}{1+\alpha v^*} > 0,$$

$$p_1^2(\tau) - 2p_0(\tau)p_2(\tau) - q_1^2(\tau) = (a^2 + u^2)\left(d + \frac{\beta v^*}{1+\alpha v^*}\right)^2$$
$$+ a^2 u^2 - \frac{a^2 u^2}{(1+\alpha v^*)^2} > 0,$$

由此可知, 方程 (6.2.15) 无正实根. 注意到当 $\tau = 0$ 时, 平衡点 E^* 是局部渐近稳定的, 因此, 由文献 [55] 中定理 3.4.1 可知, 当 $\tau > 0$ 时, 平衡点 E^* 是局部渐近稳定的.

综上所述, 可得以下结论.

定理 6.2.1　对系统 (6.2.2), 当 $\mathscr{R}_0 < 1$ 时, 病毒未感染平衡点 $E_1(\lambda/d, 0, 0)$ 是局部渐近稳定的; 当 $\mathscr{R}_0 > 1$ 时, E_1 不稳定, 此时病毒感染平衡点 $E^*(x^*, y^*, v^*)$ 存在且是局部渐近稳定的.

6.2.3　全局渐近稳定性

本小节, 通过构造适当的 Lyapunov 泛函并应用 LaSalle 不变性原理, 我们研究系统 (6.2.2) 的各可行平衡点的全局稳定性.

我们先来研究病毒未感染平衡点 $E_1(\lambda/d, 0, 0)$ 的全局渐近稳定性.

定理 6.2.2　当 $\mathscr{R}_0 < 1$ 时, 系统 (6.2.2) 的病毒未感染平衡点 $E_1(\lambda/d, 0, 0)$ 是全局渐近稳定的.

证明　设 $(x(t), y(t), v(t))$ 是系统 (6.2.2) 满足初始条件 (6.2.3) 的任一正解. 记 $x_0 = \lambda/d$. 定义

$$V_{11}(t) = x(t) - x_0 - x_0 \ln\frac{x(t)}{x_0} + e^{m\tau}y(t) + \frac{a}{k}e^{m\tau}v(t). \tag{6.2.16}$$

沿系统 (6.2.2) 的解计算 $V_{11}(t)$ 的全导数, 可得

$$\frac{\mathrm{d}}{\mathrm{d}t}V_{11}(t) = \left(1 - \frac{x_0}{x(t)}\right)\left[\lambda - dx - \frac{\beta x(t)v(t)}{1+\alpha v(t)}\right]$$
$$+ e^{m\tau}\left[\frac{\beta e^{-m\tau}x(t-\tau)v(t-\tau)}{1+\alpha v(t-\tau)} - ay(t)\right]$$
$$+ \frac{a}{k}e^{m\tau}[ky(t) - uv(t)]. \tag{6.2.17}$$

将 $\lambda = dx_0$ 代入 (6.2.17), 可得

$$\frac{\mathrm{d}}{\mathrm{d}t}V_{11}(t) = \left(1 - \frac{x_0}{x(t)}\right)[-d(x - x_0)]$$
$$- \frac{\beta x(t)v(t)}{1 + \alpha v(t)} + \frac{\beta x(t-\tau)v(t-\tau)}{1 + \alpha v(t-\tau)}$$
$$+ \left(\frac{\beta x_0}{1 + \alpha v(t)} - \frac{au}{k}e^{m\tau}\right)v(t). \tag{6.2.18}$$

定义

$$V_1(t) = V_{11}(t) + \beta \int_{t-\tau}^{t} \frac{x(s)v(s)}{1 + \alpha v(s)}\mathrm{d}s. \tag{6.2.19}$$

由 (6.2.18) 和 (6.2.19) 可得

$$\frac{\mathrm{d}}{\mathrm{d}t}V_1(t) = -d\frac{(x(t) - x_0)^2}{x(t)} + \left(\frac{\beta x_0}{1 + \alpha v(t)} - \frac{au}{k}e^{m\tau}\right)v(t). \tag{6.2.20}$$

注意到

$$\frac{\beta x_0}{1 + \alpha v(t)} - \frac{au}{k}e^{m\tau} \leqslant \beta x_0 - \frac{au}{k}e^{m\tau} = \frac{au}{k}e^{m\tau}(\mathscr{R}_0 - 1) < 0,$$

故由 (6.2.20) 式知 $V_1'(t) \leqslant 0$. 由文献 [46] 中定理 5.3.1 可知, 解轨线的极限集 $\mathcal{M}$ 是 $\{V_1'(t) = 0\}$ 的最大不变集. 显然, 由 (6.2.20) 可知, 当且仅当 $x = x_0, v = 0$ 时 $V_1'(t) = 0$. 注意到 $\mathcal{M}$ 是不变的, 从而对 $\mathcal{M}$ 中的每一个元素, 我们有 $v = 0, v'(t) = 0$. 于是, 由系统 (6.2.2) 的第三个方程可得

$$0 = v'(t) = ky(t),$$

这意味着 $y = 0$. 故当且仅当 $(x, y, v) = (x_0, 0, 0)$ 时有 $V_1'(t) = 0$. 因此, 由 LaSalle 不变性原理可知 E_1 是全局渐近稳定的. $\qquad\square$

下面, 我们讨论系统 (6.2.2) 的病毒感染平衡点 E^* 的全局稳定性.

定理 6.2.3 当 $\mathscr{R}_0 > 1$ 时, 系统 (6.2.2) 的病毒感染平衡点 $E^*(x^*, y^*, v^*)$ 是全局渐近稳定的.

证明 设 $(x(t), y(t), v(t))$ 是系统 (6.2.2) 满足初始条件 (6.2.3) 的任一正解. 定义

$$V_{21}(t) = x(t) - x^* - x^* \ln\frac{x(t)}{x^*} + e^{m\tau}\left(y(t) - y^* - y^* \ln\frac{y(t)}{y^*}\right)$$
$$+ \frac{a}{k}e^{m\tau}\left(v(t) - v^* - v^* \ln\frac{v(t)}{v^*}\right).$$

沿系统 (6.2.2) 的正解计算 $V_{21}(t)$ 的全导数, 可得

$$\frac{\mathrm{d}}{\mathrm{d}t} V_{21}(t) = \left(1 - \frac{x^*}{x(t)}\right) \left[\lambda - dx(t) - \frac{\beta x(t) v(t)}{1 + \alpha v(t)}\right]$$

$$+ e^{m\tau} \left(1 - \frac{y^*}{y(t)}\right) \left[\frac{\beta e^{-m\tau} x(t-\tau) v(t-\tau)}{1 + \alpha v(t-\tau)} - ay(t)\right]$$

$$+ \frac{a}{k} e^{m\tau} \left(1 - \frac{v^*}{v(t)}\right) [ky(t) - uv(t)]. \tag{6.2.21}$$

将 $\lambda = dx^* + \dfrac{\beta x^* v^*}{1 + \alpha v^*}$ 代入 (6.2.21), 有

$$\frac{\mathrm{d}}{\mathrm{d}t} V_{21}(t) = \left(1 - \frac{x^*}{x(t)}\right) \left[-d(x(t) - x^*) - \frac{\beta x(t) v(t)}{1 + \alpha v(t)} + \frac{\beta x^* v^*}{1 + \alpha v^*}\right]$$

$$+ e^{m\tau} \left(1 - \frac{y^*}{y(t)}\right) \left[\frac{\beta e^{-m\tau} x(t-\tau) v(t-\tau)}{1 + \alpha v(t-\tau)} - ay(t)\right]$$

$$+ \frac{a}{k} e^{m\tau} \left(1 - \frac{v^*}{v(t)}\right) [ky(t) - uv(t)]$$

$$= \left(1 - \frac{x^*}{x(t)}\right) [-d(x(t) - x^*)]$$

$$- \frac{\beta x(t) v(t)}{1 + \alpha v(t)} + \frac{\beta x^* v(t)}{1 + \alpha v(t)} + \frac{\beta x^* v^*}{1 + \alpha v^*} \left(1 - \frac{x^*}{x}\right)$$

$$+ \frac{\beta x(t-\tau) v(t-\tau)}{1 + \alpha v(t-\tau)} - \frac{\beta y^* x(t-\tau) v(t-\tau)}{y(t)(1 + \alpha v(t-\tau))} + ae^{m\tau} y^*$$

$$+ \frac{a}{k} e^{m\tau} \left[-uv(t) - kv^* \frac{y(t)}{v(t)} + uv^*\right]. \tag{6.2.22}$$

注意到 $\dfrac{\beta e^{-m\tau} x^* v^*}{1 + \alpha v^*} = ay^*, ky^* = uv^*$, 从而由 (6.2.22) 可得

$$\frac{\mathrm{d}}{\mathrm{d}t} V_{21}(t) = \left(1 - \frac{x^*}{x(t)}\right) [-d(x(t) - x^*)]$$

$$- \frac{\beta x(t) v(t)}{1 + \alpha v(t)} + \frac{\beta x^* v(t)}{1 + \alpha v(t)} + \frac{\beta x^* v^*}{1 + \alpha v^*} \left(1 - \frac{x^*}{x}\right)$$

$$+ \frac{\beta x(t-\tau) v(t-\tau)}{1 + \alpha v(t-\tau)} - \frac{\beta x^* v^*}{1 + \alpha v^*} \frac{y^*(1 + \alpha v^*)}{x^* v^*} \frac{x(t-\tau) v(t-\tau)}{y(t)(1 + \alpha v(t-\tau))}$$

$$- \frac{\beta x^* v^*}{1 + \alpha v^*} \frac{v(t)}{v^*} - \frac{\beta x^* v^*}{1 + \alpha v^*} \frac{v^*}{y^*} \frac{y(t)}{v(t)} + \frac{2\beta x^* v^*}{1 + \alpha v^*}. \tag{6.2.23}$$

定义

$$V_2(t) = V_{21}(t) + \frac{\beta x^* v^*}{1+\alpha v^*} \int_{t-\tau}^{t} G\left(\frac{(1+\alpha v^*)x(s)v(s)}{x^*v^*(1+\alpha v(s))}\right) \mathrm{d}s, \qquad (6.2.24)$$

这里 $G(x) = x - 1 - \ln x, x > 0$.

由 (6.2.23) 和 (6.2.24) 可得

$$\frac{\mathrm{d}}{\mathrm{d}t}V_2(t) = \left(1 - \frac{x^*}{x(t)}\right)[-d(x(t) - x^*)]$$

$$-\frac{\beta x(t)v(t)}{1+\alpha v(t)} + \frac{\beta x^* v(t)}{1+\alpha v(t)} + \frac{\beta x^* v^*}{1+\alpha v^*}\left(1 - \frac{x^*}{x}\right)$$

$$+\frac{\beta x(t-\tau)v(t-\tau)}{1+\alpha v(t-\tau)} - \frac{\beta x^* v^*}{1+\alpha v^*}\frac{y^*(1+\alpha v^*)}{x^*v^*}\frac{x(t-\tau)v(t-\tau)}{y(t)(1+\alpha v(t-\tau))}$$

$$-\frac{\beta x^* v^*}{1+\alpha v^*}\frac{v(t)}{v^*} - \frac{\beta x^* v^*}{1+\alpha v^*}\frac{v^*}{y^*}\frac{y(t)}{v(t)} + \frac{2\beta x^* v^*}{1+\alpha v^*}$$

$$+\beta\left[\frac{x(t)v(t)}{1+\alpha v(t)} - \frac{x(t-\tau)v(t-\tau)}{1+\alpha v(t-\tau)}\right]$$

$$+\frac{\beta x^* v^*}{1+\alpha v^*}\ln\frac{(1+\alpha v(t))x(t-\tau)v(t-\tau)}{x(t)v(t)(1+\alpha v(t-\tau))}$$

$$= -d\frac{(x(t)-x^*)^2}{x(t)} - \frac{\beta x^* v^*}{1+\alpha v^*}G\left(\frac{x^*}{x(t)}\right)$$

$$-\frac{\beta x^* v^*}{1+\alpha v^*}G\left(\frac{y^*(1+\alpha v^*)x(t-\tau)v(t-\tau)}{x^*v^*y(t)(1+\alpha v(t-\tau))}\right)$$

$$-\frac{\beta x^* v^*}{1+\alpha v^*}G\left(\frac{1+\alpha v(t)}{1+\alpha v^*}\right) - \frac{\beta x^* v^*}{1+\alpha v^*}G\left(\frac{v^*y(t)}{y^*v(t)}\right)$$

$$-\frac{\alpha\beta x^* v^*(v(t)-v^*)^2}{v^*(1+\alpha v^*)^2(1+\alpha v(t))}. \qquad (6.2.25)$$

我们注意到, 函数 $G(x) \geqslant 0$ 对于所有 $x > 0$ 成立, 当且仅当 $x = 1$ 时, $G(x) = 0$. 因此, 由 (6.2.25) 可知, $V_2'(t) \leqslant 0$. 由文献 [46] 中定理 5.3.1 可知, 解轨线的极限集 $\mathcal{M}$ 是 $\{V_2'(t) = 0\}$ 的最大不变集. 由 (6.2.25) 易知, 当且仅当

$$x(t) = x^*, \quad v = v^*, \quad \frac{y^*(1+\alpha v^*)x(t-\tau)v(t-\tau)}{x^*v^*y(t)(1+\alpha v(t-\tau))} = \frac{1+\alpha v(t)}{1+\alpha v^*} = \frac{v^*y(t)}{y^*v(t)} = 1$$

时, 有 $V_2'(t) = 0$. 因此, 应用 LaSalle 不变性原理可知 E^* 是全局渐近稳定的. $\qquad\square$

6.3 基于 cell-to-cell 和 virus-to-cell 两种传播机制的 HIV-1 感染模型

本节, 我们将 cell-to-cell 和 virus-to-cell 两种传播途径引入 HIV-1 感染动力学模型中, 同时考虑胞内时滞和体液免疫对 HIV 感染的影响.

6.3.1 研究背景和模型的建立

人体免疫由体液免疫和细胞免疫组成, 体液免疫主要与淋巴 B 细胞有关, 而细胞免疫主要与淋巴 T 细胞有关. 有关具有细胞免疫的病毒模型已被许多学者研究[200,223-226]. 文献 [227] 和 [228] 阐述了体液免疫在整个人体免疫中扮演的重要角色. 文献 [229] 和 [230] 分别考虑了一个具有体液免疫的 HIV-1 感染动力学基础模型:

$$
\begin{cases}
\dot{x}(t) = \Lambda - dx(t) - \beta x(t)v(t), \\
\dot{y}(t) = \beta x(t)v(t) - ay(t), \\
\dot{v}(t) = ky(t) - uv(t) - pv(t)z(t), \\
\dot{z}(t) = cv(t)z(t) - bz(t),
\end{cases}
\tag{6.3.1}
$$

其中 $x(t)$, $y(t)$ 和 $z(t)$ 分别表示未感染细胞、被感染细胞和淋巴 B 细胞在时刻 t 的浓度, $v(t)$ 表示在时刻 t 时病毒的载量; Λ, d 和 β 分别表示未感染细胞的产生率、死亡率和感染率; a, u 和 b 分别表示被感染细胞的死亡率、病毒的移除率以及淋巴 B 细胞的死亡率; k 表示由单位浓度被感染细胞释放病毒的平均数. $pv(t)z(t)$ 和 $cv(t)z(t)$ 分别描述被淋巴 B 细胞杀死的被感染细胞的浓度和通过抗原刺激产生的淋巴 B 细胞的浓度.

我们注意到, 模型 (6.3.1) 是基于 virus-to-cell 感染机制建立的. 然而, 最新研究表明, 大量游离病毒也可以通过病毒诱导的结构 (称为病毒学突触) 从被感染的细胞转移到未感染的细胞[194]. 事实上, 与 virus-to-cell 感染机制相比, HIV-1 的 cell-to-cell 直接传播被发现是一种更为有效的病毒传播方式, 而且可能促进免疫入侵, 从而影响疾病进程[49]. 最近发表在 *Nature* 上的一项研究表明, cell-to-cell 传播 HIV-1 确实降低了抗逆转录病毒治疗的效果, 因为 cell-to-cell 传播可以导致多个靶细胞感染, 进而降低对抗逆转录病毒药物的敏感性. 细胞间的传播为病毒规避免疫系统的攻击提供了某种便利, 可能也是导致病毒能够持久存在的一个重要原因[231]. 近年来, 已有一些学者研究了 cell-to-cell 直接传播的 HIV 感染模型[232-235].

另外, 系统 (6.3.1) 忽略了从病毒进入细胞到被感染细胞产生新病毒所经历的时间. 在文献 [236] 中, Elaiw 和 AlShamrani 将潜伏感染细胞引入病毒感染模型, 分析了两类具有体液免疫和非线性发生率的病毒感染动力学模型. 文献 [237] 考虑了具有胞内时滞的 HIV 感染动力学模型, 对模型进行了完整的数学分析, 研究了模型的全局动力学性态. 文献 [238] 提出了一种一般形式发生率 $f(x(t-\tau), v(t-\tau))$ 来表示每一个病毒在单位时间内所感染细胞的平均数量.

受文献 [229], [230], [232] 和 [233] 相关工作的启发, 本节, 我们考虑 cell-to-cell 和 virus-to-cell 两种传播机制以及胞内时滞对 HIV-1 感染的影响. 为此, 我们考虑以下时滞微分方程组:

$$
\begin{cases}
\dot{x}(t) = \Lambda - dx(t) - \beta_1 x(t)v(t) - \beta_2 x(t)y(t), \\
\dot{y}(t) = \beta_1 e^{-m\tau}x(t-\tau)v(t-\tau) + \beta_2 e^{-m\tau}x(t-\tau)y(t-\tau) - ay(t), \\
\dot{v}(t) = ky(t) - uv(t) - pv(t)z(t), \\
\dot{z}(t) = cv(t)z(t) - bz(t),
\end{cases}
\tag{6.3.2}
$$

其中 β_1 和 β_2 分别表示 virus-to-cell 和 cell-to-cell 传播机制的感染率; 时滞 τ 表示从病毒进入细胞到被感染细胞产生新病毒所经历的时间或者是从被感染细胞直接将病毒传播进入未感染细胞到被感染细胞产生新病毒所经历的时间; m 表示被感染但尚未能释放病毒的被感染细胞的死亡率. 因此, 在时间 $t-\tau$ 到 t 期间, 被感染细胞存活的概率为 $e^{-m\tau}$. 假设所有的参数都是正常数.

系统 (6.3.2) 满足以下初始条件:

$$
x(\theta) = \phi_1(\theta), \quad y(\theta) = \phi_2(\theta), \quad v(\theta) = \phi_3(\theta), \quad z(\theta) = \phi_4(\theta), \tag{6.3.3}
$$

其中 $\phi_i(\theta) \geqslant 0$, $\theta \in [-\tau, 0)$, $\phi_i(0) > 0$, $i = 1, 2, 3, 4$, $\phi_i \in C([-\tau, 0], \mathbb{R}^4_{+0})$, $i = 1, 2, 3, 4$, 这里 $\mathbb{R}^4_{+0} = \{(x_1, x_2, x_3, x_4) : x_i \geqslant 0, i = 1, 2, 3, 4\}$.

由泛函微分方程基本理论[46] 可知, 系统 (6.3.2) 具有满足初始条件 (6.3.3) 的唯一解 $(x(t), y(t), v(t), z(t))$. 容易证明, 系统 (6.3.2) 满足初始条件 (6.3.3) 的解在 $[0, +\infty)$ 上有定义, 且对于所有 $t \geqslant 0$ 恒为正.

6.3.2 可行平衡点的存在性和解的有界性

系统 (6.3.2) 总有一个病毒未感染平衡点 $E_0(\Lambda/d, 0, 0, 0)$. 通过计算, 可得系统 (6.3.2) 的免疫未激活再生率

$$
\mathscr{R}_0 = \frac{(\beta_1 k + \beta_2 u)\Lambda}{aud} e^{-m\tau},
$$

它表示一个被感染细胞在其生命周期内所感染细胞的数量[5]. 容易证明, 若 $\mathscr{R}_0 > 1$, 则系统 (6.3.2) 存在一个免疫未激活平衡点 $E_1(x_1, y_1, v_1, 0)$, 其中

$$
x_1 = \frac{\Lambda}{d\mathscr{R}_0}, \quad y_1 = \frac{ud}{\beta_1 k + \beta_2 u}(\mathscr{R}_0 - 1), \quad v_1 = \frac{kd}{\beta_1 k + \beta_2 u}(\mathscr{R}_0 - 1).
$$

通过计算, 进一步可得系统 (6.3.2) 的免疫激活再生率

$$\mathscr{R}_1 = \frac{\mathscr{R}_0}{1 + \dfrac{abu}{ck\Lambda e^{-m\tau}}\mathscr{R}_0} = \frac{\beta_1 k + \beta_2 u}{ckd\left(1 + \dfrac{abu}{ck\Lambda e^{-m\tau}}\mathscr{R}_0\right)}(cv_1 - b) + 1.$$

容易证明, 当 $\mathscr{R}_1 > 1$ 时, 除了平衡点 E_0 和 E_1 以外, 系统 (6.3.2) 存在一个免疫激活平衡点 $E_2(x_2, y_2, v_2, z_2)$, 其中

$$x_2 = \frac{ck\Lambda}{cdk + \beta_1 bk + \beta_2 b(pz_2 + u)}, \quad y_2 = \frac{b}{ck}(pz_2 + u), \quad v_2 = \frac{b}{c},$$

这里 z_2 是方程

$$abp^2\beta_2 z^2 + p\left(2abu\beta_2 + \beta_1 abk + acdk - \beta_2 ck\Lambda e^{-m\tau}\right)z$$
$$+ a\left(\beta_2 bu^2 + \beta_1 bku + cdku\right)(1 - \mathscr{R}_1) = 0$$

的唯一正实根.

以下我们讨论系统 (6.3.2) 解的有界性.

引理 6.3.1　系统 (6.3.2) 满足初始条件 (6.3.3) 的任一解均有界.

证明　令

$$N(t) = x(t - \tau) + e^{m\tau}y(t) + \frac{a}{2k}e^{m\tau}v(t) + \frac{a}{2ck}e^{m\tau}z(t).$$

沿系统 (6.3.2) 的解计算 $N(t)$ 的全导数, 可得

$$\dot{N}(t) = \Lambda - dx(t - \tau) - \frac{1}{2}ae^{m\tau}y(t) - \frac{a}{2k}e^{m\tau}uv(t) - \frac{ap}{2ck}e^{m\tau}bz(t)$$
$$\leqslant \Lambda - \min\left\{d, \frac{1}{2}a, u, b\right\}N(t).$$

因此, 下面的集合

$$\Omega = \left\{(x, y, v, z) \mid x + e^{m\tau}y + \frac{a}{2k}e^{m\tau}v + \frac{a}{2ck}e^{m\tau}z \leqslant \Lambda/\min\left\{d, \frac{1}{2}a, u, b\right\}\right\}$$

是系统 (6.3.2) 的正向不变集. 从而可知 $x(t), y(t), v(t)$ 和 $z(t)$ 在 Ω 内有界.　□

6.3.3　局部渐近稳定性

本小节, 通过分析相应特征方程根的分布, 我们讨论各可行平衡点的局部渐近稳定性.

定理 6.3.2　若 $\mathscr{R}_0 < 1$, 则系统 (6.3.2) 的病毒未感染平衡点 E_0 局部渐近稳定; 若 $\mathscr{R}_0 > 1$, 则 E_0 不稳定.

证明 系统 (6.3.2) 在 E_0 处的特征方程为

$$(\lambda+b)(\lambda+d)\left[(\lambda+a)(\lambda+u)-\frac{\Lambda}{d}(\beta_2\lambda+\beta_1 k+\beta_2 u)e^{-(m+\lambda)\tau}\right]=0. \qquad (6.3.4)$$

记 $\mathscr{R}_0=\mathscr{R}_{01}+\mathscr{R}_{02}$, 其中

$$\mathscr{R}_{01}=\frac{\beta_1 k\Lambda e^{-m\tau}}{aud},\quad \mathscr{R}_{02}=\frac{\beta_2\Lambda e^{-m\tau}}{ad}.$$

显然, 方程 (6.3.4) 有两个负根 $\lambda=-b,\lambda=-d$, 其余根由方程

$$G(\lambda)=0 \qquad (6.3.5)$$

确定, 其中

$$G(\lambda)=(\lambda+a)(\lambda+u)-\frac{\Lambda}{d}(\beta_2\lambda+\beta_1 k+\beta_2 u)e^{-(m+\lambda)\tau}. \qquad (6.3.6)$$

将 $\mathscr{R}_0$ 和 $\mathscr{R}_{02}$ 代入方程 (6.3.5) 中, 可得

$$\left(\frac{\lambda}{u}+1\right)\left(\frac{\lambda}{a}+1\right)=e^{-\lambda\tau}\left(\frac{\lambda}{u}\mathscr{R}_{02}+\mathscr{R}_0\right). \qquad (6.3.7)$$

我们断言, 当 $\mathscr{R}_0<1$ 时, 方程 (6.3.7) 的所有根均具负实部. 若否, 则 (6.3.7) 至少有一个根 $\lambda_1=x_1+\mathrm{i}y_1$ 满足 $x_1\geqslant 0$. 当 $\mathscr{R}_0<1$ 时, 易知

$$\left|\frac{\lambda_1}{u}+1\right|>\left|\frac{\lambda_1}{u}\mathscr{R}_{02}+\mathscr{R}_0\right|,\quad \left|\frac{\lambda_1}{a}+1\right|>\left|e^{-\lambda_1\tau}\right|.$$

于是

$$\left|\left(\frac{\lambda_1}{u}+1\right)\left(\frac{\lambda_1}{a}+1\right)\right|>\left|e^{-\lambda_1\tau}\left(\frac{\lambda_1}{u}\mathscr{R}_{02}+\mathscr{R}_0\right)\right|,$$

矛盾. 因此, 如果 $\mathscr{R}_0<1$, E_0 是局部渐近稳定的.

若 $\mathscr{R}_0>1$, 则有 $G(0)=au(1-\mathscr{R}_0)<0$, 当 $\lambda\to\infty$ 时, $G(\lambda)\to\infty$. 注意到 $G(\lambda)$ 是关于 λ 的连续函数, 若 $\mathscr{R}_0>1$, 则方程 (6.3.4) 至少存在一个正实根, 从而 E_0 不稳定. $\qquad\square$

定理 6.3.3 若 $\mathscr{R}_1<1<\mathscr{R}_0$, 则系统 (6.3.2) 的免疫未激活平衡点 E_1 是局部渐近稳定的.

证明 系统 (6.3.2) 在 E_1 处的特征方程为

$$(\lambda+b-cv_1)[(\lambda+a)(\lambda+u)(\lambda+d+\beta_1 v_1+\beta_2 y_1)$$
$$-e^{-(m+\lambda)\tau}x_1(\lambda+d)(\beta_2\lambda+\beta_1 k+\beta_2 u)]=0. \qquad (6.3.8)$$

显然方程 (6.3.8) 存在一个负实根 $\lambda = cv_1 - b$, 其余根由方程

$$(\lambda + a)(\lambda + u)(\lambda + d + \beta_1 v_1 + \beta_2 y_1) = e^{-(m+\lambda)\tau} x_1 (\lambda + d)(\beta_2 \lambda + \beta_1 k + \beta_2 u)$$

确定. 该方程可以改写为

$$\left(\frac{\lambda}{a} + 1\right)\left(\frac{\lambda}{d} + \mathscr{R}_0\right)\left(\frac{\lambda}{u} + 1\right) = e^{-\lambda\tau}\left(\frac{\lambda}{d} + 1\right)\left(\frac{\lambda}{u}\frac{\mathscr{R}_{02}}{\mathscr{R}_0} + 1\right). \tag{6.3.9}$$

当 $\mathscr{R}_1 < 1 < \mathscr{R}_0$ 时, 我们断言, 方程 (6.3.9) 的所有根均具有负实部. 若否, 则方程 (6.3.9) 至少存在一个根 $\lambda_2 = x_2 + iy_2$ 满足 $x_2 \geqslant 0$. 这种情况下, 如果 $\mathscr{R}_0 > 1$, 则有

$$\left|\frac{\lambda_2}{a} + 1\right| > |e^{-\lambda_2\tau}|, \quad \left|\frac{\lambda_2}{d} + \mathscr{R}_0\right| > \left|\frac{\lambda_2}{d} + 1\right|, \quad \left|\frac{\lambda_2}{u} + 1\right| > \left|\frac{\lambda_2}{u}\frac{\mathscr{R}_{02}}{\mathscr{R}_0} + 1\right|.$$

于是

$$\left|\left(\frac{\lambda_2}{a} + 1\right)\left(\frac{\lambda_2}{d} + \mathscr{R}_0\right)\left(\frac{\lambda_2}{u} + 1\right)\right| > \left|e^{-\lambda_2\tau}\left(\frac{\lambda_2}{d} + 1\right)\left(\frac{\lambda_2}{u}\frac{\mathscr{R}_{02}}{\mathscr{R}_0} + 1\right)\right|,$$

这与方程 (6.3.9) 矛盾. 因此, 方程 (6.3.8) 的所有根均具有负实部, 从而 E_1 是局部渐近稳定的. □

定理 6.3.4 若 $\mathscr{R}_1 > 1$, 则系统 (6.3.2) 的免疫激活平衡点 E_2 是局部渐近稳定的.

证明 注意到 $b = cv_2$, 则系统 (6.3.2) 在 E_2 处的特征方程为

$$(\lambda + d + \beta_1 v_2 + \beta_2 y_2)(\lambda + a)[\lambda^2 + (u + pz_2)\lambda + cpv_2 z_2](\beta_1 v_2 + \beta_2 y_2)$$
$$-a(\lambda + d)\{\beta_2 y_2[\lambda^2 + (u + pz_2)\lambda + cpv_2 z_2] + k\beta_1 y_2\lambda\}e^{-\lambda\tau} = 0. \tag{6.3.10}$$

若 $\mathscr{R}_1 > 1$, 我们断言, 方程 (6.3.10) 的所有根均具有负实部. 若否, 则 (6.3.10) 至少有一个根 $\lambda_3 = x_3 + iy_3$ 满足 $x_3 \geqslant 0$. 在此情形下, 当 $\mathscr{R}_1 > 1$ 时, 有

$$|\lambda_3 + d + \beta_1 v_2 + \beta_2 y_2| > |\lambda_3 + d|, \quad |\lambda_3 + a| > a, \quad 1 > \left|e^{-\lambda_3\tau}\right|.$$

由于

$$[\lambda_3^2 + (u + pz_2)\lambda_3 + pv_2 cz_2](\beta_1 v_2 + \beta_2 y_2)$$
$$- [\beta_2 y_2(\lambda_3^2 + (u + pz_2)\lambda_3 + pv_2 cz_2) + k\beta_1 y_2\lambda_3]$$
$$= \beta_1 v_2\lambda_3^2 + \beta_1 pcv_2^2 z_2 > 0,$$

所以有

$$\left|[\lambda_3^2 + (u + pz_2)\lambda_3 + pv_2 cz_2](\beta_1 v_2 + \beta_2 y_2)\right|$$
$$> \left|\beta_2 y_2(\lambda_3^2 + (u + pz_2)\lambda_3 + pv_2 cz_2) + k\beta_1 y_2\lambda_3\right|.$$

从而可得

$$\left|(\lambda_3 + d + \beta_1 v_2 + \beta_2 y_2)(\lambda_3 + a)[\lambda_3^2 + (u + pz_2)\lambda_3 + pv_2 cz_2](\beta_1 v_2 + \beta_2 y_2)\right|$$
$$> \left|(\lambda_3 + d)ae^{-\lambda_3 \tau}[\beta_2 y_2(\lambda_3^2 + (u + pz_2)\lambda_3 + pv_2 cz_2) + k\beta_1 y_2 \lambda_3]\right|,$$

矛盾. 因此, 当 $\mathscr{R}_1 > 1$ 时, 方程 (6.3.10) 的所有根具有负实部, 从而 E_2 是局部渐近稳定的. □

6.3.4 全局渐近稳定性

本小节, 通过构造 Lyapunov 泛函和应用 LaSalle 不变性原理, 我们研究系统 (6.3.2) 的可行平衡点的全局渐近稳定性.

定理 6.3.5 若 $\mathscr{R}_0 < 1$, 则系统 (6.3.2) 的病毒未感染平衡点 E_0 是全局渐近稳定的.

证明 设 $(x(t), y(t), v(t), z(t))$ 为系统 (6.3.2) 满足初始条件 (6.3.3) 的任一正解.

定义

$$V_1(t) = x(t) - x_0 - x_0 \ln \frac{x(t)}{x_0} + c_1 y(t) + c_2 v(t) + c_3 z(t)$$
$$+ \int_{t-\tau}^{t} [\beta_1 x(s)v(s) + \beta_2 x(s)y(s)]\mathrm{d}s,$$

这里 c_1, c_2 和 c_3 为待定常数.

沿系统 (6.3.2) 的解计算 $V_1(t)$ 的全导数, 可得

$$\frac{\mathrm{d}}{\mathrm{d}t} V_1(t) = \left(1 - \frac{x_0}{x(t)}\right)(\Lambda - dx(t) - \beta_1 x(t)v(t) - \beta_2 x(t)y(t))$$
$$+ c_1(\beta_1 e^{-m\tau} x(t-\tau)v(t-\tau) + \beta_2 e^{-m\tau} x(t-\tau)y(t-\tau) - ay(t))$$
$$+ c_2(ky(t) - uv(t) - pv(t)z(t)) + c_3(cv(t)z(t) - bz(t))$$
$$+ \beta_1 x(t)v(t) + \beta_2 x(t)y(t)$$
$$- \beta_1 x(t-\tau)v(t-\tau) - \beta_2 x(t-\tau)y(t-\tau). \tag{6.3.11}$$

将 $\Lambda = dx_0$ 代入 (6.3.11), 有

$$\frac{\mathrm{d}}{\mathrm{d}t} V_1(t) = \left(1 - \frac{x_0}{x(t)}\right)(dx_0 - dx(t) - \beta_1 x(t)v(t) - \beta_2 x(t)y(t))$$
$$+ c_1(\beta_1 e^{-m\tau} x(t-\tau)v(t-\tau) + \beta_2 e^{-m\tau} x(t-\tau)y(t-\tau) - ay(t))$$
$$+ c_2(ky(t) - uv(t) - pv(t)z(t)) + c_3(cv(t)z(t) - bz(t))$$
$$+ \beta_1 x(t)v(t) + \beta_2 x(t)y(t)$$
$$- \beta_1 x(t-\tau)v(t-\tau) - \beta_2 x(t-\tau)y(t-\tau). \tag{6.3.12}$$

选取

$$c_1 = e^{m\tau}, \quad c_2 = \frac{\beta_1 \Lambda}{ud}, \quad c_3 = \frac{\beta_1 \Lambda p}{cud}, \tag{6.3.13}$$

则由 (6.3.12) 和 (6.3.13) 可得

$$\frac{\mathrm{d}}{\mathrm{d}t} V_1(t) = -\frac{d}{x(t)}(x(t) - x_0)^2 + ae^{m\tau}(\mathscr{R}_0 - 1)y(t) - \frac{\beta_1 \Lambda pb}{cud}z(t). \tag{6.3.14}$$

于是, 由 (6.3.14) 可知 $V_1'(t) \leqslant 0$, 当且仅当 $x = x_0, y = v = z = 0$ 时 $V_1'(t) = 0$. 可以证明, $M_0 = \{E_0\}$ 是 $\{(x(t), y(t), v(t), z(t)) : V_1'(t) = 0\}$ 的最大不变子集. 由定理 6.3.2 可知, E_0 是局部渐近稳定的. 因此, 由 LaSalle 不变性原理可知, E_0 是全局渐近稳定的. □

定理 6.3.6　若 $\mathscr{R}_1 < 1 < \mathscr{R}_0$, 则系统 (6.3.2) 的免疫未激活平衡点 E_1 是全局渐近稳定的.

证明　设 $(x(t), y(t), v(t), z(t))$ 为系统 (6.3.2) 满足初始条件 (6.3.3) 的任一正解.

定义

$$\begin{aligned}
V_2(t) = {} & x(t) - x_1 - x_1 \ln \frac{x(t)}{x_1} + k_1 \left(y(t) - y_1 - y_1 \ln \frac{y(t)}{y_1} \right) \\
& + k_2 \left(v(t) - v_1 - v_1 \ln \frac{v(t)}{v_1} \right) + k_3 z(t) \\
& + \beta_1 x_1 v_1 \int_{t-\tau}^{t} \left(\frac{x(s)v(s)}{x_1 v_1} - 1 - \ln \frac{x(s)v(s)}{x_1 v_1} \right) \mathrm{d}s \\
& + \beta_2 x_1 y_1 \int_{t-\tau}^{t} \left(\frac{x(s)y(s)}{x_1 y_1} - 1 - \ln \frac{x(s)y(s)}{x_1 y_1} \right) \mathrm{d}s,
\end{aligned}$$

这里 k_1, k_2 和 k_3 为待定常数.

沿系统 (6.3.2) 的正解计算 $V_2(t)$ 的全导数, 可得

$$\begin{aligned}
\frac{\mathrm{d}}{\mathrm{d}t} V_2(t) = {} & \left(1 - \frac{x_1}{x(t)} \right) [\Lambda - dx(t) - \beta_1 x(t)v(t) - \beta_2 x(t)y(t)] \\
& + k_1 \left(1 - \frac{y_1}{y(t)} \right) [\beta_1 e^{-m\tau} x(t-\tau)v(t-\tau) \\
& + \beta_2 e^{-m\tau} x(t-\tau)y(t-\tau) - ay(t)] \\
& + k_2 \left(1 - \frac{v_1}{v(t)} \right) [ky(t) - uv(t) - pv(t)z(t)] \\
& + k_3 [cv(t)z(t) - bz(t)] \\
& + \beta_1 x_1 v_1 \left(\frac{x(t)v(t)}{x_1 v_1} - \frac{x(t-\tau)v(t-\tau)}{x_1 v_1} + \ln \frac{x(t-\tau)v(t-\tau)}{x(t)v(t)} \right) \\
& + \beta_2 x_1 y_1 \left(\frac{x(t)y(t)}{x_1 y_1} - \frac{x(t-\tau)y(t-\tau)}{x_1 y_1} + \ln \frac{x(t-\tau)y(t-\tau)}{x(t)y(t)} \right). \tag{6.3.15}
\end{aligned}$$

将

$$\begin{cases} \Lambda - dx_1 - \beta_1 x_1 v_1 - \beta_2 x_1 y_1 = 0, \\ \beta_1 e^{-m\tau} x_1 v_1 + \beta_2 e^{-m\tau} x_1 y_1 - a y_1 = 0, \\ k y_1 - u v_1 = 0 \end{cases} \qquad (6.3.16)$$

代入 (6.3.15), 整理可得

$$\begin{aligned}
\frac{\mathrm{d}}{\mathrm{d}t} V_2(t) = & -\frac{d}{x(t)}(x(t) - x_1)^2 + \beta_1 x_1 v_1 \left(1 + k_1 e^{-m\tau} - \frac{x_1}{x(t)} \right) \\
& + \beta_1 x_1 v_1 \left(-k_1 e^{-m\tau} \frac{x(t-\tau)v(t-\tau)y_1}{x_1 v_1 y(t)} + \ln \frac{x(t-\tau)v(t-\tau)}{x(t)v(t)} \right) \\
& + \beta_2 x_1 y_1 \left(1 + k_1 e^{-m\tau} - \frac{x_1}{x(t)} \right) \\
& + \beta_2 x_1 y_1 \left(-k_1 e^{-m\tau} \frac{x(t-\tau)y(t-\tau)y_1}{x_1 y_1 y(t)} + \ln \frac{x(t-\tau)y(t-\tau)}{x(t)y(t)} \right) \\
& + (k_1 e^{-m\tau} - 1)(\beta_1 x(t-\tau)v(t-\tau) + \beta_2 x(t-\tau)y(t-\tau)) \\
& + \left(\beta_2 x_1 + k_2 k - k_1 \frac{\beta_1 e^{-m\tau} x_1 v_1 + \beta_2 e^{-m\tau} x_1 y_1}{y_1} \right) y(t) \\
& + \left(\beta_1 x_1 - k_2 \frac{k y_1}{v_1} \right) v(t) + (k_2 p v_1 - k_3 b) z(t) \\
& + (k_3 c - k_2 p) v(t) z(t) - k_2 k v_1 \frac{y(t)}{v(t)} + k_2 k y_1. \qquad (6.3.17)
\end{aligned}$$

选取

$$k_1 = e^{m\tau}, \quad k_2 = \frac{\beta_1 x_1}{u}, \quad k_3 = \frac{\beta_1 p x_1}{cu}, \qquad (6.3.18)$$

则由 (6.3.17) 和 (6.3.18) 可得

$$\begin{aligned}
\frac{\mathrm{d}}{\mathrm{d}t} V_2(t) = & -\frac{d}{x(t)}(x(t) - x_1)^2 + \frac{\beta_1 p x_1}{cu}(cv_1 - b)z(t) \\
& - \beta_1 x_1 v_1 g \left(\frac{x_1}{x(t)} \right) - \beta_1 x_1 v_1 g \left(\frac{y(t)v_1}{y_1 v(t)} \right) \\
& - \beta_1 x_1 v_1 g \left(\frac{x(t-\tau)v(t-\tau)y_1}{x_1 v_1 y(t)} \right) \\
& - \beta_2 x_1 y_1 g \left(\frac{x_1}{x(t)} \right) - \beta_2 x_1 y_1 g \left(\frac{x(t-\tau)y(t-\tau)}{x_1 y(t)} \right). \qquad (6.3.19)
\end{aligned}$$

注意到函数 $g(x) = x - 1 - \ln x \geqslant 0$ 对于所有 $x > 0$ 成立, 当且仅当 $x = 1$ 时, $g(x) = 0$. 于是, 由 (6.3.19) 可知, $V_2'(t) \leqslant 0$, 当且仅当 $x = x_1, y = y_1, v = v_1, z = 0$ 时等号成立. 可以证明, $M_1 = \{E_1\}$ 是 $\{V_2'(t) = 0\}$ 的最大不变子集. 注意到当 $\mathscr{R}_1 < 1 < \mathscr{R}_0$ 时, E_1 是局部渐近稳定的, 从而由 LaSalle 不变性原理可知 E_1 是全局渐近稳定的. $\hfill\square$

定理 6.3.7   若 $\mathscr{R}_1 > 1$, 则系统 (6.3.2) 的免疫激活平衡点 E_2 是全局渐近稳定的.

证明   设 $(x(t), y(t), v(t), z(t))$ 为系统 (6.3.2) 满足初始条件 (6.3.3) 的任一正解.

定义

$$
\begin{aligned}
V_3(t) = {} & x(t) - x_2 - x_2 \ln \frac{x(t)}{x_2} + p_1 \left(y(t) - y_2 - y_2 \ln \frac{y(t)}{y_2} \right) \\
& + p_2 \left(v(t) - v_2 - v_2 \ln \frac{v(t)}{v_2} \right) + p_3 \left(z(t) - z_2 - z_2 \ln \frac{z(t)}{z_2} \right) \\
& + \beta_1 x_2 v_2 \int_{t-\tau}^{t} \left(\frac{x(s)v(s)}{x_2 v_2} - 1 - \ln \frac{x(s)v(s)}{x_2 v_2} \right) \mathrm{d}s \\
& + \beta_2 x_2 y_2 \int_{t-\tau}^{t} \left(\frac{x(s)y(s)}{x_2 y_2} - 1 - \ln \frac{x(s)y(s)}{x_2 y_2} \right) \mathrm{d}s,
\end{aligned}
$$

这里 p_1, p_2 和 p_3 是待定常数.

沿系统 (6.3.2) 的解计算 $V_3(t)$ 的全导数, 可得

$$
\begin{aligned}
\frac{\mathrm{d}}{\mathrm{d}t} V_3(t) = {} & \left(1 - \frac{x_2}{x(t)} \right) (\Lambda - dx(t) - \beta_1 x(t)v(t) - \beta_2 x(t)y(t)) \\
& + p_1 \left(1 - \frac{y_2}{y(t)} \right) (\beta_1 e^{-m\tau} x(t-\tau)v(t-\tau) \\
& + \beta_2 e^{-m\tau} x(t-\tau)y(t-\tau) - ay(t)) \\
& + p_2 \left(1 - \frac{v_2}{v(t)} \right) (ky(t) - uv(t) - pv(t)z(t)) \\
& + p_3 \left(1 - \frac{z_2}{z(t)} \right) (cv(t)z(t) - bz(t)) \\
& + \beta_1 x_2 v_2 \left(\frac{x(t)v(t)}{x_2 v_2} - \frac{x(t-\tau)v(t-\tau)}{x_2 v_2} + \ln \frac{x(t-\tau)v(t-\tau)}{x(t)v(t)} \right) \\
& + \beta_2 x_2 y_2 \left(\frac{x(t)y(t)}{x_2 y_2} - \frac{x(t-\tau)y(t-\tau)}{x_2 y_2} + \ln \frac{x(t-\tau)y(t-\tau)}{x(t)y(t)} \right). \quad (6.3.20)
\end{aligned}
$$

将平衡点所满足的条件

$$\begin{cases} \Lambda - dx_2 - \beta_1 x_2 v_2 - \beta_2 x_2 y_2 = 0, \\ \beta_1 e^{-m\tau} x_2 v_2 + \beta_2 e^{-m\tau} x_2 y_2 - a y_2 = 0, \\ k y_2 - u v_2 - p v_2 z_2 = 0, \\ c v_2 z_2 - b z_2 = 0 \end{cases} \tag{6.3.21}$$

代入 (6.3.20), 可得

$$\frac{\mathrm{d}}{\mathrm{d}t} V_3(t) = \left(1 - \frac{x_2}{x(t)}\right) \left[-d(x(t) - x_2) + \beta_1 x_2 v_2 + \beta_2 x_2 y_2\right]$$

$$-\beta_1 x(t) v(t) - \beta_2 x(t) y(t) + \beta_1 x_2 v(t) + \beta_2 x_2 y(t)$$

$$+p_1 \left(1 - \frac{y_2}{y(t)}\right) \left(\beta_1 e^{-m\tau} x(t-\tau) v(t-\tau) + \beta_2 e^{-m\tau} x(t-\tau) y(t-\tau)\right)$$

$$-p_1 \left(1 - \frac{y_2}{y(t)}\right) \frac{\beta_1 e^{-m\tau} x_2 v_2 + \beta_2 e^{-m\tau} x_2 y_2}{y_2} y(t)$$

$$+p_2 \left(1 - \frac{v_2}{v(t)}\right) \left(\frac{u v_2 + p v_2 z_2}{y_2} y(t) - u v(t) - p v(t) z(t)\right)$$

$$+p_3 \left(1 - \frac{z_2}{z(t)}\right) \left(c v(t) z(t) - c v_2 z(t)\right)$$

$$+\beta_1 x_2 v_2 \left(\frac{x(t) v(t)}{x_2 v_2} - \frac{x(t-\tau) v(t-\tau)}{x_2 v_2} + \ln \frac{x(t-\tau) v(t-\tau)}{x(t) v(t)}\right)$$

$$+\beta_2 x_2 y_2 \left(\frac{x(t) y(t)}{x_2 y_2} - \frac{x(t-\tau) y(t-\tau)}{x_2 y_2} + \ln \frac{x(t-\tau) y(t-\tau)}{x(t) y(t)}\right). \tag{6.3.22}$$

将 (6.3.22) 进一步整理, 可得

$$\frac{\mathrm{d}}{\mathrm{d}t} V_3(t) = -d \frac{(x(t) - x_2)^2}{x(t)} - p_2 v_2 \frac{u v_2 + p v_2 z_2}{y_2} \frac{y(t)}{v(t)} + p_2 u v_2 + p_3 c v_2 z_2$$

$$+\beta_1 x_2 v_2 \left(1 + p_1 e^{-m\tau} - \frac{x_2}{x(t)}\right)$$

$$+\beta_1 x_2 v_2 \left(-p_1 e^{-m\tau} \frac{x(t-\tau) v(t-\tau) y_2}{x_2 v_2 y(t)} - \ln \frac{x(t-\tau) v(t-\tau)}{x(t) v(t)}\right)$$

$$+\beta_2 x_2 y_2 \left(1 + p_1 e^{-m\tau} - \frac{x_2}{x(t)}\right)$$

$$+\beta_2 x_2 y_2 \left(-p_1 e^{-m\tau} \frac{x(t-\tau) y(t-\tau)}{x_2 y(t)} - \ln \frac{x(t-\tau) y(t-\tau)}{x(t) y(t)}\right)$$

$$+(p_1 e^{-m\tau} - 1)(\beta_1 x(t-\tau)v(t-\tau) + \beta_2 x(t-\tau)y(t-\tau))$$

$$+ \left(\beta_2 x_2 + p_2 \frac{uv_2 + pv_2 z_2}{y_2} - p_1 \frac{\beta_1 e^{-m\tau} x_2 v_2 + \beta_2 e^{-m\tau} x_2 y_2}{y_2} \right) y(t)$$

$$+(\beta_1 x_2 - p_2 u - p_3 c z_2)v(t)$$

$$+(p_2 p v_2 - p_3 c v_2)z(t) + (p_3 c - p_2 p)v(t)z(t). \tag{6.3.23}$$

选取

$$p_1 = e^{m\tau}, \quad p_2 = \frac{\beta_1 x_2}{u + p z_2}, \quad p_3 = \frac{\beta_1 p x_2}{cu + cp z_2}, \tag{6.3.24}$$

则由 (6.3.23) 可得

$$\frac{\mathrm{d}}{\mathrm{d}t}V_3(t) = -d\frac{(x(t)-x_2)^2}{x(t)} - \beta_1 x_2 v_2 \left(\frac{x_2}{x(t)} - 1 - \ln \frac{x_2}{x(t)} \right)$$

$$- \beta_1 x_2 v_2 \left(\frac{v_2 y(t)}{v(t)y_2} - 1 - \ln \frac{v_2 y(t)}{v(t)y_2} \right)$$

$$- \beta_2 x_2 y_2 \left(\frac{x_2}{x(t)} - 1 - \ln \frac{x_2}{x(t)} \right)$$

$$- \beta_1 x_2 v_2 \left(\frac{x(t-\tau)v(t-\tau)y_2}{x_2 v_2 y(t)} - 1 - \ln \frac{x(t-\tau)v(t-\tau)y_2}{x_2 v_2 y(t)} \right)$$

$$- \beta_2 x_2 y_2 \left(\frac{x(t-\tau)y(t-\tau)}{x_2 y(t)} - 1 - \ln \frac{x(t-\tau)y(t-\tau)}{x_2 y(t)} \right). \tag{6.3.25}$$

由 (6.3.25) 可知, $V_3'(t) \leqslant 0$, 当且仅当 $x = x_2, y = y_2, v = v_2, z = z_2$ 时, $V_3'(t) = 0$. 可以证明, $M_2 = \{E_2\}$ 是 $\{(x(t), y(t), v(t), z(t)) : V_3'(t) = 0\}$ 的最大不变子集. 注意到 E_2 局部渐近稳定, 由 LaSalle 不变性原理可知 E_2 是全局渐近稳定的.　　　□

6.3.5　数值模拟

本小节, 我们将通过数值模拟说明有关系统 (6.3.2) 的主要理论结果. 另外, 我们研究 cell-to-cell 直接传播、病毒产生率和病毒移除率对于病毒感染动力学的影响. 更进一步, 通过敏感性分析, 定量研究免疫未激活再生率和免疫激活再生率中参数的重要性顺序, 识别引起再生率发生变化的重要因素, 这些分析对于确定模型的鲁棒性和可靠性至关重要.

首先, 我们选取 Λ, u, c 作为可变的参数, 分别模拟相应的三个可行平衡点的渐近稳定性.

例 6.3.1　相应的参数在表 6.3.1 的例 1 中列出. 通过简单计算, 我们得到 $\mathscr{R}_0 = 0.0293 < 1$. 由定理 6.3.2 可知, 病毒未感染平衡点 $E_0(10000, 0, 0, 0)$ 是局部渐近稳定的 (图 6.3.1).

表 6.3.1　　参数的取值

参数	例 1	例 2	例 3	来源
d	$0.01\ \mathrm{day}^{-1}$	$0.01\ \mathrm{day}^{-1}$	$0.01\ \mathrm{day}^{-1}$	[229]
β_1	$4.8 \times 10^{-7}\mathrm{ml}^{-1} \cdot \mathrm{day}^{-1}$	$4.8 \times 10^{-7}\mathrm{ml}^{-1} \cdot \mathrm{day}^{-1}$	$4.8 \times 10^{-7}\mathrm{ml}^{-1} \cdot \mathrm{day}^{-1}$	[223]
β_2	$4.7 \times 10^{-7}\mathrm{ml}^{-1} \cdot \mathrm{day}^{-1}$	$4.7 \times 10^{-7}\mathrm{ml}^{-1} \cdot \mathrm{day}^{-1}$	$4.7 \times 10^{-7}\mathrm{ml}^{-1} \cdot \mathrm{day}^{-1}$	[223]
m	0.4	0.4	0.4	假定
a	$0.7\ \mathrm{day}^{-1}$	$0.7\ \mathrm{day}^{-1}$	$0.7\ \mathrm{day}^{-1}$	[229]
k	$70\ \mathrm{day}^{-1}$	$70\ \mathrm{day}^{-1}$	$70\ \mathrm{day}^{-1}$	[229]
p	$0.06\ \mathrm{day}^{-1}$	$0.06\ \mathrm{day}^{-1}$	$0.06\ \mathrm{day}^{-1}$	[229]
b	$1\ \mathrm{day}^{-1}$	$1\ \mathrm{day}^{-1}$	$1\ \mathrm{day}^{-1}$	[229]
Λ	$100\ \mathrm{day}^{-1}$	$1000\ \mathrm{day}^{-1}$	$1000\ \mathrm{day}^{-1}$	假定
u	$13\ \mathrm{day}^{-1}$	$3\ \mathrm{day}^{-1}$	$3\ \mathrm{day}^{-1}$	假定
c	$0.0001\ \mathrm{day}^{-1}$	$0.0001\ \mathrm{day}^{-1}$	$0.001\ \mathrm{day}^{-1}$	假定

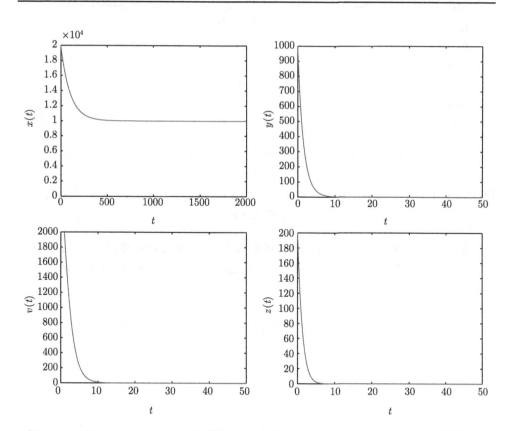

图 6.3.1　当 $\mathscr{R}_0 = 0.0293 < 1$ 时, 系统 (6.3.2) 中 $x(t), y(t), v(t)$ 和 $z(t)$ 关于 t 的轨线图

例 6.3.2　相应的参数在表 6.3.1 的例 2 中列出. 通过计算可得 $\mathscr{R}_1 = 0.7449 < 1 < \mathscr{R}_0 = 1.1175$. 由定理 6.3.3 可知, 免疫未激活平衡点 $E_1(89485.46, 100.69,$

2349.33, 0) 是局部渐近稳定的 (图 6.3.2).

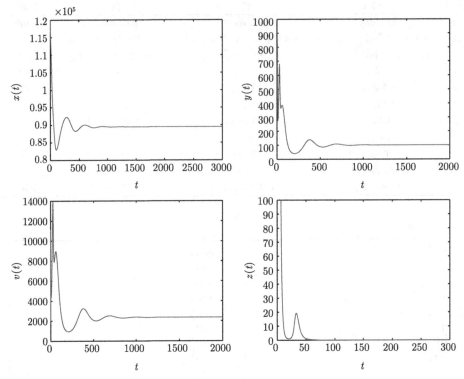

图 6.3.2　当 $\mathscr{R}_1 = 0.7449 < 1 < \mathscr{R}_0 = 1.1175$ 时, 系统 (6.3.2) 中 $x(t), y(t), v(t)$ 和 $z(t)$ 关于 t 的轨线图

例 6.3.3　相应的参数在表 6.3.1 的例 3 中列出. 通过计算可得 $\mathscr{R}_1 = 1.0468 > 1$. 由定理 6.3.4 可知, 免疫激活平衡点 $E_2(95224.55, 45.73, 1000, 3.35)$ 是局部渐近稳定的 (图 6.3.3).

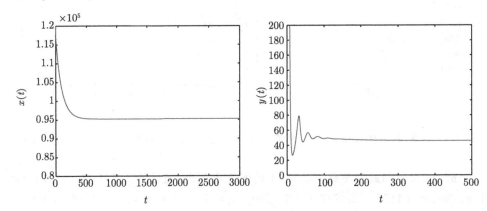

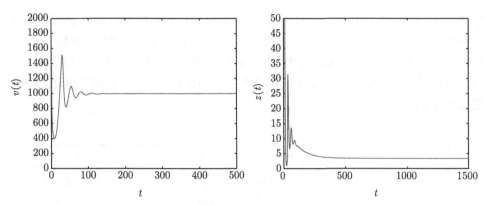

图 6.3.3   当 $\mathscr{R}_1 = 1.0468 > 1$ 时, 系统 (6.3.2) 中 $x(t), y(t), v(t)$ 和 $z(t)$ 关于 t 的轨线图

6.3.5.1   cell-to-cell 直接传播的影响

我们利用数值模拟探究 cell-to-cell 直接传播对病毒感染的影响. 首先取 β_2 为零, 比较没有细胞到细胞传播途径的病毒感染过程和同时具有两种传播途径的病毒感染过程. 图 6.3.4($\beta_2 = 0$, $\beta_2 = 4.7 \times 10^{-7}$) 可以看出, cell-to-cell 直接传播有利于 HIV-1 病毒的传播, 同时使得到达病毒峰值的时间减少. 然后, 我们增大 β_2 研究被感染细胞和病毒峰值的变化和到达各自峰值时间的变化. 由图 6.3.4($\beta_2 = 4.7 \times 10^{-7}$, $\beta_2 = 4.7 \times 10^{-6}$, $\beta_2 = 4.7 \times 10^{-5}$) 可以看出, 随着 β_2 的增加, 被感染细胞和病毒更快地到达了峰值, 同时峰值的大小也随之增加. 因此, cell-to-cell 直接传播在整个病毒感染过程中扮演着重要角色.

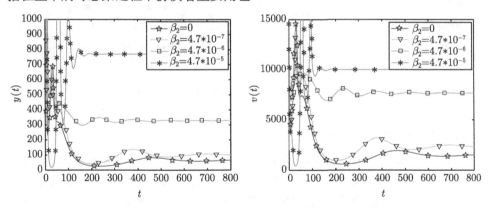

图 6.3.4   细胞到细胞传播感染率 β_2 对模型动力学的影响

6.3.5.2   病毒产生率的影响

我们选取病毒产生率 k 的值为 70,90,110. 由图 6.3.5 可得, 随着 k 的增加, 未

感染细胞的峰值随之减少. 被感染细胞和病毒的峰值随 k 的增加而增加, 到达各自峰值的时间也随之减少, 从而表明病毒产生率的增加有助于加速病毒感染. 这也意味着抗病毒治疗是一种有效的治疗方法, 有助于将体内的病毒移除, 这与文献 [243] 得到的结论一致. 最后一张图可以看出随着 k 的增加, B 细胞的数量也随之增加, 这说明 k 的增加会促进抗原刺激.

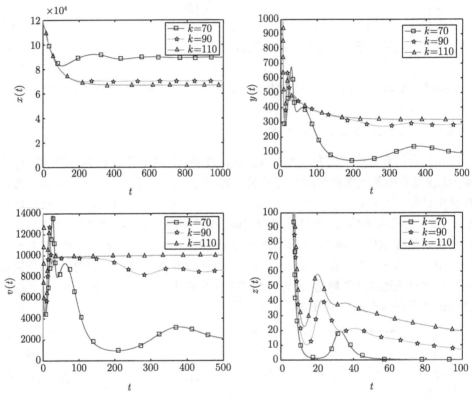

图 6.3.5　病毒产生率 k 对模型动力学的影响

6.3.5.3　病毒移除率的影响

体液免疫主要用来去除我们体液中的游离病毒, 因此病毒移除率对于病毒感染过程具有一定的影响. 但是从图 6.3.6 可以看出当前模型病毒移除率的影响相对较小. 对于被感染细胞, 随着 p 的增加, 轨线振荡的幅度略微增加. 另外, 随着 p 的增加, 病毒载量到达最小值的时间加快. 更进一步, 我们观察到被感染细胞和病毒的平衡态几乎不随 p 变化.

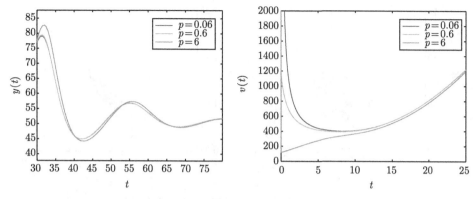

图 6.3.6　病毒移除率 p 对模型动力学的影响

6.3.5.4　敏感性分析

敏感性分析可用来定量化研究免疫未激活再生率和免疫激活再生率中参数的重要性顺序, 识别引起再生率发生变化的重要因素. 文献 [239]—[242] 指出, 拉丁超立方采样 (Latin Hypercube Sampling, LHS) 是一种更为高效的统计采样技术, 已被引入病毒模型阈值的敏感性分析中.

LHS 实现了对再生率的无偏估计, 它的优点是与简单的随机采样相比, 在保证精度的基础上, 需要的样本数更少. 对于 $\mathscr{R}_0$ 和 $\mathscr{R}_1$ 的每个参数, 首先基于实验数据定义其概率密度函数, 并将其分层为 N 个等概率的区间序列. 然后, 样本值可以从区间中取得. 利用这种方法, 每一个采样区间的输入值在分析中只使用一次, 从而以一种高效的形式对整个参数空间等可能地采样. 通过对包含每个采样参数集的模型运行 N 次, 我们可以直接得到再生率的分布情况.

通过分析由 LHS 得到的样本, 我们可以得到大量的关于不同参数的 $\mathscr{R}_0$ 和 $\mathscr{R}_1$ 的有效数据. 图 6.3.7 为 $\mathscr{R}_0$ 和 $\mathscr{R}_1$ 关于 β_2 和 k 的散点图, 这意味着 β_2 和 k 是关于 $\mathscr{R}_0$ 和 $\mathscr{R}_1$ 的正相关变量. 值得一提的是, k 对于 $\mathscr{R}_0$ 和 $\mathscr{R}_1$ 的贡献比 β_2 多, 也就是说, k 是一个更为重要的参数.

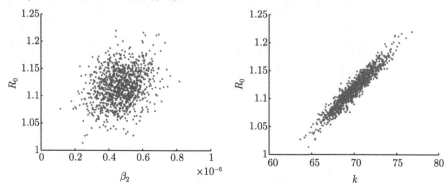

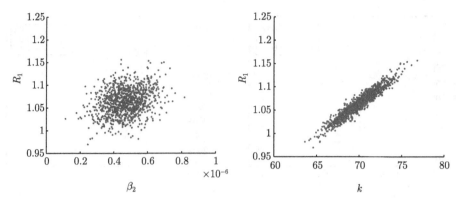

图 6.3.7　$\mathcal{R}_0$ 和 $\mathcal{R}_1$ 分别关于 β_2 和 k 的散点图

6.4　具有 CTL 免疫反应时滞的 HIV-1 感染动力学模型

本节, 我们研究一类具有 CTL 免疫反应时滞的宿主体内 HIV-1 感染动力学模型. 通过分析相应特征方程根的分布, 研究模型的各可行平衡点的局部渐近稳定性和 Hopf 分支的存在性. 通过构造 Lyapunov 泛函并应用 LaSalle 不变性原理, 给出病毒未感染平衡点和 CTL 免疫未激活平衡点全局渐近稳定的充分条件.

6.4.1　研究背景和模型的建立

对 HIV-1 感染来说, HIV-1 阳性患者的主要临床指标是核酸定量 (病毒载量) 和血浆中的 CD4$^+$T 淋巴细胞数. 细胞毒性 T 淋巴细胞 (CTL) 为一种特异 T 细胞, 具有高效性、抗原特异性和自身 MHC 限制性等特征. 在病毒感染过程中, CTL 由病毒感染的细胞或淋巴因子诱导激活, 分化扩增后可连续杀伤靶细胞, 或引起迟发性炎症, 从而有效地发挥免疫效应, 达到清除病毒的作用, 因而在抗病毒防御机制, 特别是控制 HIV 复制中具有重要作用.

近年来, 对具有免疫反应的病毒感染动力学模型的研究引起了国内外学者的广泛关注[217,226,244-248]. 文献 [249] 研究发现, CTL 免疫反应通常与 HIV 感染初期病毒的控制程度和疾病进展的快慢程度有关. 为了研究 CTL 免疫反应对病毒感染的影响, Nowak 和 Bangham 提出了以下 HIV-1 感染动力学模型[200]:

$$\begin{cases} \dot{x}(t) = \lambda - dx(t) - \beta x(t)v(t), \\ \dot{y}(t) = \beta x(t)v(t) - ay(t) - py(t)z(t), \\ \dot{v}(t) = ky(t) - uv(t), \\ \dot{z}(t) = cy(t)z(t) - bz(t), \end{cases} \tag{6.4.1}$$

其中 $x(t), y(t), v(t)$ 和 $z(t)$ 分别表示 t 时刻未感染的靶细胞、产生病毒的被感染细胞、游离病毒和 CTL 免疫细胞的浓度. 易感靶细胞以常数 λ 速率产生, 以速率 dx 死亡, 并以速率 βxv 被感染, 其中 β 是描述感染过程的速率常数; 被感染细胞以速率 βxv 产生、以速率 ay 死亡并以速率 pyz 被 CTL 免疫细胞所杀伤; 游离病毒以速率 ky 由被感染细胞死亡裂解而产生并以速率 uv 被清除. CTL 对抗原增殖反应的速率为 cyz, 在无刺激存在的情况下, CTL 以速率 bz 衰减.

我们注意到, 模型 (6.4.1) 忽略了免疫反应的时间滞后效应. 事实上, 正如文献 [250] 和 [108] 所指出的, 机体内的免疫系统从接受抗原 (病毒) 刺激到产生免疫应答 (如 CTL) 需要一定的时间 τ, 即 t 时刻的 CTL 反应依赖于 $t - \tau$ 时刻的抗原浓度. 在文献 [250] 中, Canabarro 等在一类具有细胞免疫调节的非线性模型中引入了 CTL 免疫反应的形成时滞, 其中, CTL 免疫细胞的浓度 z 的变化率可用以下非线性时滞微分方程来刻画:

$$\dot{z}(t) = cy(t - \tau)z(t - \tau) - bz(t),$$

其中参数 τ 是 CTL 免疫反应的形成时滞, 通过数值模拟观察到系统会出现周期振荡和混沌现象.

基于文献 [222] 和 [250] 的工作, 本节, 为了研究 CTL 免疫反应时滞和饱和发生率对 HIV-1 感染动力学性态的影响, 我们考虑以下时滞微分方程模型:

$$\begin{cases} \dot{x}(t) = \lambda - dx(t) - \dfrac{\beta x(t)v(t)}{1 + \alpha v(t)}, \\[2mm] \dot{y}(t) = \dfrac{\beta x(t)v(t)}{1 + \alpha v(t)} - ay(t) - py(t)z(t), \\[2mm] \dot{v}(t) = ky(t) - uv(t), \\[2mm] \dot{z}(t) = cy(t - \tau)z(t - \tau) - bz(t). \end{cases} \qquad (6.4.2)$$

系统 (6.4.2) 满足的初始条件为

$$x(\theta) = \phi_1(\theta), \quad y(\theta) = \phi_2(\theta), \quad v(\theta) = \phi_3(\theta), \quad z(\theta) = \phi_4(\theta), \qquad (6.4.3)$$

其中 $(\phi_1(\theta), \phi_2(\theta), \phi_3(\theta), \phi_4(\theta)) \in C([-\tau, 0], \mathbb{R}^4_{+0})$, 这里, $\phi_i(0) > 0 (i = 1, 2, 3, 4)$, $\mathbb{R}^4_{+0} = \{(x_1, x_2, x_3, x_4) : x_i \geqslant 0, i = 1, 2, 3, 4\}$.

容易验证, 系统 (6.4.2) 满足初始条件 (6.4.3) 的所有解在区间 $[0, +\infty)$ 上有定义, 且对所有 $t \geqslant 0$ 恒为正.

6.4.2 可行平衡点的存在性、局部稳定性和 Hopf 分支

本小节, 我们讨论系统 (6.4.2) 的各可行平衡点的存在性、局部渐近稳定性以及 Hopf 分支的存在性.

系统 (6.4.2) 总存在一个病毒未感染平衡点 $E_0(\lambda/d, 0, 0, 0)$. 通过计算, 可得系统 (6.4.2) 的免疫未激活再生率

$$\mathscr{R}_0 = \frac{\lambda\beta k}{adu},$$

它表示一个被感染细胞在其生命周期内所感染细胞的数量[5]. 容易证明, 若 $\mathscr{R}_0 > 1$, 则系统 (6.4.2) 存在一个 CTL-免疫未激活平衡点 $E_1(x_1, y_1, v_1, 0)$, 这里

$$x_1 = \frac{au}{\beta k}(1 + \alpha v_1), \quad y_1 = \frac{u}{k}v_1, \quad v_1 = \frac{\lambda\beta k - adu}{au(\alpha d + \beta)}.$$

进一步计算可得系统 (6.4.2) 的 CTL-免疫激活再生率

$$\mathscr{R}_1 = \frac{ck\lambda\beta}{a[cdu + bk(\alpha d + \beta)]}.$$

容易证明, 若 $\mathscr{R}_1 > 1$, 则除了平衡点 E_0 和 E_1 以外, 系统 (6.4.2) 存在一个 CTL-激活感染平衡点 $E^*(x^*, y^*, v^*, z^*)$, 其中

$$x^* = \frac{\lambda(cu + bk\alpha)}{cdu + bk(\alpha d + \beta)}, \quad y^* = \frac{b}{c}, \quad v^* = \frac{bk}{cu}, \quad z^* = \frac{a}{p}(\mathscr{R}_1 - 1).$$

定理 6.4.1   对系统 (6.4.2), 有

(i) 当 $\mathscr{R}_0 < 1$ 时, 病毒未感染平衡点 $E_0(\lambda/d, 0, 0, 0)$ 是局部渐近稳定的; 当 $\mathscr{R}_0 > 1$ 时, E_0 不稳定.

(ii) 当 $\mathscr{R}_1 < 1 < \mathscr{R}_0$ 时, CTL-免疫未激活平衡点 $E_1(x_1, y_1, v_1, 0)$ 是局部渐近稳定的; 当 $\mathscr{R}_1 > 1$ 时, E_1 不稳定.

证明   系统 (6.4.2) 在病毒未感染平衡点 E_0 处的特征方程为

$$(s + b)(s + d)[s^2 + (a + u)s + au(1 - \mathscr{R}_0)] = 0. \tag{6.4.4}$$

显然, 方程 (6.4.4) 总有两个负实根: $s_1 = -b, s_2 = -d$. 容易验证, 当 $\mathscr{R}_0 < 1$ 时, 方程 $s^2 + (a + u)s + au(1 - \mathscr{R}_0) = 0$ 的所有根均具有负实部. 因此, 平衡点 E_0 是局部渐近稳定的. 当 $\mathscr{R}_0 > 1$ 时, 方程 (6.4.4) 至少有一个正实根. 从而 E_0 不稳定.

系统 (6.4.2) 在 CTL-免疫未激活平衡点 E_1 处的特征方程为

$$(s + b - cy_1 e^{-s\tau})(s^3 + g_2 s^2 + g_1 s + g_0) = 0, \tag{6.4.5}$$

其中

$$\begin{cases} g_0 = \dfrac{auv_1}{1 + \alpha v_1}(\alpha d + \beta), \\ g_1 = (a + u)\left(d + \dfrac{\beta v_1}{1 + \alpha v_1}\right) + \dfrac{au\alpha v_1}{1 + \alpha v_1}, \\ g_2 = a + d + u + \dfrac{\beta v_1}{1 + \alpha v_1}. \end{cases}$$

不难验证, 方程 $s^3 + g_2 s^2 + g_1 s + g_0 = 0$ 的所有根均有负实部. 令 $f(s) = s + b - cy_1 e^{-s\tau}$. 当 $\mathscr{R}_1 > 1$ 时, 对实数 s, 容易验证

$$f(0) = \left(b + \frac{cdu}{k(\alpha + \beta)}\right)(1 - \mathscr{R}_1) < 0, \qquad \lim_{s \to +\infty} f(s) = +\infty.$$

因此, $f(s) = 0$ 至少有一个正实根, 从而 E_1 不稳定. 当 $\mathscr{R}_1 < 1$ 时, 我们断言, 方程 $f(s) = 0$ 的所有根均具有负实部. 假设 $\mathrm{Re}s \geqslant 0$, 由方程 (6.4.5) 可得

$$\mathrm{Re}s = b\left[\frac{c\lambda\beta k - acdu}{abk(\alpha d + \beta)}e^{-\tau\mathrm{Re}s}\cos(\tau\mathrm{Im}s) - 1\right]$$

$$\leqslant \frac{cdu + bk(\alpha d + \beta)}{k(\alpha d + \beta)}(\mathscr{R}_1 - 1) < 0,$$

这与假设相矛盾. 因此有 $\mathrm{Re}s < 0$. 于是, 当 $\mathscr{R}_1 < 1 < \mathscr{R}_0$ 时, 平衡点 E_1 是局部渐近稳定的. □

下面, 我们研究系统 (6.4.2) 的 CTL-激活感染平衡点 E^* 的局部渐近稳定性.

系统 (6.4.2) 在 CTL-激活感染平衡点 E^* 处的特征方程为

$$s^4 + p_3 s^3 + p_2 s^2 + p_1 s + p_0 + (q_3 s^3 + q_2 s^2 + q_1 s + q_0)e^{-s\tau} = 0, \tag{6.4.6}$$

其中

$$\begin{cases}
p_0 = bu(a + pz^*)\left(d + \dfrac{\beta v^*}{1 + \alpha v^*}\right) - bd\dfrac{k\beta x^*}{(1 + \alpha v^*)^2}, \\[2mm]
p_1 = bu(a + pz^*) - (b + d)\dfrac{k\beta x^*}{(1 + \alpha v^*)^2} \\[2mm]
\qquad + [(a + pz^*)u + b(a + pz^* + u)]\left(d + \dfrac{\beta v^*}{1 + \alpha v^*}\right), \\[2mm]
p_2 = (a + pz^*)u + b(a + pz^* + u) - \dfrac{k\beta x^*}{(1 + \alpha v^*)^2} \\[2mm]
\qquad + (a + b + pz^* + u)\left(d + \dfrac{\beta v^*}{1 + \alpha v^*}\right), \\[2mm]
p_3 = a + b + pz^* + u + d + \dfrac{\beta v^*}{1 + \alpha v^*}, \\[2mm]
q_0 = bd\dfrac{k\beta x^*}{(1 + \alpha v^*)^2} - abu\left(d + \dfrac{\beta v^*}{1 + \alpha v^*}\right), \\[2mm]
q_1 = b\dfrac{k\beta x^*}{(1 + \alpha v^*)^2} - abu - b(a + u)\left(d + \dfrac{\beta v^*}{1 + \alpha v^*}\right), \\[2mm]
q_2 = -b\left(a + u + d + \dfrac{\beta v^*}{1 + \alpha v^*}\right), \\[2mm]
q_3 = -b.
\end{cases}$$

当 $\tau = 0$ 时, 方程 (6.4.6) 变为

$$s^4 + (p_3 + q_3)s^3 + (p_2 + q_2)s^2 + (p_1 + q_1)s + p_0 + q_0 = 0. \tag{6.4.7}$$

记

$$\Delta_1 = p_3 + q_3,$$
$$\Delta_2 = (p_3 + q_3)(p_2 + q_2) - (p_1 + q_1),$$
$$\Delta_3 = (p_1 + q_1)(p_2 + q_2)(p_3 + q_3) - (p_0 + q_0)(p_3 + q_3)^2 - (p_1 + q_1)^2.$$

直接计算可知 $\Delta_i > 0 (i = 1, 2, 3)$. 因此, 由 Routh-Hurwitz 判据可知, 当 $\tau = 0$ 时, 平衡点 E^* 是局部渐近稳定的.

将 $\lambda = i\omega (\omega > 0)$ 代入方程 (6.4.6) 中, 并分离其实部和虚部, 可得

$$\begin{cases} \omega^4 - p_2\omega^2 + p_0 = (q_3\omega^3 - q_1\omega)\sin\omega\tau + (q_2\omega^2 - q_0)\cos\omega\tau, \\ -p_3\omega^3 + p_1\omega = (q_3\omega^3 - q_1\omega)\cos\omega\tau - (q_2\omega^2 - q_0)\sin\omega\tau. \end{cases} \tag{6.4.8}$$

将 (6.4.8) 的两个方程两端分别平方再相加, 可得

$$\omega^8 + h_3\omega^6 + h_2\omega^4 + h_1\omega^2 + h_0 = 0, \tag{6.4.9}$$

其中

$$\begin{cases} h_0 = p_0^2 - q_0^2, \\ h_1 = p_1^2 - 2p_0p_2 + 2q_0q_2 - q_1^2, \\ h_2 = p_2^2 + 2p_0 - 2p_1p_3 + 2q_1q_3 - q_2^2, \\ h_3 = p_3^2 - 2p_2 - q_3^2. \end{cases} \tag{6.4.10}$$

令 $z = \omega^2$, 则方程 (6.4.9) 可改写为

$$h(z) := z^4 + h_3z^3 + h_2z^2 + h_1z + h_0 = 0. \tag{6.4.11}$$

记

$$P = \frac{8h_2 - 3h_3^2}{16}, \quad Q = \frac{h_3^3 - 4h_2h_3 + 8h_1}{32}, \quad D_0 = \frac{Q^2}{4} + \frac{P^3}{27},$$

并定义

$$z_1^* = -\frac{h_3}{4} + \sqrt[3]{-\frac{Q}{2} + \sqrt{D_0}} + \sqrt[3]{-\frac{Q}{2} - \sqrt{D_0}}, \quad D_0 > 0,$$

$$z_2^* = \max\left\{-\frac{h_3}{4} - 2\sqrt[3]{\frac{Q}{2}}, -\frac{h_3}{4} + \sqrt[3]{\frac{Q}{2}}\right\}, \quad D_0 = 0,$$

$$z_3^* = \max\left\{-\frac{h_3}{4} + 2\mathrm{Re}\{\delta\}, -\frac{h_3}{4} + 2\mathrm{Re}\{\delta\varepsilon\}, -\frac{h_3}{4} + 2\mathrm{Re}\{\delta\bar{\varepsilon}\}\right\}, \quad D_0 = 0,$$

其中 $\varepsilon = -1/2 + (\sqrt{3}/2)\mathrm{i}$, δ 是复数 $-Q/2 + \sqrt{D_0}$ 的一个立方根.

利用文献 [251] 中类似的分析方法, 我们可得以下结论.

引理 6.4.2[251] 对于多项式方程 (6.4.11), 下列结论成立:

(i) 若 $h_0 < 0$, 则方程 (6.4.11) 至少有一个正实根.

(ii) 若 $h_0 \geqslant 0$, 且下列条件之一成立:

(1) $D_0 > 0, z_1^* < 0$;

(2) $D_0 = 0, z_2^* < 0$;

(3) $D_0 < 0, z_3^* < 0$,

则方程 (6.4.11) 无正实根.

(iii) 若 $h_0 \geqslant 0$, 且下列条件之一成立:

(1) $D_0 > 0, z_1^* > 0$ 且 $h(z_1^*) < 0$;

(2) $D_0 = 0, z_2^* > 0$ 且 $h(z_2^*) < 0$;

(3) $D_0 < 0, z_3^* > 0$ 且 $h(z_3^*) < 0$,

则方程 (6.4.11) 至少有一个正实根.

注意到

$$h_3 = (a + pz^*)^2 + u^2 + \left(d + \frac{\beta v^*}{1 + \alpha v^*}\right)^2 + \frac{2k\beta x^*}{(1 + \alpha v^*)^2} > 0,$$

不失一般性, 假设方程 (6.4.11) 有三个正实根, 分别为 z_1, z_2 和 z_3. 相应地, 方程 (6.4.9) 也有三个正实根 $\omega_k = \sqrt{z_k}(k = 1, 2, 3)$. 由 (6.4.8), 有

$$\tau_k^{(j)} = \frac{1}{\omega_k}\arcsin\left[\frac{(\omega_k^4 - p_2\omega_k^2 + p_0)(q_3\omega_k^3 - q_1\omega_k) + (p_3\omega_k^3 - p_1\omega_k)(q_2\omega_k^2 - q_0)}{(q_3\omega_k^3 - q_1\omega_k)^2 + (q_2\omega_k^2 - q_0)^2}\right.$$

$$\left. + 2\pi j\right], \quad k = 1, 2, 3, \ j = 0, 1, \cdots, \tag{6.4.12}$$

则 $\pm\omega_k$ 是方程 (6.4.6) 当 $\tau = \tau_k^{(j)}$ 时的一对纯虚根. 定义

$$\tau_0 = \tau_{k0}^{(0)} = \min_{k \in \{1,2,3\}}\{\tau_k^{(0)}\}, \quad \omega_0 = \omega_{k0}. \tag{6.4.13}$$

设 $s(\tau) = \xi(\tau) + \mathrm{i}\omega(\tau)$ 是方程 (6.4.6) 的一个根且满足 $\xi(\tau_k^j) = 0, \omega(\tau_k^j) = \omega_k$.
将方程 (6.4.6) 两端关于 τ 求导, 可得

$$\left(\frac{\mathrm{d}s}{\mathrm{d}\tau}\right)^{-1} = -\frac{4s^3 + 3p_3s^2 + 2p_2s + p_1}{s(s^4 + p_3s^3 + p_2s^2 + p_1s + p_0)}$$

$$+ \frac{3q_3s^2 + 2q_2s + q_1}{s(q_3s^3 + q_2s^2 + q_1s + q_0)} - \frac{\tau}{s}. \tag{6.4.14}$$

由此直接计算, 可得

$$\text{sign}\left\{\frac{\mathrm{d}(\text{Res})}{\mathrm{d}\tau}\right\}_{\tau=\tau_k^{(j)}} = \text{sign}\frac{h'(z_k)}{(q_3\omega_k^2 - q_1)^2\omega_k^2 + (q_0 - q_2\omega_k^2)^2}.$$

由于 $z_k > 0$, 因此, $\text{Re}\left[\frac{ds_k(\tau)}{d\tau}\big|_{\tau=\tau_k^{(j)}}\right]$ 与 $h'(z_k)$ 符号相同.

综上所述, 我们可得以下结论.

定理 6.4.3　假定 $\tau_k^{(j)}$ 和 ω_0, τ_0 分别由 (6.4.12) 和 (6.4.13) 所定义. 当 $\mathscr{R}_1 > 1$ 时,

(i) 若 $h_0 \geqslant 0$ 且下列条件之一成立:

　　(1) $D_0 > 0, z_1^* < 0$;

　　(2) $D_0 = 0, z_2^* < 0$;

　　(3) $D_0 < 0, z_3^* < 0$,

则对所有的 $\tau \geqslant 0$, 系统 (6.4.2) 的平衡点 E^* 是局部渐近稳定的.

(ii) 若 $h_0 < 0$ 或 $h_0 \geqslant 0$ 且下列条件之一成立:

　　(1) $D_0 > 0, z_1^* > 0, h(z_1^*) < 0$;

　　(2) $D_0 = 0, z_2^* > 0, h(z_2^*) < 0$;

　　(3) $D_0 < 0, z_3^* > 0, h(z_3^*) < 0$,

则当 $\tau \in [0, \tau_0)$ 时, E^* 是局部渐近稳定的.

(iii) 若 (ii) 中的条件满足且 $h'(z_k) \neq 0$, 则当 $\tau = \tau_k^{(j)}$ $(j = 0, 1, 2, \cdots)$ 时, 系统 (6.4.2) 在 E^* 处出现 Hopf 分支.

6.4.3　全局稳定性

本小节, 通过构造 Lyapunov 泛函并应用 LaSalle 不变性原理, 我们研究系统 (6.4.2) 的病毒未感染平衡点 E_0 和 CTL-免疫未激活平衡点 E_1 的全局渐近稳定性.

定理 6.4.4　若 $\mathscr{R}_0 < 1$, 则系统 (6.4.2) 的病毒未感染平衡点 $E_0(\lambda/d, 0, 0, 0)$ 是全局渐近稳定的.

证明　设 $(x(t), y(t), v(t), z(t))$ 是系统 (6.4.2) 满足初始条件 (6.4.3) 的任一正解. 记 $x_0 = \lambda/d$.

定义

$$V_1(t) = x(t) - x_0 - x_0 \ln\frac{x(t)}{x_0} + y(t) + \frac{a}{k}v(t) + \frac{p}{c}z(t) + p\int_{t-\tau}^{t} y(\theta)z(\theta)\mathrm{d}\theta. \quad (6.4.15)$$

沿系统 (6.4.2) 的解计算 $V_1(t)$ 的全导数, 可得

$$\begin{aligned}
\frac{\mathrm{d}}{\mathrm{d}t}V_1(t) &= \left(1 - \frac{x_0}{x(t)}\right)\left[\lambda - dx(t) - \frac{\beta x(t)v(t)}{1 + \alpha v(t)}\right] \\
&\quad + \frac{\beta x(t)v(t)}{1 + \alpha v(t)} - ay(t) - py(t)z(t) \\
&\quad + \frac{a}{k}[ky(t) - uv(t)] + py(t)z(t) - \frac{bp}{c}z(t).
\end{aligned} \quad (6.4.16)$$

将 $\lambda = dx_0$ 代入 (6.4.16), 则有

$$\frac{\mathrm{d}}{\mathrm{d}t}V_1(t) = \left(1 - \frac{x_0}{x(t)}\right)\left[-d(x(t) - x_0) - \frac{\beta x(t)v(t)}{1 + \alpha v(t)}\right]$$

$$+ \frac{\beta x(t)v(t)}{1 + \alpha v(t)} - \frac{au}{k}v(t) - \frac{bp}{c}z(t)$$

$$= -d\frac{(x(t) - x_0)^2}{x(t)} - \frac{au}{k}(1 - \mathscr{R}_0)v(t)$$

$$- \frac{bp}{c}z(t) - \frac{\alpha\beta x_0}{1 + \alpha v}v^2(t). \qquad (6.4.17)$$

由 (6.4.17) 可知 $V_1'(t) \leqslant 0$, 当且仅当 $x = x_0, v = 0$ 和 $z = 0$ 时, 有 $V_1'(t) = 0$. 由 LaSalle 不变性原理[47] 可知 E_0 是全局渐近稳定的. □

定理 6.4.5 若 $\mathscr{R}_1 < 1 < \mathscr{R}_0$, 则系统 (6.4.2) 的 CTL-免疫未激活平衡点 $E_1(x_1, y_1, v_1, 0)$ 是全局渐近稳定的.

证明 设 $(x(t), y(t), v(t), z(t))$ 是系统 (6.4.2) 满足初始条件 (6.4.3) 的任一正解.

定义

$$V_2(t) = x(t) - x_1 - x_1\ln\frac{x(t)}{x_1} + y(t) - y_1 - y_1\ln\frac{y(t)}{y_1}$$

$$+ \frac{a}{k}\left(v(t) - v_1 - v_1\ln\frac{v(t)}{v_1}\right) + \frac{p}{c}z(t)$$

$$+ p\int_{t-\tau}^{t} y(\theta)z(\theta)\mathrm{d}\theta. \qquad (6.4.18)$$

沿系统 (6.4.2) 的解计算 $V_2(t)$ 的全导数, 可得

$$\frac{\mathrm{d}}{\mathrm{d}t}V_2(t) = \left(1 - \frac{x_1}{x(t)}\right)\left[\lambda - dx(t) - \frac{\beta x(t)v(t)}{1 + \alpha v(t)}\right]$$

$$+ \left(1 - \frac{y_1}{y(t)}\right)\left[\frac{\beta x(t)v(t)}{1 + \alpha v(t)} - ay(t) - py(t)z(t)\right]$$

$$+ \frac{a}{k}\left(1 - \frac{v_1}{v(t)}\right)[ky(t) - uv(t)] - \frac{bp}{c}z(t) + py(t)z(t),$$

即有

$$\frac{\mathrm{d}}{\mathrm{d}t}V_2(t) = \left(1 - \frac{x_1}{x(t)}\right)\left[-d(x(t)-x_1) - \frac{\beta x(t)v(t)}{1+\alpha v(t)} + \frac{\beta x_1 v_1}{1+\alpha v_1}\right]$$
$$+ \frac{\beta x(t)v(t)}{1+\alpha v(t)} - \frac{y_1}{y(t)}\left[\frac{\beta x(t)v(t)}{1+\alpha v(t)} - ay(t) - py(t)z(t)\right]$$
$$- \frac{au}{k}v(t) - ay_1\frac{y}{y_1}\frac{v_1}{v(t)} + \frac{auv_1}{k} - \frac{bp}{c}z(t). \tag{6.4.19}$$

注意到 $\beta x_1 v_1/(1+\alpha v_1) = ay_1 = auv_1/k$, 从而由 (6.4.19) 可得

$$\frac{\mathrm{d}}{\mathrm{d}t}V_2(t) = -\frac{d}{x(t)}(x(t)-x_1)^2 - \frac{\alpha\beta x_1(v(t)-v_1)^2}{(1+\alpha v_1)^2(1+\alpha v(t))}$$
$$+ \frac{\beta x_1 v_1}{1+\alpha v_1}\left(4 - \frac{x_1}{x(t)} - \frac{y_1 x(t)v(t)(1+\alpha v_1)}{x_1 v_1 y(t)(1+\alpha v(t))} - \frac{v_1 y(t)}{y_1 v(t)} - \frac{1+\alpha v(t)}{1+\alpha v_1}\right)$$
$$- \frac{p[cdu+bk(\alpha d+\beta)]}{ck(\alpha d+\beta)}(1-\mathscr{R}_1)z(t). \tag{6.4.20}$$

由算术平均值和几何平均值的关系知

$$4 - \frac{x_1}{x(t)} - \frac{y_1 x(t)v(t)(1+\alpha v_1)}{x_1 v_1 y(t)(1+\alpha v(t))} - \frac{v_1 y(t)}{y_1 v(t)} - \frac{1+\alpha v(t)}{1+\alpha v_1} \leqslant 0,$$

当且仅当 $x = x_1, y = y_1$ 和 $v = v_1$ 时等号成立. 因此, 若 $\mathscr{R}_1 < 1 < \mathscr{R}_0$, 则有 $V_2'(t) \leqslant 0$, 当且仅当 $(x,y,v,z) = (x_1,y_1,v_1,0)$ 时, 有 $V_2'(t) = 0$. 注意到当 $\mathscr{R}_1 < 1 < \mathscr{R}_0$ 时, E_1 是局部渐近稳定的, 应用 LaSalle 不变性原理可知, E_1 是全局渐近稳定的. □

6.4.4 数值模拟

本小节, 我们给出一个例子以说明本节所得理论结果的可行性.

例 6.4.1 在系统 (6.4.2) 中, 选取参数 $a = 2, b = 0.3, c = 0.2, d = 0.01, k = 25, p = 0.05, u = 10, \alpha = 0.01, \beta = 0.002, \lambda = 1000$. 计算可得 $\mathscr{R}_1 \approx 139.8601 > 1$, $h_0 = -23.1880 < 0, z_1 = 1.5776, h'(z_1) \neq 0$. 此时, 系统 (6.4.2) 存在一个 CTL-激活感染平衡点 $E^*(58042, 1.5000, 3.7500, 5554)$. 由计算可知 $\omega_0 = 1.6547$ 和 $\tau_0 = 0.2321$. 由定理 6.4.3 可知, 当 $0 < \tau < \tau_0$ 时, 平衡点 E^* 是局部渐近稳定的; 当 $\tau > \tau_0$ 时, E^* 不稳定. 此外, 当 $\tau = \tau_0$ 时, 系统 (6.4.2) 在 E^* 附近出现 Hopf 分支. 数值模拟说明了上述结论 (图 6.4.1 和图 6.4.2).

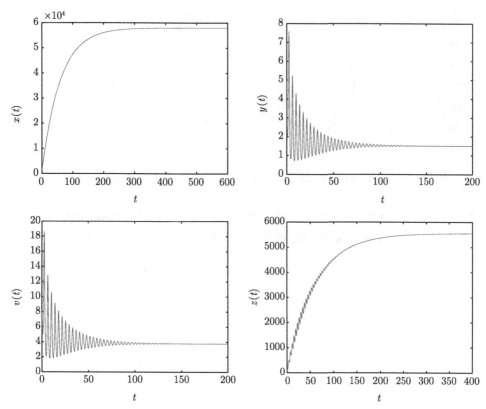

图 6.4.1 当 $\tau = 0.2 < \tau_0 = 0.2321$ 时, 系统 (6.4.2) 的平衡点 E^* 是局部渐近稳定的. 这里,
选取初值 $(\phi_1, \phi_2, \phi_3, \phi_4) \equiv (1000, 5, 5, 100)$

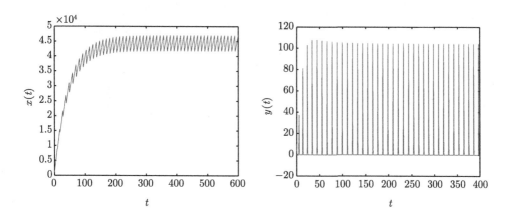

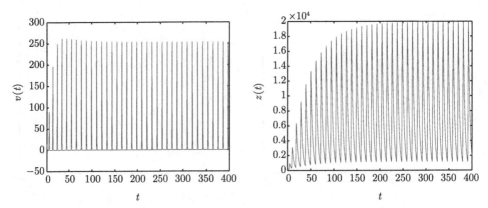

图 6.4.2　当 $\tau = 0.7 > \tau_0 = 0.2321$ 时, 系统 (6.4.2) 在平衡点 E^* 处是不稳定的, 且存在 Hopf 分支. 这里, 选取初值 $(\phi_1, \phi_2, \phi_3, \phi_4) \equiv (1000, 5, 5, 100)$

第7章 具有细胞感染年龄的宿主体内病毒感染动力学模型

本章, 我们考虑一类具有细胞感染年龄的宿主体内 HIV-1 感染动力学模型. 这里, 我们假设游离病毒的产生率和被感染细胞的死亡率均依赖于被感染细胞的感染时间 (细胞感染年龄).

7.1 研究背景和模型的建立

文献 [234] 研究了以下具有 virus-to-cell 和 cell-to-cell 两种传播机制的 HIV 感染动力学模型

$$
\begin{cases}
\dot{T}(t) = \lambda - d_T T(t) - \beta_1 T(t)V(t) - \beta_2 T(t)T^*(t), \\
\dot{T}^*(t) = \beta_1 \int_0^\infty f(s)e^{-\mu s} T(t-s)V(t-s)\mathrm{d}s \\
\qquad\quad + \beta_2 \int_0^\infty f(s)e^{-\mu s} T(t-s)T^*(t-s)\mathrm{d}s - \delta T^*(t), \\
\dot{V}(t) = bT^*(t) - cV(t),
\end{cases}
\tag{7.1.1}
$$

其中 $T(t), T^*(t)$ 和 $V(t)$ 分别表示未感染 T 细胞、被感染 T 细胞以及游离病毒在 t 时刻的浓度. 系统 (7.1.1) 假定未感染细胞的产生率为 λ, 死亡率为 $d_T T(t)$, 感染率为 $\beta_1 TV + \beta_2 TT^*$. β_1 是游离病毒的感染率, β_2 是 cell-to-cell 直接传播机制下的感染率; 被感染细胞的产生率为 $\int_0^\infty f(s)e^{-\mu s}[\beta_1 T(t-s)V(t-s) + \beta_2 T(t-s)T^*(t-s)]\mathrm{d}s$, 死亡率为 δT^*. 被感染细胞转化为具有感染性细胞的时间随个体的不同而不同, 因此用分布函数 $f(s)$ 表示这种变化. $e^{-\mu s}$ 表示 t 时刻被感染、经过 s 时间单位后具有感染性的细胞的存活率. 游离病毒由被感染细胞产生, 产生率为 bT^*, 移除率为 cV. 文献 [233] 进一步研究了一个具有扩散限制的 virus-to-cell 和 cell-to-cell 两种传播机制以及 Logistic 增长的 HIV-1 感染动力学模型.

我们注意到, 系统 (7.1.1) 假定被感染细胞的死亡率和病毒的产生率为常数. 文献 [252] 指出, 以恒河猴免疫缺陷病毒感染的 CD4$^+$T 细胞为例, 病毒产生的速度按照被感染细胞年龄的指数倍增长. 近年来, 具有感染年龄的宿主体内 HIV 感染动力学模型的研究已得到广泛关注. 年龄结构使得在建模过程中变量的选取较为灵活, 可以将具有感染性的 T 细胞的死亡率和病毒的产生率定义为 T 细胞被感染时间的函数[253]. 文献 [253] 研究了以下具有感染年龄的宿主体内 HIV-1 感染动力学模型:

$$
\begin{cases}
\dot{T}(t) = s - d_T T(t) - \beta T(t)V(t), \\[2mm]
\dfrac{\partial T^*(a,t)}{\partial t} + \dfrac{\partial T^*(a,t)}{\partial a} = -\mu(a)T^*(a,t), \\[3mm]
\dot{V}(t) = \displaystyle\int_0^\infty p(a)T^*(a,t)\mathrm{d}a - uV(t)
\end{cases}
\tag{7.1.2}
$$

在边界条件 $T^*(0,t) = \beta T(t)V(t)$ 下解的动力学性态. 在系统 (7.1.2) 中, $T^*(a,t)$ 表示感染年龄为 a (病毒从穿入易感靶细胞开始所经历的时间) 的被感染 T 细胞在时刻 t 的密度, $\mu(a)$ 表示感染年龄为 a 的被感染细胞的平均死亡率, $p(a)$ 表示感染年龄为 a 的被感染细胞的病毒产生率. 为了评估不同的联合治疗对于 HIV 感染的影响, 文献 [254] 将三种不同类型的药物治疗策略引入具有感染年龄的 HIV 感染动力学模型中. 应用 Lyapunov 直接法, 文献 [107] 研究了系统 (7.1.2) 的可行稳态解的全局稳定性.

受 [221], [234] 和 [253] 工作的启发, 我们研究细胞感染年龄、virus-to-cell 和 cell-to-cell 两种传播机制对于 HIV-1 感染动力学的影响. 为此, 我们考虑以下具有感染年龄和饱和发生率的宿主体内 HIV-1 感染动力学模型:

$$
\begin{cases}
\dot{x}(t) = s - dx(t) - \dfrac{\beta x(t)v(t)}{1+\alpha v(t)} - x(t)\displaystyle\int_0^\infty \beta_1(a)y(a,t)\mathrm{d}a, \\[3mm]
\dfrac{\partial y(a,t)}{\partial t} + \dfrac{\partial y(a,t)}{\partial a} = -\mu(a)y(a,t), \\[3mm]
\dot{v}(t) = \displaystyle\int_0^\infty k(a)y(a,t)\mathrm{d}a - uv(t),
\end{cases}
\tag{7.1.3}
$$

具有边界条件

$$
y(0,t) = \frac{\beta x(t)v(t)}{1+\alpha v(t)} + x(t)\int_0^\infty \beta_1(a)y(a,t)\mathrm{d}a, \quad t > 0
\tag{7.1.4}
$$

和初始条件

$$
X_0 := (x(0), y(\cdot,0), v(0)) = (x^0, y_0(\cdot), v^0) \in \mathscr{X},
\tag{7.1.5}
$$

其中 $\mathscr{X} = \mathbb{R}^+ \times L^1_+(0,\infty) \times \mathbb{R}^+$, $L^1_+(0,\infty)$ 是从 $(0,\infty)$ 到 $\mathbb{R}^+ = [0,\infty)$ 的所有可积函数构成的集合.

在系统 (7.1.3) 中, $x(t)$ 表示未感染 T 细胞在时刻 t 的浓度, $y(a,t)$ 表示感染年龄为 a 的被感染细胞在时刻 t 的密度, $v(t)$ 表示具有感染性的游离病毒在时刻 t 的浓度. 系统 (7.1.3) 中所有参数的意义参见表 7.1.1.

表 7.1.1 系统 (7.1.3) 所有参数的意义

参数	参数表示的意义
s	健康 T 细胞的增生率
d	未感染细胞的平均死亡率
u	病毒的移除率
α	饱和系数
β	具有感染性的病毒对于易感靶细胞的感染率
a	感染年龄, 即从病毒穿入细胞经历的时间
$\beta_1(a)$	年龄为 a 的被感染细胞的感染率
$\mu(a)$	感染年龄为 a 的被感染细胞的平均死亡率
$k(a)$	感染年龄为 a 的被感染细胞的病毒产生率

我们对系统 (7.1.3) 中的参数作以下假设:

(H1) $k, \mu, \beta_1 \in L_+^\infty(0,\infty)$, 函数 $k(a), \mu(a), \beta_1(a)$ 的上确界分别记为 $\bar{k}, \bar{\mu}, \bar{\beta_1}$;

(H2) $\beta_1(a)$ 在 $\mathbb{R}^+$ 上 Lipschitz 连续, 具有 Lipschitz 系数 M_{β_1};

(H3) 存在正常数 $\mu_0 \leqslant \min\{d,u\}$, 使得对所有 $a \geqslant 0$, $\mu(a) \geqslant \mu_0$.

利用文献 [95] 和 [96] 中有关具有年龄结构的动力系统理论可以证明, 系统 (7.1.3) 具有满足边界条件 (7.1.4) 和初始条件 (7.1.5) 的唯一解 $(x(t), y(\cdot,t), v(t))$. 而且, 不难证明, 系统 (7.1.3) 满足边界条件 (7.1.4) 和初始条件 (7.1.5) 的解在 $[0, +\infty)$ 上有定义, 且对所有 $t \geqslant 0$ 恒正. 而且, $\mathscr{X}$ 是正向不变的, 系统 (7.1.3) 确定一个连续半流 $\phi : \mathbb{R}^+ \times \mathscr{X} \to \mathscr{X}$, 即

$$\Phi_t(X_0) = \Phi(t, X_0) := (x(t), y(\cdot, t), v(t)), \quad t \geqslant 0, \ X_0 \in \mathscr{X}.$$

给定一点 $(x, \varphi, z) \in \mathscr{X}$, 其范数为 $\|(x, \varphi, z)\|_{\mathscr{X}} := x + \int_0^\infty \varphi(a)\mathrm{d}a + z$.

7.2 渐近光滑性

为了研究系统 (7.1.3) 的全局动力学性态, 本小节, 我们首先讨论由系统 (7.1.3) 确定的连续半流 $\{\Phi(t)\}_{t \geqslant 0}$ 的渐近光滑性.

7.2.1 有界性

记

$$\pi(a) = e^{-\int_0^a \mu(s)\mathrm{d}s}, \quad a \in \mathbb{R}^+. \tag{7.2.1}$$

由 (H1) 和 (H3) 可知, 对于所有 $a \geqslant 0$, $0 < e^{-\bar{\mu}a} \leqslant \pi(a) \leqslant e^{-\mu_0 a}$. 显然, $\pi(a)$ 是一个单调减函数.

假定 $\Phi_t(X_0) := (x(t), y(a,t), v(t))$ 为系统 (7.1.3) 满足边界条件 (7.1.4) 和初始条件 (7.1.5) 的任一正解. 对系统 (7.1.3) 第二个方程沿特征线 $t - a = \mathrm{const}$ 积分, 可得

$$
y(a,t) = \begin{cases}
L(t-a)\pi(a), & 0 \leqslant a < t, \\
y_0(a-t)\dfrac{\pi(a)}{\pi(a-t)}, & 0 \leqslant t \leqslant a,
\end{cases}
\tag{7.2.2}
$$

这里 $L(t) := y(0,t) = \dfrac{\beta x(t)v(t)}{1+\alpha v(t)} + x(t)\displaystyle\int_0^\infty \beta_1(a)y(a,t)\mathrm{d}a$.

记

$$
\|X_0\|_{\mathscr{X}} = x^0 + \int_0^\infty y_0(a)\mathrm{d}a + v^0,
$$

$$
N(t) = \|\Phi(t, X_0)\|_{\mathscr{X}} = x(t) + \int_0^\infty y(a,t)\mathrm{d}a + v(t).
$$

命题 7.2.1　对于系统 (7.1.3), 以下结论成立.

(i) 对于所有 $t \geqslant 0$, $\dfrac{\mathrm{d}}{\mathrm{d}t}N(t) \leqslant s + \bar{k}\max\left\{\dfrac{s}{\mu_0}, \|X_0\|_{\mathscr{X}}\right\} - \mu_0 N(t)$;

(ii) 对于所有 $t \geqslant 0$, $N(t) \leqslant \max\left\{\dfrac{s}{\mu_0} + \dfrac{\bar{k}}{\mu_0}\max\left\{\dfrac{s}{\mu_0}, \|X_0\|_{\mathscr{X}}\right\}, \|X_0\|_{\mathscr{X}}\right\}$;

(iii) $\limsup_{t\to+\infty} N(t) \leqslant \dfrac{s}{\mu_0}\left(1 + \dfrac{\bar{k}}{\mu_0}\right)$;

(iv) Φ_t 是点耗散的: 存在一个有界集吸引 $\mathscr{X}$ 中的所有点.

证明　由 (7.1.3)—(7.1.5) 可得

$$
\frac{\mathrm{d}}{\mathrm{d}t}\left(x(t) + \int_0^\infty y(a,t)\mathrm{d}a\right) = s - dx(t) - \frac{\beta x(t)v(t)}{1+\alpha v(t)} - x(t)\int_0^\infty \beta_1(a)y(a,t)\mathrm{d}a
$$

$$
- \int_0^\infty \frac{\partial y(a,t)}{\partial a}\mathrm{d}a - \int_0^\infty \mu(a)y(a,t)\mathrm{d}a
$$

$$
= s - dx(t) - \frac{\beta x(t)v(t)}{1+\alpha v(t)} - x(t)\int_0^\infty \beta_1(a)y(a,t)\mathrm{d}a
$$

$$
- y(a,t)\big|_0^\infty - \int_0^\infty \mu(a)y(a,t)\mathrm{d}a.
\tag{7.2.3}
$$

将 (7.1.4) 代入 (7.2.3) 可得

$$\frac{\mathrm{d}}{\mathrm{d}t}\left(x(t)+\int_0^\infty y(a,t)\mathrm{d}a\right) \leqslant s - dx(t) - \int_0^\infty \mu(a)y(a,t)\mathrm{d}a$$

$$\leqslant s - \mu_0\left(x(t)+\int_0^\infty y(a,t)\mathrm{d}a\right). \qquad (7.2.4)$$

由常数变易法可知

$$x(t)+\int_0^\infty y(a,t)\mathrm{d}a \leqslant \frac{s}{\mu_0} - e^{-\mu_0 t}\left[\frac{s}{\mu_0} - \left(x^0 + \int_0^\infty y_0(a)\mathrm{d}a\right)\right]$$

$$< \frac{s}{\mu_0} - e^{-\mu_0 t}\left\{\frac{s}{\mu_0} - \|X_0\|_{\mathscr{X}}\right\},$$

从而对于所有 $t \geqslant 0$, 有

$$x(t)+\int_0^\infty y(a,t)\mathrm{d}a \leqslant \max\left\{\frac{s}{\mu_0}, \|X_0\|_{\mathscr{X}}\right\}. \qquad (7.2.5)$$

由 (7.2.5) 和系统 (7.1.3) 的第三个方程可得

$$\frac{\mathrm{d}v(t)}{\mathrm{d}t} = \int_0^\infty k(a)y(a,t)\mathrm{d}a - uv(t)$$

$$\leqslant \bar{k}\max\left\{\frac{s}{\mu_0}, \|X_0\|_{\mathscr{X}}\right\} - uv(t). \qquad (7.2.6)$$

由 (7.2.4) 和 (7.2.6) 可得

$$\frac{\mathrm{d}}{\mathrm{d}t}N(t) \leqslant s - \mu_0\left(x(t)+\int_0^\infty y(a,t)\mathrm{d}a\right) + \bar{k}\max\left\{\frac{s}{\mu_0}, \|X_0\|_{\mathscr{X}}\right\} - uv(t)$$

$$\leqslant s + \bar{k}\max\left\{\frac{s}{\mu_0}, \|X_0\|_{\mathscr{X}}\right\} - \mu_0 N(t). \qquad (7.2.7)$$

再次使用常数变易法, 对所有 $t \geqslant 0$, 由 (7.2.7) 可得

$$N(t) \leqslant \frac{s}{\mu_0} + \frac{\bar{k}}{\mu_0}\max\left\{\frac{s}{\mu_0}, \|X_0\|_{\mathscr{X}}\right\}$$

$$- e^{-\mu_0 t}\left\{\frac{s}{\mu_0} + \frac{\bar{k}}{\mu_0}\max\left\{\frac{s}{\mu_0}, \|X_0\|_{\mathscr{X}}\right\} - \|X_0\|_{\mathscr{X}}\right\},$$

从而有

$$N(t) \leqslant \max\left\{\frac{s}{\mu_0} + \frac{\bar{k}}{\mu_0}\max\left\{\frac{s}{\mu_0}, \|X_0\|_{\mathscr{X}}\right\}, \|X_0\|_{\mathscr{X}}\right\}. \qquad \Box$$

下面的结论可由命题 7.2.1 直接得到.

命题 7.2.2　假定 $X_0 \in \mathscr{X}$, 对于某个 $K \geqslant s(1 + \bar{k}/\mu_0)/\mu_0$, $\|X_0\|_{\mathscr{X}} \leqslant K$, 则对于所有 $t \geqslant 0$, 有

$$x(t) \leqslant K, \quad \int_0^\infty y(a,t)\mathrm{d}a \leqslant K, \quad v(t) \leqslant K.$$

命题 7.2.3　若 $C \in \mathscr{X}$ 有界, 则

(1) $\Phi_t(C)$ 对于所有的 $t \geqslant 0$ 有界;

(2) Φ_t 在 C 上最终有界.

7.2.2　渐近光滑性

本小节, 我们证明由系统 (7.1.3) 确定的连续半流 $\{\Phi(t)\}_{t \geqslant 0}$ 是渐近光滑的. 记

$$A(t) = \frac{\beta x(t)v(t)}{1 + \alpha v(t)}, \quad B(t) = \int_0^\infty \beta_1(a)y(a,t)\mathrm{d}a.$$

命题 7.2.4　函数 $B(t)$ 在 $\mathbb{R}^+$ 上 Lipschitz 连续.

证明　假定 $K \geqslant \max\{s(1 + \bar{k}/\mu_0)/\mu_0, \|X_0\|_{\mathscr{X}}\}$. 由命题 7.2.1 可知, 对所有 $t \geqslant 0$, 有 $\|\Phi_t\|_{\mathscr{X}} \leqslant K$. 固定 $t \geqslant 0$ 和 $h > 0$, 则有

$$
\begin{aligned}
B(t+h) - B(t) &= \int_0^\infty \beta_1(a)y(a,t+h)\mathrm{d}a - \int_0^\infty \beta_1(a)y(a,t)\mathrm{d}a \\
&= \int_0^h \beta_1(a)y(a,t+h)\mathrm{d}a + \int_h^\infty \beta_1(a)y(a,t+h)\mathrm{d}a \\
&\quad - \int_0^\infty \beta_1(a)y(a,t)\mathrm{d}a.
\end{aligned}
\tag{7.2.8}
$$

将 (7.2.2) 代入 (7.2.8), 可得

$$
\begin{aligned}
B(t+h) - B(t) &= \int_0^h \beta_1(a)L(t+h-a)\pi(a)\mathrm{d}a \\
&\quad + \int_h^\infty \beta_1(a)y(a,t+h)\mathrm{d}a - \int_0^\infty \beta_1(a)y(a,t)\mathrm{d}a.
\end{aligned}
\tag{7.2.9}
$$

由命题 7.2.2 可知 $L(t) \leqslant \beta K^2/(1 + \alpha K) + \bar{\beta}_1 K^2$. 注意到 $\pi(a) \leqslant 1$, 由 (7.2.9) 可得

$$
\begin{aligned}
|B(t+h) - B(t)| &\leqslant \left(\frac{\bar{\beta}_1 \beta K^2}{1 + \alpha K} + \bar{\beta}_1 K^2 \right) h \\
&\quad + \left| \int_h^\infty \beta_1(a)y(a,t+h)\mathrm{d}a - \int_0^\infty \beta_1(a)y(a,t)\mathrm{d}a \right| \\
&= \left(\frac{\bar{\beta}_1 \beta K^2}{1 + \alpha K} + \bar{\beta}_1 K^2 \right) h \\
&\quad + \left| \int_0^\infty \beta_1(\sigma+h)y(\sigma+h,t+h)\mathrm{d}\sigma - \int_0^\infty \beta_1(a)y(a,t)\mathrm{d}a \right|.
\end{aligned}
\tag{7.2.10}
$$

进一步由 (7.2.2) 可知, 对于所有的 $a \geqslant 0, t \geqslant 0, h \geqslant 0$, 有

$$y(a+h, t+h) = y(a,t)\frac{\pi(a+h)}{\pi(a)} = y(a,t)e^{-\int_0^h \mu(s)\mathrm{d}s}.$$

因此, (7.2.10) 可以改写成

$$
\begin{aligned}
|B(t+h) - B(t)| &\leqslant \left(\frac{\bar{\beta}_1 \beta K^2}{1+\alpha K} + \bar{\beta}_1 K^2\right) h \\
&\quad + \left|\int_0^\infty \beta_1(a+h)y(a,t)e^{-\int_0^h \mu(s)\mathrm{d}s}\mathrm{d}a - \int_0^\infty \beta_1(a)y(a,t)\mathrm{d}a\right| \\
&\leqslant \left(\frac{\bar{\beta}_1 \beta K^2}{1+\alpha K} + \bar{\beta}_1 K^2\right) h \\
&\quad + \int_0^\infty \beta_1(a+h)\left(1 - e^{-\int_0^h \mu(s)\mathrm{d}s}\right)y(a,t)\mathrm{d}a \\
&\quad + \int_0^\infty |\beta(a+h) - \beta_1(a)|\, y(a,t)\mathrm{d}a.
\end{aligned}
\tag{7.2.11}
$$

注意到, 当 $x \geqslant 0$ 时 $1 - e^{-x} \leqslant x$, 由 (7.2.11) 可得

$$|B(t+h) - B(t)| \leqslant \left(\frac{\bar{\beta}_1 \beta K^2}{1+\alpha K} + \bar{\beta}_1 K^2\right) h + \bar{\beta}_1 \bar{\mu} K h + M_{\beta_1} K h, \tag{7.2.12}$$

其中 M_{β_1} 在假设 (H2) 中定义. 因此, 函数 $B(t)$ 在 $\mathbb{R}^+$ 上是 Lipschitz 连续的. □

命题 7.2.5 函数 $A(t)$ 在 $\mathbb{R}^+$ 上 Lipschitz 连续.

证明 令 $K \geqslant \max\{s(1+\bar{k}/u)/\mu_0, \|X_0\|_{\mathscr{X}}\}$. 由命题 7.2.1 可得 $x(t) \leqslant K$, $v(t) \leqslant K$ 对于所有 $t \geqslant 0$ 成立. 固定 $t \geqslant 0$ 和 $h > 0$, 则有

$$
\begin{aligned}
|A(t+h) - A(t)| &= \left|\frac{\beta x(t+h)v(t+h)}{1+\alpha v(t+h)} - \frac{\beta x(t)v(t)}{1+\alpha v(t)}\right| \\
&= \beta\left|\frac{x(t+h)(v(t+h) - v(t))}{(1+\alpha v(t))(1+\alpha v(t+h))} + \frac{v(t)(x(t+h) - x(t))}{1+\alpha v(t)}\right| \\
&\leqslant \beta K|v(t+h) - v(t)| + K|x(t+h) - x(t)|.
\end{aligned}
\tag{7.2.13}
$$

$x(\cdot)$ 和 $v(\cdot)$ 的 Lipschitz 连续性可由 (7.1.3) 和命题 7.2.2 证明. 因此, 存在正常数 M_x 和 M_v 使得

$$|x(t+h) - x(t)| \leqslant M_x h, \quad |v(t+h) - v(t)| \leqslant M_v h. \tag{7.2.14}$$

因此, 由 (7.2.13) 和 (7.2.14) 可得

$$|A(t+h) - A(t)| \leqslant \beta K(M_v + M_x)h. \tag{7.2.15}$$

从而, 函数 $A(t)$ 在 $\mathbb{R}^+$ 上是 Lipschitz 连续的. □

由命题 7.2.4 和命题 7.2.5, 可直接得到以下结论.

命题 7.2.6　函数 $L(t)$ 在 $\mathbb{R}^+$ 上 Lipschitz 连续.

定理 7.2.7　由系统 (7.1.3) 确定的半流 $\{\Phi(t)\}_{t\geqslant 0}$ 是渐近光滑的.

证明　为了验证定理 3.1.6 中的两个条件成立, 我们首先将半流 Φ 分解成两部分: 对于 $t \geqslant 0$, 令 $\Psi(t, X_0) := (x(t), \tilde{y}(\cdot, t), v(t))$, $\Theta(t, X_0) := (0, \tilde{\Phi}_y(\cdot, t), 0)$, 其中

$$\tilde{y}(a, t) = \begin{cases} L(t-a)\pi(a), & 0 \leqslant a \leqslant t, \\ 0, & t < a, \end{cases}$$

$$\tilde{\Phi}_y(a, t) = \begin{cases} 0, & 0 \leqslant a \leqslant t, \\ y_0(a-t)\dfrac{\pi(a)}{\pi(a-t)}, & t < a. \end{cases}$$

显然, 对于 $t \geqslant 0$, 我们有 $\Phi = \Theta + \Psi$. 令 $\mathcal{C}$ 为 $\mathscr{X}$ 上的有界子集和 $K > s(1 + \bar{k}/u)/\mu_0$ 为 $\mathcal{C}$ 的界. 令 $\Phi(t, X_0) = (x(t), y(\cdot, t), v(t))$, 其中 $X_0 = (x^0, y_0(a), v^0) \in \mathcal{C}$, 则有

$$\begin{aligned}
\|\Theta(t, X_0)\| &= \|\tilde{\Phi}_y(\cdot, t)\|_{L^1} \\
&= \int_0^\infty |\tilde{\Phi}_y(a, t)| \mathrm{d}a \\
&= \int_t^\infty y_0(a-t) \frac{\pi(a)}{\pi(a-t)} \mathrm{d}a.
\end{aligned} \tag{7.2.16}$$

令 $a - t = \sigma$, 由 (7.2.16) 可得

$$\begin{aligned}
\|\Theta(t, X_0)\| &= \int_0^\infty y_0(\sigma) \frac{\pi(\sigma + t)}{\pi(\sigma)} \mathrm{d}\sigma \\
&= \int_0^\infty y_0(\sigma) e^{-\int_\sigma^{\sigma+t} \mu(s)ds} \mathrm{d}\sigma \\
&\leqslant e^{-\mu_0 t} \int_0^\infty y_0(\sigma) \mathrm{d}\sigma \\
&\leqslant K e^{-\mu_0 t},
\end{aligned}$$

从而有 $\lim_{t\to+\infty} \|\Theta(t, X_0)\| = 0$. 因此, $\lim_{t\to+\infty} \mathrm{diam}\Theta(t, \mathcal{C}) = 0$. 因此, 定理 3.1.6 中的条件 (1) 成立.

下面, 通过验证定理 3.1.7 中的假设条件 (i)—(iv) 成立, 我们证明, 对于每个 $t \geqslant t_{\mathcal{C}}$, $\Psi(t, \mathcal{C})$ 存在紧闭包. 由命题 7.2.2 可知 $x(t)$ 和 $v(t)$ 保持在紧集 $[0, K]$ 中. 以下, 我们证明 $\tilde{y}(a, t)$ 保持在 L^1_+ 的一个预紧子集中, 且不依赖于 X_0. 容易证明 $\tilde{y}(a, t) \leqslant \bar{L} e^{-\mu_0 a}$, 其中 $\bar{L} = \beta K^2/(1+\alpha K) + \bar{\beta}_1 K$. 因此, 定理 3.1.7 中的条件 (i),(ii) 和 (iv) 成立. 我们只需证明定理 3.1.7 的条件 (iii) 成立. 由于我们只关注 $h \to 0$ 时

的极限, 所以假定 $h \in (0,t)$. 在此假设下, 有

$$
\begin{aligned}
\int_0^\infty |\tilde{y}(a+h,t) - \tilde{y}(a,t)| \mathrm{d}a &= \int_0^{t-h} |L(t-a-h)\pi(a+h) - L(t-a)\pi(a)| \, \mathrm{d}a \\
&\quad + \int_{t-h}^t L(t-a)\pi(a)\mathrm{d}a \\
&\leqslant \int_0^{t-h} L(t-a-h)\, |\pi(a+h) - \pi(a)| \, \mathrm{d}a \\
&\quad + \int_0^{t-h} |L(t-a-h) - L(t-a)| \, \pi(a)\mathrm{d}a \\
&\quad + \int_{t-h}^t L(t-a)\pi(a)\mathrm{d}a. \quad (7.2.17)
\end{aligned}
$$

由 (7.2.12) 和 (7.2.15) 可得

$$
|L(a+h) - L(a)| \leqslant M_L h, \quad (7.2.18)
$$

其中 $M_L = K(M_v + M_x) + [\bar{\beta}_1\beta K^2/(1+\alpha K) + \bar{\beta}_1 K^2] + \bar{\beta}_1\bar{\mu}Kh + M_{\beta_1}K$.

因此, 由 (7.2.17) 和 (7.2.18) 可得

$$
\begin{aligned}
\int_0^\infty |\tilde{y}(a+h,t) - \tilde{y}(a,t)| \mathrm{d}a &\leqslant \bar{L} \int_0^{t-h} \pi(a) \left(1 - e^{-\int_a^{a+h}\mu(s)\mathrm{d}s}\right) \mathrm{d}a \\
&\quad + M_L h \int_0^{t-h} \pi(a)\mathrm{d}a + \bar{L}\int_{t-h}^t \pi(a)\mathrm{d}a \\
&\leqslant \bar{L}\int_0^{t-h} \pi(a) \int_a^{a+h} \mu(s)\mathrm{d}s\mathrm{d}a + M_L h + \bar{L}h \\
&\leqslant \left(\bar{\mu}\bar{L} + M_L + \bar{L}\right) h.
\end{aligned}
$$

从而, 定理 3.1.7 的条件 (iii) 成立. 由定理 3.1.6 可知, 半流 $\{\Phi(t)\}_{t\geqslant 0}$ 是渐近光滑的. $\qquad\square$

由文献 [97] 中的定理 2.33 和定理 3.1.8 可直接得到以下结论.

定理 7.2.8 $\mathscr{X}$ 中的有界集存在全局吸引子 $\mathcal{A}$.

7.3 基本再生数和可行稳态解

本小节, 我们计算系统 (7.1.3) 的基本再生数并讨论其可行稳态解的存在性.

显然, 系统 (7.1.3) 总存在病毒未感染稳态解 $E_1(s/d, 0, 0)$. 如果系统 (7.1.3) 存

在一个病毒感染稳态解 $(x^*, y^*(a), v^*)$, 则它必满足以下方程组:

$$\begin{cases} s - dx^* - \dfrac{\beta x^* v^*}{1 + \alpha v^*} - x^* \displaystyle\int_0^\infty \beta_1(a) y^*(a) \mathrm{d}a = 0, \\[3mm] y^{*\prime}(a) = -\mu(a) y^*(a), \\[3mm] \displaystyle\int_0^\infty k(a) y^*(a) \mathrm{d}a - u v^* = 0, \\[3mm] y^*(0) = \dfrac{\beta x^* v^*}{1 + \alpha v^*} + x^* \displaystyle\int_0^\infty \beta_1(a) y^*(a) \mathrm{d}a. \end{cases} \tag{7.3.1}$$

由 (7.3.1) 中第二和第三个方程可得

$$y^*(a) = y^*(0) \pi(a), \quad y^*(0) = \frac{u v^*}{\displaystyle\int_0^\infty k(a) \pi(a) \mathrm{d}a}, \tag{7.3.2}$$

其中 $\pi(a)$ 在 (7.2.1) 中定义.

由 (7.3.1) 中第一和第四个方程以及 (7.3.2) 可知

$$x^* = \frac{1}{d} \left(s - \frac{u v^*}{\displaystyle\int_0^\infty k(a) \pi(a) \mathrm{d}a} \right). \tag{7.3.3}$$

将 (7.3.2) 代入 (7.3.1) 第四个方程, 可得

$$x^* = \frac{u(1 + \alpha v^*)}{\beta \displaystyle\int_0^\infty k(a) \pi(a) \mathrm{d}a + u(1 + \alpha v^*) \displaystyle\int_0^\infty \beta_1(a) \pi(a) \mathrm{d}a}. \tag{7.3.4}$$

由 (7.3.3) 和 (7.3.4) 可得 $Av^{*2} + Bv^* + C = 0$, 其中

$$\begin{cases} A = \alpha u^2 \displaystyle\int_0^\infty \beta_1(a) \pi(a) \mathrm{d}a, \\[3mm] B = \alpha \displaystyle\int_0^\infty k(a) \pi(a) \mathrm{d}a \left(du\,(1 - \mathscr{R}_0) + s\beta \displaystyle\int_0^\infty k(a) \pi(a) \mathrm{d}a \right) \\[3mm] \qquad + \beta u \displaystyle\int_0^\infty k(a) \pi(a) \mathrm{d}a + u^2 \displaystyle\int_0^\infty \beta_1(a) \pi(a) \mathrm{d}a, \\[3mm] C = du \displaystyle\int_0^\infty k(a) \pi(a) \mathrm{d}a\,(1 - \mathscr{R}_0), \end{cases} \tag{7.3.5}$$

其中

$$\mathscr{R}_0 = \frac{s\beta \displaystyle\int_0^\infty k(a) \pi(a) \mathrm{d}a}{du} + \frac{s \displaystyle\int_0^\infty \beta_1(a) \pi(a) \mathrm{d}a}{d}.$$

$\mathscr{R}_0$ 称为系统 (7.1.3) 的基本再生数, 表示一个被感染细胞在其生命周期内所能感染的新的细胞数量.

因此, 当 $\mathscr{R}_0 > 1$ 时, 除了病毒未感染稳态解 E_1 以外, 系统 (7.1.3) 存在一个病毒感染稳态解 $E^*(x^*, y^*(a), v^*)$, 其中 $v^* = (-B + \sqrt{B^2 - 4AC})/(2A)$, x^* 和 $y^*(a)$ 分别由 (7.3.4) 和 (7.3.2) 确定, A, B 和 C 由 (7.3.5) 定义. 易知, 当 $\mathscr{R}_0 = 1$ 时, 系统 (7.1.3) 只有一个未感染稳态解 E_1.

7.4 局部渐近稳定性

本小节, 我们研究系统 (7.1.3) 可行稳态解的局部渐近稳定性.

我们首先考虑病毒未感染稳态解 $E_1(x_0, 0, 0)$ 的局部稳定性, 这里 $x_0 = s/d$.

令 $x(t) = x_1(t) + x_0$, $y(a, t) = y_1(a, t)$, $v(t) = v_1(t)$, 将系统 (7.1.3) 在 E_1 处线性化, 可得

$$\begin{cases} \dot{x}_1(t) = -dx_1(t) - \beta x_0 v_1(t) - x_0 \int_0^\infty \beta_1(a) y_1(a, t) \mathrm{d}a, \\[2mm] \dfrac{\partial y_1(a, t)}{\partial t} + \dfrac{\partial y_1(a, t)}{\partial a} = -\mu(a) y_1(a, t), \\[2mm] \dot{v}_1(t) = \int_0^\infty k(a) y_1(a, t) \mathrm{d}a - u v_1(t), \\[2mm] y_1(0, t) = \beta x_0 v_1(t) + x_0 \int_0^\infty \beta_1(a) y_1(a, t) \mathrm{d}a. \end{cases} \tag{7.4.1}$$

求系统 (7.4.1) 形如 $x_1(t) = x_{11} e^{\lambda t}$, $y_1(a, t) = y_{11}(a) e^{\lambda t}$, $v_1(t) = v_{11} e^{\lambda t}$ 的解, 其中 $x_{11}, y_{11}(a)$ 和 v_{11} 待定, 可得以下线性特征值问题:

$$\begin{cases} (\lambda + d) x_{11} = -\beta x_0 v_{11} - x_0 \int_0^\infty \beta_1(a) y_{11}(a) \mathrm{d}a, \\[2mm] y'_{11}(a) = -(\lambda + \mu(a)) y_{11}(a), \\[2mm] (\lambda + u) v_{11} = \int_0^\infty k(a) y_{11}(a) \mathrm{d}a, \\[2mm] y_{11}(0) = \beta x_0 v_{11} + x_0 \int_0^\infty \beta_1(a) y_{11}(a) \mathrm{d}a. \end{cases} \tag{7.4.2}$$

由 (7.4.2) 可得

$$y_{11}(a) = y_{11}(0) e^{-\int_0^a (\lambda + \mu(s)) \mathrm{d}s}, \quad v_{11} = \frac{\int_0^\infty k(a) y_{11}(a) \mathrm{d}a}{\lambda + u}. \tag{7.4.3}$$

将 (7.4.3) 代入 (7.4.2) 的第四个方程, 可得系统 (7.1.3) 在 E_1 处的特征方程

$$f(\lambda) = 1, \tag{7.4.4}$$

其中

$$f(\lambda) = \frac{\beta x_0}{\lambda + u} \int_0^\infty k(a) e^{-\int_0^a (\lambda + \mu(s)) \mathrm{d}s} \mathrm{d}a + x_0 \int_0^\infty \beta_1(a) e^{-\int_0^a (\lambda + \mu(s)) \mathrm{d}s} \mathrm{d}a.$$

容易证明 $f(0) = \mathscr{R}_0$ 和 $f'(\lambda) < 0$, $\lim_{\lambda \to +\infty} f(\lambda) = 0$. 因此, 当 $\mathscr{R}_0 > 1$ 时, $f(\lambda) = 1$ 存在唯一正实根. 从而当 $\mathscr{R}_0 > 1$ 时, E_1 不稳定.

当 $\mathscr{R}_0 < 1$ 时, 我们断言方程 (7.4.4) 的所有根均具有负实部. 若否, 则方程 (7.4.4) 至少存在一个根 λ_0, 满足 $\mathrm{Re}\lambda_0 \geqslant 0$. 在此情形下, 有

$$|f(\lambda_0)| \leqslant \frac{\beta x_0}{|\lambda_0 + u|} \left| \int_0^\infty k(a) e^{-\int_0^a (\lambda_0 + \mu(s)) \mathrm{d}s} \mathrm{d}a \right| + x_0 \left| \int_0^\infty \beta_1(a) e^{-\int_0^a (\lambda_0 + \mu(s)) \mathrm{d}s} \mathrm{d}a \right|$$

$$\leqslant \frac{\beta x_0}{u} \int_0^\infty k(a) e^{-\int_0^a \mu(s) \mathrm{d}s} \mathrm{d}a + x_0 \int_0^\infty \beta_1(a) e^{-\int_0^a \mu(s) \mathrm{d}s} \mathrm{d}a$$

$$= \mathscr{R}_0,$$

矛盾. 因此, 若 $\mathscr{R}_0 < 1$, 则 $E_1(x_0, 0, 0)$ 是局部渐近稳定的.

以下我们研究系统 (7.1.3) 的稳态解 $E^*(x^*, y^*(a), v^*)$ 的局部渐近稳定性.

令 $x(t) = x_2(t) + x^*$, $y(a, t) = y_2(a, t) + y^*(a)$, $v(t) = v_2(t) + v^*$, 将系统 (7.1.3) 在 E^* 处线性化, 可得

$$\begin{cases} \dot{x}_2(t) = -\left(d + \dfrac{\beta v^*}{1 + \alpha v^*} + \displaystyle\int_0^\infty \beta_1(a) y^*(a) \mathrm{d}a \right) x_2(t) \\ \qquad\qquad - \dfrac{\beta x^*}{(1 + \alpha v^*)^2} v_2(t) - x^* \displaystyle\int_0^\infty \beta_1(a) y_2(a, t) \mathrm{d}a, \\[2mm] \dfrac{\partial y_2(a, t)}{\partial t} + \dfrac{\partial y_2(a, t)}{\partial a} = -\mu(a) y_2(a, t), \\[2mm] \dot{v}_2(t) = \displaystyle\int_0^\infty k(a) y_2(a, t) \mathrm{d}a - u v_2(t), \\[2mm] y_2(0, t) = \left(\dfrac{\beta v^*}{1 + \alpha v^*} + \displaystyle\int_0^\infty \beta_1(a) y^*(a) \mathrm{d}a \right) x_2(t) \\ \qquad\qquad + \dfrac{\beta x^*}{(1 + \alpha v^*)^2} v_2(t) + x^* \displaystyle\int_0^\infty \beta_1(a) y_2(a, t) \mathrm{d}a. \end{cases} \tag{7.4.5}$$

求系统 (7.4.5) 形如 $x_2(t) = x_{21} e^{\lambda t}$, $y_2(a, t) = y_{21}(a) e^{\lambda t}$, $v_1(t) = v_{21} e^{\lambda t}$ 的解, 其

中 x_{21}, $y_{21}(a)$ 和 v_{21} 待定, 可得以下线性特征值问题:

$$
\begin{cases}
\lambda x_{21} = -\left(d + \dfrac{\beta v^*}{1+\alpha v^*} + \displaystyle\int_0^\infty \beta_1(a)y^*(a)\mathrm{d}a \right) x_{21} \\
\qquad\quad - \dfrac{\beta x^*}{(1+\alpha v^*)^2}v_{21} - x^*\displaystyle\int_0^\infty \beta_1(a)y_{21}(a)\mathrm{d}a, \\[2mm]
y'_{21}(a) = -(\lambda+\mu(a))y_{21}(a), \\[2mm]
\lambda v_{21} = \displaystyle\int_0^\infty k(a)y_{21}(a)\mathrm{d}a - uv_{21}, \\[2mm]
y_{21}(0) = \left(\dfrac{\beta v^*}{1+\alpha v^*} + \displaystyle\int_0^\infty \beta_1(a)y^*(a)\mathrm{d}a \right) x_{21} \\
\qquad\quad + \dfrac{\beta x^*}{(1+\alpha v^*)^2}v_{21} + x^*\displaystyle\int_0^\infty \beta_1(a)y_{21}(a)\mathrm{d}a.
\end{cases}
\tag{7.4.6}
$$

由系统 (7.4.6) 可得

$$
(\lambda + d)x_{21} = -y_2(0), \quad y_{21}(a) = y_{21}(0)e^{-\int_0^a (\lambda+\mu(s))\mathrm{d}s}
\tag{7.4.7}
$$

和

$$
v_{21} = \frac{\displaystyle\int_0^\infty k(a)y_{21}(a)\mathrm{d}a}{\lambda + u}.
\tag{7.4.8}
$$

将 (7.4.7) 和 (7.4.8) 代入 (7.4.6) 中的第四个方程, 可得系统 (7.1.3) 在 E^* 处的特征方程:

$$
\frac{\lambda + d + \dfrac{\beta v^*}{1+\alpha v^*} + \displaystyle\int_0^\infty \beta_1(a)y^*(a)\mathrm{d}a}{\lambda + d} = \frac{\beta x^*}{(1+\alpha v^*)^2}\frac{\displaystyle\int_0^\infty k(a)e^{-\int_0^a(\lambda+\mu(s))\mathrm{d}s}\mathrm{d}a}{\lambda + u} \\
+ x^*\displaystyle\int_0^\infty \beta_1(a)e^{-\int_0^a(\lambda+\mu(s))\mathrm{d}s}\mathrm{d}a.
\tag{7.4.9}
$$

我们断言, 当 $\mathscr{R}_0 > 1$ 时, 方程 (7.4.9) 的所有根具有负实部. 若否, 则方程 (7.4.9) 至少存在一个根 λ_1 满足 $\mathrm{Re}\lambda_1 \geqslant 0$. 在此情形下, 易知

$$
\left| \lambda_1 + d + \frac{\beta v^*}{1+\alpha v^*} + \int_0^\infty \beta_1(a)y^*(a)\mathrm{d}a \right| > |\lambda_1 + d|.
$$

另一方面, 方程 (7.4.9) 右边的模满足

$$
\left| \frac{\beta x^*}{(1+\alpha v^*)^2} \frac{\int_0^\infty k(a)e^{-\int_0^a (\lambda_1+\mu(s))\mathrm{d}s}\mathrm{d}a}{\lambda_1+u} + x^* \int_0^\infty \beta_1(a)e^{-\int_0^a (\lambda_1+\mu(s))\mathrm{d}s}\mathrm{d}a \right|
$$

$$
\leqslant \frac{\beta x^*}{1+\alpha v^*} \frac{\left| \int_0^\infty k(a)e^{-\int_0^a (\lambda_1+\mu(s))\mathrm{d}s}\mathrm{d}a \right|}{|\lambda_1+u|} + x^* \left| \int_0^\infty \beta_1(a)e^{-\int_0^a (\lambda_1+\mu(s))\mathrm{d}s}\mathrm{d}a \right|
$$

$$
\leqslant \frac{\beta x^*}{1+\alpha v^*} \frac{\int_0^\infty k(a)\pi(a)\mathrm{d}a}{u} + x^* \int_0^\infty \beta_1(a)\pi(a)\mathrm{d}a
$$

$$
= 1,
$$

矛盾. 因此, 若 $\mathscr{R}_0 > 1$, 则 E^* 是局部渐近稳定的.

综上所述, 我们可得以下结论.

定理 7.4.1   若 $\mathscr{R}_0 < 1$, 则系统 (7.1.3) 的病毒未感染稳态解 $E_1(s/d,0,0)$ 是局部渐近稳定的; 若 $\mathscr{R}_0 > 1$, 则 E_1 不稳定, 这时病毒感染稳态解 $E^*(x^*,y^*(a),v^*)$ 存在且是局部渐近稳定的.

7.5   一致持续生存

本小节, 我们证明, 当 $\mathscr{R}_0 > 1$ 时, 由系统 (7.1.3) 确定的连续半流 $\{\Phi(t)\}_{t\geqslant 0}$ 是一致持续生存的.

定义

$$
\bar{a}_1 = \inf\left\{ a : \int_a^\infty k(u)\mathrm{d}u = 0 \right\}, \quad \bar{a}_2 = \inf\left\{ a : \int_a^\infty \beta_1(u)\mathrm{d}u = 0 \right\}.
$$

注意到 $k(\cdot), \beta_1(\cdot) \in L_+^1(0,\infty)$, 则有 $\bar{a}_1 > 0, \bar{a}_2 > 0$.

记

$$
\mathcal{X} = L_+^\infty(0,+\infty) \times \mathbb{R}^+, \quad \bar{a} = \max\{\bar{a}_1, \bar{a}_2\},
$$

$$
\tilde{\mathcal{Y}} = \left\{ (y(\cdot,t), v(t))^{\mathrm{T}} \in \mathcal{X} : \int_0^{\bar{a}} y(a,t)\mathrm{d}a + v(t) > 0 \right\}
$$

和

$$
\mathcal{Y} = \mathbb{R}^+ \times \tilde{\mathcal{Y}}, \quad \partial\mathcal{Y} = \mathcal{X} \setminus \mathcal{Y}, \quad \partial\tilde{\mathcal{Y}} = \mathcal{X} \setminus \tilde{\mathcal{Y}}.
$$

由文献 [120] 可以直接得到下面的结论.

命题 7.5.1 子集 $\mathcal{Y}$ 和 $\partial\mathcal{Y}$ 关于半流 $\{\Phi(t)\}_{t\geqslant 0}$ 是正向不变的, 即对于 $t \geqslant 0, \Phi(t,\mathcal{Y}) \subset \mathcal{Y}, \Phi(t,\partial\mathcal{Y}) \subset \partial\mathcal{Y}$.

定理 7.5.2 若半流 $\{\Phi(t)\}_{t\geqslant 0}$ 限制在 $\partial\mathcal{Y}$ 上, 则病毒未感染稳态解 $E_1(s/d,0,0)$ 是全局渐近稳定的.

证明 设 $(x^0, y_0(\cdot), v^0) \in \partial\mathcal{Y}$, 则 $(y_0(\cdot), v^0) \in \partial\tilde{\mathcal{Y}}$. 我们考虑以下系统

$$\begin{cases} \dfrac{\partial y(a,t)}{\partial t} + \dfrac{\partial y(a,t)}{\partial a} = -\mu(a)y(a,t), \\[3mm] \dot{v}(t) = \displaystyle\int_0^\infty k(a)y(a,t)\mathrm{d}a - uv(t), \\[3mm] y(0,t) = \dfrac{\beta x(t)v(t)}{1+\alpha v(t)} + x(t)\displaystyle\int_0^\infty \beta_1(a)y(a,t)\mathrm{d}a, \\[3mm] y(a,0) = y_0(a), \quad v(0) = 0. \end{cases}$$

因为 $\limsup_{t\to+\infty} x(t) \leqslant s/d$, 由比较定理可知 $y(a,t) \leqslant \hat{y}(a,t)$, $v(t) \leqslant \hat{v}(t)$, 这里 $\hat{y}(a,t)$ 和 $\hat{v}(t)$ 满足

$$\begin{cases} \dfrac{\partial \hat{y}(a,t)}{\partial t} + \dfrac{\partial \hat{y}(a,t)}{\partial a} = -\mu(a)\hat{y}(a,t), \\[3mm] \dot{\hat{v}}(t) = \displaystyle\int_0^\infty k(a)\hat{y}(a,t)\mathrm{d}a - u\hat{v}(t), \\[3mm] \hat{y}(0,t) = \dfrac{\beta s}{d}\hat{v}(t) + \dfrac{s}{d}\displaystyle\int_0^\infty \beta_1(a)\hat{y}(a,t)\mathrm{d}a, \\[3mm] \hat{y}(a,0) = y_0(a), \quad \hat{v}(0) = 0. \end{cases} \tag{7.5.1}$$

求解系统 (7.5.1) 的第一个方程, 可得

$$\hat{y}(a,t) = \begin{cases} \hat{L}(t-a)\pi(a), & 0 \leqslant a < t, \\[3mm] y_0(a-t)\dfrac{\pi(a)}{\pi(a-t)}, & 0 \leqslant t \leqslant a, \end{cases} \tag{7.5.2}$$

其中 $\hat{L}(t) = \hat{y}(0,t) = (\beta s/d)\hat{v}(t) + (s/d)\displaystyle\int_0^\infty \beta_1(a)\hat{y}(a,t)\mathrm{d}a$.

将 (7.5.2) 代入系统 (7.5.1) 的第二个方程, 可得

$$
\begin{cases}
\dot{\hat{v}}(t) = \displaystyle\int_0^t k(a)\hat{L}(t-a)\pi(a)\mathrm{d}a - u\hat{v}(t) + G_1(t), \\[2mm]
\hat{L}(t) = \dfrac{\beta s}{d}\hat{v}(t) + \dfrac{s}{d}\displaystyle\int_0^t \beta_1(a)\hat{L}(t-a)\pi(a)\mathrm{d}a + G_2(t), \\[2mm]
G_1(t) = \displaystyle\int_t^\infty k(a)y_0(a-t)\dfrac{\pi(a)}{\pi(a-t)}\mathrm{d}a, \\[2mm]
G_2(t) = \displaystyle\int_t^\infty \beta_1(a)y_0(a-t)\dfrac{\pi(a)}{\pi(a-t)}\mathrm{d}a, \\[2mm]
\hat{v}(0) = 0.
\end{cases}
\tag{7.5.3}
$$

由于 $(y_0(\cdot), v^0) \in \partial \mathcal{Y}$, 则对 $t \geqslant 0$, 有 $G_1(t) \equiv 0$, $G_2(t) \equiv 0$. 因此, 由 (7.5.3) 可得

$$
\begin{cases}
\dot{\hat{v}}(t) = \displaystyle\int_0^t k(a)\hat{L}(t-a)\pi(a)\mathrm{d}a - u\hat{v}(t), \\[2mm]
\hat{L}(t) = \dfrac{\beta s}{d}\hat{v}(t) + \dfrac{s}{d}\displaystyle\int_0^t \beta_1(a)\hat{L}(t-a)\pi(a)\mathrm{d}a, \\[2mm]
\hat{v}(0) = 0.
\end{cases}
\tag{7.5.4}
$$

容易证明, 系统 (7.5.4) 有唯一解 $\hat{v}(t) = 0, \hat{L}(t) = 0$. 由 (7.5.2) 可知, 当 $0 \leqslant a < t$ 时, $\hat{y}(a,t) = 0$. 对于 $a \geqslant t$, 有

$$
\|\hat{y}(a,t)\|_{L^1} = \left\| y_0(a-t)\frac{\pi(a)}{\pi(a-t)} \right\|_{L^1} \leqslant e^{-\mu_0 t}\|y_0\|_{L^1},
$$

由此可得 $\lim_{t\to+\infty}\hat{y}(a,t) = 0$. 由比较定理可知 $\lim_{t\to+\infty}v(t) = 0$, $\lim_{t\to+\infty}y(a,t) = 0$. 由系统 (7.1.3) 的第一个方程可得 $\lim_{t\to+\infty}x(t) = s/d$. $\qquad\square$

定理 7.5.3　若 $\mathscr{R}_0 > 1$, 则由系统 (7.1.3) 确定的半流 $\{\Phi(t)\}_{t\geqslant 0}$ 关于 $(\mathcal{Y}, \partial\mathcal{Y})$ 是一致持续生存的, 即存在 $\varepsilon > 0$, 使得对于 $x \in \mathcal{Y}$, $\lim_{t\to+\infty}\|\Phi(t,x)\|_{\mathscr{X}} \geqslant \varepsilon$. 进一步, 存在一个紧子集 $\mathcal{A}_0 \subset \mathcal{Y}$, 它是 $\{\Phi(t)\}_{t\geqslant 0}$ 在 $\mathcal{Y}$ 中的全局吸引子.

证明　由于稳态解 $E_1(s/d, 0, 0)$ 在 $\partial\mathcal{Y}$ 上是全局渐近稳定的, 应用文献 [24] 中定理 4.2, 我们只需证明 $W^s(E_1) \cap \mathcal{Y} = \varnothing$, 其中

$$
W^s(E_1) = \{x \in \mathcal{Y} : \lim_{t\to+\infty}\Phi(t,x) = E_1\}.
$$

若否, 则存在一个解 $u \in \mathcal{Y}$ 使得当 $t \to \infty$ 时, $\Phi(t,u) \to E_1$. 因此, 可以找到一个数列 $\{u_n\} \subset \mathcal{Y}$, 使得当 $t \geqslant 0$ 时, $\|\Phi(t,u_n) - \bar{u}\|_{\mathscr{X}} < 1/n$, 其中 $\bar{u} = (x_0, 0, 0)$, $x_0 = s/d$.

记 $\Phi(t,u_n) = (x_n(t), y_n(\cdot,t), v_n(t))$ 和 $u_n = (x_n(0), y_n(\cdot,0), v_n(0))$. 由于 $\mathscr{R}_0 > 1$,

故可选取 n 充分大, 满足 $x_0 - \dfrac{1}{n} > 0$ 和

$$\frac{\beta\left(x_0 - \dfrac{1}{n}\right)}{1 + \dfrac{\alpha}{n}} \int_0^\infty k(a)\pi(a)\mathrm{d}a + \left(x_0 - \frac{1}{n}\right) \int_0^\infty \beta_1(a)\pi(a)\mathrm{d}a > 1. \qquad (7.5.5)$$

对于上述 $n > 0$, 存在 $T > 0$ 使得当 $t > T$ 时,

$$x_0 - \frac{1}{n} < x_n(t) < x_0 + \frac{1}{n}, \quad 0 \leqslant v_n(t) \leqslant \frac{1}{n}.$$

考虑以下辅助系统

$$\begin{cases} \dfrac{\partial \tilde{y}(a,t)}{\partial t} + \dfrac{\partial \tilde{y}(a,t)}{\partial a} = -\mu(a)\tilde{y}(a,t), \\[2mm] \dot{\tilde{v}}(t) = \displaystyle\int_0^\infty k(a)\tilde{y}(a,t)\mathrm{d}a - u\tilde{v}(t), \\[2mm] \tilde{y}(0,t) = \dfrac{\beta\left(x_0 - \dfrac{1}{n}\right)\tilde{v}(t)}{1 + \dfrac{\alpha}{n}} + \left(x_0 - \dfrac{1}{n}\right)\displaystyle\int_0^\infty \beta_1(a)\tilde{y}(a,t)\mathrm{d}a. \end{cases} \qquad (7.5.6)$$

容易证明, 若 (7.5.5) 成立, 则系统 (7.5.6) 存在唯一稳态解 $E_0(0,0)$. 假定系统 (7.5.6) 有形如 $\tilde{y}(a,t) = \tilde{y}_1(a)e^{\lambda t}$, $\tilde{v}(t) = \tilde{v}_1 e^{\lambda t}$ 的解, 其中 $\tilde{y}_1(a)$ 和 $\tilde{v}_1$ 待定, 则可得以下线性特征值问题:

$$\begin{cases} \tilde{y}_1'(a) = -(\lambda + \mu(a))\tilde{y}_1(a), \\[2mm] \displaystyle\int_0^\infty k(a)\tilde{y}_1(a)\mathrm{d}a = (\lambda + u)\tilde{v}_1, \\[2mm] \tilde{y}_1(0) = \dfrac{\beta\left(x_0 - \dfrac{1}{n}\right)}{1 + \dfrac{\alpha}{n}}\tilde{v}_1 + \left(x_0 - \dfrac{1}{n}\right)\displaystyle\int_0^\infty \beta_1(a)\tilde{y}_1(a)\mathrm{d}a. \end{cases}$$

由此可得系统 (7.5.6) 在 E_0 处的特征方程

$$f_1(\lambda) = 1, \qquad (7.5.7)$$

其中

$$f_1(\lambda) = \frac{\beta\left(x_0 - \dfrac{1}{n}\right)}{1 + \dfrac{\alpha}{n}} \frac{\displaystyle\int_0^\infty k(a)e^{-\int_0^a (\lambda + \mu(s))\mathrm{d}s}\mathrm{d}a}{\lambda + u}$$
$$+ \left(x_0 - \frac{1}{n}\right)\int_0^\infty \beta_1(a)e^{-\int_0^a (\lambda + \mu(s))\mathrm{d}s}\mathrm{d}a.$$

显然, $\lim_{\lambda \to +\infty} f_1(\lambda) = 0$. 由 (7.5.5) 可知 $f_1(0) > 1$. 因此, 当 $\mathscr{R}_0 > 1$ 时, 方程 (7.5.7) 至少有一个正实根, 从而知系统 (7.5.6) 的解 $(\tilde{y}(a,t), \tilde{v}(t))$ 无界. 由比较定理可知, 系统 (7.1.3) 的解 $\Phi(t, y_n)$ 无界, 这与命题 7.2.2 矛盾. 因此, 由系统 (7.1.3) 确定的连续半流 $\{\Phi(t)\}_{t \geqslant 0}$ 是一致持续生存的. 且存在一个紧子集 $\mathcal{A}_0 \subset \mathcal{Y}$, 它是 $\{\Phi(t)\}_{t \geqslant 0}$ 在 $\mathcal{Y}$ 中的全局吸引子. □

7.6　全局渐近稳定性

本小节, 通过构造 Lyapunov 泛函和应用 LaSalle 不变性原理, 我们研究系统 (7.1.3) 的各可行稳态解的全局渐近稳定性.

我们首先研究系统 (7.1.3) 的病毒未感染稳态解 $E_1(s/d, 0, 0)$ 的全局渐近稳定性.

定理 7.6.1　若 $\mathscr{R}_0 < 1$, 则系统 (7.1.3) 的病毒未感染稳态解 $E_1(s/d, 0, 0)$ 是全局渐近稳定的.

证明　设 $(x(t), y(a,t), v(t))$ 系统 (7.1.3) 满足边界条件 (7.1.4) 和初始条件 (7.1.5) 的任一正解. 记 $x_0 = s/d$.

定义

$$V_1(t) = x(t) - x_0 - x_0 \ln \frac{x(t)}{x_0} + \int_0^\infty F_1(a) y(a,t) \mathrm{d}a + k_1 v(t),$$

其中非负核函数 $F_1(a)$ 和正常数 k_1 待定.

沿系统 (7.1.3) 的正解计算 $V_1(t)$ 的全导数, 可得

$$\begin{aligned}
\frac{\mathrm{d}}{\mathrm{d}t} V_1(t) = {}& \left(1 - \frac{x_0}{x(t)}\right) \left[s - dx(t) - \frac{\beta x(t) v(t)}{1 + \alpha v(t)} - x(t) \int_0^\infty \beta_1(a) y(a,t) \mathrm{d}a\right] \\
& + \int_0^\infty F_1(a) \frac{\partial y(a,t)}{\partial t} \mathrm{d}a + k_1 \left[\int_0^\infty k(a) y(a,t) \mathrm{d}a - u v(t)\right].
\end{aligned} \tag{7.6.1}$$

将 $s = dx_0$ 和 $\dfrac{\partial y(a,t)}{\partial t} = -\mu(a) y(a,t) - \dfrac{\partial y(a,t)}{\partial a}$ 代入方程 (7.6.1), 可得

$$\begin{aligned}
\frac{\mathrm{d}}{\mathrm{d}t} V_1(t) = {}& \left(1 - \frac{x_0}{x(t)}\right) [-d(x(t) - x_0)] \\
& - \frac{\beta x(t) v(t)}{1 + \alpha v(t)} - x(t) \int_0^\infty \beta_1(a) y(a,t) \mathrm{d}a \\
& + \frac{\beta x_0 v(t)}{1 + \alpha v(t)} + x_0 \int_0^\infty \beta_1(a) y(a,t) \mathrm{d}a
\end{aligned}$$

$$-\int_0^\infty F_1(a)\left[\mu(a)+\frac{\partial y(a,t)}{\partial a}\right]\mathrm{d}a$$

$$+k_1\int_0^\infty k(a)y(a,t)\mathrm{d}a-k_1uv(t). \tag{7.6.2}$$

利用分部积分, 由 (7.6.2) 可得

$$\begin{aligned}
\frac{\mathrm{d}}{\mathrm{d}t}V_1(t)={}&-d\frac{(x(t)-x_0)^2}{x(t)}-\frac{\beta x(t)v(t)}{1+\alpha v(t)}-x(t)\int_0^\infty\beta_1(a)y(a,t)\mathrm{d}a\\
&+\frac{\beta x_0v(t)}{1+\alpha v(t)}+x_0\int_0^\infty\beta_1(a)y(a,t)\mathrm{d}a\\
&+F_1(a)y(a,t)\big|_0^\infty+\int_0^\infty\left(F_1'(a)-\mu(a)F_1(a)\right)y(a,t)\mathrm{d}a\\
&+k_1\int_0^\infty k(a)y(a,t)\mathrm{d}a-k_1uv(t).
\end{aligned} \tag{7.6.3}$$

选取

$$F_1(a)=x_0\int_a^\infty\beta_1(u)e^{-\int_a^u\mu(s)\mathrm{d}s}\mathrm{d}u+k_1\int_a^\infty k(u)e^{-\int_a^u\mu(s)\mathrm{d}s}\mathrm{d}u,$$

直接计算可得

$$\begin{cases}
F_1(0)=x_0\int_0^\infty\beta_1(a)\pi(a)\mathrm{d}a+k_1\int_0^\infty k(a)\pi(a)\mathrm{d}a,\\
F_1'(a)=-x_0\beta_1(a)-k_1k(a)+\mu(a)F_1(a),\quad\lim_{a\to+\infty}F_1(a)=0.
\end{cases} \tag{7.6.4}$$

由 (7.6.3) 和 (7.6.4) 可得

$$\begin{aligned}
\frac{\mathrm{d}}{\mathrm{d}t}V_1(t)={}&-d\frac{(x(t)-x_0)^2}{x(t)}-\frac{\beta x(t)v(t)}{1+\alpha v(t)}-x(t)\int_0^\infty\beta_1(a)y(a,t)\mathrm{d}a\\
&+\frac{\beta x_0v(t)}{1+\alpha v(t)}+x_0\int_0^\infty\beta_1(a)y(a,t)\mathrm{d}a\\
&+\left(x_0\int_0^\infty\beta_1(a)\pi(a)\mathrm{d}a+k_1\int_0^\infty k(a)\pi(a)\mathrm{d}a\right)y(0,t)\\
&-\int_0^\infty\left(x_0\beta_1(a)+k_1k(a)\right)y(a,t)\mathrm{d}a\\
&+k_1\int_0^\infty k(a)y(a,t)\mathrm{d}a-k_1uv(t).
\end{aligned} \tag{7.6.5}$$

将 (7.6.4) 代入 (7.6.5), 可得

$$
\begin{aligned}
\frac{\mathrm{d}}{\mathrm{d}t}V_1(t) ={} & -d\frac{(x(t)-x_0)^2}{x(t)} - \frac{\beta x(t)v(t)}{1+\alpha v(t)} \\
& -x(t)\int_0^\infty \beta_1(a)y(a,t)\mathrm{d}a + \frac{\beta x_0 v(t)}{1+\alpha v(t)} - k_1 u v(t) \\
& + \left(x_0\int_0^\infty \beta_1(a)\pi(a)\mathrm{d}a + k_1\int_0^\infty k(a)\pi(a)\mathrm{d}a \right) \\
& \times \left(\frac{\beta x(t)v(t)}{1+\alpha v(t)} + x(t)\int_0^\infty \beta_1(a)y(a,t)\mathrm{d}a \right).
\end{aligned} \tag{7.6.6}
$$

由于 $\mathscr{R}_0 < 1$, 可选取 $k_1 > 0$ 使得下式成立

$$
x_0\int_0^\infty \beta_1(a)\pi(a)\mathrm{d}a + k_1\int_0^\infty k(a)\pi(a)\mathrm{d}a = 1.
$$

因此, 由 (7.6.6) 可得

$$
\frac{\mathrm{d}}{\mathrm{d}t}V_1(t) = -d\frac{(x(t)-x_0)^2}{x(t)} + \frac{v(t)}{1+\alpha v(t)}\left(\frac{u\,(\mathscr{R}_0-1)}{\displaystyle\int_0^\infty k(a)\pi(a)\mathrm{d}a} - k_1 u \alpha v(t) \right).
$$

显然, 当 $\mathscr{R}_0 < 1$ 时, $V_1'(t) \leqslant 0$ 成立, $V_1'(t) = 0$ 当且仅当 $x(t)=x_0, v(t)=0$. 容易证明, $\{V_1'(t)=0\}$ 的最大不变子集是单点集 $\{E_1(x_0,0,0)\}$. 由定理 7.4.1 可知, 当 $\mathscr{R}_0 < 1$ 时, E_1 是局部渐近稳定的. 从而, 由 LaSalle 不变性原理可知 E_1 是全局渐近稳定的. □

备注 7.6.1　由定理 7.6.1 的证明过程我们可以看到, 当 $\mathscr{R}_0 = 1$ 时, 病毒未感染稳态解 $E_1(s/d,0,0)$ 是全局吸引的.

以下, 我们研究系统 (7.1.3) 的病毒感染稳态解 $E^*(x^*,y^*(a),v^*)$ 的全局渐近稳定性.

定理 7.6.2　若 $\mathscr{R}_0 > 1$, 则系统 (7.1.3) 的病毒感染稳态解 $E^*(x^*,y^*(a),v^*)$ 是全局渐近稳定的.

证明　设 $(x(t),y(a,t),v(t))$ 为系统 (7.1.3) 满足边界条件 (7.1.4) 的任一正解. 定义

$$
V_2(t) = x^* G\left(\frac{x(t)}{x^*} \right) + \int_0^\infty F(a)y^*(a)G\left(\frac{y(a,t)}{y^*(a)} \right)\mathrm{d}a + k_2 v^* G\left(\frac{v(t)}{v^*} \right),
$$

这里, 函数 $G(x) = x - 1 - \ln x, x > 0$, 非负核函数 $F(a)$ 和正常数 k_2 待定.

沿系统 (7.1.3) 的正解计算 $V_2(t)$ 的全导数, 可得

$$
\begin{aligned}
\frac{\mathrm{d}}{\mathrm{d}t}V_2(t) ={}& \left(1 - \frac{x^*}{x(t)}\right)\left[s - dx(t) - \frac{\beta x(t)v(t)}{1 + \alpha v(t)} - x(t)\int_0^\infty \beta_1(a)y(a,t)\mathrm{d}a\right] \\
&+ \int_0^\infty F(a)y^*(a)\frac{\partial}{\partial t}G\left(\frac{y(a,t)}{y^*(a)}\right)\mathrm{d}a \\
&+ k_2\left(1 - \frac{v^*}{v(t)}\right)\left[\int_0^\infty k(a)y(a,t)\mathrm{d}a - uv(t)\right] \\
={}& \left(1 - \frac{x^*}{x(t)}\right)\left[s - dx(t) - \frac{\beta x(t)v(t)}{1 + \alpha v(t)} - x(t)\int_0^\infty \beta_1(a)y(a,t)\mathrm{d}a\right] \\
&+ \int_0^\infty F(a)\left(1 - \frac{y^*(a)}{y(a,t)}\right)\frac{\partial y(a,t)}{\partial t}\mathrm{d}a \\
&+ k_2\left(1 - \frac{v^*}{v(t)}\right)\left[\int_0^\infty k(a)y(a,t)\mathrm{d}a - uv(t)\right].
\end{aligned} \tag{7.6.7}
$$

将

$$
s = dx^* + \beta x^* v^*/(1 + \alpha v^*) + x^*\int_0^\infty \beta_1(a)y^*(a)\mathrm{d}a
$$

和

$$
\frac{\partial y(a,t)}{\partial t} = -\mu(a)y(a,t) - \frac{\partial y(a,t)}{\partial a}
$$

代入方程 (7.6.7), 可得

$$
\begin{aligned}
\frac{\mathrm{d}}{\mathrm{d}t}V_2(t) ={}& \left(1 - \frac{x^*}{x(t)}\right)\left[-d(x(t) - x^*) + \frac{\beta x^* v^*}{1 + \alpha v^*} + x^*\int_0^\infty \beta_1(a)y^*(a)\mathrm{d}a\right] \\
&- \frac{\beta x(t)v(t)}{1 + \alpha v(t)} + \frac{\beta x^* v(t)}{1 + \alpha v(t)} \\
&- x(t)\int_0^\infty \beta_1(a)y(a,t)\mathrm{d}a + x^*\int_0^\infty \beta_1(a)y(a,t)\mathrm{d}a \\
&- \int_0^\infty F(a)\left(1 - \frac{y^*(a)}{y(a,t)}\right)\left(\frac{\partial y(a,t)}{\partial a} + \mu(a)y(a,t)\right)\mathrm{d}a \\
&+ k_2\left[\int_0^\infty k(a)y(a,t)\mathrm{d}a - uv(t) - \frac{v^*}{v(t)}\int_0^\infty k(a)y(a,t)\mathrm{d}a + uv^*\right]. \tag{7.6.8}
\end{aligned}
$$

直接计算可知

$$
y^*(a)\frac{\partial}{\partial a}G\left(\frac{y(a,t)}{y^*(a)}\right) = \left(1 - \frac{y^*(a)}{y(a,t)}\right)\left(\frac{\partial y(a,t)}{\partial a} + \mu(a)y(a,t)\right). \tag{7.6.9}
$$

将 (7.6.9) 代入 (7.6.8), 可得

$$
\frac{\mathrm{d}}{\mathrm{d}t} V_2(t) = \left(1 - \frac{x^*}{x(t)}\right) \left[-d(x(t) - x^*) + \frac{\beta x^* v^*}{1 + \alpha v^*} + x^* \int_0^\infty \beta_1(a) y^*(a) \mathrm{d}a\right]
$$

$$
- \frac{\beta x(t) v(t)}{1 + \alpha v(t)} + \frac{\beta x^* v(t)}{1 + \alpha v(t)}
$$

$$
- x(t) \int_0^\infty \beta_1(a) y(a, t) \mathrm{d}a + x^* \int_0^\infty \beta_1(a) y(a, t) \mathrm{d}a
$$

$$
- \int_0^\infty F(a) y^*(a) \frac{\partial}{\partial a} G\left(\frac{y(a, t)}{y^*(a)}\right) \mathrm{d}a
$$

$$
+ k_2 \left[\int_0^\infty k(a) y(a, t) \mathrm{d}a - uv(t) - \frac{v^*}{v(t)} \int_0^\infty k(a) y(a, t) \mathrm{d}a + uv^*\right]. \quad (7.6.10)
$$

利用分部积分, 由 (7.6.10) 可得

$$
\frac{\mathrm{d}}{\mathrm{d}t} V_2(t) = \left(1 - \frac{x^*}{x(t)}\right) \left[-d(x(t) - x^*) + \frac{\beta x^* v^*}{1 + \alpha v^*} + x^* \int_0^\infty \beta_1(a) y^*(a) \mathrm{d}a\right]
$$

$$
- \frac{\beta x(t) v(t)}{1 + \alpha v(t)} + \frac{\beta x^* v(t)}{1 + \alpha v(t)} - x(t) \int_0^\infty \beta_1(a) y(a, t) \mathrm{d}a
$$

$$
+ x^* \int_0^\infty \beta_1(a) y(a, t) \mathrm{d}a - F(a) y^*(a) G\left(\frac{y(a, t)}{y^*(a)}\right) \Big|_0^\infty
$$

$$
+ \int_0^\infty G\left(\frac{y(a, t)}{y^*(a)}\right) \left[F'(a) y^*(a) + F(a) y^{*\prime}(a)\right] \mathrm{d}a
$$

$$
+ k_2 \left[\int_0^\infty k(a) y(a, t) \mathrm{d}a - uv(t) - \frac{v^*}{v(t)} \int_0^\infty k(a) y(a, t) \mathrm{d}a + uv^*\right]. \quad (7.6.11)
$$

注意到 $y^{*\prime}(a) = -\mu(a) y^*(a)$, 由 (7.6.11) 可得

$$
\frac{\mathrm{d}}{\mathrm{d}t} V_2(t) = \left(1 - \frac{x^*}{x(t)}\right) \left[-d(x(t) - x^*) + \frac{\beta x^* v^*}{1 + \alpha v^*} + x^* \int_0^\infty \beta_1(a) y^*(a) \mathrm{d}a\right]
$$

$$
- \frac{\beta x(t) v(t)}{1 + \alpha v(t)} + \frac{\beta x^* v(t)}{1 + \alpha v(t)} - x(t) \int_0^\infty \beta_1(a) y(a, t) \mathrm{d}a
$$

$$
+ x^* \int_0^\infty \beta_1(a) y(a, t) \mathrm{d}a - F(a) y^*(a) G\left(\frac{y(a, t)}{y^*(a)}\right) \Big|_0^\infty
$$

$$
+ \int_0^\infty \left(F'(a) - \mu(a) F(a)\right) y^*(a) G\left(\frac{y(a, t)}{y^*(a)}\right) \mathrm{d}a
$$

$$
+ k_2 \left[\int_0^\infty k(a) y(a, t) \mathrm{d}a - uv(t) - \frac{v^*}{v(t)} \int_0^\infty k(a) y(a, t) \mathrm{d}a + uv^*\right]. \quad (7.6.12)
$$

选取 $k_2 = \dfrac{\beta x^*}{u(1 + \alpha v^*)}$ 和

$$F(a) = x^* \int_a^\infty \beta_1(u) e^{-\int_a^u \mu(s)\mathrm{d}s} \mathrm{d}u + k_2 \int_a^\infty k(u) e^{-\int_a^u \mu(s)\mathrm{d}s} \mathrm{d}u,$$

直接计算可得

$$F(0) = x^* \int_0^\infty \beta_1(u) e^{-\int_0^u \mu(s)\mathrm{d}s} \mathrm{d}u + \frac{\beta x^*}{u(1 + \alpha v^*)} \int_0^\infty k(u) e^{-\int_0^u \mu(s)\mathrm{d}s} \mathrm{d}u = 1, \quad (7.6.13)$$

以及

$$\lim_{a \to \infty} F(a) = 0, \quad F'(a) = -x^* \beta_1(a) - k_2 k(a) + \mu(a) F(a). \quad (7.6.14)$$

将 (7.6.13) 和 (7.6.14) 代入 (7.6.12) 可得

$$\frac{\mathrm{d}}{\mathrm{d}t} V_2(t) = \left(1 - \frac{x^*}{x(t)}\right) \left[-d(x(t) - x^*) + \frac{\beta x^* v^*}{1 + \alpha v^*} + x^* \int_0^\infty \beta_1(a) y^*(a)\mathrm{d}a \right]$$

$$- \frac{\beta x(t) v(t)}{1 + \alpha v(t)} + \frac{\beta x^* v(t)}{1 + \alpha v(t)} - x(t) \int_0^\infty \beta_1(a) y(a, t)\mathrm{d}a$$

$$+ x^* \int_0^\infty \beta_1(a) y(a, t)\mathrm{d}a - y^*(0) G\left(\frac{y(0, t)}{y^*(0)}\right)$$

$$- \int_0^\infty (x^* \beta_1(a) + k_2 k(a)) y^*(a) G\left(\frac{y(a, t)}{y^*(a)}\right) \mathrm{d}a$$

$$+ k_2 \left[\int_0^\infty k(a) y(a, t)\mathrm{d}a - uv(t) - \frac{v^*}{v(t)} \int_0^\infty k(a) y(a, t)\mathrm{d}a + uv^* \right]. \quad (7.6.15)$$

注意到 $y^*(0) = \dfrac{\beta x^* v^*}{1 + \alpha v^*} + x^* \displaystyle\int_0^\infty \beta_1(a) y^*(a)\mathrm{d}a$ 和 $\displaystyle\int_0^\infty k(a) y^*(a)\mathrm{d}a = uv^*$, 由 (7.1.4) 和 (7.6.15) 可得

$$\frac{\mathrm{d}}{\mathrm{d}t} V_2(t) = -d \frac{(x(t) - x^*)^2}{x(t)} - \frac{\alpha \beta x^* (v(t) - v^*)^2}{(1 + \alpha v^*)^2 (1 + \alpha v(t))}$$

$$- \left(\frac{\beta x^* v^*}{1 + \alpha v^*} + x^* \int_0^\infty \beta_1(a) y^*(a)\mathrm{d}a \right) G\left(\frac{x^*}{x(t)}\right)$$

$$- \frac{\beta x^* v^*}{1 + \alpha v^*} G\left(\frac{1 + \alpha v(t)}{1 + \alpha v^*}\right) - k_2 \int_0^\infty k(a) y^*(a) G\left(\frac{v^* y(a, t)}{y^*(a) v(t)}\right) \mathrm{d}a$$

$$- \frac{\beta x^* v^*}{1 + \alpha v^*} G\left(\frac{(1 + \alpha v^*) y^*(0) x(t) v(t)}{x^* v^* (1 + \alpha v(t)) y(0, t)}\right)$$

$$- x^* \int_0^\infty \beta_1(a) y^*(a) G\left(\frac{y^*(0) x(t) y(a, t)}{x^* y^*(a) y(0, t)}\right) \mathrm{d}a. \quad (7.6.16)$$

由于函数 $G(x) = x - 1 - \ln x \geqslant 0$ 对于所有 $x > 0$ 成立, 当且仅当 $x = 1$ 时, $G(x) = 0$. 因此, 由 (7.6.16) 可知 $V_2'(t) \leqslant 0$, $V_2'(t) = 0$ 当且仅当

$$x(t) = x^*, \quad v(t) = v^*, \quad \frac{y(a,t)}{y^*(a)} = \frac{y(0,t)}{y^*(0)}.$$

容易证明, $\{V_2'(t) = 0\}$ 的最大不变子集为单点集 $\{E^*\}$. 由定理 7.4.1 可知, 当 $\mathscr{R}_0 > 1$ 时, E^* 是局部渐近稳定的. 从而, 由 LaSalle 不变性原理可知 E^* 是全局渐近稳定的. $\qquad\qquad\square$

7.7　数 值 模 拟

本小节, 通过数值模拟我们来说明本章所得的理论结果. 我们用后向 Euler 线性化有限差分法将系统 (7.1.3) 中的 ODE 和 PDE 部分离散化, 用 Simpson 法对系统中的积分项进行数值计算.

类似于文献 [254], 我们选取病毒产生率为

$$k(a) = \begin{cases} 0, & a < a_1, \\ k^* \left(1 - e^{-\theta(a-a_1)}\right), & a \geqslant a_1, \end{cases}$$

其中参数 θ 决定 $k(a)$ 达到其饱和水平 k^* 的速度, a_1 是逆转录完成的时间. 这里, 我们选取 $a_1 = 0.25\text{day}$, $k^* = 6.4201 \times 10^3\text{day}^{-1}$, $\theta = 1$.

被感染细胞依赖于年龄的单位死亡率参照文献 [253] 选取:

$$\mu(a) = \begin{cases} \delta_0, & a < a_2, \\ \delta_0 + \delta_m \left(1 - e^{-\gamma(a-a_2)}\right), & a \geqslant a_2, \end{cases}$$

其中 $\delta_0 + \delta_m$ 表示最大死亡率, a_2 是从细胞被感染到被细胞介导的免疫反应杀死所经历的时间. 我们选取 $\delta_0 = 0.05\text{day}^{-1}$, $\delta_m = 0.35\text{day}^{-1}$, $\gamma = 0.5$, $a_2 = 0$, $a_{\max} = 15$ day.

在系统 (7.1.3) 中, 选取其他参数如下[254]: $s = 10^4\text{day}^{-1}$, $d = 0.01\text{day}^{-1}$, $u = 23\text{day}^{-1}$, $\alpha = 0.01$.

如果选取 $\beta = 2.4 \times 10^{-8}\text{ml}^{-1}\cdot\text{day}^{-1}$, $\beta_1(a) = 10^{-6}\text{ml}^{-1}\cdot\text{day}^{-1}$, 则可得到基本再生数为 $\mathscr{R}_0 = 21.7534$. 由定理 7.4.1 可知, 除了病毒未感染稳态解 $E_1(10^6, 0, 0)$, 系统 (7.1.3) 有一个病毒感染稳态解 $E^*(2.7005 \times 10^5, 7299.5\pi(a), 5.49 \times 10^6)$ 且是局部渐近稳定的. 数值模拟说明了上述理论结果 (图 7.7.1). 在图 7.7.1 中,

$$Y(t) = \int_0^{300} y(a,t)\mathrm{d}a.$$

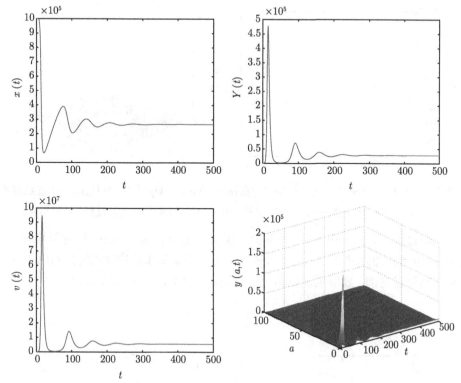

图 7.7.1　当 $\beta = 2.4 \times 10^{-8}$ ml^{-1}·day^{-1}, $\beta_1(a) = 10^{-6}$ ml^{-1}·day^{-1} 时, 系统 (7.1.3) 在边界
条件 (7.1.4) 和初始条件 $x(0) = 10^6$ ml^{-1}, $v(0) = 10^{-6}$ ml^{-1} 下的数值解 (后附彩图)

为了评估 cell-to-cell 直接传播对于病毒感染的影响, 我们令 $\beta_1(a) = 0$, 其他参
数保持不变. 直接计算可得基本再生数为 $\mathscr{R}_0 = 18.0506$, 系统 (7.1.3) 存在唯一病毒
感染稳态解 $E^*(9.9977 \times 10^5, 2.2665\pi(a), 1704.7)$. 比较图 7.7.1 和图 7.7.2, 可以看出
cell-to-cell 直接传播可以显著地增加病毒载量.

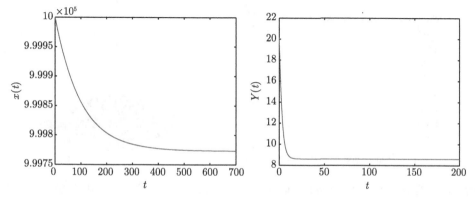

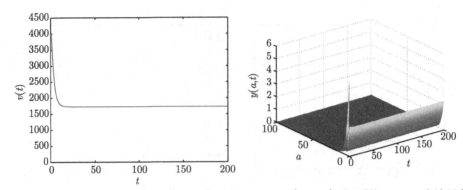

图 7.7.2　当 $\beta = 2.4 \times 10^{-8}$ ml^{-1}·day^{-1}, $\beta_1(a) = 0$ ml^{-1}·day^{-1} 时, 系统 (7.1.3) 在边界条件 (7.1.4) 和初始条件 $x(0) = 10^6$ ml^{-1}, $v(0) = 10^{-6}$ ml^{-1} 下的数值解 (后附彩图)

如果选取 $\beta = 2.4 \times 10^{-10}$ml^{-1}·day^{-1}, $\beta_1(a) = 9 \times 10^{-9}$ml^{-1}·day^{-1}, 可得基本再生数 $\mathscr{R}_0 = 0.2138$. 由定理 7.4.1 可知, 系统 (7.1.3) 只有病毒未感染稳态解 $E_1(10^6, 0, 0)$ 且是局部渐近稳定的. 数值模拟说明了这一结论 (图 7.7.3). 在图 7.7.3 中

$$Y(t) = \int_0^{300} y(a, t)\mathrm{d}a.$$

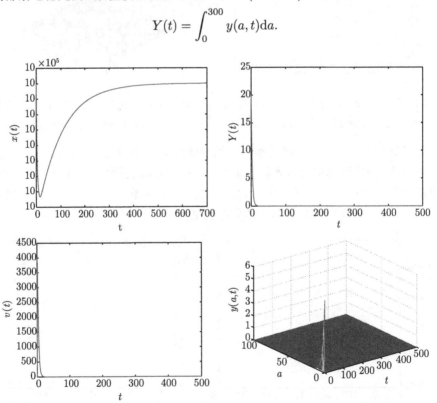

图 7.7.3　当 $\beta = 2.4 \times 10^{-10}$ ml^{-1}·day^{-1}, $\beta_1(a) = 9 \times 10^{-9}$ ml^{-1}·day^{-1} 时, 系统 (7.1.3) 在边界条件 (7.1.4) 和初始条件 $x(0) = 10^6$ ml^{-1}, $v(0) = 10^{-6}$ ml^{-1} 下的数值解 (后附彩图)

参 考 文 献

[1] 李立明. 流行病学. 北京: 人民卫生出版社, 1999.

[2] 马知恩, 周义仓, 王稳地, 等. 传染病动力学的数学建模与研究. 北京: 科学出版社, 2004.

[3] Dietz K. Overall Population Patterns in the Transmission Cycle of Infectious Disease Agents. Berlin: Springer, 1982.

[4] Heesterbeek J A P, Metz J A J. The saturating contact rate in marriage-and epidemic models. J. Math. Biol., 1993, 31(5): 529-539.

[5] van den Driessche P, Watmough J. Reproduction numbers and sub-threshold endemic equilibria for compartmental models of disease transmission. Math. Biosci., 2002, 180: 29-48.

[6] Wiggins S. Introduction to Applied Nonlinear Dynamical Systems and Chaos. Berlin: Springer, 1990.

[7] Berman A, Plemmons R J. Nonnegative Matrices in the Mathematical Sciences. New York: Academic Press, 1979.

[8] Diekmann O, Heesterbeek J A P, Metz J A J. On the definition and the computation of the basic reproduction ratio R_0 in models for infectious diseases in heterogeneous populations. J. Math. Biol., 1990, 28: 365-382.

[9] Beretta E, Hara T, Ma W, et al. Global asymptotic stability of an SIR epidemic model with distributed time delay. Nonlinear Anal. TMA, 2001, 47: 4107-4115.

[10] Beretta E, Takeuchi Y. Global stability of an SIR epidemic model with time delays. J. Math. Biol., 1995, 33: 250-260.

[11] Beretta E, Takeuchi Y. Convergence results in SIR epidemic model with varying population sizes. Nonlinear Anal. TMA, 1997, 28: 1909-1921.

[12] Cooke K L. Stability analysis for a vector disease model. Rocky Mount. J. Math., 1979, 9: 31-42.

[13] Gao S, Chen L, Nieto J, et al. Analysis of a delayed epidemic model with pulse vaccination and saturation incidence. Vaccine, 2006, 24: 6037-6045.

[14] Kyrychko Y N, Blyuss K B. Global properties of a delayed SIR model with temporary immunity and nonlinear incidence rate. Nonlinear Anal. RWA, 2005, 6: 495-507.

[15] Ma W, Song M, Takeuchi Y. Global stability of an SIR epidemic model with time delay. Appl. Math. Lett., 2004, 17: 1141-1145.

[16] Ma W, Takeuchi Y, Hara T, et al. Permanence of an SIR epidemic model with distributed time delays. Tohoku Math. J., 2002, 54: 581-591.

[17] Takeuchi Y, Ma W. Stability analysis on a delayed SIR epidemic model with density dependent birth process. Dynam. Cont. Discrete Impul. Sys., 1999, 5: 171-184.

[18] Takeuchi Y, Ma W, Beretta E. Global asymptotic properties of a SIR epidemic model with finite incubation time. Nonlinear Anal., 2000, 42: 931-947.

[19] Wen L, Yang X. Global stability of a delayed SIRS model with temporary immunity. Chaos, Solitons & Fractals, 2008, 38: 221-226.

[20] Zhang T, Teng Z. Global behavior and permanence of SIRS epidemic model with time delay. Nonlinear Anal. RWA, 2008, 9: 1409-1424.

[21] Capasso V, Serio G. A generalization of the Kermack-Mckendrick deterministic epidemic model. Math. Biosci., 1978, 42: 43-61.

[22] Liu W, Hethcote H W, Levin S A. Dynamical behavior of epidemiological models with nonlinear incidence rates. J. Math. Biol., 1987, 25: 359-380.

[23] Liu W, Levin S A, Iwasa Y. Influence of nonlinear incidence rates upon the behavior of SIRS epidemiological models. J. Math. Biol., 1986, 23: 187-204.

[24] Hale J K. Theory of Functional Differential Equations. Heidelberg: Springer-Verlag, 1977.

[25] Beretta E, Kuang Y. Geometric stability switch criteria in delay differential systems with delay dependent parameters. SIAM J. Math. Anal., 2002, 33: 1144-1165.

[26] Alexander M E, Bowman C, Moghadas S M, et al. A vaccination model for transmission dynamics of influenza. SIAM J. Appl. Dyn. Syst., 2004, 3: 503-524.

[27] Arino J, Mccluskey C C, van den Driessche P. Global results for an epidemic model with vaccination that exhibits backward bifurcation. SIAM J. Appl. Math., 2003, 64: 260-276.

[28] Buonomo B, d'Onofrio A, Lacitignola D. Global stability of an SIR epidemic model with information dependent vaccination. Math. Biosci., 2008, 216: 9-16.

[29] Brauer F. Backward bifurcations in simple vaccination models. J. Math. Anal. Appl., 2004, 298(2): 418-431.

[30] Cai L, Li X. Analysis of a SEIV epidemic model with a nonlinear incidence rate. Appl. Math. Model., 2009, 33: 2919-2926.

[31] Elbasha E H, Podder C N, Gumel A B. Analyzing the dynamics of an SIRS vaccination model with waning natural and vaccine-induced immunity. Nonlinear Anal. RWA, 2011, 12: 2692-2705.

[32] Gao S, Chen L, Teng Z. Pulse vaccination of an SEIR epidemic model with time delay. Nonlinear Anal. RWA, 2008, 9: 599-607.

[33] Gao S, Teng Z, Xie D. The effects of pulse vaccination on SEIR model with two time delays. Appl. Math. Comput., 2008, 201: 282-292.

[34] Greenhalgh D. Hopf bifurcation in epidemic models with a latent period and nonpermanent immunity. Math. Comput. Model., 1997, 25: 85-107.

[35] Gumel A B, McCluskey C C, van den Driessche P. Mathematical study of a staged-progression HIV model with imperfect vaccine. Bull. Math. Biol., 2006, 68: 2105-2128.

[36] Gumel A B, Moghadas S M. A qualitative study of a vaccination model with non-linear incidence. Appl. Math. Comput., 2003, 143: 409-419.

[37] Kribs-Zaleta C M, Velasco-Hernández J X. A simple vaccination model with multiple endemic states. Math. Biosci., 2000, 164: 183-201.

[38] Li J, Yang Y. SIR-SVS epidemic models with continuous and impulsive vaccination strategies. J. Theor. Biol., 2011, 280: 108-116.

[39] Li J, Ma Z. Global analysis of SIS epidemic models with variable total population size. Math. Comput. Model., 2004, 39: 1231-1242.

[40] Liu X, Takeuchi Y, Iwami S. SVIR epidemic models with vaccination strategies. J. Theor. Biol., 2008, 253: 1-11.

[41] Pei Y, Liu S, Chen L. Two different vaccination strategies in an SIR epidemic model with saturated infectious force. Int. J. Biomath., 2008, 1: 147-160.

[42] Sharomi O, Podder C N, Gumel A B, et al. Role of incidence function in vaccine-induced backward bifurcation in some HIV models. Math. Biosci., 2007, 210: 436-463.

[43] Zhang T, Teng Z. An SIRVS epidemic model with pulse vaccination strategy. J. Theor. Biol., 2008, 250: 375-381.

[44] Cooke K, van den Driessche P. Analysis of an SEIRS epidemicmodel with two delays. J. Math. Biol., 1996, 35: 240-260.

[45] van den Driessche P, Wang L, Zou X. Modeling diseases with latency and relapse. Math. Biosci. Eng., 2007, 4: 205-219.

[46] Hale J K, Lunel S M V. Introduction to Functional Differential Equations. New York: Springer, 1993.

[47] Haddock J R, Terjéki J. Liapunov-Razumikhin functions and an invariance principle for functional differential equations. J. Differential Equations, 1983, 48: 95-122.

[48] Chin J. Control of Communicable Diseases Manual. Washington: American Public Health Association, 1999.

[49] Martin S W. Livestock Disease Eradication: Evaluation of the Cooperative State-Federal Bovine Tuberculosis Eradication Program. Washington: National Academy Press, 1994.

[50] VanLandingham K E, Marsteller H B, Ross G W, et al. Relapse of herpes simplex encephalitis after conventional acyclovir therapy. JAMA, 1988, 259: 1051-1053.

[51] van den Driessche P, Zou X. Modeling relapse in infectious diseases. Math. Biosci., 2007, 207: 89-103.

[52] Li B, Yuan S, Zhang W. Analysis on an epidemic model with a ratio-dependent nonlinear incidence rate. Int. J. Biomath., 2011, 4(2): 227-239.

[53] Yuan S, Li B. Global dynamics of an epidemic model with a ratio-dependent

nonlinear incidence rate. Discrete Dyn. Nat. Soc., 2009, Article ID 609306, doi.org/10.1155/2009/609306, 13 pages.

[54] Hethcote H W, Ma Z, Liao S. Effects of quarantine in six endemic models for infectious diseases. Math. Biosci., 2002, 180: 141-160.

[55] Kuang Y. Delay Differential Equations with Applications in Population Dynamics. New York: Academic Press, 1993.

[56] McCluskey C C. Complete global stability for an SIR epidemic model with delay-distributed or discrete. Nonlinear Anal. RWA, 2010, 11: 55-59.

[57] Anderson R M, May R M. Regulation and stability of host-parasite population inter-actions: I. Regulatory processes. J. Animal Ecology, 1978, 47: 219-247.

[58] Meng X, Chen L, Cheng H. Two profitless delays for the SEIRS epidemic disease model with nonlinear incidence and pulse vaccination. Appl. Math. Comput., 2007, 186: 516-529.

[59] Wei C, Chen L. A delayed epidemic model with pulse vaccination. Discrete Dyn. Nat. Soc., 2008, Article ID 746951, doi:10.1155/2008/746951, 13 pages.

[60] Zhang T, Teng Z. Pulse vaccination of delayed SEIRS epidemic model with saturation incidence. Appl. Math. Model., 2008, 32: 1403-1416.

[61] Zhang J, Jin Z, Liu Q, et al. Analysis of a delayed SIR model with nonlinear incidence rate. Discrete Dyn. Nat. Soc., 2008, Article ID 636153, doi:10.1155/2008/636153.

[62] Hale J K, Waltman P. Persistence in infinite-dimensional systems. SIAM J. Math. Anal., 1989, 20: 388-395.

[63] Wang W, Chen L. A predator-prey system with stage structure for predator. Comput. Math. Appl., 1997, 33: 83-91.

[64] Brewer T F, Heymann S J. To control and beyond: Moving towards eliminating the global tuberculosis threat. J. Epidemiol. Community Health, 2004, 58: 822-825.

[65] World Health Organization. Global tuberculosis report 2016, WHO report 2016. Geneva: World Health Organization, 2016.

[66] Aparicio J P, Capurro A F, Castillo-Chavez C. Transmission and dynamics of tuber-culosis on generalized households. J. Theor. Biol., 2000, 206: 327-341.

[67] Aparicio J P, Capurro A F, Castillo-Chavez C. Markers of disease evolution: The case of tuberculosis. J. Theor. Biol., 2002, 215: 227-237.

[68] Aparicio J P, Castillo-Chavez C. Mathematical modelling of tuberculosis epidemics. Math. Biosci. Eng., 2009, 6: 209-237.

[69] Blower S M, McLean A R, Porco T C, et al. The intrinsic transmission dynamics of tuberculosis epidemics. Nature Med., 1995, 1: 815-821.

[70] Blower S M, Small P M, Hopewell P C. Control strategies for tuberculosis epidemics: New models for old problems. Science, 1996, 273: 497-500.

[71] Blower S M, Tom C. Modeling the emergence of the "hot zones" tuberculosis and the

amplification dynamics of drug resistance. Nature Med., 2004, 10: 1111-1116.

[72] Castillo-Chavez C, Feng Z. To treat or not to treat: The case of tuberculosis. J. Math. Biol., 1997, 35: 629-656.

[73] Castillo-chavez C, Song B. Dynamical models of tuberculosis and their applications. Math. Biosci. Eng., 2004, 1(2): 361-404.

[74] Dye C, Williams B G. Criteria for the control of drug-resistant tuberculosis. Proc. Natl. Acad. Sci. USA, 2000, 97: 8180-8185.

[75] Feng Z,Castillo-Chavez C, Capurro A F. A model for tuberculosis with exogenous reinfection. Theoret. Popul. Biol., 2000, 57: 235-247.

[76] Feng Z, Huang W, Castillo-Chavez C. On the role of variable latent periods in mathematical models for tuberculosis. J. Dynam. Differential Equations, 2001, 13: 425-452.

[77] Feng Z, Iannelli M, Milner F A. A two-strain tuberculosis model with age of infection. SIAM J. Appl. Math., 2002, 62: 1634-1656.

[78] Miller B. Preventive therapy for tuberculosis. Med. Clin. North Am., 1993, 77: 1263-1275.

[79] Ozcaglar C, Shabbeer A, Vandenberg S L, et al. Epidemiological models of Mycobacterium tuberculosis complex infections. Math. Biosci., 2012, 236: 77-96.

[80] Rodrigues P, Gomes M G M, Rebelo C. Drug resistance in tuberculosis: A reinfection model. Theoret. Popu. Biol., 2007, 71: 196-212.

[81] Ted C, Megan M. Modeling epidemics of multidrug resistant M. tuberculosis of heterogeneous fitness. Nature Med., 2004, 10: 1117-1121.

[82] Yang Y, Li J, Ma Z, et al. Global stability of two models with incomplete treatment for tuberculosis. Chaos, Solitons & Fractals, 2010, 43: 79-85.

[83] McCluskey C C. Global stability for an SEI epidemiological model with continuous age-structure in the exposed and infectious classes. Math. Biosci. Eng., 2012, 9: 819-841.

[84] Yang J, Qiu Z, Li X. Global stability of an age-structured cholera model. Math. Biosci. Eng., 2014, 11: 641-665.

[85] Corbett E, Watt C, Walker N, et al. The growing burden of tuberculosis: Global trends and interactions with the HIV epidemic. Arch. Intern. Med., 2003, 163: 1009-1021.

[86] Guo H, Li M Y, Shuai Z. Global dynamics of a general class of multistage models for infectious diseases. SIAM J. Appl. Math., 2012, 72: 261-279.

[87] Lawn S, Wood R, Wilkinson R. Changing concepts of "latent tuberculosis infection" in patients living with HIV infection. Clin. Dev. Immunol., 2011, Article ID 980594, doi:10.1155/2011/980594.

[88] Brauer F, Shuai Z, van den Driessche P. Dynamics of an age-of-infection cholera model. Math. Biosci. Eng., 2013, 10: 1335-1349.

[89] Chen Y, Yang J, Zhang F. The global stability of an SIRS model with infection age.
      Math. Biosci. Eng., 2014, 11: 449-469.

[90] Duan X, Yuan S, Li X. Global stability of an SVIR model with age of vaccination.
      Appl. Math. Comput., 2014, 226: 528-540.

[91] Duan X, Yuan S, Qiu Z, et al. Global stability of an SVEIR epidemic model with
      ages of vaccination and latency. Comput. Math. Appl., 2014, 68: 288-308.

[92] Ducrot A, Magal P. Travelling wave solutions for an infection-age structured epidemic
      model with external supplies. Nonlinearity, 2011, 24: 2891-2911.

[93] Magal P, McCluskey C C, Webb G F. Lyapunov functional and global asymptotic
      stability for an infection-age model. Appl. Anal., 2010, 89: 1109-1140.

[94] Yang J, Li X, Martcheva M. Global stability of a DS-DI epidemic model with age of
      infection. J. Math. Anal. Appl., 2012, 385: 655-671.

[95] Iannelli M. Mathematical Theory of Age-Structured Population Dynamics. Giardini,
      Pisa, 1995.

[96] Webb G F. Theory of Nonlinear Age-Dependent Population Dynamics. New York:
      Marcel Dekker, 1985.

[97] Smith H L, Thieme H R. Dynamical Systems and Population Persistence. Providence:
      Amer. Math. Soc., 2011.

[98] Browne C. Immune response in virus model structured by cell infection-age. Math.
      Biosci. Eng., 2016, 13: 887-909.

[99] Thieme H R, Castillo-Chavez C. How may infection-age-dependent infectivity affect
      the dynamics of HIV/AIDS? SIAM. J. Appl. Math., 1993, 53: 1447-1479.

[100] Francis D P, Feorino P M, McClure H M, et al. Infection of chimpanzees with
       lymphadenopathy-associated virus. Lancet., 1984, 2: 1276-1277.

[101] Inaba H, Sekine H. A mathematical model for Chagas disease with infection-age-
       dependent infectivity. Math. Biosci., 2004, 190: 39-69.

[102] Aniţa S. Analysis and Control of Age-Dependent Population Dynamics. Boston:
       Kluwer Academic Publishers, 2000.

[103] Cushing J M. An Introduction to Structured Population Dynamics. Philadelphia:
       SIAM, 1998.

[104] Hoppensteadt F. An age-dependent epidemic model. J. Franklin Inst., 1974, 297:
       325-333.

[105] Qiu Z, Feng Z. Transmission dynamics of an influenza model with age of infection
       and antiviral treatment. J. Dynam. Differential Equations, 2010, 22: 823-851.

[106] Li X, Gupur G, Zhu G. Threshold and stability results for an age-structured SEIR
       epidemic model. Comput. Math. Appl., 2001, 42: 883-907.

[107] Huang G, Liu X, Takeuchi Y. Lyapunov functions and global stability for
       age-structured HIV infection model. SIAM J. Appl. Math., 2012, 72: 25-38.

[108]   Wang J, Zhang R, Kuniya T. The dynamics of an SVIR epidemiological model with infection age. IMA J. Appl. Math., 2016, 81: 321-343.

[109]   Chen Y, Zou S, Yang J. Global analysis of an SIR epidemic model with infection age and saturated incidence. Nonlinear Anal. RWA, 2016, 30: 16-31.

[110]   Liu L, Wang J, Liu X. Global stability of an SEIR epidemic model with age-dependent latency and relapse. Nonlinear Anal. RWA, 2015, 24: 18-35.

[111]   Wang J, Zhang R, Kuniya T. The stability analysis of an SVEIR model with continuous age-structure in the exposed and infectious classes. J. Biol. Dyn., 2015, 9(1): 73-101.

[112]   Wang J, Zhang R, Kuniya T. Mathematical analysis for an age-structured HIV infection model with saturation infection rate. Electron J. Differential Equations, 2015, 33: 1-19.

[113]   Wang J, Zhang R, Kuniya T. Global dynamics for a class of age-infection HIV models with nonlinear infection rate. J. Math. Anal. Appl., 2015, 432(1): 289-313.

[114]   Wang J, Zhang R, Kuniya T. A note on dynamics of an age-of-infection cholera model. Math. Biosci. Eng., 2016, 13(1): 227-247.

[115]   McCluskey C C. Global stability for an SEIR epidemiological model with varying infectivity and infinite delay. Math. Biosci. Eng., 2009, 6(3): 603-610.

[116]   Brown G C, Hasibuan R. Conidial discharge and transmission efficiency of Neozygites floridana, an entomopathogenic fungus infecting two-spotted spider mites under laboratory condition. J. Invertebr Pathol, 1995, 65: 10-16.

[117]   Xu R, Ma Z. Global stability of a SIR epidemic model with nonlinear incidence rate and time delay. Nonlinear Anal. RWA, 2009, 10: 3175-3189.

[118]   Moghadas S M, Gumel A B. Global stability of a two-stage epidemic model with generalized non-linear incidence rate. Math. Comput. Simul., 2002, 60: 107-118.

[119]   Sigdel R P, McCluskey C C. Global stability for an SEI model of infectious disease with immigration. Appl. Math. Comput., 2014, 243: 684-689.

[120]   Magal P. Compact attractors for time periodic age-structured population models. Electron J. Differential Equations, 2001, 65: 1-35.

[121]   Thieme H R. Mathematics in Populations Biology. Princeton: Princeton University Press, 2003.

[122]   Anderson R M, May R M. Infectious Disease of Humans, Dynamical and Control. Oxford: Oxford University Press, 1992.

[123]   Beltrami E, Carroll T O. Modeling the role of viral disease in recurrent phytoplankton blooms. J. Math. Biol., 1994, 32: 857-863.

[124]   Chattopadhyay J, Arino O. A predator-prey model with disease in the prey. Nonlinear Anal. TMA, 1999, 36: 747-766.

[125]   Hadeler K P, Freedman H I. Predator-prey populations with parasitic infection. J.

Math. Biol., 1989, 27: 609-631.

[126] Haque M, Greenhalgh D. When predator avoids infected prey: A model based theo-retical studies. IMA J. Math. Med. Biol., 2009, 27: 95-94.

[127] Haque M, Venturino E. The role of transmissible diseases in Holling-Tanner predator-prey model. Theor. Popul. Biol., 2006, 70: 273-288.

[128] Haque M, Jin Z, Venturino E. An eco-epidemiological predator-prey model with standard disease incidence. Math. Meth. Appl. Sci., 2009, 32: 875-898.

[129] Hethcote H W, Wang W, Ma Z. A predator prey model with infected prey. J. Theor. Popul. Biol., 2004, 66: 259-268.

[130] Sarwardi S, Haque M, Venturino E. Global stability and persistence in LG-Holling type II diseased predator ecosystems. J. Biol. Phys., 2011, 37: 91-106.

[131] Shi X, Cui J, Zhou X. Stability and Hopf bifurcation analysis of an eco-epidemic model with a stage structure. Nonlinear Anal., 2011, 74: 1088-1106.

[132] 宋新宇, 肖燕妮, 陈兰荪. 具有时滞的生态–流行病模型的稳定性和 Hopf 分支. 数学物理学报, 2005, 25A(1): 57-66.

[133] Venturino E. The influence of diseases on Lotka-Volterra systems. Rocky Mountain J. Math., 1994, 24: 381-402.

[134] Venturino E. Epidemics in predator-prey models: Disease among the prey. Math. Popul. Dyn: Analysis of Heterogeneity, 1995, 1: 381-393.

[135] Xiao Y, Chen L. Analysis of a three species eco-epidemiological model. J. Math. Anal. Appl., 2001, 258: 733-754.

[136] Xiao Y, Chen L. Modeling and analysis of a predator-prey model with disease in prey. Math. Biosci., 2001, 171: 59-82.

[137] Xiao Y, Chen L. A ratio-dependent predator-prey model with disease in the prey. Appl. Math. Comput., 2002, 131: 397-414.

[138] Zhou X, Cui J, Shi X, et al. A modified Leslie-Gower predator-prey model with prey infection. J. Appl. Math. Comput., 2010, 33: 471-487.

[139] Zhou X, Shi X, Song X. Analysis of a delay prey-predator model with disease in the prey species only. J. Korean Math. Soc., 2009, 46(4): 713-731.

[140] Zhou X, Shi X, Song X. The dynamics of an eco-epidemiological model with distributed delay. Nonlinear Anal. Hybrid Syst., 2009, 3: 685-699.

[141] Haque M. A predator-prey model with disease in the predator species only. Nonlinear Anal. RWA, 2010, 11: 2224-2236.

[142] Haque M, Venturino E. An eco-epidemiological model with disease in predator: The ratio-dependent case. Math. Meth. Appl. Sci., 2007, 30: 1791-1809.

[143] Venturino E. Epidemics in predator-prey models: Disease in the predators. IMA J. Math. Appl. Med. Biol., 2002, 19: 185-205.

[144] Zhang J, Li W, Yan X. Hopf bifurcation and stability of periodic solutions in a

delayed eco-epidemiological system. Appl. Math. Comput., 2008, 198: 865-876.

[145] Zhou X, Cui J. Stability and Hopf bifurcation analysis of an eco-epidemiological model with delay. J. Franklin Inst., 2010, 347: 1654-1680.

[146] 孙树林, 原存德. 捕食者有病的生态–流行病 SIS 模型的分析. 工程数学学报, 2005, 22(1): 30-34.

[147] 孙树林, 原存德. 捕食者具有流行病的捕食–被捕食 (SI) 模型的分析. 生物数学学报, 2006, 21(1): 96-104.

[148] 张江山, 孙树林. 捕食者有病的生态–流行病模型的分析. 生物数学学报, 2005, 20(2): 157-164.

[149] Gulland F. The impact of infectious diseases on wild animal populations: A review// Ecology of Infectious Diseases in Natural Populations. Cambridge: Cambridge University Press, 1995: 20-51.

[150] Gopalsamy K. Stability and Oscillations in Delay Differential Equations of Population Dynamics. Dordrecht, Norwell: Kluwer Academic, 1992.

[151] MacDonald N. Time Lags in Biological Models. Heidelberg: Springer, 1978.

[152] Beretta E, Kuang Y. Global analyses in some delayed ratio-dependent predator-prey systems. Nonlinear Anal. TMA, 1998, 32: 381-408.

[153] Wangersky P J, Cunningham W J. Time lag in prey-predator population models. Ecology, 1957, 38: 136-139.

[154] Haque M, Sarwardi S, Preston S, et al. Effect of delay in a Lotka-Volterra type predator-prey model with a transmissible disease in the predator species. Math. Biosci., 2011, 234: 47-57.

[155] Huang Q, Ma Z. On stability of some transcendental equation. Ann. Differential Equations., 1990, 6: 21-31.

[156] Mena-Lorca J, Hethcote H W. Dynamic models of infectious diseases as regulators of population size. J. Math. Biol., 1992, 30: 693-716.

[157] Castillo-Chavez C, Hethcote H E, Andreasen V, et al. Epidemiological models with age structure, proportionate mixing, and cross-immunity. J. Math. Biol., 1989, 27: 233-258.

[158] Hethcote H W, Yorke J A. Gonorrhea Transmission Dynamics and Control. Lecture Notes in Biomath 56. Berlin: Springer, 1984.

[159] Noble J V. Geographic andtemporal development of plagues. Nature, 1974, 250: 726-729.

[160] Saccomandi G. The spatial diffusion of diseased. Math. Comput. Model., 1997, 25: 83-95.

[161] Kuperman M N, Wio H S. Front propagation in epidemiological models with spatial dependence. Physica A, 1999, 272: 206-222.

[162] Maidana N A, Yang H. Spatial spreading of West Nile Virus described by traveling

waves. J. Theor. Biol., 2009, 258: 403-417.

[163] Fuentes M A, Kuperman M N. Cellular automata and epidemiological models with spatial dependence. Physica A, 1999, 267: 471-486.

[164] Kim K, Lin Z, Zhang L. Avian-human influenza epidemic model with diffusion. Nonlinear Anal. RWA, 2010, 11: 313-322.

[165] Peng R, Liu S. Global stability of the steady states of an SIS epidemic reaction-diffusion model. Nonlinear Anal., 2009, 71: 239-247.

[166] Leung A W. Systems of Nonlinear Partial Differential Equations with Applications to Biology and Engineering. Dordrecht: Kluwer Academic Publishers, 1989.

[167] Murray J D. Mathematical Biology. New York: Springer, 1989.

[168] Atkinson C, Reuter G E. Deterministic epidemic waves. Math. Proc. Cambridge Philos. Soc., 1976, 80: 315-330.

[169] Wu J, Zou X. Travelling wave fronts of reaction diffusion systems with delay. J. Dynam. Differential Equations, 2001, 13: 651-687.

[170] Zou X, Wu J. Local existence and stability of periodic traveling wave of lattice functional differential equations. Canad. Appl. Math. Quart., 1998, 6: 397-418.

[171] Huang J, Zou X. Travelling wave solutions in delayed reaction diffusion systems with partial monotonicity. Acta Math. Appl. Sin. Engl. Ser., 2006, 22(2): 243-256.

[172] Li W, Lin G, Ruan S. Existence of travelling wave solutions in delayed reaction-diffusion systems with applications to diffusion-competition systems. Nonlinearity, 2006, 19: 1253-1273.

[173] Wang M. Stationary patterns for a prey-predator model with prey-dependent and ratio-dependent functional responses and diffusion. Physica D, 2004, 196: 172-192.

[174] Peng R, Wang M. Global stability of the equilibrium of a diffusive Holling-Tanner prey-predator model. Appl. Math. Lett., 2007, 20: 664-670.

[175] Wang M. Stability and Hopf bifurcation for a prey-predator model with prey-stage structure and diffusion. Math. Biosci., 2008, 212: 149-160.

[176] Zeidler E. Nonlinear Functional Analysis and Its Applications, I, Fixed-point Theorems. New York: Springer-Verlag, 1986.

[177] Redllinger R. Existence theorems for semilinear parabolic systems with functionals. Nonlinear Anal., 1984, 8: 667-682.

[178] Wang Y M. Global asymptotic stability of Lotka-Volterra competition reaction-diffusion systems with time delays. Math. Comput. Modelling, 2011, 53: 337-346.

[179] Li M Y, Wang L. Global stability in some SEIR epidemic models. IMA Vol. Math. Appl., 2002, 126: 295-311.

[180] Wu J. Theory and Applications of Partial Functional Differential Equations. New York: Springer-Verlag, 1996.

[181] Boushaba K, Ruan S. Instability in diffusive ecological models with nonlocal delay

effects. J. Math. Anal. Appl., 2001, 258: 269-286.

[182] Ge Z, He Y. Traveling wavefronts for a two-species ratio-dependent predator-prey system with diffusion terms and stage structure. Nonlinear Anal. RWA, 2009, 10: 1691-1701.

[183] Ge Z, He Y, Song L. Traveling wavefronts for a two-species predator-prey system with diffusion terms and stage structure. Appl. Math. Model., 2009, 33: 1356-1365.

[184] Canosa J. On a nonlinear diffusion equation describing population growth. IBM J. Res. Dev., 1973, 17: 307-313.

[185] Xu R, Chaplain M A J, Davidson F A. Travelling wave and convergence in stage-structured reaction-diffusion competitive models with nonlocal delays. Chaos, Solitons & Fractals, 2006, 30: 974-992.

[186] Metz J A J, Diekmann O. The Dynamics of Physiologically Structured Populations. New York: Springer-Verlag, 1986.

[187] Li J, Zou X. Modeling spatial spread of infectious diseases with a fixed latent period in a spatially continuous domain. Bull. Math. Biol., 2009, 71: 2048-2079.

[188] Schaaf K W. Asymptotic behavior and traveling wave solutions for parabolic functional differential equations. Trans. Amer. Math. Soc., 1987, 302: 587-615.

[189] Ma S. Traveling wavefronts for delayed reaction-diffusion systems via a fixed point theorem. J. Differential Equations, 2001, 171: 294-314.

[190] Faria T. Stability and bifurcation for a delayed predator-prey model and the effect of diffusion. J. Math. Anal. Appl., 2001, 254: 433-463.

[191] Gourley S A, Kuang Y. A stage structured predator-prey model and its dependence on maturation delay and death rate. J. Math. Biol., 2004, 49: 188-200.

[192] http://www.unaids.org/en/resources/documents/2017/2017_data_book.

[193] Kimata J, Kuller L, Anderson D, et al. Emerging cytopathic and antigenic simian immunodeficiency virus variants influence AIDS progression. Nature Med., 1999, 5: 535-541.

[194] Hubner W, McNerney G, Chen P, et al. Quantitative 3D video microscopy of HIV transfer across T cell virological synapses. Science, 2009, 323: 1743-1747.

[195] Hyman J, Li J, Stanley E. The differential infectivity and staged progression models for the transmission of HIV. Math. Biosci., 1999, 155: 77-109.

[196] Gumel A B, McCluskey C C, van den Driessche P. Mathematical study of a staged-progression HIV model with imperfect vaccine. Bull. Math. Biol., 2006, 68: 2105-2128.

[197] Huo H, Chen R, Wang X. Modelling and stability of HIV/AIDS epidemic model with treatment. Appl. Math. Model., 2016, 40: 6550-6559.

[198] Xiao Y, Tang S, Zhou Y, et al. Predicting an HIV/AIDS epidemic and measuring the effect on it of population mobility in mainland China. J. Theor. Biol., 2013, 317: 271-285.

[199] Perelson A, Nelson P. Mathematical analysis of HIV-1 dynamics in vivo. SIAM Rev., 1999, 41: 3-44.

[200] Nowak M, Bangham C. Population dynamics of immune responses to persistent viruses. Science, 1996, 272: 74-79.

[201] Bonhoeffer S, May R M, Shaw G M, et al. Virus dynamics and drug therapy. Proc. Natl. Acad. Sci. USA, 1997, 94: 6971-6976.

[202] Ho D, Neumann A, Perelson A, et al. Rapid turnover of plasma virions and CD4$^+$ lymphocytes in HIV-1 infection. Nature, 1995, 373: 123-126.

[203] Perelson A, Kirschner D, de Boer R. Dynamics of HIV infection of CD4$^+$ T cells. Math. Biosci., 1993, 114: 81-125.

[204] Wang Y, Zhou Y, Wu J, et al. Oscillatory viral dynamics in a delayed HIV pathogenesis model. Math. Biosci., 2009, 219: 104-112.

[205] Nowak M, Bonhoeffer S, Shaw G, et al. Anti-viral drug treatment: Dynamics of resistance in free virus and infected cell populations. J. Theor. Biol., 1997, 184: 203-217.

[206] Perelson A, Neumann A, Markowitz M, et al. HIV-1 dynamics in vivo: Virion clearance rate, infected cell life-span, and viral generation time. Science, 1996, 271: 1582.

[207] Nowak M, Anderson R, Boerlijst M, et al. HIV-1 evolution and disease progression. Science, 1996, 274: 1008-1010.

[208] Mittler J E, Sulzer B, Neumann A U, et al. Influence of delayed viral production on viral dynamics in HIV-1 infected patients. Math. Biosci., 1998, 152: 143-163.

[209] Culshaw R V, Ruan S. A delay-differential equation model of HIV infection of CD4$^+$ T cells. Math. Biosci., 2000, 165: 27-39.

[210] Zhu H, Zou X. Impact of delays in cell infection and virus production on HIV-1 dynamics. Math. Med. Biol., 2008, 25: 99-112.

[211] Culshaw R V, Ruan S, Webb G. A mathematical model of cell-to-cell HIV-1 that include a time delay. J. Math. Biol., 2003, 46: 425-444.

[212] Herz A V M, Bonhoeffer S, Anderson R M, et al. Viral dynamics in vivo: Limitations on estimates of intracellular delay and virus decay. Proc. Natl. Acad. Sci. USA, 1996, 93: 7247-7251.

[213] Mittler J E, Markowitz B, Ho D D, et al. Improved estimates for HIV-1 clearance rate and intracellular delay. AIDS, 1999, 13: 1415-1417.

[214] Nelson P W, Murray J D, Perelson A S. A model of HIV-1 pathogenesis that includes an intracellular delay. Math. Biosci., 2000, 163: 201-215.

[215] Nelson P W, Perelson A S. Mathematical analysis of delay differential equation models of HIV-1 infection. Math. Biosci., 2002, 179: 73-94.

[216] Tam J. Delay effect in a model for virus replication. IMA J. Math. Appl. Med. Biol., 1999, 16: 29-37.

[217] Wang K, Wang W, Pang H, et al. Complex dynamic behavior in a viral model with delayed immune response. Physica D, 2007, 226: 197-208.

[218] Li M Y, Shu H. Global dynamics of an in-host viral model with intracellular delay. Bull. Math. Biol., 2010, 72: 1492-1505.

[219] Kirschner D. Using mathematics to understand HIV immune dynamics. Notices Am. Math. Soc., 1996, 43: 191-202.

[220] Ebert D, Zschokke-Rohringer C D, Carius H J. Dose effects and density-dependent regulation of two microparasites of Daphnia magna. Oecologia, 2000, 122: 200-209.

[221] Regoes R R, Ebert D, Bonhoeffer S. Dose-dependent infection rates of parasites produce the Allee effect in epidemiology. Proc. R. Soc. Lond. B, 2002, 269: 271-279.

[222] Song X, Neumann Avidan U. Global stability and periodic solution of the viral dynamics. J. Math. Anal. Appl., 2007, 329: 281-297.

[223] Wang J, Guo M, Liu X, et al. Threshold dynamics of HIV-1 virus model with cell-to-cell transmission, cell-mediated immune responses and distributed delay. Appl. Math. Comput., 2016, 291: 149-161.

[224] Nakata Y. Global dynamics of a cell mediated immunity in viral infection models with distributed delays. J. Math. Anal. Appl., 2011, 375: 14-27.

[225] Gómez-Acevedo H, Li M Y, Jacobson S. Multi-stability in a model for CTL response to HTLV-I infection and its consequences in HAM/TSP development and prevention. Bull. Math. Biol., 2010, 72: 681-696.

[226] Zhu H, Zou X. Dynamics of a HIV-1 infection model with cell-mediated immune response and intracellular delay. Discrete Contin. Dyn. Syst. Ser. B, 2009, 12: 511-524.

[227] Virgin H W, Walker B D. Immunology and the elusive AIDS vaccine. Nature, 2010, 464: 224-231.

[228] Roederer M, Keele B F, Schmidt S D, et al. Immunological and virological mechanisms of vaccine-mediated protection against SIV and HIV. Nature, 2013, 505: 502-508.

[229] Wang S, Zou D. Global stability of in-host viral models with humoral immunity and intracellular delays. Appl. Math. Model., 2012, 36: 1313-1322.

[230] Murase A, Sasaki T, Kajiwara T. Stability analysis of pathogen-immune interaction dynamics. J. Math. Biol., 2005, 51: 247-267.

[231] Sigal A, Kim J T, Balazs A B, et al. Cell-to-cell spread of HIV permits ongoing replication despite antiretroviral therapy. Nature, 2011, 477: 95-98.

[232] Li F, Wang J. Analysis of an HIV infection model with logistic target-cell growth and cell-to-cell transmission. Chaos, Solitons & Fractals, 2015, 81: 136-145.

[233] Lai X, Zou X. Modeling cell-to-cell spread of HIV-1 with logistic target cell growth. J. Math. Anal. Appl., 2015, 426: 563-584.

[234] Lai X, Zou X. Modeling HIV-1 virus dynamics with both virus-to-cell infection and

cell-to-cell transmission. SIAM J. Appl. Math., 2014, 74: 898-917.

[235] Wang J, Lang J, Zou X. Analysis of an age structured HIV infection model with virus-to-cell infection and cell-to-cell transmission. Nonlinear Anal. RWA, 2017, 34: 75-96.

[236] Elaiw A M, AlShamrani N H. Global stability of humoral immunity virus dynamics models with nonlinear infection rate and removal. Nonlinear Anal. RWA, 2015, 26: 161-190.

[237] Xu R. Global stability of an HIV-1 infection model with saturation infection and intracellular delay. J. Math. Anal. Appl., 2011, 375: 75-81.

[238] Wang T, Hu Z, Liao F. Global stability analysis for delayed virus infection model with general incidence rate and humoral immunity. Math. Comput. Simulation, 2013, 89: 13-22.

[239] Mckay M D, Beckman R J, Conover W J. Comparison of 3 methods for selecting values of input variables in the analysis of output from a computer code. Technometrics, 1979, 21: 239-245.

[240] Blower S M, Dowlatabadi H. Sensitivity and uncertainty analysis of complex-models of disease transmission: An HIV model, as an example. Int. Stat. Rev., 1994, 62: 229-243.

[241] Marino S, Hogue I B, Ray C J. A methodology for performing global uncertainty and sensitivity analysis in systems biology. J. Theor. Biol., 2008, 254: 178-196.

[242] Hoare A, Regan D G, Wilson D P. Sampling and sensitivity analyses tools (SaSAT) for computational modelling. Theor. Biol. Med. Model., 2008, 5: 4.

[243] Xu J, Geng Y, Zhou Y. Global dynamics for an age-structured HIV virus infection model with cellular infection and antiretroviral therapy. Appl. Math. Comput., 2017, 305: 62-83.

[244] Roy P K, Chatterjee A N. T-cell proliferation in a mathematical model of CTL activity through HIV-1 infection. Proceedings of the World Congress on Engineering, 2010, 1: 1-6.

[245] Burg D, Rong L, Neumann A U, et al. Mathematical modeling of viral kinetics under immune control during primary HIV-1 infection. J. Theor. Biol., 2009, 259: 751-759.

[246] Kajiwara T, Sasaki T. Global stability of pathogen-immune dynamics with absorption. J. Math. Biol., 2009, 4: 258-269.

[247] Shi X, Zhou X, Song X. Dynamical behavior of a delay virus dynamics model with CTL immune response. Nonlinear Anal. RWA, 2010, 11: 1795-1809.

[248] Xie Q, Huang D, Zhang S, et al. Analysis of a viral infection model with delayed immune response. Appl. Math. Model., 2010, 34: 2388-2395.

[249] Cao J H, McNevin J, Holte S, et al. Comprehensive analysis of human immunodeficiency virus type 1 (HIV-1)-specific gamma interferon-secreting CD8^{+} T

cells in primary HIV-1 infection. J. Virol., 2003, 77: 6867-6878.

[250] Canabarro A A, Gleria I M, Lyra M L. Periodic solutions and chaos in a non-linear model for the delayed cellular immune response. Physica A, 2004, 342: 234-241.

[251] Yan X, Li W. Stability and bifurcation in a simplified four-neuron BAM neural network with multiple delays. Discrete Dyn. Nat. Soc., 2006, Article ID 32529, doi 10.1155/DDNS/2006/32529, 29 pages.

[252] Reilly C, Wietgrefe S, Sedgewick G, et al. Determination of simmian immunod-eficiency virus production by infected activated and resting cells. AIDS, 2007, 21: 163-168.

[253] Nelson P W, Gilchrist M A, Coombs D, et al. An age-structured model of HIV infection that allow for variations in the production rate of viral particles and the death rate of productively infected cells. Math. Biosci. Eng., 2004, 1: 267-288.

[254] Rong L, Feng Z, Perelson A S. Mathematical analysis of age-structured HIV-1 dynamics with combination antiretroviral therapy. SIAM J. Appl. Math., 2007, 67(3): 731-756.

《生物数学丛书》已出版书目

彩　　图

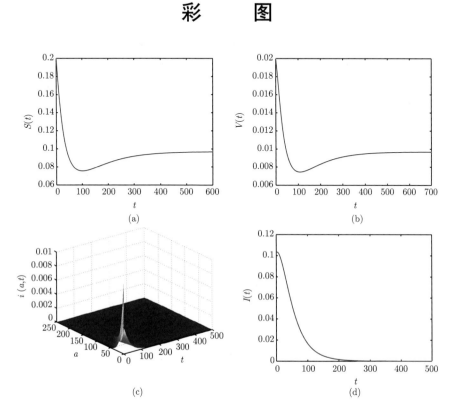

图 3.2.1　$\mathscr{R}_0 = 0.5287 < 1$. 系统 (3.2.5) 的数值解. (a) 易感者 $S(t)$ 的轨线; (b) 接种者 $V(t)$ 的轨线; (c) 染病者 $i(a,t)$ 的年龄分布; (d) 染病者总数 $I(t)$ 的轨线

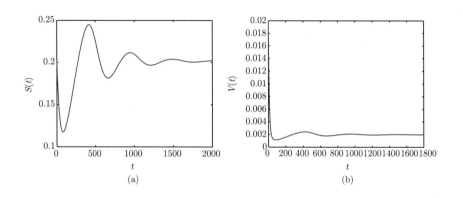

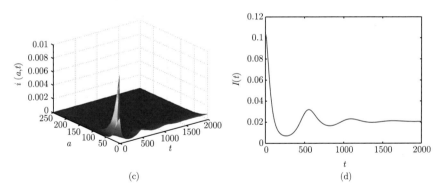

(c)   (d)

图 3.2.2 $\mathscr{R}_0 = 4.0102 > 1$. 系统 (3.2.5) 的数值解. (a) 易感者 $S(t)$ 的轨线; (b) 接种者 $V(t)$
的轨线; (c) 染病者 $i(a,t)$ 的年龄分布; (d) 染病者总数 $I(t)$ 的轨线

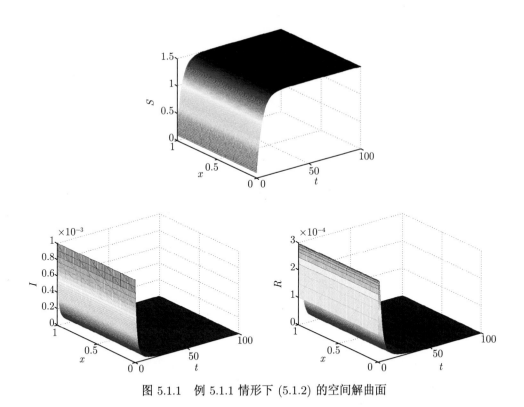

图 5.1.1   例 5.1.1 情形下 (5.1.2) 的空间解曲面

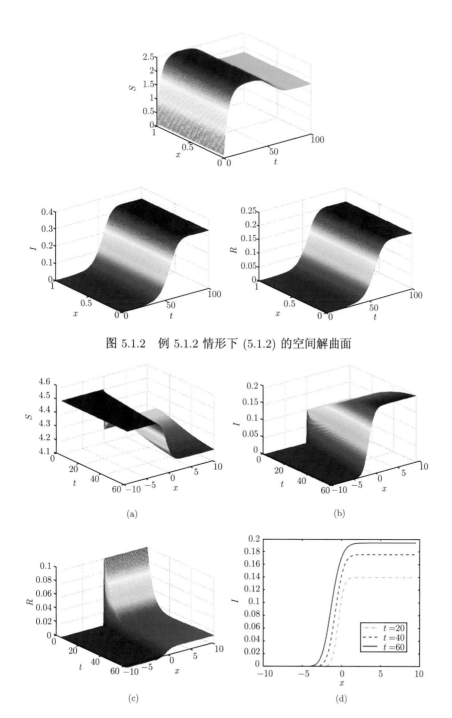

图 5.1.2　例 5.1.2 情形下 (5.1.2) 的空间解曲面

(a)

(b)

(c)

(d)

图 5.2.1　选取参数 $A = 0.9, \mu = 0.2, \beta = 0.1, \gamma = 0.1, \alpha = 0.2, d = 0.1, d_1 = d_2 = d_3 = 0.01,$
$\tau = 0.75$ 时, 系统 (5.2.1) 的行波解, 这里, 初始条件为 (5.2.37)

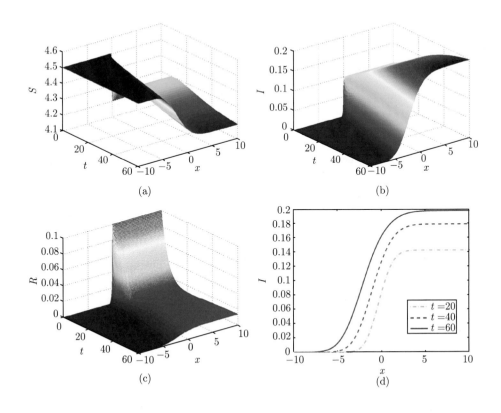

(a)   (b)

(c)   (d)

图 5.2.2 　选取参数 $A = 0.9, \mu = 0.2, \beta = 0.1, \gamma = 0.1, \alpha = 0.2, d = 0.1, d_1 = 0.02, d_2 = 0.04,$
$d_3 = 0.06, \tau = 0.75$ 时, 系统 (5.2.1) 的行波解, 这里, 初始条件为 (5.2.37)

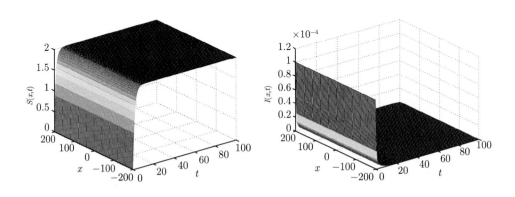

图 5.3.1 　例 5.3.1 情形下系统 (5.3.4) 解的渐近性态

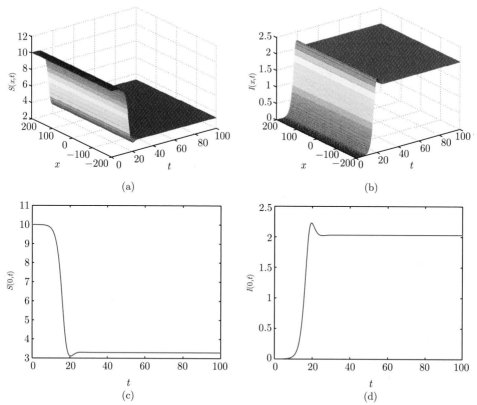

图 5.3.2　例 5.3.2 情形下系统 (5.3.4) 行波解的存在性: (a) 易感者类; (b) 感染者类;
(c) $x = 0$ 处的易感者类; (d) $x = 0$ 处的感染者类

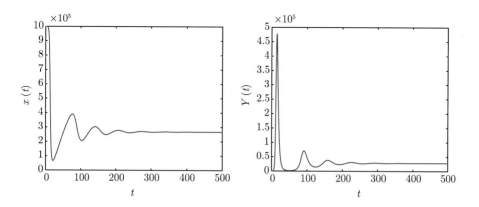

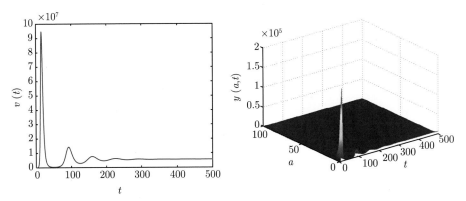

图 7.7.1　当 $\beta = 2.4 \times 10^{-8}$ ml^{-1}·day^{-1}, $\beta_1(a) = 10^{-6}$ ml^{-1}·day^{-1} 时, 系统 (7.1.3) 在边界
条件 (7.1.4) 和初始条件 $x(0) = 10^6$ ml^{-1}, $v(0) = 10^{-6}$ ml^{-1} 下的数值解

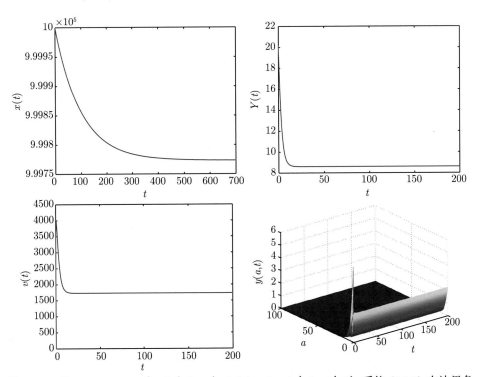

图 7.7.2　当 $\beta = 2.4 \times 10^{-8}$ ml^{-1}·day^{-1}, $\beta_1(a) = 0$ ml^{-1}·day^{-1} 时, 系统 (7.1.3) 在边界条
件 (7.1.4) 和初始条件 $x(0) = 10^6$ ml^{-1}, $v(0) = 10^{-6}$ ml^{-1} 下的数值解

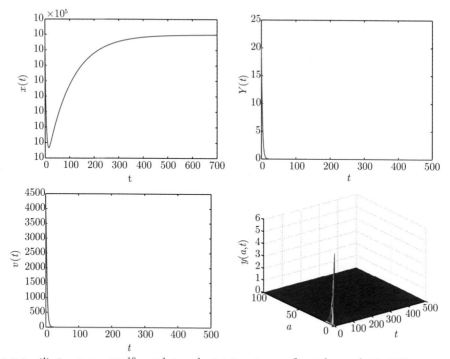

图 7.7.3　当 $\beta = 2.4 \times 10^{-10}$ ml^{-1}·day^{-1}, $\beta_1(a) = 9 \times 10^{-9}$ ml^{-1}·day^{-1} 时, 系统 (7.1.3) 在
边界条件 (7.1.4) 和初始条件 $x(0) = 10^6$ ml^{-1}, $v(0) = 10^{-6}$ ml^{-1} 下的数值解